Grond · Praxis der psychischen Altenpflege

Schutzumschlagbild: Hartge-Anthony, Starnberg

Praxis der psychischen Altenpflege

Betreuung körperlich und seelisch Kranker

Lehrbuch der Gerontopsychiatrie und -neurologie für Altenpfleger, Schwestern, Helfer, Sozialarbeiter, pflegende Angehörige und ausbildende Ärzte

von
Prof. Dr. med. Erich Grond
Internist, Psychotherapeut

10. Auflage

Werk-Verlag Dr. Edmund Banaschewski · München-Gräfelfing

Erste Auflage

Zweite, neubearbeitete und erweiterte Auflage

Dritte Auflage, unveränderter Nachdruck

Vierte Auflage, unveränderter Nachdruck

Fünfte, völlig überarbeitete und wesentlich erweiterte Auflage

Sechste Auflage, unveränderter Nachdruck

Siebente, neubearbeitete und ergänzte Auflage

Gesamtherstellung: Hieronymus Mühlberger, Gersthofen
Achte, völlig neubearbeitete und wesentlich ergänzte Auflage

Neunte völlig neubearbeitete und erweiterte Auflage

Zehnte, völlig neubearbeitete und ergänzte Auflage

Gesamtherstellung: Sellier Druck GmbH, Freising
Printed in Germany

ISBN 3 8040 0395 8

Vorwort

Zur zehnten Auflage

Auf Wunsch von Altenpflegeschülern wurden die in der Altenpflege häufigsten neurologischen Erkrankungen aufgenommen. Auch ein Kapitel über häufige neurologische und psychische Symptome (Allgemeine Psychopathologie) wurde eingearbeitet. Auf Wunsch von Altenpflegern wurden akute Notfälle kurz dargestellt. Das Ziel dieses Buches, Altenpflege sachlich zu begründen und menschlich zu gestalten, bleibt die bedeutendste Aufgabe.

Gräfelfing, im Frühjahr 1993

Zur neunten Auflage

In der Neuauflage wurde das Kapitel über dementielle Prozesse überarbeitet und neue Gesichtspunkte zur Rehabilitation eingearbeitet. Auf vielfachen Wunsch von Lesern und Altenpflege-Schülern wurde die Zahl der Tabellen und Abbildungen vermehrt. Das Grundanliegen einer menschlicheren Pflege bleibt unverändert.

Gräfelfing, im Frühjahr 1991

Zur achten Auflage

In der Neuauflage hat der Autor die Kompetenz im Alter in die Alternspsychologie eingearbeitet und neue psychiatrische Erkenntnisse in fast allen Kapiteln berücksichtigt. Die Beziehungspflege zu mehr Menschlichkeit im Umgang mit psychisch veränderten alten Menschen und die Achtung vor der Menschenwürde bleiben die wichtigsten Anliegen des Autors.

Gräfelfing, im Herbst 1989

Zur siebenten Auflage

Der wissenschaftliche Fortschritt machte die Überarbeitung verschiedener Kapitel erforderlich. Die Sorge für psychisch gestörte und psychiatrisch kranke alte Menschen ist jedoch nicht zuerst Aufgabe der verschiedenen Wissenschaften, sondern Menschlichkeit im täglichen Umgang mit den immer noch stigmatisierten psychisch Kranken ist gefordert. Das Buch will unverändert einen Beitrag leisten, diesen Umgang zu vermenschlichen.

Gräfelfing, im Frühjahr 1988

Zur sechsten Auflage

Das Interesse an der »Psychischen Altenpflege« folgt aus dem Bedarf, weil immer mehr Menschen immer älter werden und mit zunehmendem Alter auch das Risiko steigt, psychisch krank zu werden. Die Kleinfamilie leistet den Hauptanteil der Pflege alter Menschen und ist damit häufig überfordert. Zu keiner Zeit in der Menschheitsgeschichte gab es so viele Hochbetagte, die so schwer und so lange krank waren. Das Buch will pflegende Angehörige und berufliche Helfer in Heimen und Sozialstationen anregen, Kranke ganzheitlich zu fördern. Viele Fragen müssen offen bleiben und können nur durch die Zusammenarbeit mit anderen Fachleuten wie Sozialarbeitern, Ärzten, Seelsorgern, Psychologen, Rechtsanwälten geklärt werden. Das Buch will ermutigen, durch gute Beziehung der Betreuer zum psychisch Alterskranken die Lebensqualität für die letzten Jahre zu verbessern.

Gräfelfing, im Frühjahr 1987

Zur fünften Auflage

In der Neuauflage versucht der Autor, fast alle Kapitel auf den letzten Wissensstand zu bringen. Das Grundanliegen des Buches bleibt unverändert: durch Beziehungspflege zu mehr Humanität im Umgang mit psychisch gestörten alten Menschen zu ermutigen.

Gräfelfing, im Juli 1985

Zur vierten Auflage

Dies ist ein engagiertes Buch. Aus der Feder eines in der Altenpflege erfahrenen Praktikers und Psychotherapeuten stammend, sind Konzept und Thema dieser praxisbezogenen Darstellung der psychischen Altenpflege von gleichbleibender Aktualität. Das Buch erscheint unverändert und bereits in vierter Auflage. Das allein bedeutet viel in einer Zeit, in der Jugendlichkeitswahn und Leistungsdenken vorherrschende Leitbilder unserer Gesellschaft sind. Hier wird der alternde »nutzlose«, oft genug multimorbide Mensch zur Herausforderung. Die unvermindert starke Nachfrage nach diesem Standardwerk der Altenpflege beweist aber zugleich, daß es dennoch zahlreiche Bürger gibt, die in der häuslichen Pflege alter Menschen oder in der Mitarbeit in den verschiedenen Alteneinrichtungen eine dankenswerte, von Humanität und Nächstenliebe getragene Aufgabe sehen. Ihnen allen will dieses Buch ermutigender Wegweiser und Ratgeber sein.

Gräfelfing, im Dezember 1983

Zur dritten Auflage

Das unerwartet große Interesse, das die »Praxis der psychischen Altenpflege« gefunden hat, deutet auf eine steigende Sensibilisierung gegenüber alten Menschen hin. Es beweist auch, daß die Anweisungen und Verhaltensvorschläge in diesem Buch von der Praxis akzeptiert und umgesetzt werden.

Gräfelfing, im Dezember 1982

Zur zweiten Auflage

Die »Praxis der psychischen Altenpflege« ist zu einem Standardwerk, für die Mitarbeiter in der Altenpflege zu einem Arbeitsbuch geworden.
Für die zweite Auflage wurden fast alle Kapitel überarbeitet und auf den neuesten Wissensstand gebracht. Die Aufteilung der Kapitel wurde beibehalten. So sind im ersten Kapitel körperliche, im zweiten Kapitel chronische und akute Veränderungen im Alter dargestellt und aktualisiert. Der dritte Hauptabschnitt über die Betreuung psychisch gestörter alter Menschen wurde neu gestaltet.
Mit eingearbeitet ist überall die Aufforderung an die Pflegenden, über sich selbst nachzudenken, mit sich zu Rate zu gehen, ihre Entscheidungsfähigkeit zu stärken und sich zu selbständigem Handeln ermutigen zu lassen, schließlich ihre Person in die Pflege des Kranken einzubringen. Denn alte Menschen sind heute gleich mehrfach benachteiligt. Politisch vernachlässigt, kulturell bevormundet, ökonomisch als »nutzlos« hingestellt, sozial unter Rollen- und Funktionsverlust leidend, physisch abbauend, führen sie ein Leben, das ständig durch Identitätskrisen, Persönlichkeitsschädigungen und das Abgleiten in die Sinn- und Hilflosigkeit bedroht ist. Um wieviel mehr noch verstärkt sich dies, wenn zur gesellschaftlichen und körperlichen eine psychische Behinderung hinzukommt. Dann wird der Pflegende zu einer der wenigen, aber wichtigsten Bezugspersonen für den psychisch gestörten alten und kranken Menschen. Gefordert ist deshalb die Individualisierung der Altenpflege durch Einstellungs- und Verhaltensänderung, einerseits der Pflegenden mit Hilfe von Selbsterfahrung sowie ständig sich verbessernder Kommunikation und Beziehungen und andererseits des psychisch Alterskranken durch interventionsgerontologische Maßnahmen.

Schließlich muß in einem Buch über psychische Altenpflege die Frage des Sterbens und des würdigen Todes wie auch die Antwort auf die Reaktion der Hinterbliebenen miteinbezogen werden. In die Neubearbeitung der einzelnen Kapitel gingen nicht zuletzt persönliche, auch schmerzliche Erlebnisse mit ein.

Danken möchte ich den engagierten Pflegenden, Psychologen, Psychiatern, Ärzten und Juristen, die mir wichtige Anregungen gaben sowie dem Werk-Verlag Dr. Edmund Banaschewski, München, der sich mit großem Interesse für die zweite Auflage eingesetzt hat.

Hagen, Herbst 1981 ERICH GROND

Einleitung

Die psychische Betreuung alter Menschen gewinnt zunehmend an Bedeutung. Für den alten, körperlich und psychisch Kranken ist nicht nur eine optimale körperliche Pflege, sondern auch die seelische Betreuung notwendig, um ihm zu helfen, mit seinem Leiden besser fertig zu werden.

Da die Mehrheit der alten Kranken, auch der psychisch Kranken, in ihren Wohnungen und nicht in Alten-, Pflegeheimen oder Alterskrankenhäusern lebt, werden in dieser Schrift fast ausschließlich häusliche Betreuungsmöglichkeiten dargelegt. Es wird versucht, die Alterspsychiatrie (Lehre von den seelischen Störungen alter Menschen) auch interessierten Laien, die ihre Angehörigen zu Hause versorgen und pflegen möchten, verständlich zu machen. Daher stehen nicht die medizinisch-wissenschaftlichen Behandlungsmethoden im Vordergrund der Darstellung, sondern die häuslichen oder ambulanten Umgangsformen, vor allem die positive Wertschätzung der oft abgelehnten alten Mitmenschen, die psychisch gestört erscheinen. Mein besonderes Anliegen ist, Vorurteil und Gleichgültigkeit abzubauen; diese Schrift möchte einen Beitrag dazu leisten, das Leben dieser oft verachteten alten Mitmenschen erträglich und menschlich zu gestalten.

Dieses Buch wendet sich an Angehörige und Pflegende in Gemeinden, Altenpfleger, Gemeindeschwestern, ehrenamtliche und freiwillige Helfer in der häuslichen Krankenpflege, an Sozialarbeiter, Schwestern und Pfleger in Altenheimen, Altenpflegeheimen und Alterskrankenhäusern sowie an Unterrichtende in der Altenpflege. Für die Pflegenden und Angehörigen sind psychische Störungen alter Menschen oft schwer verständlich. Deshalb werden im ersten Teil die körperlichen Veränderungen und körperlichen Krankheiten kurz dargestellt.

Der zweite Teil befaßt sich mit den psychischen Veränderungen und Erkrankungen. In einer patienten- und nicht krankheitsorientierten Beschreibung werden die häufigsten Formen psychischer Krankheiten im Alter mit Beispielen erörtert. Dabei geht es um das Verständnis, daß psychische Störungen im Alter durch mehrere Faktoren (körperliche, soziale und psychische) bedingt und ausgelöst werden können.

Thema des dritten Teiles ist die Betreuung psychisch gestörter alter Menschen. Unter Betreuung wird nicht eine bewahrende Pflege verstanden, sondern menschliche Begegnung, Zuwendung, Aktivierung und Ermutigung zur Selbsthilfe. Pflegende sollten sich eigene Einstellungen bewußt machen und Fehler im Umgang mit alten Kranken erkennen lernen. In jahrelangem Unterricht in Alterspsychiatrie für Altenpfleger haben mir viele Pflegende aus ihrer praktischen Erfahrung und mit ihren Fragen wertvolle Anregungen gegeben, die ich in der ärztlichen Betreuung der Bewohner eines Altenheims bestätigen konnte.

Hagen, Frühjahr 1978 ERICH GROND

Inhaltsverzeichnis

Die Qualität der psychischen Altenpflege ist nicht nur vom medizinischen Wissen, sondern vor allem von der Menschlichkeit des Pflegenden abhängig, wie er mit dem Kranken umgeht.

Körperliche Veränderungen im Alter

Welche körperlichen Altersveränderungen sind häufig?

Definition des Alterns

Noch gibt es keine wissenschaftliche Antwort auf die Fragen: »Warum altern wir?« »Läßt sich Altern rückgängig machen?« Jeder altert auf die ihm eigene individuelle Weise. Altern läßt sich nicht durch Begriffe wie kalendarisches Alter (über 65), psychologisches Alter (man ist so alt, wie man sich fühlt), soziologisches Alter (man ist so alt, wie man eingeschätzt wird) oder biologisches Alter (man ist so alt wie seine Gefäße) beschreiben. Am besten erscheint mir die Definition: Jeder ist so alt, wie er sich anpassen kann. Altern bedeutet abnehmende *Anpassungsfähigkeit.* Der Körper paßt sich im Alter schlechter an Hitze, Kälte, andere Ernährung und Sauerstoffmangel an. Wenn auch die mittlere Lebenserwartung steigt (bei Frauen 78, bei Männern 71 Jahre), so setzen die *biologischen Altersveränderungen* unverändert früh ein. Biologisches Altern ereignet sich von Geburt an – mit zell-, gewebs- und organabhängigen Unterschieden. In jedem Lebensalter gibt es junge und alte Zellen. Entscheidend sind Alterungsvorgänge an den Kerneiweißen. Die Rate der Zellteilungen nimmt ab. Bisher wurde die Abnutzung schlecht ernährter Gewebe, wie z. B. Linse, Knorpel, Sehnen und Innenschicht der Gefäßwände Degeneration genannt. Heute werden Wasserverarmung und schlechte Ernährung nicht mehr für bedeutsam angesehen. Bei der Bindegewebsalterung nimmt der Stoffwechselumsatz stärker ab als die Zellzahl. In den meisten Organen vermehrt sich das Bindegewebe im Vergleich zum spezifischen Organgewebe. Die *Funktion der Organe* wird *eingeschränkt.* Tabelle 1 zeigt die verbleibenden Werte beim 75jährigen in % der Werte eines 30jährigen.

Anpassungsfähigkeit

biologische Altersveränderungen

Funktionseinschränkung

Tabelle 1
Funktionsreste bei 75jährigen in % der Werte eines 30jährigen

Hirndurchblutung	80%
Nervenleitungsgeschwindigkeit	90%
Herzausstoß in Ruhe	70%
Filtrationsleistung der Nieren	69%
Grundstoffwechsel	81%
Handmuskelkraft	55%
Maximale Dauerleistung	70%

Biologisches Altern zeigt sich an folgenden Veränderungen

Symptome des biologischen Alterns

- Die Haut wird dünner, faltig, runzelig, trocken. Braunschwarze Alterswarzen entstehen durch Pigmentanhäufung. Schweißdrüsen versiegen.
- Die Knochen werden brüchiger durch Kalksalzverarmung, die Knorpel trocknen aus, die Bandscheiben werden dünner und unelastisch, so daß die Körpergröße abnimmt und die Haltung gebeugt wird. Muskelfasern schwinden bei Nichtgebrauch, so daß die Kraft nachläßt.
- Die Nahrungsausnutzung wird geringer, weil weniger Verdauungssäfte gebildet werden und die Nahrungsaufnahme durch Schleimhautschwund erschwert ist.
- Nach HAUG (zit. nach SCHAEFER) sterben Hirnzellen nicht ab, sondern schrumpfen, das Gehirn wird kleiner. Das Gehirngewicht eines 75jährigen beträgt nur noch 56% eines 30jährigen. Dem veränderten Hirnstoffwechsel wird heute mehr Bedeutung beigemessen als dem Zellverlust oder der Durchblutungsstörung.
- Die Sinnesorgane nehmen weniger wahr.

Nicht alle Organe altern gleich schnell. Die Altersveränderungen laufen ungleichmäßig und bei jedem Menschen verschieden ab. In derselben Altersklasse bestehen große Unterschiede. Normalkurven von Organfunktionen im Alter sind schwierig festzulegen und mit denen gesunder Jüngerer nicht vergleichbar.

Aus den biologischen Veränderungen kann nicht auf das kalendarische Altern geschlossen werden. Altern ist keine Krankheit und daher weder heil- noch verhütbar, noch durch Verjüngungsmittel aufzuhalten. Altern ist auch nicht die letzte unheilbare Krankheit. Altern schwächt die Widerstandskraft, so daß Krankheiten im Alter häufiger werden. Wir sterben nicht an Altersschwäche, sondern an einer Krankheit bei Altersschwäche. Die Bewertung körperlicher Beschwerden ist von der Krankheitsvorgeschichte, bisherigen Erlebnissen und vom Verhalten der anderen abhängig, die oft entscheiden, wann jemand als krank zu gelten hat.

Wie erlebt ein Alternder die körperlichen Veränderungen?

subjektive Rangordnung der körperlichen Beeinträchtigung

Subjektiv werden die körperlichen Beeinträchtigungen in folgender *Reihenfolge* angegeben:
Am meisten gestört fühlen sich Alternde, daß sie sich schlechter bewegen können, daß sie schlaflos sind, sich schwer erinnern, Kopfschmerzen und Schwindel haben. Dann klagen sie, daß sie schlechter hören und sehen, daß die Haare ausfallen und Hautfalten das Altern sichtbar machen, daß sie leicht ermüden und die Spannkraft nachläßt. Schließlich geben sie Herz- und Kreislaufstörungen an, die objektiv am häufigsten nicht nachzuweisen sind, d. h. subjektives Erleben und objektive Befunde stimmen nicht überein. Fällt das Erleben der körperlichen Veränderungen mit dem Zeitpunkt der Berentung/Pensionierung zusammen, so erklärt der Alternde seine Versetzung in den Ruhestand als Folge seiner Leistungseinbuße, d. h. er fühlt sich minderwertig in unserer Leistungsgesellschaft.

Welche Alternstheorien versuchen das biologische Altern zu erklären?

Alternstheorien

1. Lebenserhaltende biologische Prozesse sind erblich gesteuert. Langlebigkeit ist vorwiegend erblich bedingt bei günstigen sozialen, Umwelt- und gesundheitlichen Umständen.
2. Die Zellen altern, wenn Erbinformationen verloren gehen:
   - durch Mutationen (Veränderungen der Erbanlagen), durch Strahlen oder Chemikalien, z. B. Medikamente,
   - durch mangelnde Wiederherstellung fehlgebildeter Bausteine von Kerneiweißen,
   - durch ungenaue Nachbildung der Kerneiweiße, bis eine Fehlerkatastrophe die Zelle unwiderruflich schädigt.
3. Bei der zunehmenden Zelldifferenzierung kann die Fähigkeit verloren gehen, Zellstrukturen identisch zu verdoppeln.
4. Stoffwechselzwischenprodukte werden nicht schnell genug unschädlich gemacht, häufen sich an und stören.
5. Die Abwehrlage nimmt ab, die Immunschwäche zu. Ältere werden empfindlicher gegenüber Infektionen.

6. Die Anpassungsenergie wird durch dauernden Stress allmählich erschöpft.
7. Der untere Abschnitt des Zwischenhirns (Hypothalamus) steuert als zentrale biologische Alternsuhr biochemisch den Alterungsprozeß, so daß z. B. Überträgerstoffe im Gehirn abnehmen.

Was sollten Pflegende über die häufigsten körperlichen Krankheiten wissen?

Abgrenzung der Altersveränderungen von Krankheiten

Auf die *Altersveränderungen* können sich *Krankheiten* aufpfropfen, wenn die Belastungen über das gewohnte Maß hinausgehen, so daß Alterungsschübe ausgelöst werden. Von den Altersveränderungen lassen sich Krankheiten im Alter nicht klar abgrenzen. Sie werden eingeteilt in:

Einteilung der Alterskrankheiten

1. Primäre Altersgebrechen, z. B. Arteriosklerose, Arthrosen. Diese Leiden sind nicht spezifisch für das Alter, treten auch bei Jüngeren auf, verlaufen aber im Alter anders (Gestaltwandel);
2. alternde Krankheiten, die ererbt oder früher erworben wurden;
3. Krankheiten im Alter, die in jedem Lebensalter auftreten können, aber durch das Altern verschlimmert werden.

Die Altersgebrechen begünstigen Verschlimmerungen und Komplikationen (Zweiterkrankungen, Tabelle 2).

Tabelle 2
Übergänge von Altersveränderungen in Krankheiten und Komplikationen

Altersveränderung noch symptomfrei	*Krankheit* chronisch	*Komplikationen* bei Verschlimmerung
Arteriosklerose		
der Herzkranzgefäße	Angina pectoris	Herzinfarkt
der Hirngefäße	Hirnarteriosklerose	Schlaganfall
der Beingefäße	»Raucherbein«	Altersbrand
Lungenblähung	chronische Bronchitis	Lungenentzündung
Gelenkverschleiß z. B. der Hüfte	Gehbehinderung	Gehunfähigkeit
Verschleiß der Wirbelsäule	Rückenschmerzen	Ischias
Kalksalzarmut der Knochen	Schmerzen	Wirbel-, Rippen- oder Schenkelhalsbruch
Bindegewebs-erschlaffung	Leistenbruch	Brucheinklemmung
	Krampfadern	Thrombose
Schleimhautschwund der Verdauungsorgane	Verdauungsbeschwerden	Blutarmut und Vitaminmangel

Krankheitshäufung (Multimorbidität)

Krankheiten im Alter weisen folgende Eigentümlichkeiten auf: Charakteristisch ist eine Krankheitshäufung (Poly- oder Multimorbidität): mehrere körperliche und psychische Störungen treffen zusammen, vorbestehende alternde, chronische und akute Erkrankungen im Alter, die durch soziale Faktoren wie Isolation und Armut zur Mehrfachbehinderung werden.

Poly- oder Multimorbidität

Ursachenverbundene Krankheitshäufungen entstehen oft durch
Eiweißmangel: Folgen sind Infektanfälligkeit, Appetitlosigkeit, nächtliche Beinkrämpfe, Blutarmut, Depressionen;
lange Bettruhe: Folgen sind Liege-Lungenentzündung, Thrombose mit Embolien, Harnwegsinfekte, Untersichlassen, Dekubitus, Appetitlosigkeit mit Gewichtsverlust und Entkräftung, Muskelschwäche, Gelenkversteifung, Verstopfung, Gichtanfälle, gesteigerter Eiweiß- und Kalziumverlust mit Knochenbrüchigkeit, Depressionen und Verwirrung.

Symptome sind im Alter oft *atypisch*, ein stummer Herzinfarkt kann z. B. mit erregter Verwirrtheit beginnen.
Im Alter werden entzündliche Erkrankungen seltener, *Abbau- und Abnutzungserkrankungen* häufiger.

Abnutzung

Ursache, Beginn und Verlauf der Krankheiten sind anders als in der Jugend (Tabelle 3).

Unterschiede zu Krankheiten in der Jugend

Tabelle 3
Krankheitsunterschiede in Jugend und Alter

	Jugend	*Alter*
Ursache:	oft von außen oft bekannt oft eine spezifische Ursache	meist von innen oft versteckt, lange verborgen oft mehrere überlagerte Ursachen
Beginn:	plötzlich, auffallend	schleichend, symptomarm
Verlauf:	akut begrenzt hinterläßt oft Widerstandskraft geringe individuelle Unterschiede kurze Erholungszeit	chronisch fortschreitend hinterläßt erhöhte Empfindlichkeit große individuelle Unterschiede lange Erholungszeit

Somatisierung

Seelische Schwierigkeiten und mitmenschliche Konflikte werden von Älteren häufiger in *körperlichen Beschwerden* ausgedrückt als von Jüngeren.

Verlust der Bezugsperson

Der *Verlust der Bezugsperson*, z. B. des Ehepartners, wirkt oft krankheitsauslösend.

Psychiatrische Symptome sind bei körperlich kranken, alten Menschen häufiger als bei körperlich gesunden. COOPER fand 1986 bei 57 % der Heimbewohner psychiatrische und bei 42 % körperliche Erkrankungen. Nach WERTHEIMER wurden bei der Aufnahme in eine psychogeriatrische Klinik folgende Leiden in abnehmender Häufigkeit festgestellt:

häufige Krankheiten im Alter

Krankheiten
- des Herz-Kreislaufsystems (mit Bluthochdruck, Infarkt)
- des Nervensystems
- der Harnorgane
- der Gelenke und Knochen (Wirbelsäule)
- der Bronchien
- der Verdauungsorgane, einschließlich Diabetes
- durch Unfälle und Tumoren, z. B. Krebs
- wie Blut-, Hauterkrankungen, Star und Schwerhörigkeit.

Alte Menschen sind körperlich und psychiatrisch mehrfach krank, z. B. Verwirrte oder Demente sind anfangs depressiv.

Arteriosklerose

»Arterienverkalkung«

An die geschädigte Gefäßinnenwand lagern sich Blutplättchen an, darunter Fette, so daß die Lichtung der Arterien durch schubweise Schädigung der Gefäßwand und Thrombenbildung immer weiter eingeengt wird bis zum Verschluß. Beschwerden treten erst in den fortgeschrittenen Stadien nach Jahren auf (Abbildung 1 a).

Die Arteriosklerose wird gefördert durch:

Risikokrankheiten:

Fettstoffwechselstörungen (Erhöhung von LDL-Cholesterin und Neutralfetten), Übergewicht, Bluthochdruck, Zuckerkrankheit, Gicht und Unterfunktion der Schilddrüse.

Risikofaktoren:

Rauchen, an tierischen Fetten reiche Ernährung, Bewegungs- und Trainingsmangel, Dauerstreß (Abbildung 1 b).

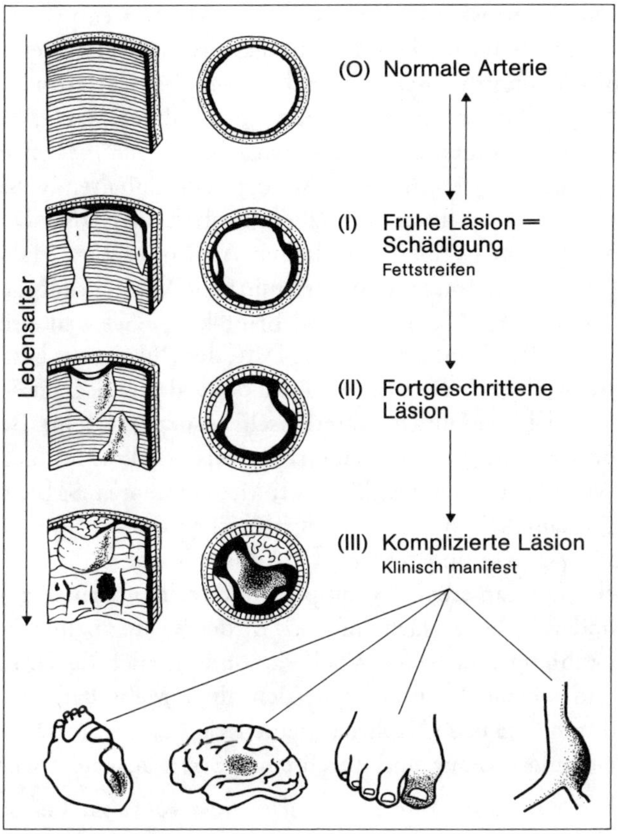

Abbildung 1 a
Stadien der Arteriosklerose-Entwicklung: Infarkt, Schlaganfall, Brand-, Gefäßausbuchtung

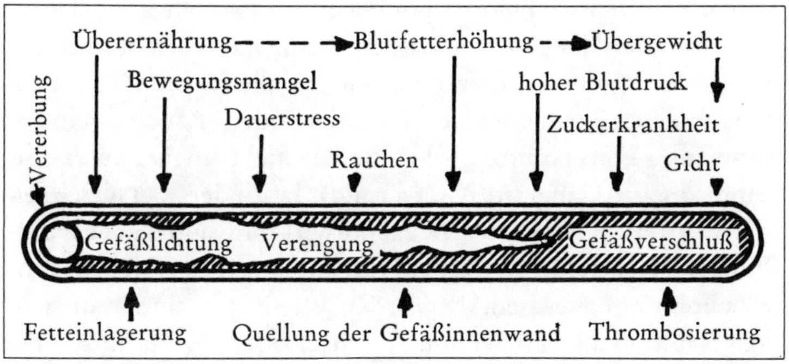

Abbildung 1 b
Risikofaktoren und Risikokrankheiten in der Entstehung der Arteriosklerose

Die Arteriosklerose wird zur Krankheit, wenn die Durchblutung lebenswichtiger Organe gestört ist: z. B. Herz, Gehirn, Verdauungsorgane. Während bei der *Angina pectoris* die Herzkranzgefäße verengt sind und ein vorübergehender Sauerstoffmangel Schmerzen auslöst, wird beim *Herzinfarkt* ein Herzkranzgefäß verschlossen, so daß der anhaltende Sauerstoffmangel einen Herzmuskelbezirk absterben läßt. Die starken Schmerzen strahlen zum linken Arm oder zum Hals aus, das Gefühl des Eingepreßtseins führt zu Vernichtungsgefühl und Todesangst. Die Haut wird blaß, kalter Schweiß tritt auf die Stirn, der Kranke ringt nach Luft, der Puls ist oft beschleunigt. Beim alten Menschen können diese dramatischen Symptome schwach und uncharakteristisch ausgeprägt sein. Bei Angina pectoris helfen Vermeiden der Risikofaktoren, aufsteigende Armbäder, Gymnastik, Sport, Medikamente und bei Herzunregelmäßigkeiten ein Herzschrittmacher.

Angina pectoris

Herzinfarkt

Herzinfarkt und Schlaganfall können nicht nur durch körperliche Überanstrengung, üppige Mahlzeit, übermäßiges Trinken und Rauchen, Nachlaufen (z. B. der Straßenbahn), Sonnenbestrahlung und heißes Vollbad, sondern auch durch psychische und soziale Konflikte, die den alten Menschen überfordern, durch eine böse Nachricht, eine Kränkung, eine peinliche Auseinandersetzung und durch einen Streit ausgelöst werden.

Arteriosklerose der Bauchgefäße

Die *Arteriosklerose der Bauchgefäße* führt zu Leibschmerzen nach dem Essen, Blähungen und Völlegefühl, Verstopfung oder Durchfall, und kann andere Erkrankungen der Verdauungsorgane ebenso vortäuschen wie psychisch bedingte Beschwerden und psychosomatische Krankheiten.

»Raucherbeine«

Die *Arteriosklerose der Beingefäße* kündigt sich an mit kalten Füßen, »bleiernen« Beinen, rascher Ermüdbarkeit und nächtlichem Brennen der Füße. Wenn ein Beingefäß verschlossen ist, zwingt der Wadenschmerz beim Gehen alle 50 bis 100 m zum Stehenbleiben (»Schaufensterkrankheit« oder »Raucherbeine«). Wenn die Durchblutung der Beine nicht mehr ausreicht, kommt es zur Gangrän (Altersbrand), besonders bei gleichzeitiger Zuckerkrankheit. Vorbeugend wirksam sind Zehenstandübungen, Gehtraining, warme Fußbäder, wollene Socken, große Schuhe aus weichem Leder. Zu vermeiden sind Rauchen, enge Strumpfhalter, heiße und Wechselbäder, Verletzungen bei der Fußpflege. Durch frühzeitige Gefäßoperation lassen sich Altersbrand und Amputation verhüten.

Verschleiß- und Abnutzungskrankheiten der großen Gelenke

Verschleiß- und Abnutzungskrankheiten der großen Gelenke (Knie und Hüften) und der Wirbelsäule führen zu den sehr häufigen »rheumatischen« Beschwerden im Alter, wie morgendliche Steifigkeit, Bewegungs- und Druckschmerz, Schwellung und Knotenbildung auch an den kleinen Gelenken der Finger und Zehen und schließlich Bewegungsbehinderung bis zur Versteifung.

»rheumatische Beschwerden«

Den »rheumatischen« Schmerzen im Alter können folgende Ursachen zugrunde liegen:

degenerative Gelenkerkrankung (Verschleiß, Arthrose),

Durchblutungsstörungen,

Kalksalzmangel der Knochen,

statisch bedingte Schmerzen (Senkfuß, Hohlkreuz),

Skelettabsiedlungen von einem Organkrebs,

Knochen- und Gelenktuberkulose,

Gicht.

Behinderung

Wenn die Beweglichkeit eingeschränkt ist, sinkt das Lebensgefühl rasch, weil der Kranke ans Haus gebunden ist und so seine mitmenschlichen Kontakte verliert. Ein 60jähriger Hüftkranker ist schlimmer dran und eher depressiv als ein 80jähriger Herzkranker.

Die Abnutzungskrankheiten der Knie- und Hüftgelenke werden durch Überbeanspruchung und Übergewicht gefördert. Die Bein- und Fußbeschwerden älterer Frauen beruhen oft auch auf Krampfaderleiden mit Beinekzemen und »offenen« Beinen (Ulcus cruris), auf Senkspreizfuß, Hammerzehen oder Hühneraugen.

Zu empfehlen sind Gewichtsabnahme, orthopädische Hilfsmittel wie z. B. Korsett, Bandagen, Stützmieder, Einlagen, orthopädische Schuhe, Gehstock. Ratsam sind Zehen- und Bewegungsübungen, Zimmergymnastik, Sport, Gartenarbeit, Selbsteinreibungen, Selbstmassagen, Moorbäder, Fangopackungen, Bestrahlungen und schließlich Operationen zum Einsatz künstlicher Knie- und Hüftgelenke.

Chronische Bronchitis

chronische Bronchitis

Die chronische Bronchitis wird durch Luftverschmutzung, Rauchen, Beruf, Klima und auch durch Altersveränderungen verursacht; da der Brustkorb unelastisch wird, nimmt die Lungenblähung zu; da die Empfindlichkeit für Hustenreiz herabgesetzt ist, bleibt der Schleim in den Bronchien liegen. Abhärtungsmaßnahmen wie Kneippkuren, Inhalationen (Kur an der See), auswurffördernde Hustenmittel, Atemübungen und gezielte Infektbehandlung, können die Beschwerden bessern und dadurch Wohlbefinden und Lebenswillen stärken.

Harnwegsinfekte

Prostatavergrößerung

Harnwegsinfekte sind bei Frauen Blasen- und Nierenbecken-Entzündungen, die sich gezielt nach Urinuntersuchungen behandeln lassen, bei Männern die Folgen einer Vergrößerung der Vorsteherdrüse (»Prostatahypertrophie«). Schmerzhaftes, häufiges oder öfter erschwertes Wasserlassen, schwacher Strahl und Nachtröpfeln sind die ersten Anzeichen. Nach Trinken kalter Getränke kann es zu Harnverhaltung kommen. Wenn der alte Mann sich nicht früh genug meldet, kommt es zur Überlaufblase, d. h. er läßt dauernd wenige Tropfen unter sich. Der Zustand wird dann leicht verkannt, der Mann gescholten, er wird schließlich verwirrt.

Unfälle im Alter

Knochenbrüche

Unfälle im Alter führen zu Verrenkungen oder, bei brüchigen Knochen, zu Arm-, Schenkelhals-, Rippen- oder Wirbelbrüchen. Jeder zweite tödliche Unfall auf der Straße trifft einen

Fußgänger über 60. Betagte fallen häufiger, weil die Beine nicht mehr so standfest sind, weil sie schlecht sehen oder schwer hören, unter Schwindel oder Bewußtseinstrübungen leiden oder weil die Reaktionszeit verlängert ist. Je mehr die Tätigkeit eines Betagten unter Zeitdruck steht, um so eher kommt es zum Unfall. Beim Brotschneiden und Rasieren kommt es leicht zu Schnittwunden, weil die Geschicklichkeit nachgelassen hat. Sofortversorgung mit Apparaten oder Hüftplastik bei Schenkelhalsbruch, Gehversuche und Gymnastik verbessern die Heilungsaussicht. Bessere Beleuchtung auf der Straße und in Altenwohnungen, rutschfeste Fußböden, Haltegriffe in Bad und Toilette helfen Unfälle verhüten.

Krebswarnzeichen

Krebs im Alter

Die Krebswarnzeichen sollte jeder kennen:

- nicht heilende Wunden, Knoten oder Verdickungen der Haut,
- anhaltende Magen-, Darm- oder Schluckbeschwerden,
- Dauerhusten oder Dauerheiserkeit,
- Veränderungen an Warzen oder Muttermalen,
- ungewöhnliche Absonderungen aus den Körperöffnungen,
- Unterleibsblutungen bei alten Frauen.

Die häufigsten Krebserkrankungen im Alter sind: Magen-, Darm-, Bronchial-, Brustdrüsen-, Unterleibs-, Vorsteherdrüsen- und Hautkrebs. Alte Menschen lassen sich meist nur schwer zu Krebs-Vorsorgeuntersuchungen bewegen; sie haben Angst vor der Wahrheit und fürchten Siechtum und Schmerzen.

Erkrankungen der Verdauungsorgane

Erkrankungen der Verdauungsorgane im Alter: Zwerchfellbrüche (Hiatushernien), chronische Magenschleimhautentzündungen, Altersmagengeschwüre, Divertikel (Schleimhautaussakkungen), Gallensteine, Leberzirrhose, besonders nach Alkoholmißbrauch. Die häufigste Verdauungsbeschwerde älterer Menschen ist die Verstopfung infolge falscher Ernährung, Darmträgheit und Bewegungsmangel. Man kann die Verdauung fördern durch abwechslungsreiche, schlackenreiche (Obst, Gemüse) Kost, Bewegung, Selbstmassagen, Atemübungen und feuchtwarme Leibumschläge. Der alte Mensch sollte beim Stuhlgang nicht pressen. Der Stuhlgang sollte regelmäßig kontrolliert werden. Kritiklose Gabe von Abführmitteln kann den alten Menschen gefährden, weil jeder Durchfall infolge des Wasserverlustes zu Kreislaufkollaps und Verwirrung führen kann.

Verstopfung

Alterszuckerkrankheit

Altersdiabetes

Die Alterszuckerkrankheit ist diätetisch und mit zuckersenkenden Tabletten meist leicht einstellbar. Bei Wasserverlust infolge Erbrechen, Durchfall, Schwitzen und Fieber droht dem Alterszuckerkranken schnell ein Austrocknungskoma, dem nicht selten ein Verwirrungszustand vorausgeht.

Sehstörungen im Alter

Altersweitsichtigkeit

Sehstörungen im Alter sind nicht nur die Folge der Altersweitsichtigkeit, die leicht durch eine Brille korrigierbar ist. Bücher im Großdruck (Deutsche Schiller-Stiftung, Havelstr. 16, 6100 Darmstadt) sind zu empfehlen. Das alte Auge wird durch grelles Licht stärker geblendet und sieht bei Dunkelheit schlechter, es wird nachtblind. Deshalb sind Dämmerungsleuchten für die Nacht in Altenwohnungen notwendig. Der graue Star beruht auf einer Linsentrübung; er kann auch im hohen Alter noch operiert werden. Der grüne Star entsteht durch eine Augen-Innendruckerhöhung und ist wegen Erblindungsgefahr ständig behandlungsbedürftig.

grauer Star
grüner Star

Schwerhörigkeit

Schwerhörigkeit ist im Alter häufig, jeder vierte 75jährige leidet daran. Er kann die hohen Töne nicht mehr wahrnehmen oder hört sie verzerrt. Schwerhörigkeit wird von vielen Menschen schlimmer erlebt als Erblindung, weil sie eher zu Mißtrauen und Isolierung führt, aus Furcht, falsch zu verstehen. Viele Betagte sträuben sich gegen einen Hörapparat, aus Angst, ihr Gebrechen sichtbar werden zu lassen. Erblindete und Schwerhörige leiden häufiger als andere Kranke an Alterswahn und Demenz.

Fehlhörigkeit

Welche Folgen haben die körperlichen Erkrankungen?

1. Für den Kranken
   Chronische Erkrankungen im Alter führen zu Körper- oder psychischen Behinderungen. Die Folgen der Krankheitshäufung sind Mehrfachbehinderungen, wie körperliche (Bewegungseinschränkung), psychische (depressive Reaktion) und soziale wie Rückzug bis zur Isolation. Folgen sind:

Mehrfachbehinderung

- körperliche: z. B. Schmerzen, Schlafstörungen, Bewegungseinschränkung, Bettruhe, Inkontinenz, Pflegebedürftigkeit.

körperliche

- psychische (nach Heim 1986, 365):

psychische

  - Die Körperintegrität ist verletzt, das Selbstbild verändert, je nach seiner Biographie. Wer viel gelesen hat, wird auf eine Sehschwäche depressiver reagieren als auf eine Beinlähmung. Wer handwerkliche Hobbies hatte, wird eine Handlähmung schwerer verkraften als eine Schwerhörigkeit, auf die ein Musikliebhaber resigniert. Inkontinente erleiden einen Kontrollverlust, Halbseitengelähmte einen Autonomieverlust. Die Zukunft erlebt der Kranke ungewiß.

Herausforderung

  - Das emotionale Gleichgewicht ist gestört, Gefühle sind verstärkt: Er fühlt sich bedroht durch Einbußen.
  - Er wird in den Restrollen und -aufgaben verunsichert, wenn er weitere soziale Funktionen aufgeben muß, immer abhängiger oder von der Familie getrennt wird.

– – Er muß sich anpassen an neue Beziehungen zu Ärzten und Pflegenden, an neue Umgebung bei Krankenhaus- oder Heimeinweisung und wird mit neuen Regeln konfrontiert.
– – Jede Erkrankung kann eine Krise mit Sorgen und Angst vor dem Sterben auslösen, wenn das Leiden das Leben bedroht.

weltanschauliche
– religiöse: Er kann alles sinnlos erleben, verzweifeln.

soziales Handicap
– soziale: Inkontinente und Pflegebedürftige verlieren nicht nur ihre Rollen, sondern auch Achtung, Prestige. Sie fühlen sich benachteiligt, abgewertet zum Pflegefall. Der soziale Tod durch Isolation geht dem klinischen oft Jahre voraus.

juristisches Handicap
– juristische: Der Kranke wird unter Pflegschaft gestellt oder fixiert oder zwangseingewiesen.

Überlastung der Angehörigen

2. Für die Angehörigen
– Neue Rollen sind zu bewältigen. Machtumkehr ist möglich.
– Wenn sie die Pflege übernehmen, sind sie überlastet:
– – zeitlich und finanziell,
– – eingeengt im Tagesablauf, in der Freizeit, in Kontakten,
– – beeinträchtigt in der Gesundheit,
– – behindert in der Berufstätigkeit,
– – emotional hilflos, resigniert, enttäuscht, selbst nicht belastbar zu sein und Hilfe annehmen zu müssen, ambivalent, belastet durch Schuldgefühle und aktivierte alte Konflikte.

Aufgaben der Gemeinde und

3. Für die Gemeinde: Pflegende der Sozialstationen, Nachbarschaftshilfe, Besuche, Beratungsstellen werden nötig.

der Gesellschaft

4. Für die Gesellschaft: Krankenkassen sollen Kosten übernehmen, Vorurteile und Absonderung sind zu verhindern.

Psychische Veränderungen im Alter

Nicht wie alt wir werden, ist bedeutsam, sondern wie wir alt werden. Je älter wir werden, um so größer sind die individuellen Unterschiede im Erleben und Verhalten. *Altern ist individuelles Schicksal.* Etwaige Abbauprozesse betreffen weder alle alten Menschen noch alle Fähigkeiten des einzelnen. Biographische Entwicklung und die Erwartung anderer beeinflussen unser Verhalten stärker als das kalendarische Alter.

Altern als individuelles Schicksal

Differentielle Gerontologie

Die differentielle Gerontologie betrachtet Altern

differentielle Gerontologie

1. als biographisch verankerten Prozeß, in dem sich Selbstbild, Lebensstil und Kontaktmuster entwickeln,
2. als dynamischen Prozeß mit Entwicklungsmöglichkeiten,
3. als inter- und intraindividuellen Prozeß, der bei jedem anders und bei derselben Person unterschiedlich verläuft,
4. als mehrfach bestimmten Prozeß (nach KRUSE 1989).

Differentielle Gerontologie bedeutet für Pflegende, daß sie wahrnehmen, welche Kompetenzen nicht nur verloren, sondern welche erhalten und entwicklungsfähig sind.

Zu 1. Pflegende verstehen das Verhalten eines alten Menschen besser, wenn sie seine Biographie kennen, seinen Lebensstil, wie er sein bisheriges Leben einschätzt und wie er in der jetzigen Situation einen Sinn findet, wie er sich angenommen und sozial integriert fühlt.

Bedeutung der Biographie

Zu 2. Altenpflege ist umso weniger frustrierend, je mehr Pflegende Alternden zumuten, zu wachsen, zu reifen und folgende neue Kompetenzen zu erlernen: die Fähigkeit,

Entwicklungsmöglichkeiten

- Kompromisse zwischen Erwartetem und Erreichtem zu finden
- Endlichkeit und Grenzen zu akzeptieren und neue Möglichkeiten zu erkunden,
- Erlebnisse und Erfahrungen neu zu bewerten,
- Lebensfragen vertieft zu beurteilen,
- mit den Anforderungen des Lebens reif umzugehen,
- eigene Bedürfnisse zurückzustellen,
- Hoffnung und Pläne auf die nahe Zukunft zu richten und
- Verantwortung für Jüngere zu übernehmen.

Altern als mehrfach bedingter Prozeß

Zu 3. und 4. Die bei jedem Älteren unterschiedlichen Kompetenzen erklären sich als mehrfach bedingter Prozeß, den folgende Faktoren beeinflussen:

Gesundheitszustand

- körperliche: Gesundheitszustand, z. B. Vorschädigungen. Rentner erhalten 52 % aller ärztlichen Verordnungen. 30 % der über 65jährigen suchen Ärzte nur gelegentlich, weitere 25 % überhaupt nicht auf, weil sie sich rüstig fühlen,

Biographie

- psychologische: werden geistige Fähigkeiten trainiert? werden biographisch gewachsene Interessen, Aktivitäten und Einstellungen beibehalten?

Kontakte

- soziale: Das Wohlbefinden hängt ab von Zahl und Qualität der Kontakte, vom Erleben, geschätzt und integriert zu sein und bedeutsame Aufgaben wahrzunehmen,

Benachteiligung

- sozioökonomische: wie Singularisierung, Entberuflichung, Mehrfachbenachteiligung im Alter siehe Seite 34,

Wohnsituation

- ökologische: z. B. Wohnung mit Aufzug, Handlauf, Halte-, Aufrichtehilfe, Hebevorrichtung, Hausnotrufsystem, in zentraler Lage, daß Angehörige, Freunde, Geschäfte, Ämter und Kirche gut zu erreichen sind, erhält Kompetenz.

  Ältere werden passiv und antriebslos, wenn Anregungen aus der Umgebung fehlen. Der Ältere ist von der Wohnsituation abhängig, ob er unter dem Dach oder ebenerdig wohnt, ob seine Wohnung ausreichende Beleuchtung, Dusche oder Bad hat, die Küche arbeitserleichternd eingerichtet ist, ob er durch Radio, Fernsehen, Zeitungen, Bücher angeregt wird, ob er telefonische Verbindungen pflegen kann, ob die Verkehrslage günstig ist, ob er spazieren gehen kann, ob die Grünphase an der Fußgängerampel lang genug ist, ob das Einkaufs-, Gemeindezentrum schnell zu erreichen ist, ob er zum Altenklub gefahren wird oder an Veranstaltungen teilnehmen kann, weil er noch fähig ist, die hohen Stufen von

Bahn oder Bus zu bewältigen. Je älter wir werden, um so abhängiger werden wir von solchen Umgebungsbedingungen. Altern ist auch ökologisches Schicksal.
In Alteneinrichtungen leben nur 5 %, davon sind 70–80 % Frauen.
- gesellschaftliche: Vorurteile, Gesundheits-, Rentenpolitik,
- kulturelle: sind Informationen/Bildungsinhalte erreichbar?
- historische: wie Verluste, Kriegsbeschädigung, Vertreibung.

Von welchen Faktoren ist Früh- und Spätalterung abhängig?

Tabelle 4
Faktoren für Früh- und Spätalterung

späte Alterung	*frühe Alterung*
hohes Berufsniveau	niedriges Berufsniveau
lange Lebensdauer der Eltern	kurze Lebensdauer der Eltern
günstige wirtschaftliche Lage	ungünstige wirtschaftliche Lage
glücklichste Zeit über 30 hinaus	glücklichste Zeit vor dem 30. Jahr
äußerlich groß und schlank	klein und dick
geringe Krankheitsanfälligkeit	starke Krankheitsanfälligkeit
vegetative Stabilität	vegetative Labilität
regelmäßiger Schlaf	unregelmäßiger Schlaf
normale seelische Entwicklung	seelische Frühreife
Arbeit in eigenen Räumen	Arbeit in großen Räumen, unter Belastung
Leben rückblickend positiv erlebt	Leben rückblickend negativ, anstrengend und freudlos
allgemeine Aktivität	eher passiv
hoher Widerstand gegen Krankheitserlebnisse	Abhängigkeit von körperlichen Beschwerden
elastisch in der Verarbeitung von Frustrationen	wenig elastisch in der Verarbeitung von Frustrationen
schuldfreie Verarbeitung von Erlebnissen	Selbstvorwürfe und depressive Verarbeitung von Erlebnissen
Bereitschaft zu größerer Geselligkeit	Tendenz zu Zweisamkeit oder Einsamkeit
weite Interessen	enge Interessen
als angenehm erlebte Arbeitsbedingungen, Ganzarbeit	als unangenehm erlebte Arbeitsbedingungen, Detailarbeit
qualifizierte Arbeitsanforderungen	unqualifizierte Arbeitsanforderungen
Erreichen des Lebensziels	Nichterreichen des Lebensziels
Zufriedenheit mit dem Beruf	Unzufriedenheit mit dem Beruf
aktive Interessen	passive oder keine Interessen
aktive Freizeitbeschäftigung	
leistungsmäßig beste Zeit bis zum 50./60. Lebensjahr	leistungsmäßig beste Zeit bis zum 30./40. Lebensjahr
zukunftsgerichtet, erwartungsvoll	negative Kindheitserinnerungen

Welche Faktoren beeinflussen die Langlebigkeit?

- erbliche Faktoren sind unbestritten (Langlebigkeit der Eltern).
- körperliche: geringe Krankheitsanfälligkeit.
- psychologische: hohe Intelligenz und Ausbildungsstufe, aktive Persönlichkeit und Anpassungsfähigkeit.
- ökologische: günstige Umwelt, z. B. Wohnlage.
- soziale: Erstgeborener in einer großen Familie, Verheiratetsein noch in späteren Jahren (bedeutet Unterstützung), kleine Kinderzahl (geringer Streß), Aufrechterhaltung der Berufsrolle oder eines höheren Status, was positive Selbsteinschätzung und Gefühl der Nützlichkeit mit sich bringt (nach Tews 1971).

Welche Erlebnisse schildern Alternde?

Erlebnisse der Alternden

- Zuerst geben sie an, wie sie die Veränderungen der eigenen Persönlichkeit, des Zeiterlebens, das eigene Verhalten, die Partnerbeziehung, das eigene äußere Aussehen und die intellektuellen Fähigkeiten empfinden.
- Dann vergleichen sie sich mit Jüngeren, mit den eigenen Kindern, Gleichaltrigen, Älteren und der Umwelt.

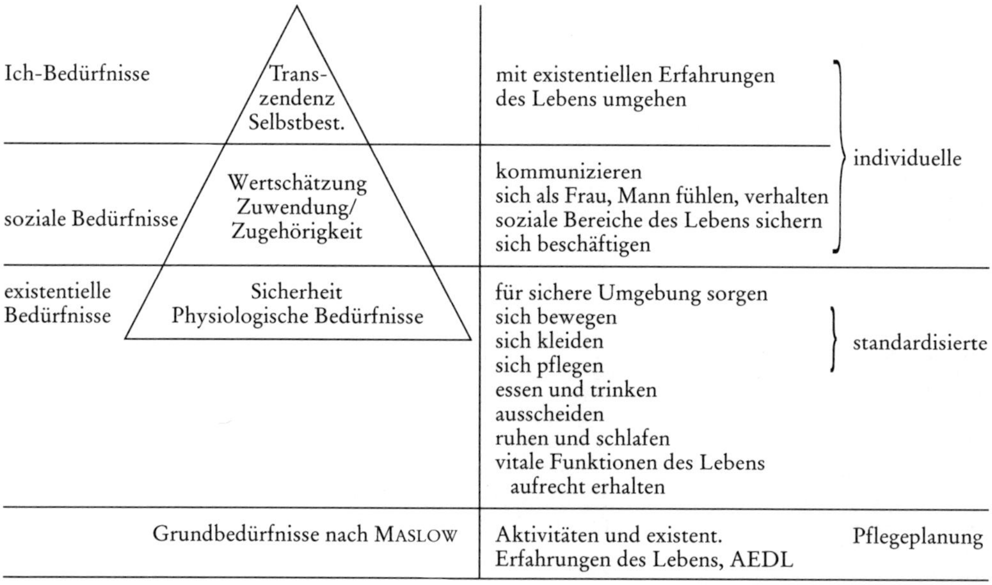

Abbildung 2
Maslowsche Pyramide der Grundbedürfnisse

- Bedeutsam ist, wie die körperlichen Beschwerden erlebt werden. Ältere fürchten, immer mehr Vitalität einzubüßen.
- Ältere haben Angst, weitere Rollen zu verlieren, abhängig, hilflos zu werden, Angst vor Abbau kann depressiv machen.

Welche Bedürfnisse (Aktivitäten des täglichen Lebens) haben Ältere? (s. Abbildung 2)

Welche Erwartungen haben Alternde?

Erwartungen

- negative (Befürchtungen): Krankheiten oder Beschwerden, Ausscheiden aus dem Beruf mit finanziellen Schwierigkeiten, Ehe- und Familienkonflikte, Verlust von Angehörigen, Gefühl, überflüssig zu sein, zu vereinsamen oder anderen zur Last zu fallen.
- positive: Abgeklärtheit, innere Ausgeglichenheit, Reife, Rückblick auf Kinder und Lebenswerk, Ausruhen, harmonische Ehe und Erhaltung der Gesundheit.

Kompetenz im Alter (nach Olbrich)

Entwicklungsfähigkeit Kompetenz ist die Entwicklungsfähigkeit einer Person, auf Anforderungen der Umwelt angemessen zu reagieren.

Defizitmodell Da Pflegende körperbetont ausgebildet werden, orientieren sie sich noch am Defizit- oder Defektmodell, daß im Alter die Kraft und Organfunktionen nachlassen, die Sinne weniger wahrnehmen, Ich-Stärke, Interesse und Aktivitäten schwinden und organische Veränderungen dafür verantwortlich seien.

Disusemodell Nach dem Disusemodell bleiben gebrauchte Organe länger funktionsfähig als untrainierte. Geistig rege und sozial aktive Betagte fühlen sich wohler als passive. Training und anregende Umgebung können einen Abbauprozeß aufhalten.

Kompetenzmodell Das Kompetenzmodell vergleicht nicht mit der Leistung Jüngerer, zeigt Entwicklungschancen im Alter auf und widerspricht dem Vorurteil vom endgültigen Abbau des Pflegefalles, der Annahme einer besserungsunfähigen, irreversiblen Pflegebedürftigkeit. Pflegende sprechen Betagten oft jede Kompetenz ab: sie könnten nur Hilfe empfangen, aber nicht geben.

Kompetenz als Ergebnis von Intelligenz Entwicklungsfähigkeit oder Kompetenz ist abhängig

1. von Persönlichkeitsfaktoren:

   – von der Intelligenz: Selbst die im Alter abnehmende flüssige Intelligenz kann durch Training von Problemlösungen gesteigert werden.

   Kontrollfähigkeit – von der Kontrollfähigkeit, z. B. sein Zimmer selbst gestalten, Freizeitaktivitäten planen zu können. Betagte, die ihre Situation als nicht mehr kontrollierbar sahen, pflegten seltener Kontakte, paßten sich schlechter an, waren häufiger depressiv und suchten seltener Hilfe.

   Coping – vom Coping: das sind Verstandes-, Gefühls- und Verhaltensreaktionen auf aktuellen Streß (Streßbewältigung), auf Dauerbelastungen (Aging) oder auf kritische Lebensereignisse (Daseinstechniken nach Thomae). Coping heißt direkt handeln können, Informationen und Hilfe suchen, eventuell die Situation verlassen und sich entspannen.

2. von der Bereitschaft der Angehörigen und Pflegenden:

soziale Bewertung

- dem Betagten Aufgaben, Verantwortung zu übertragen
- Vertrauen in ihn zu setzen, an ihn zu glauben,
- Erfolge anzuerkennen, zu loben, sein Selbstbild zu verbessern, seine Selbstbestimmung zu unterstützen,
- ihn in dosierter Diskrepanz zu fordern, d. h. in geringer Abweichung vom bisher Gelernten, ohne zu überfordern,
- ihn zu informieren und das Neue verarbeiten zu helfen,
- ihm zu vermitteln, daß seine Fähigkeiten geschätzt sind,
- ihm bei Pflegebedürftigkeit die Chance zu geben, die empfangene Hilfe zu erwidern, Pflegenden etwas zu geben.

Voraussetzung der Kompetenzförderung

Kompetenzförderung setzt zu Hause und im Heim voraus, daß:
- Betagte angeregt werden, Bewegung, Wahrnehmung, Orientierung, Gedächtnis und soziale Fertigkeiten zu trainieren,
- sie immer wieder ermutigt werden, sich selbst helfen und allein etwas tun zu können,
- ihre Sorgen, Nöte und Bedürfnisse ernst genommen werden,
- sie offen, klar und eindeutig angesprochen werden.

Entwicklungsmöglichkeiten im Alter wurden auch aufgezeigt von
- Erikson: Altern ist Integrität (Annahme des eigenen Lebens) gegen Verzweiflung.
- Radebold (zit. nach Petzold und Bubolz 1979, 93):

  psychosoziale Altersaufgaben

  1. von 50–65: Auseinandersetzung mit Verlusten, mit dem Ende der Berufstätigkeit und mit der Partnerbeziehung ohne Kinder
  2. von 60–75: Akzeptieren des Altseins mit Einschränkungen
  3. über 75: Verarbeitung von Verlusten, Vereinsamung, Abhängigkeit, Sterben und Nichtmehrsein.

Erfüllung im Alter

- Thomas (1979) beschreibt Krisenphasen und Erfüllung im Alter im Schema.

Tabelle 5 (gekürzt nach THOMAS 1979, 230)

	Ehe, Familie	*Beruf*	*Sinn*	*Aufgaben*
Reifezeit	Erlebnis-, Arbeitsgemeinschaft, Harmonie	Arbeitsbilanz	Erfahrung	Lebensbejahung, Verinnerlichung
Späte Lebenskrise	vertiefte Gemeinschaft, Versöhnung, Güte	Loslassen, Abgeben, Pensionierung	Weisheit	Lebensaufgaben abschließen
Greisenalter	Dankbarkeit, Einsamkeit lernen	Nachlassen der Tatkraft	Frieden	»Zur Begnadung offen halten« (ANDRIESSEN)

Welche Vorurteile widersprechen der Entwicklungsfähigkeit?

Das Vorurteil vom ständigen geistigen Abbau (Defizitmodell)

Vorurteil vom geistigen Abbau

Die geistige Leistungsfähigkeit nehme automatisch im Alter ab. Merkfähigkeit, Konzentration, Denken, Reaktionszeit, Orientierung, Selbstkritik, Schwung und Initiative und die Persönlichkeit des Alternden werde abgebaut. Er könne seine Gefühle nicht mehr steuern, werde gefühlsselig oder stumpf, depressiv, egoistisch, teilnahmslos, einsam, zurückgezogen. Die Charakterzüge seien karikiert, zugespitzt.

Dagegen ist nachgewiesen:

Altern ist nur einer von verschiedenen Faktoren

- Altern ist nur einer der Faktoren, die das Leistungsverhalten beeinflussen. Intelligenz nimmt im Alter nicht zwangsläufig ab und ist weniger von der Zahl der Lebensjahre abhängig als vielmehr von der Ausgangsintelligenz, der Schulbildung, den beruflichen Anforderungen, von vielseitiger, anregender und aktivierender Umgebung und von der Gesundheit. Nach

LEHR (1973) lassen im Alter »flüssige« Intelligenzfähigkeiten (geistige Umstellungsfähigkeit, Wendigkeit, Kombinationsfähigkeit, Orientierung in neuen Situationen, Denkgeschwindigkeit, Raumvorstellung und assoziatives Gedächtnis) nach, während »kristallisierte« Fähigkeiten wie Ideenreichtum, mechanisches und Erfahrungswissen, Wortschatz und Sprachverständnis zunehmen. Durch Training kann Problemlösen und räumliche Orientierung (flüssige Intelligenz) verbessert werden.

»flüssige« und »kristallisierte« Intelligenz

Auch Lern- und Gedächtnisleistungen können trainiert werden. Der Lernprozeß ist im Alter störanfälliger, verschiedene Informationen können nicht gleichzeitig gespeichert werden, freies Erinnern läßt nach, nicht das Wiedererkennen. Lernen unter Zeitdruck geht nicht mehr. Rückgang der Lernleistung beruht auf mangelndem Training oder auf einer beginnenden Erkrankung. Die Lerninhalte sollten den biographischen Erfahrungen entsprechen, übersichtlich gegliedert, in Vorstellungsbildern zusammengefaßt sein und Sinnzusammenhänge aufzeigen. Ältere lernen nur, was sie für sinnvoll halten. Bei negativem Selbstbild brauchen sie Rückmeldung zur Motivation.

Training der Lernfähigkeit

Persönlichkeitsveränderungen wurden in Längsschnittuntersuchungen (THOMAE und LEHR 1973) nicht gefunden. Folgende Eigenschaften blieben bei 60- bis 75jährigen konstant: Aktivität, Steuerbarkeit, Angepaßtheit, Stimmung und Selbsteinschätzung. Das Vorurteil ist nicht haltbar, daß Starrsinn im Alter zunehme.

Persönlichkeitsveränderungen

– Es gibt keinen gesetzmäßig vorhersagbaren Altersabbau. Alter und Gebrechlichkeit sind nicht notwendig miteinander verbunden. Körperlichen Abbau zu leugnen ist unrealistisch. Welche psychischen Funktionen zu- oder abnehmen, ist aufgrund der Biographie individuell sehr verschieden (Tabelle 6a).

Altern als individuelles Schicksal

FRAGEN, die sich jeder zur Selbsterfahrung stellen kann: Habe ich Angst vor dem eigenen Nicht-mehr-Können? Verdränge ich das eigene Altern? Schreibe ich die eigene Hilflosigkeit anderen zu? Werde ich durch Neues verunsichert? Resigniere ich bei dem Gedanken, daß ich Fähigkeiten verlieren kann?

ANREGUNGEN: Alternde sollten nicht nur mit körperlichen Trimm-dich-fit-Parolen trainieren, sondern auch geistig üben,

Tabelle 6a
Zu- und abnehmende Fähigkeiten im Alter
(nach ZERNER, J. M.: Altwerden. Psych. heute 11 [1984] 41)

Im Alter nehmen zu	*bleiben unverändert*	*nehmen ab*
Erfahrung Urteilsvermögen Alte sind eher – sprachlich gewandt – denkfähig, genau – selbstsicher – kooperationsbereit – verantwortungs-bewußt – zuverlässig – menschlich reif – positiv eingestellt	Allgemeinwissen Aufmerksamkeit Konzentration Langzeitgedächtnis Lernfähigkeit	geistige Beweglichkeit Aufnahme-geschwindigkeit Abstraktionsvermögen Kurzzeitgedächtnis Risikobereitschaft Umstellungsfähigkeit

sich fortbilden. Wer rastet, rostet. Ich sollte frühere Fähigkeiten wiederholen, vielseitige Anregungen suchen. Übermäßige Pflege sollte vermieden werden, weil Ältere noch lernen können, sich selbst zu helfen.

Das Vorurteil vom Rückzug (Disengagement)

Vorurteil vom Rückzug

Die Umwelt meint, daß Alternde nur zufrieden seien, wenn sie ihre sozialen Kontakte und ihre Berufsrolle aufgeben, sich beschränken können und so endlich ihre Ruhe hätten. Einsamkeit im Alter sei erstrebenswert oder widerstandslos zu akzeptieren.

Bedeutung der Sozialkontakte

Dagegen spricht:
– Alternde mit vielen Sozialkontakten fühlen sich wohler als Gleichaltrige mit wenigen. Wer sich sozial engagiert, altert zufriedener. Tatsächlich einsam und isoliert sind weniger als 10% der über 65jährigen. Das Einsamkeitsgefühl ist aber sehr häufig und folgt auf den Verlust der Berufsrolle oder des Partners, auf eine mitmenschliche Beziehungsstörung, auf eingeschränkte Zukunftsorientierung, auf Langeweile (Al-

tern als »endloser Sonntagnachmittag«), auf Mangel an Interessen, Aufgaben und Gewohnheiten, auf einen ungegliederten Tagesablauf oder auf eine Bewegungseinschränkung infolge körperlicher Behinderung. Manche Ältere wünschen weniger Sozialkontakte, aber Einzelgänger werden sie nicht erst im Alter, sondern dazu wurden sie schon als Kinder erzogen. Im Einsamkeitsgefühl können Trennungsängste aus der Kindheit wiederbelebt werden.

Erwartungen an das mittlere Lebensalter

- Im mittleren Lebensalter erwartet die Umwelt das Gegenteil vom Rückzug. Erwachsene sollen sich durchsetzen können, sozialen Erfolg und viele Kontakte haben. Gerade Alternde haben das Grundbedürfnis, am Leben teilzunehmen.

FRAGEN zur Selbsterfahrung: Habe ich selbst Angst vor der Einsamkeit im Alter? Ist das Ruhebedürfnis der Älteren nur eine Scheinbegründung, weil ich Ältere aus ihrer Position verdrängen möchte oder weil ich keine Zeit habe, ihnen menschlich zu begegnen, oder weil ich selbst überfordert bin und mich selbst nach der wohlverdienten Ruhe sehne?

ANREGUNGEN: Pflegende sollten niemand zum Rückzug zwingen, aber auch nicht zum Kontakt mit Menschen, die der Alternde nicht mag. Wir sollten es dem Alternden erleichtern, neue Beziehungen zu finden, aufzubauen, seinen Tagesablauf zu strukturieren. Vielleicht lernt er so, seine letzte Einsamkeit im Sterben zu akzeptieren.

Verhaltenserwartung von der Aktivität im Alter

Aktivitätserwartungen

Die Umwelt glaubt, daß nur der Alternde glücklich sein könne, der noch aktiv ist, etwas leistet oder das Gefühl hat, noch gebraucht zu werden. Nur aktives Altern sei erfolgreiches Altern. Dagegen spricht:

Erfolgszwang

- Die Aktivität und Leistungsfähigkeit Jüngerer wird zum Vergleichsmaßstab für Ältere. Die im mittleren Alter nebensächlichen Freizeitaktivitäten werden nach der Berufsaufgabe zum Rezept für erfolgreiches Altern. Der Erfolgszwang, immer aktiv, stark und leistungsfähig zu sein, wird zum Sinn des ganzen Lebens erklärt, auch unter Aufbietung der letzten Kräfte.

Aktivierungszwang

- Der Aktivierungszwang berücksichtigt nicht, daß viele Alternde nicht mehr die Spannkraft haben, nicht gesund sind oder auch keine finanziellen Möglichkeiten haben.

Zwang zur Eigeninitiative

- Wer im Beruf wenig Eigeninitiative entfalten konnte, ist nach der Pensionierung überfordert, eigene Aktivitäten zu entwickeln.

Rehabilitationsideologie

- Der letzte Ausweg, unsere Illusion zu retten, doch noch alles zu können, scheint die Rehabilitationsideologie: aktivierende Rehabilitation wird zum wichtigsten Wertmaßstab »erfolgreicher« Altenbetreuung. Aus Angst vor der eigenen Hilflosigkeit wird die Schwäche Älterer ausgenutzt, um sich selbst zu bestätigen.

»erfolgreiches« = aktives Altern?

- Die Norm »erfolgreichen«, d. h. aktiven Alterns ist Höchstwert unserer Leistungsgesellschaft und berücksichtigt weder die individuelle Lebensgeschichte, die Vorerfahrungen, noch die jetzigen Wünsche und Bedürfnisse des Alternden.

FRAGEN zur Selbsterfahrung: Habe ich selbst Angst vor der Leere nach der Berufsaufgabe? Will ich diese Leere durch Flucht in Aktivitäten verdrängen? Will ich mich und andere ablenken von der Angst, mich mit meiner Unzulänglichkeit und Schwäche auseinanderzusetzen? Welche Werte sind für mich wichtiger: Image, Erfolg, Erleben und Sinnerfüllung?

ANREGUNGEN: Pflegende sollten Aktivität im Alter nicht zum alleinigen Rezept erheben. Kreativität, Spontaneität und Eigeninitiative sollten früh geübt werden. Neue Freizeitbeschäftigungen und Arbeitsfertigkeiten sollten schon während der Berufszeit erworben werden, Statusgewinn bringen und den Bedürfnissen entsprechen. Jeder Ältere sollte individuell gefördert werden und selbst bestimmen können, ob und wieweit er aktiv sein will und kann. Rehabilitationsunwillige dürfen nicht abgewertet oder benachteiligt werden.

Welche Faktoren trugen zu diesen Vorurteilen bei?

- Die Entwicklung von einigen Dementen bis zur säuglingshaften Hilflosigkeit wurde verallgemeinert.
- Einige Analytiker beschreiben Altern als Regression oder als Spiegelbild der kindlichen Entwicklung nach ERIKSON:

Erklärungsversuch der Vorurteile

Tabelle 6b
Regression bei Dementen als mögliche Umkehr der ersten Entwicklungsphasen

Phase	*Neurosenbildung*	*Abnahme*	*Zunahme*	*Symptome bei Dementen*
oedipale	hysterische N.	Eigeninitiative	Schuldgefühl	unfähig zu Konkurrenz
anale	Zwangs-/Angst-N.	Autonomie	Zweifel	schmiert mit Kot
orale	depressive N.	Vertrauen	Mißtrauen	nimmt alles in den Mund
intentionale	narzißtische N.	Altruismus	Egoismus	Hautkontakt-bedürftig

Der Eifer, mit dem in den letzten Jahren Abbau- und Rückzugsmodelle verworfen und Aktivität und Rehabilitation verfochten wurden, entspringt dem Allmachtsgefühl des modernen Menschen: Es sei nur eine Frage der Zeit, bis Gebrechlichkeit und Krankheit als bloße technische Pannen aufgedeckt, zu reparieren und ewige Jugend zu garantieren seien. Nach heutigem Denken sind Hinfälligkeit und Schwäche im Alter vermeidbare Übel, nicht natürliches Schicksal. Wir modernen Menschen können nicht mehr leiden, verleugnen und verdrängen den vorgegebenen biologischen Alterungsprozeß. Wer seine eigene Ohnmacht nicht ertragen kann, muß sie anderen (z. B. den Alten) zuschreiben (RICHTER 1979, 129–154).

Allmachtsgefühl des modernen Menschen

Leidensunfähigkeit

Meines Erachtens geht es im Alter nicht um Langlebigkeit, Überleben um jeden Preis (Intensivmedizin), nicht um »erfolgreiches« Altern im Sinne der Aktivitätserwartungen, sondern um Lebensqualität, lebenswertes Leben und Zufriedenheit. Wohlbefinden im Alter ist abhängig von

- der Freude bei alltäglichen Verrichtungen,
- dem Gefühl, sein gesetztes Ziel erreicht, seinen persönlichen Sinn gefunden zu haben,

Lebensqualität

- dem Selbstwertgefühl, das von der Qualität einer mitmenschlichen Beziehung mehr abhängt als von der Zahl der Sozialkontakte,
- einer optimistischen Grundhaltung, die auch in dem noch zu erwartenden Leiden und Sterben eine letzte Sinnerfüllung erhoffen kann.

Sinnfragen im Alter

Alternde stellen sich oft Sinnfragen wie: Hat sich mein Leben gelohnt? Hat es irgendwo genützt, oder wem kann ich noch nützen? Was bleibt nach der Bilanz unter dem Strich? Wie rette ich mich vor Verzweiflung? Ist endgültig alles vorbei? Habe ich keine Chance mehr? Wozu lebe ich noch? Was hat mein Leben noch für einen Sinn?

Wir altern in jeder Lebensphase, nicht nur biologisch. Wichtiger als eine Reihe von Lebenslaufdaten ist die Frage: Wie bewertet dieser Mensch seine Erlebnisse? *Sinn- und Wertfragen werden mit zunehmendem Alter bedeutsamer.* Während im mittleren Lebensalter Werte unserer Leistungsgesellschaft – Erfolg gegen Mißerfolg und Image gegen Minderwertigkeitsgefühle – im Vordergrund zu stehen scheinen, können im Alter andere Werte wichtig werden: Erlebenswerte (Freude am Schönen, Begegnung mit der Natur, Gott oder den Mitmenschen, Zärtlichkeit, Liebe) gegen Langeweile und Leidensfähigkeit gegen Verzweiflung.

Werte im Alter

Leidensfähigkeit ist Sinnerfüllung in Gebrechlichkeit und Sterben. Leiden wofür? Für eine Aufgabe, ein Werk oder für andere zu leiden ist fruchtbar und in jeder Lebensphase notwendig. Unfruchtbar dagegen ist die Lust zu leiden, um sich selbst zu bestrafen oder um besser zu erscheinen als andere. »Jede Krankheit hat ihren Sinn, nicht im Daß des Krankseins, sondern im Wie des Leidens« (V. E. FRANKL 1977, 88). Das Leben auch des alten Leidenden, des »abgebauten Pflegefalles« kann nicht aufhören, sinnvoll zu sein, z. B. für uns.

Leiden wofür?

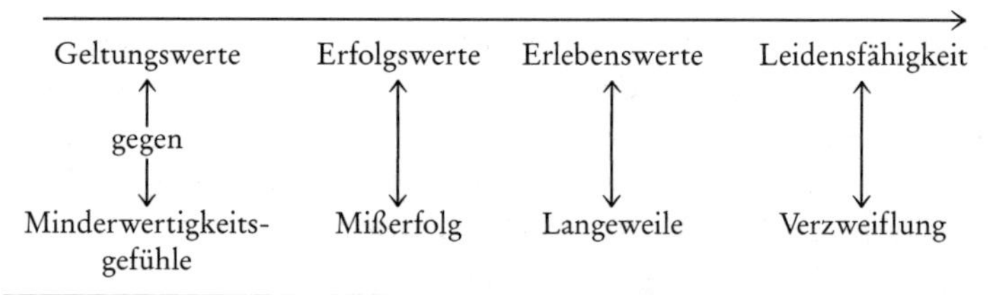

Abbildung 3
Bedeutung der Werte mit zunehmendem Alter

Wünschenswert wäre, daß sich Alternde zu Selbsterfahrungsgruppen zusammenschließen, um Enttäuschungen und Gefühle auszusprechen und sich selbst mit der eigenen Schwäche und dem Sinn des eigenen Alterns auseinanderzusetzen. Unsere Älteren könnten sich in der Leidensfähigkeit solidarisieren, um sich gegenseitig und uns zu helfen, uns vor unserer Selbstentfremdung in Allmachtsgefühlen, ewig jung, immer aktiv und erfolgreich sein zu müssen, zu retten.

Wie reagieren alte Menschen auf Erkrankungen?

1. *Unmittelbar nach dem Auftreten der Erkrankung*

Nach KRUSE (1987) reagieren alte Menschen individuell sehr verschieden: entweder resignativ (niedergeschlagen, passiv geben sie Bemühungen auf) oder kurz danach aktiv (sie hoffen, greifen Chancen auf) oder sie appellieren an die Hilfe anderer oder sie akzeptieren oder pflegen soziale Kontakte.

verschiedene Reaktionsweisen

Jeder reagiert verschieden und infolge von Stimmungsschwankungen immer wieder anders im Sinne eines Prozesses. Die von KÜBLER-ROSS für Sterbende beschriebenen und auf Erkrankte übertragenen Verarbeitungsphasen (Ungewißheit, Verleugnung, Zorn, Verhandeln mit dem Schicksal, Depression und Annahme) verlaufen bei jedem Kranken unterschiedlich. Bei Betagten lassen sich auch nicht die von LEDERER (zit. nach REMSCHMIDT 1977, 208) angeführten Phasen des Krankheitserlebens verallgemeinern:

intraindividuelle Unterschiede

Krankheitserleben

- Phase des Krankheitsbeginns mit Symptombewußtsein: Kranke und Angehörige neigen dazu, Symptome zu verbergen.
- Phase der Diagnose, die mit dem Arzt ausgehandelt wird.
- Phase des Akzeptierens gelingt nicht jedem.
- Phase der Rekonvaleszenz dauert länger als bei Jüngeren, macht Hoffnung oder Angst vor Versagen, wenn der Kranke alles nachholen oder besser machen will. Wenn sein Leiden Zuwendung brachte, kann er neue Klagen vorbringen (Abbildung 4)

Annahme

Hoffnung

Symptomverschiebung

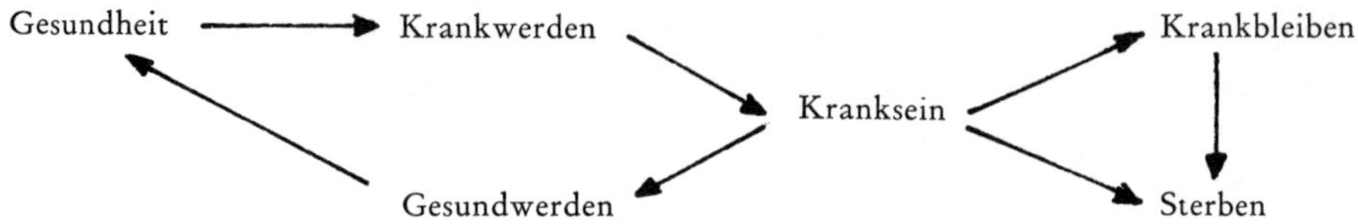

Abbildung 4
Entwicklung des Krankseins

2. *Nach längerer Krankheitsdauer*

Formen der Auseinandersetzung

Der Kranke bevorzugt einen der vier folgenden Bewältigungsstile, die KRUSE (1987) bei Schlaganfallpatienten nach fünf Jahren fand: leistungsbezogene, akzeptierende, gering engagierte oder verbitterte Form der Auseinandersetzung.

leistungsbezogene

– Leistungsbezogener Bewältigungsstil:
Der Kranke bewältigt die Situation aktiv, greift Chancen auf, distanziert sich innerlich, pflegt soziale Kontakte und probiert Möglichkeiten durch. Er ist überzeugt, noch etwas bewirken zu können. Diese Kompetenz ist abhängig vom Umfeld, das motivierend, anregend und verstärkend wirkt. Diese Kranken bewältigen früher Belastungen auch aktiv, wollen an die Krankheit nicht erinnert werden, werden in ihrem Bemühen von der Familie unterstützt, verfügen über Kontakte, werden von anderen zu Selbstverantwortung und Aufgaben angeregt, erleben das Leben als Herausforderung, sind sich der Verantwortung für ihre Angehörigen bewußt.

annehmende

– Akzeptierende, auf Veränderung im Inneren zielende Form:
Kranke mit dieser Kompetenz konnten schon früher Grenzen annehmen und gleichzeitig nach neuen Möglichkeiten suchen, auch wenn ihre Bemühungen erfolglos blieben. Sie wußten sich vom Umfeld, besonders vom Partner geschätzt, geachtet und getragen, blickten dankbar auf das Erreichte zurück und erfuhren in ihrem Glauben eine Stütze.

resignative

– Resignativer, gering engagierter Bewältigungsstil:
Diese Kranken wichen früher Belastungen aus, zogen sich zurück, litten unter ihrer Krankheit mehr als Ärzte feststellten, waren psychosomatisch krank, sahen ihre Situation unveränderbar, nahmen sich als inkompetent, überflüssig wahr, sahen keine Zukunft, reagierten passiv, depressiv.

– Von Enttäuschung und Verbitterung bestimmte Reaktion: Diese Kranken nahmen das Umfeld als überlegen und bevorteilt, sich selbst als unterlegen, unverstanden, abhängig, wertlos, gefährdet, bedroht, das Dasein als brüchig wahr. Sie leisteten aktiv Widerstand, setzten Wünsche aggressiv durch, sahen ihre Situation als unveränderbar, hielten an einmal getroffenen Entscheidungen fest, mieden neue Aufgaben und haderten mit dem Schicksal.

verbitterte

Einbußen und Verluste zu akzeptieren und gleichzeitig nach neuen Möglichkeiten zu suchen ist die wichtigste Auseinandersetzung mit chronischen Belastungen im Alter nach der »Bonner Gerontologischen Längsschnittstudie« (LEHR, THOMAE).

Akzeptieren und Suchen neuer Möglichkeiten

Welche Faktoren beeinflussen die Auseinandersetzung mit Belastungen im Alter (nach KRUSE)?

Einflußfaktoren

1. Die Wechselwirkung von Belastungs- und Schutzfaktoren: Erkrankung, Verlust von Angehörigen, verrinnende Zeit, mangelnde Kompetenz können Daseinstechniken zusammenbrechen lassen. Schutzfaktoren sind ein tragfähiges soziales Umfeld, Kontakte, Bewältigungstechniken, positives Selbstbild und Lebensperspektiven in der nahen Zukunft.
2. Biographisch verankertes Erleben: Früher ungelöste Krisen erschweren die Auseinandersetzung mit Altersbelastungen.
3. Soziale Unterstützung im gesundheitlichen, emotionalen (Nöte aussprechen können), kognitiven (Anregung zur Orientierung, Gedächtnistraining), sozialen (Einbeziehen), kommunikativen Bereich, in der Erhaltung der Selbständigkeit und Übernahme von Verantwortung für andere.
4. Sinnvolle Zukunftsperspektive in naher Zukunft.
5. Wie deutet der Betagte kritische Lebensereignisse?

Objektiv ähnliche Ereignisse werden subjektiv verschieden gedeutet, abhängig davon, ob sie in der Vorstellung vorweggenommen wurden, ob eigene Ressourcen und die der Umwelt gesehen werden und die Folgen zu bewältigen sind.
Kranke können ihr Kranksein, Betagte ihre Verluste auch mit Abwehrmechanismen verarbeiten.

Regression

1. Kranke regredieren, werden wie ein Kind auf die Hilfe anderer angewiesen. In der Regression reagieren sie

- egoistisch, ichbezogen sprechen sie von Verdauung/Schlaf,
- eingeschränkt in Interessen und Eigeninitiative,
- hypochondrisch überbewerten sie jede Veränderung,
- Frustrations-intolerant schieben sie Bedürfnisse nicht auf,

Abhängigkeit

- emotional abhängig von Pflegenden und überangepaßt, weil sie sich nach mütterlicher Geborgenheit sehnen.

erlernte Hilflosigkeit

- hilflos durch überfürsorgliche Pflege. Sie lehnen einen Pflegenden als lieblos ab, wenn er Selbständigkeit fordert. Wenn vom Kranken erwartet wird, daß er sich umsorgen läßt, wird er Hilflosigkeit lernen, bis er depressiv sich selbst Vorwürfe macht und durch Schuldgefühl widerstandslos wird.

narzißtische Kränkung

2. Kranke sind beeinträchtigt, d.h. im Selbstwertgefühl gekränkt.

Verdrängung

3. Kranke verharmlosen oder verleugnen ihre Symptome aus Angst vor Schande, wenn z. B. Angehörige psychisch Kranke verbergen.

Projektion

4. Kranke projizieren die eigene Schwäche auf andere, gegen die sie aggressiv werden oder trotzig die Nahrung verweigern.

Fixierung

5. Sie fixieren, halten am Gewohnten fest, erscheinen starr.

Isolation

6. Sie ziehen sich zurück, um nicht zur Last zu fallen.

Überkompensation

7. Sie versuchen mit letzter Kraft, Verluste auszugleichen.

»Widerstand«

8. Ich-starke Kranke passen sich nicht an, spielen zum Scheine mit (schütten Essen weg) oder wenn sie sich beschweren oder alles besser wissen, werden sie zu »schwierigen« Patienten erklärt, weil sie Pflegende nicht als Helfer bestätigen.

Die Bewältigungsversuche Betagter brechen nach KRUSE zusammen,

Einflußfaktoren des Zusammenbruchs

- wenn lange chronische Krankheit die Ressourcen des Kranken erschöpft, so daß er seine Bemühungen aufgibt,
- wenn er mit früheren Belastungen nicht fertig werden konnte,
- wenn sich Belastungen häufen, z. B. er als Kranker den Partner verliert und isoliert wird,
- wenn Bedingungen wie Armut die Selbständigkeit erschweren,
- wenn soziale Unterstützung fehlt oder wenn er aufgegeben, z. B. zum Pflegefall erklärt wird,
- wenn z. B. bei chronifizierter psychischer Störung in der Lebensgeschichte Daseinstechniken nicht erlernt wurden.

Wenn Bewältigungsversuche Betagter zusammenbrechen, können sie

Symptome des Zusammenbruchs

- körperlich krank werden,
- kognitiv gestört, d. h. verwirrt reagieren,
- depressiv werden, sich als Versager fühlen und besorgt sein, anderen nur noch zur Last zu fallen,
- aggressiv Pflegende tyrannisieren,
- sich aus Beziehungen zurückziehen bis zur Isolation.

Welche sozialen Faktoren können das Wohlbefinden Älterer beeinflussen?

Welche Bedeutung hat der Rollen- und Statusverlust?

Rollen- und Statusverlust

Schwerwiegende Rollen- und Statusübergänge sind typisch für den Alternden: Auszug der Kinder (Rollenverlust der Frau als Mutter), Pensionierung/Berentung, Umzug mit Veränderungen der Sozialkontakte. Der alte Mensch gibt die Erzieher-, Berufs- und Mitbewohnerrolle auf. Wenn er aus dem Beruf ausscheidet, wird sein Verhaltensradius eingeschränkt, er verliert seine bisherigen Funktionen, fühlt sich leer, als nicht mehr zu gebrauchen oder sogar überflüssig. Die Lebenserfahrung hat heute im Vergleich zu früher kaum noch sozialen Wert. Das Ansehen im Alter hängt oft von der früheren Berufsposition und vom Besitz ab. Die Rolle, die den Alten aufgrund des kalendarischen Alters zugeschrieben wird, bestimmt das Verhalten mehr als biologische Alternsprozesse. Welche Rolle sollte der alte Mensch spielen? Es gibt keine gültige Antwort. Oft nehmen Alternde gesellschaftliche Vorurteile so in sich auf, daß sie sich genauso verhalten, wie es von ihnen erwartet wird. Wer für erwerbsunfähig, in Betrieb oder Büro unrentabel, passiv, konservativ, asexuell oder einsam erklärt wird, sieht sich vielfach gezwungen, sich selbst so zu empfinden. Ältere werden in unserer Erfolgsgesellschaft wie »Einwegartikel« behandelt, am Ende der Erzieher- oder Berufslaufbahn nicht mehr zur Verwendung geeignet. Die Umwelt erwartet vom Älteren »alt zu spielen« bis zum Tode. Ältere werden zu Nutznießern der Konsum- und zu Schmarotzern der Leistungsgesellschaft disqualifiziert, boshaft »Wenn ihr nicht werdet wie die Kinder . . .«

Rolle des alten Menschen

Werden alte Menschen benachteiligt?

Benachteiligung

Wirtschaftler und Politiker legen fest, wann ein Arbeiter oder Angestellter aus dem Beruf auszuscheiden hat – je nach Wirtschaftslage – zwischen 55 und 68. Diese »Altersnorm« macht alle gleich. Die Verschiedenheit individuellen Alterns bleibt unberücksichtigt.

Mehrfachbenachteiligung Älterer

Die Mehrfachbenachteiligung Älterer betrifft finanzielle, gesundheitliche Faktoren, Wohnsituation und Erreichbarkeit von Bildungseinrichtungen. Ältere sind stärker benachteiligt als Jüngere, Rentner mehr als Berufstätige, Volksschüler mehr als Abiturienten, Menschen auf dem Lande mehr als in der Stadt, Frauen mehr als Männer, Nur-Hausfrauen mehr als ehemals Berufstätige, Verwitwete mehr als Verheiratete.

gesellschaftliche Bedingungen

Dies kann selbst verursacht (früheres Fehlverhalten, berufliches Scheitern, verschwenderische Lebensgewohnheiten usw.), aber auch gesellschaftsbedingt sein: die Ungleichheit ist von der Herkunftsfamilie, der Erziehung, Ausbildung und den lebenslangen festverankerten Rollenerwartungen abhängig. Eine in der Kindheit angelegte Benachteiligung bleibt bis ins hohe Alter wirksam. Im Alter folgt die Ungleichheit besonders aus der Einkommensminderung z. B. bei den Sozialhilfe-Empfängern.

Abnahme der Tauschwerte

Die soziale Benachteiligung der Älteren erklärt sich durch die Abnahme der ihnen zur Verfügung stehenden Tauschwerte. Was hat der Ältere anzubieten? Zu wenig geistige Leistungs-, nachlassende körperliche Handlungsfähigkeiten und zu wenig materielle Tauschwerte. So wird der Ältere immer machtloser, bis er schließlich seine soziale Identität verliert. Nach dem Verlust von Rollen schwinden Anerkennung, Eigentum, Fremd- und Selbsteinschätzung. Der Ältere erlebt oft zunehmende Unfreiheit bis zur Mißachtung seiner Bedürfnisse (»sozialer Tod«).

Welche Bedeutung hat die Familie?

Ausgliederung aus der Familie

Wenn Ältere als Ratgeber, Traditionsvermittler nicht mehr gefragt sind, können sie ausgegliedert werden: Folgende Funktionen der Familie bleiben bedeutsam: soziale Plazierung und Kontrolle, körperliche Versorgung (85 % der Pflegebedürftigen werden nur von Angehörigen gepflegt), Spannungsausgleich, Freizeit, Ordnung der Beziehungen, die davon abhängen:

Beziehung zur Familie

- wie die Partnerbeziehung gestaltet war; nach dem Tod des Partners fühlt sich der Überlebende oft von den Kindern vernachlässigt,
- in welchem Umfang schon vorher außerfamiliäre Sozialkontakte gepflegt wurden,
- ob der Alternde gesund ist; wenn nicht, ob er seine Erkrankung zum Appell an die Familie nutzt, ihn wieder aufzunehmen, oder ob die Angehörigen ihn aus Schuldgefühlen überfürsorglich pflegen und so seine Hilflosigkeit verstärken,
- ob der Ältere schon früher gelernt hat, mit Einsamkeit fertig zu werden,
- welcher Schicht er angehört, Ältere aus der Oberschicht können eher auf Familienbeziehungen verzichten als die aus der Mittelschicht,
- wie stark die Bindung an die Kinder war. Je weniger sich eine ältere Frau von den Kindern lösen kann, um so spannungsgeladener und konfliktreicher wird das Generationen-Verhältnis. Solche Konflikte sind geringer beim »Wohnen um die Ecke«, d. h. die innere Nähe wird größer durch äußere Distanz. In der früher üblichen Wohngemeinschaft der 3- bis 4-Generationen-Großfamilie war die innere Distanz größer.

Wohnen um die Ecke

Welche Bedeutung hat die Fremdeinschätzung?

Die Selbsteinschätzung eines Älteren hängt vom Gesundheitszustand und vor allem von der Fremdeinschätzung durch seine Umgebung ab. Begegnet man dem Älteren vorurteilsfrei mit Hochachtung, so verstärkt man sein Selbstwertgefühl, er reagiert auf andere selbstsicher, wohlwollend und verständnisvoll. Wir sind, was andere von uns halten. Ältere, die von ihrer Umwelt abgewertet und so in der negativen Selbsteinschätzung verstärkt werden, werden eher ablehnend, skeptisch, mißtrauisch und weniger wohlwollend. Nach THOMAE (in LEHR 1972, 130) ist Altern primär soziales Schicksal und erst sekundär funktionelle oder organische Veränderung, d. h. die Verhaltenserwartung der Umwelt bestimmt Erleben und Verhalten Älterer stärker als biologische Veränderungen.

Selbsteinschätzung ist von der Fremdeinschätzung abhängig

Altern als soziales Schicksal

Welche sozial bedingten Risikofaktoren sind vermeidbar?
(nach EITNER et al. 1975)

vermeidbare soziale Risikofaktoren

- Bildungs- und Informationsmangel,
- Fehleinstellung zum Altern,
- lebenslanges Fehlverhalten,
- soziale und psychische Vereinsamung,
- abruptes Herausreißen aus dem Milieu oder aus dem gewohnten Verhalten, z. B. Umzug, Arbeitsplatzwechsel,
- ungesunde Arbeits- und Lebensbedingungen, z. B. Bewegungsmangel,
- unangepaßter Arbeitseinsatz wie Mangelbeanspruchung oder Überlastung,
- Ausgleichs- und Erholungsmangel,
- altersunangepaßte Lebensgestaltung, z. B. Rauchen, Ernährung,
- mangelnde Vorbereitung auf das Alter.

Soziologische Alternstheorien vom erfolgreichen Altern

sozialwissenschaftliche Alternstheorien

- Austauschtheorie von ROSENMAYR: Im Alter ist das Gleichgewicht des psychosozialen Austausches verschoben. Erfolgreich wird Altern durch Umverteilung der Lebenschancen.
- Biographisches Konzept der »Bonner Schule« (THOMAE, LEHR): Erfolgreiches Altern wird angezeigt durch Lebenszufriedenheit. Diese wird garantiert, wenn Altern subjektiv so verarbeitet wird, daß Lebenskontinuität und Identität im Lebenslauf aufrechterhalten werden.
- Der kohortenanalytische Ansatz ergänzt das biographische Konzept mit der Frage, wie überlebt/meistert eine Altersgruppe (Kohorte) die zeitgeschichtlichen Lebensumstände.
- Die Aktivitätstheorie (HAVIGHURST, TARTLER) geht davon aus, daß Alternde um so zufriedener sind, je aktiver/kommunikativer sie sind und Verluste durch neue Funktionen kompensieren!
- Die Disengagementtheorie (CUMMING, HENRY) besagt das Gegenteil: Zufriedenheit wird durch Rückzug erreicht. Diese Theorie verstärkt Passivität und Realitätsverlust Alternder!
- Die Desozialisationstheorie bedeutet, Alternde müßten Ausgliederung (Desozialisation) durch Rollenverluste verarbeiten.

- Die Stigmatheorie treibt das Defizitmodell vom ständigen Abbau auf die Spitze: Altern sei abweichendes Verhalten. Diese Etikettierung und Abwertung verschlechtern Selbst- und Fremdbild im Sinne eines negativen Altersstereotyps.
- Insulationstheorie (Rosow, Gubriom): Gleichaltrige sollten sich zu Minderheitengruppen zusammenschließen, um im Gruppenbewußtsein Vereinzelung zu vermeiden und die Unterschiede zu Jüngeren deutlich zu zeigen.

Was sind psychische Störungen im Alter?

Eine allgemein gültige Definition für psychische Störungen gibt es bis jetzt noch nicht. Definition

Unter gestörtem Verhalten werden hier alle *die Verhaltensweisen des alten Menschen verstanden, die von ihm und/oder von seiner Umgebung als störend und behandlungsbedürftig bezeichnet werden.* Diese Definition grenzt nicht klar ab zwischen normal, gestört und psychisch krank (vgl. S. 44). Mit zunehmendem Alter werden individuelle Unterschiede größer, so daß statistische Norm (normal ist, was häufig ist) oder Idealnorm (normal ist das Wünschenswerte) nicht greifen. Die subjektive Betrachternorm (daß ich jemand für abweichend halte, der von anderen als normal angesehen wird) führt vorschnell zum Etikett »abgebaut«. Wenig berücksichtigt wurden bisher der biographische (warum gerade jetzt?) und der finale Aspekt (wozu?, welchen Sinn hat das Leiden?). Psychische Altersleiden sind durch mehrere Faktoren bedingt: körperliche, psychische, soziale.

Seelische Gesundheit ist nach Dörner nicht definierbar, betrifft alle Menschen, auch die kranken und alten, ist unerreichbar, d. h. kein Ziel und nur eine Begleitfrage des Lebens. seelische Gesundheit

Welche Faktoren bedingen psychische Störungen?

Multifaktorielle Entstehung

Abhängigkeit psychischer Störungen von körperlichen

I. *Welche körperlichen Faktoren beeinflussen psychische Altersstörungen?*

Eine körperliche Erkrankung kann Ursache oder Folge einer psychischen Störung sein:

1. in der Ursache

1. Körperliche Leiden sind Mitursache, Anlaß oder Auslöser einer psychischen Störung. Nach BERNER (1973) entsteht akute Verwirrtheit bei Männern zu 2/3 durch körperliche Leiden oder Alkoholmißbrauch, bei Frauen zu 1/3.
   - Gestörter Hirnstoffwechsel, z. B. bei Austrocknung, oder Unterzuckerung oder Sauerstoffmangel, z. B. bei Herzschwäche, bedingen Verwirrtheits- oder Dämmerzustände.
   - Hirnerkrankungen wie ALZHEIMER, Entzündung, Vergiftung, Verletzung, Tumor führen zum hirnorganischen Psychosyndrom.
   - Wer Schwäche bei körperlichen Leiden erlebt, wird reaktiv ängstlich oder depressiv und im Selbstwertgefühl gestört. Die Angst vor Unheilbarkeit kann sich bis zum Suizid steigern. Die erlebte Bedrohung bedarf oft dringender einer Behandlung als das körperliche Grundleiden.

2. als Folge

2. Körperliche Leiden folgen aus psychischen, wenn z. B. Depressive Essen und Hygiene vernachlässigen.

3. im Ausmaß

3. Ausmaß und Schwere der psychischen Störung sind abhängig vom Gesundheitszustand, von sozialen und Erlebnisfaktoren.

4. im Verlauf

4. Körperliche Behinderung stört den Verlauf einer psychischen Krankheit: wer schlecht hören, sehen oder gehen kann, z. B. durch Hüftverschleiß, und so vom sozialen Kontakt abgeschnitten ist, bleibt länger depressiv als gleichaltrige Gesunde.

5. in Behandlung

5. Optimale körperliche Behandlung und Pflege motiviert den psychisch Alterskranken zur Selbsthilfe. Die Heilungsaussicht psychisch kranker Betagter ist schlechter als bei Jüngeren.

6. Körperlich Kranke haben dreimal häufiger psychiatrische Symptome als körperlich Gesunde. 80% der Kranken, die wegen einer psychischen Störung in ein Landeskrankenhaus (LKH) aufgenommen wurden, litten gleichzeitig an körperlichen Leiden.

6. in Prognose

Körperkrankheiten kann der Ältere eher akzeptieren als psychische, weil er das Vorurteil, nur organische Leiden seien wirkliche Krankheiten, übernommen hat. Körperliche Störungen befreien eher als psychische von Rollenverpflichtungen und dem Gefühl, daran selbst schuld zu sein.

II. *Welche seelischen Konflikte können zu psychischen Alterskrankheiten beitragen?*

seelische Konflikte

- Gesteigerte Angst, weitere Funktionen, Rollen, Angehörige und Vitalität zu verlieren, abhängig, hilflos oder überflüssig zu werden, zu vereinsamen oder zur Last zu fallen,
- wenn bisher erfolgreiche Abwehrmechanismen versagen, wie z. B. Überkompensation in Aktivität,
- wenn Selbstvorwürfe überhandnehmen oder Kränkungen das angekratzte Selbstwertgefühl zu zerstören drohen,
- wenn Ältere die Vorurteile vom ständigen geistigen Abbau oder vom Rückzug erfüllen,
- wenn die seelischen Reservekräfte erschöpft sind, Vereinsamung und Rollenverlust zu verkraften,
- wenn Ältere das jetzige Leben nicht mehr als sinnvoll bejahen können und sich von der Wertwelt der Leistungsgesellschaft nicht auf neue Werte umorientieren können.

Tabelle 7
Neurotransmitter-Veränderungen bei psychischen Erkrankungen

Neurotransmitter	*gehemmt/vermindert durch*		*vermehrt bei*
	Medikamente	*Krankheit*	=
Dopamin	Neuroleptika	PARKINSON	Schizophernie Wahn
Noradrenalin Adrenalin Serotonin	Ergotamin Betablocker Reserpin	Depression	Manie
Acetylcholin	Anticholinergika	ALZHEIMER	Depression

Aminosäuren: GABA, Glutaminsäure
Neuropeptide: Endorphine, Vasopressin, Substanz P

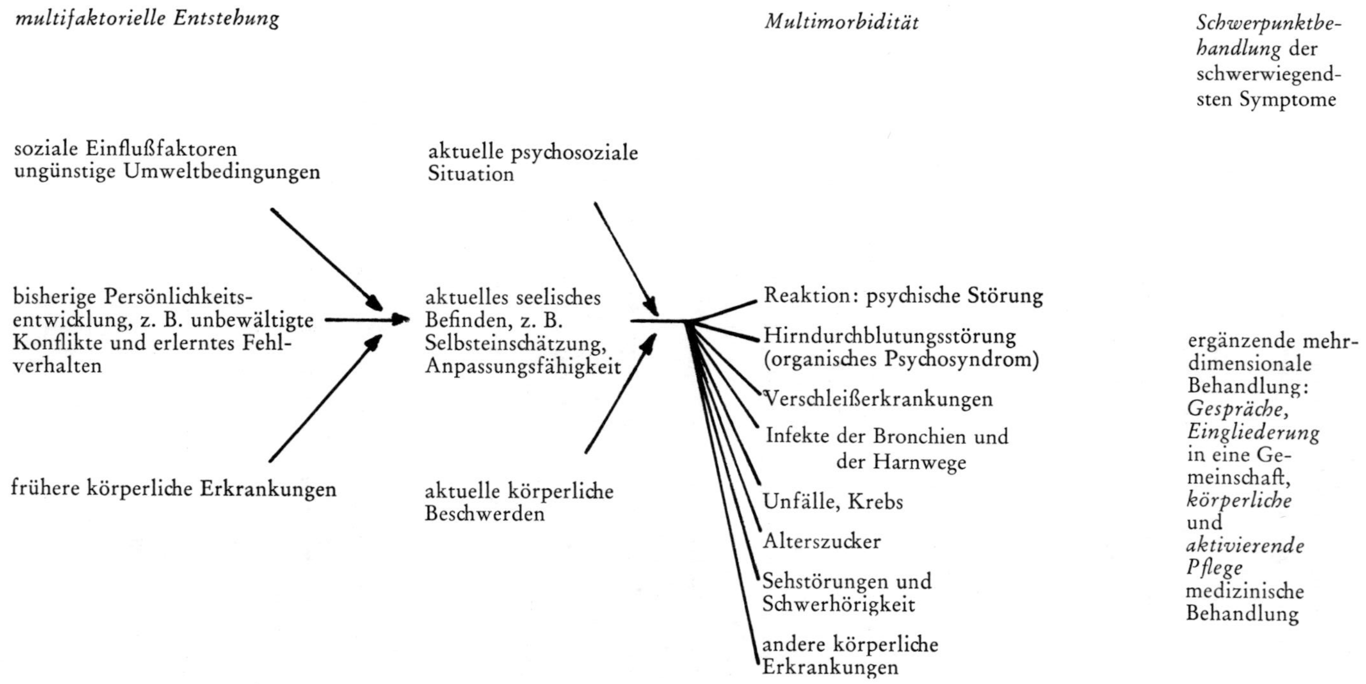

Abbildung 5
Geflecht psychosozialer und körperlicher Faktoren bei psychischen Störungen im Alter

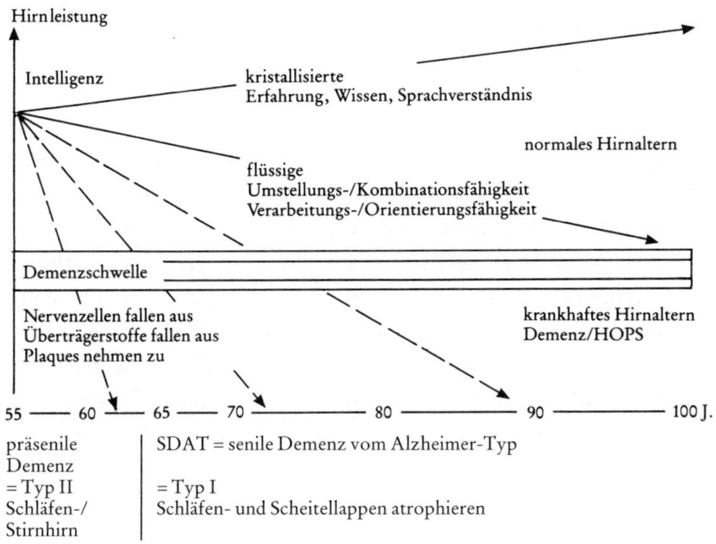

Abbildung 6
Normales und krankhaftes Hirnaltern

Welche Gedanken und Gefühle belasten den verunsicherten alten Menschen? (vgl. Tabelle 8)

belastende Gedanken

- das Eingeständnis, etwas versäumt zu haben,
- die Ausklammerung aus dem Alltag, die Nachsicht mit Älteren, die man als Konkurrenten nicht mehr ernst nimmt,
- die Einsicht, daß alles auch ohne einen genauso weitergeht, daß man ein entbehrliches Rädchen im Getriebe ist,
- die Auseinandersetzung mit dem Sterben.

Tabelle 8
Fragen des alten Menschen

aus der Vergangenheit	*in der Gegenwart*	*an die Zukunft*
Warum?	Wie?	Wozu?
Warum habe ich nicht ernst genug gelebt? Warum habe ich etwas versäumt? Warum wurde ich abgelehnt? Warum wurde ich isoliert? Warum wurde ich schwächer und krank? Warum habe ich unvernünftig gelebt?	Wie kann ich mich anpassen? Wie schätze ich mich selbst ein? Wie werde ich noch eingeschätzt? Wie werde ich mit meinen Leiden und Gebrechen fertig?	Wozu lebe ich noch? Welchen Sinn hat mein Leben noch? Wem kann ich noch nützlich sein? Welche körperlichen Reserven habe ich noch?

vorgeschädigte Persönlichkeit

psychische Dekompensation

Die erblich mitbedingte und lebensgeschichtlich verstärkte Vorschädigung der Persönlichkeit kann die Toleranz im Alter an die Grenze bringen, so ein psychosozialer Anlaß wie Tod der Bezugsperson, Pensionierung, Umzug oder Heimaufnahme das bisherige Gleichgewicht aufhebt. Es kommt zur seelischen Dekompensation, Versagensreaktion, wenn Ausgleichs- oder Kompensationsfähigkeiten erschöpft sind. Bisher verkraftete seelische Vorschädigungen, wie gestörte Kindheit, unglückliche Ehe, erfolgloser Beruf, Armut, werden wirksam, wenn zusätzlich körperliche Gebrechen die Anpassungsfähigkeit belasten. Nach OESTERREICH (1973) ist psychische Dekompensation bei einem Viertel der Krankheiten mit psychischen Träumen, bei einem Drittel mit körperlichen Erkrankungen verbunden.

III. *Welche Umweltfaktoren beeinflussen psychische Störungen?*

Isolation

Einsamkeit

- Singularisierung bis zur Isolierung: Von den über 75jährigen leben 47 % in 1-Personen-Haushalten. Aus Isolation entwikkelt sich Einsamkeit, die zum Alterswahn (Kontaktmangelparanoid), zu Depression oder Suizid und zum Anstieg der Sterblichkeitsrate besonders der Männer führen kann. Verwitwete, vereinsamte und ledige alte Menschen leiden häufiger an psychischen Störungen als verheiratete. Wenn Angehörige fehlen, werden auch leicht psychisch Kranke ins LKH oder Pflegeheim eingewiesen. Wenn diese fehlplazierten Kranken nicht mehr besucht werden, reagieren sie apathisch.

Entberuflichung Rollen-/Statusverlust

- Männer geben im Durchschnitt mit 58, Frauen mit 55 ihren Beruf auf, verlieren Rolle, Status und Einkommen, geraten in Identitätskrisen wie bei Umzug. Betagte scheinen keine Rolle mehr zu spielen, fühlen sich überflüssig, als Last.

Armut

Desintegration

- Armut im Alter: 59 % der Witwen erhalten nur 500,– DM Rente. Wirtschaftliche Benachteiligung, besonders alter Frauen, bedeutet ökologische und fördert soziale Desintegration.

Schichtabhängigkeit

- Unterschichtangehörige sind häufiger psychisch krank, werden bei Pflegebedürftigkeit als Sozialhilfeempfänger in städtischen, die der Mittelschicht in kirchlichen Heimen untergebracht, die der Oberschicht privat gepflegt.

- Die negative Fremdeinschätzung veranlaßt angepaßte Ältere sich so zu verhalten, wie es erwartet wird: dement, depressiv.

Sich-selbst-erfüllende Prophezeiung

Wie häufig sind psychische Störungen im Alter?

Nach COOPER und SOSNA (1983) und DILLING (1984) sind 23 % der zu Hause lebenden Älteren psychisch beeinträchtigt. Nach COOPER waren bei geringer körperlicher Beeinträchtigung und guter Wohnqualität nur 13 % der Altenbevölkerung psychisch krank, bei Körperkrankheit und schlechter Wohnqualität 44 %. 95 % der Betagten leben zu Hause, 9 % aller Pflegebedürftigen erhielten Hilfe von ambulanten Diensten, 85 % nur von den Angehörigen (Sozialdata). Das Verhältnis von den in Heim oder Krankenhaus untergebrachten zu den zu Hause versorgten psychisch Alterskranken betrug 1 : 14 (BERGENER). Schwer Demente werden 6mal häufiger zu Hause als stationär betreut. In Pflegeheimen waren psychisch krank: 57 % in Mannheim (1984), 62 % in Nordrhein-Westfalen (1986), 69 % in Berlin (1985) und 84 % in Hamburg (1984; nach COOPER). Nach COOPER waren fast 20% der psychiatrischen Betten mit Betagten belegt gegenüber 45 % in Allgemeinkrankenhäusern.

fast jeder 4. Betagte ist psychisch krank

85 % von Angehörigen betreut

Verteilung

Die Störungen verteilen sich nach	COOPER/SOSNA,	nach DILLING:
organische Psychosyndrome		8,5 %
organische Psychosyndrome schwere	6 %	
organische Psychosyndrome leichte	5,4 %	
funktionelle Psychosen	2,2 %	3,4 %
Neurosen/Persönlichkeitsstörungen	10,8 %	10,2 %
Alkoholabhängige	1,5 %	

3–7 % aller 65jährigen leiden unter einem schweren organischen Psychosyndrom, bei den über 80jährigen steigt der Anteil auf etwa 20%. OESTERREICH schätzt die Zahl der dementiell Erkrankten in der BRD auf etwa 1 Million. Männer leiden häufiger unter Multi-Infarkt-Demenz, Frauen häufiger unter ALZHEIMER-Demenz und endogenen Psychosen.

Zunahme der Demenz

Unter funktionellen Psychosen sind schwere Depressionen mit etwa 2 % und Wahn mit etwa 1 % zu verstehen, wobei verschiedene Autoren unterschiedliche Zahlen angeben.

größte Krankheitsgruppe

Neurosen und Persönlichkeitsstörungen verteilen sich im Verhältnis 1:1 und sind zusammen die größte Krankheitsgruppe, häufiger als schwere organische Psychosyndrome. Etwa die Hälfte der psychischen Altersstörungen ist vorwiegend organisch, die Hälfte vorwiegend psychosozial bedingt.

Abgrenzung von normal

Was ist im Alter normal, was psychische Störung oder psychiatrische Erkrankung? Ältere werden von der Umgebung (Angehörige, Altenpfleger, Ärzte) vorschnell als psychisch krank klassifiziert, besonders Pflegebedürftige.

1. Normal sind mindestens 80 % der Älteren. Psychisch gesund ist nach Oesterreich, wer sich weitgehend unauffällig verhält, frei von Beschwerden ist, Einbußen kompensieren kann, zufrieden, angstfrei und angepaßt an die soziale Situation der Mehrheit Gleichaltriger entspricht. Als noch normal gilt Neigung zu Rückzug, Depressivität, Merkstörung, zu Durchhalte- und Toleranzschwäche.

psychisch gestört

2. 8 bis 15 % der Älteren gehören in den Grenzbereich, den Übergang zwischen gesund und krank. Psychisch gestört ist, wer vorübergehend, leicht oder in einzelnen Bereichen verhaltensauffällig, doch eingliederungsfähig ist.

psychiatrisch krank

3. Psychiatrisch krank sind 8 bis 12 % der Älteren. Sie sind länger als ½ Jahr schwerer oder in mehreren Bereichen krank, teilweise rückbildungsfähig, immer behandlungsfähig, kein Pflegefall. Psychisch Alterskranke haben gegenüber Gesunden eine halb solange Überlebensdauer.

Wie werden psychische Störungen im Alter eingeteilt? (vgl. Abbildung 7)

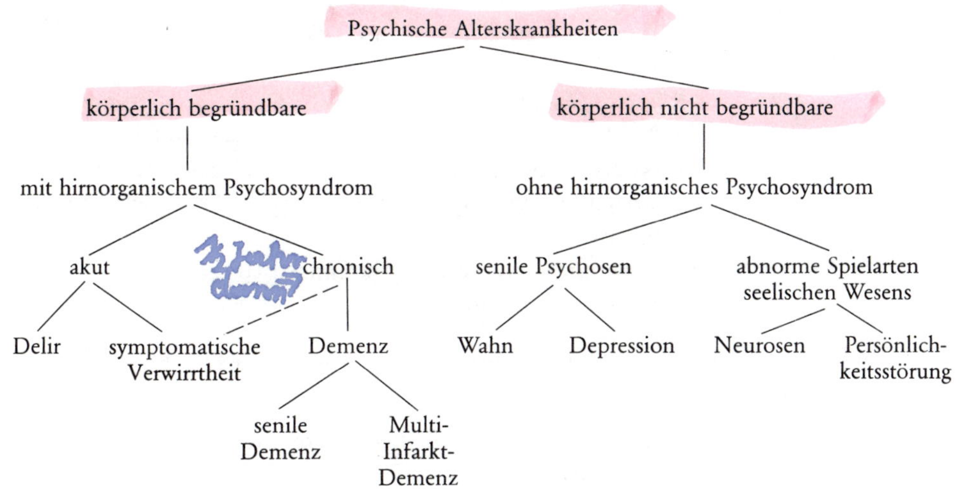

Abbildung 7
Einteilung psychischer Altersstörungen

Einteilung nach Ciompi (zit. nach Oesterreich 1975, 85)

geronto-psychiatrische Einteilung

1. Psychische Altersstörung mit organischem Psychosyndrom
   1.1. senil-atrophische Demenz = senile Demenz vom Alzheimer-Typ
   1.2. Hirnarteriosklerose = Multi-Infarkt-Demenz

2. akute Verwirrtheitszustände und Delir

3. psychische Altersstörungen mit vorwiegend nicht organischem Erscheinungsbild:
   3.1. Altersdepressionen
   3.2. Alterswahn
   3.3. reaktive Verhaltensstörungen und Abwegigkeiten

ICD 10 (10. International Classification of diseases) teilt in Kapitel V (F) in Anlehnung an DSM-III-R (= Diagnostisch-

internationale Einteilung

Statistisches Manual III Revision) psychische Störungen wie folgt ein:

F0 Organische einschließl. symptomatischer psych. Störungen wie z. B. Demenz bei Alzheimer F00 oder Delir F05.
F1 Psych. u. Verhaltensstörungen durch psychotrope Substanzen
F2 Schizophrenie, schizotype und wahnhafte Störungen
F3 Affektive Störungen, z. B. Depressionen im Alter
F4 Neurotische, Belastungs- und somatoforme Störungen
F5 Verhaltensauffälligkeiten mit körperl. Störungen und Faktoren
F6 Persönlichkeits- und Verhaltensstörungen
F7 Intelligenzminderung

Einteilung nach dem BSHG

Einteilung der Behinderten nach der Eingliederungshilfeverordnung (§ 39 BSHG):

1. Körperlich wesentlich Behinderte mit Seh-, Hör-, Sprachbehinderung

2. geistig wesentlich Behinderte, z. B. Demente

psychisch Kranke als Behinderte

3. seelisch wesentlich Behinderte (länger als ½ Jahr krank)
   3.1. körperlich nicht begründbare (endogene) Psychosen
   3.2. körperlich begründbare Störung infolge Hirnschädigung
   3.3. Sucht- oder Abhängigkeitskranke
   3.4. Neurosen und Persönlichkeitsstörungen

Tabelle 9
Psychiatrische Systematik (verändert nach HUBER *1974, 4)*

	körperlich	*psychisch*
1. organisch bedingte psychische Störung = organische Psychosen	– mit körperlichen Störungen verbunden = Hirnfunktionsstörungen	Delir
	– Hirnschädigung	Demenz (HOPS)
2. »endogene« Psychosen		Schizophrenie wahnhafte Störung affektive Störung
3. Neurosen, Persönlichkeitsstörungen psychosomatische Erkrankungen Alkohol-/Medikamenten-/Drogenabhängigkeit		

Wie können Pflegende zum Erkennen der psychischen Störungen beitragen?

Da Pflegende den Kranken viele Stunden in der alltäglichen Situation beobachten, kennen sie seinen Zustand genauer als ein Arzt, der den Kranken nur alle zwei Wochen für drei Minuten sieht. Wenn Pflegende anteilnehmend und gefühlsmäßig zugewandt beobachten, fühlt sich der Kranke durch die Beobachtung nicht belästigt.

Beitrag zum Erkennen von psychischen Störungen
Beobachtung

Wie können Pflegende ihre Beobachtungen mitteilen?

Der Pflegebericht (vgl. Tabelle 10):

Pflegebericht

Die Kenntnis der seelischen Krankheitssymptome erlaubt den Pflegenden eine gezieltere Beschreibung, als wenn nur allgemeine Begriffe wie »seltsam, komisch, sonderbar, auffällig« gebraucht werden. Pflegende beschreiben, was sie wirklich gehört, gesehen oder wahrgenommen haben, nicht, was sie vermuten und nicht mit psychiatrischen Fachwörtern. Was der Kranke sagte, wird in wörtlicher Rede wiedergegeben.

Bei jeder Beobachtung sollten sich Pflegende fragen (nach Dörner und Plog 1978):

1. Kenne ich dieses Verhalten, Fühlen, Erleben nicht auch bei mir selbst, z. B. wenn ich deprimiert bin?

eigene Anteile

2. Wo sind die gesunden Anteile des Kranken, mit denen ich kooperieren kann? Sind seine Symptome Abwehr, Ausdruck seiner Schwierigkeiten oder Problemlösungsversuche?

gesunde Anteile

3. Wie kann ich meine Beziehung zum Kranken normalisieren? Indem ich mir die Gefühle, die er in mir auslöst, klar mache.

Normalisierung der Beziehung

Tabelle 10
Pflege-Erhebungsbogen oder Pflegebericht (nach PLUT = Plutchik Geriatric Rating Scale aus CIPS = Collegium Internationale Psychiatriae Scalarum)

Name des Kranken *Alter*

0 = nie, 1 = manchmal, 2 = oft

	Datum	Datum	Datum
1. Der Patient (im folgenden nur P.) findet sich nicht zurecht im Zimmer, auf der Station, in der Umgebung, verliert Sachen			
P. verwechselt Tageszeit, Wochentag, Jahreszeit			
P. erkennt die Situation nicht			
P. kennt Ihren Namen nicht			
P. kann seinen Namen nicht nennen			
2. P. sieht schlecht: mit Brille – ohne Brille			
P. hört schlecht: mit Hörapparat – ohne Hörapparat			
3. P. geht allein			
P. geht mit Unterstützung			
4. P. fällt ohne Gitter aus dem Bett, vom Stuhl			
5. P. braucht Hilfe beim Essen			
P. braucht Hilfe beim Aufstehen			
P. braucht Hilfe beim An- und Ausziehen			
P. braucht Hilfe beim Waschen und Kämmen			
P. braucht Hilfe beim Benutzen der Toilette			
6. P. ist inkontinent – Harn			
P. ist inkontinent – Stuhl			
7. P. schläft schlecht – mit Medikamenten			
P. schläft tagsüber			
8. P. ist nachts unruhiger als tagsüber			
9. P. vernachlässigt sein Äußeres			
P. entblößt sich oder masturbiert vor anderen			

	Datum	Datum	Datum
10. P. reagiert auf seinen Namen			
P. versteht Gesprächspartner			
P. befolgt Anweisungen			
P. kann sich etwas merken			
11. P. kann sich durch Sprechen, Schreiben, Gesten verständlich machen			
12. P. geht seinen Interessen nach, spielt, bastelt, beschäftigt sich selbst			
P. liest Bücher, Hefte, Zeitungen usw.			
13. P. beginnt Gespräche mit anderen			
P. hat Freunde/Freundinnen auf der Station			
14. P. hilft auf der Station			
P. hilft anderen			
15. P. ist depressiv, mißmutig, gereizt			
16. P. beschädigt Sachen, Möbel, Zeitungen usw.			
P. stört andere durch Rufen, Schreien usw.			
P. bestiehlt andere			
P. bedroht andere mit Worten			
P. bedroht andere tätlich			
17. P. fällt außerdem auf durch ____			

In Heimen verteilt sich nach Rückert und Zimmermann (1978) die Arbeitszeit des pflegerischen Tagesdienstes wie folgt: medizinische Behandlung 16 %, Speiseversorgung 16 %, Betten 10 %, Körperpflege 10 %, Organisation 9 %, Hilfe bei Bewegung 8 %, *Kontaktpflege mit Kranken und Angehörigen 7 %!* Reinigungsarbeiten 6 %, Wäscheversorgung 3 % und sonstige pflegerische Tätigkeiten 3 %.

keine Zeit für psychische Betreuung

60 % der Mitarbeiter in Heimen beklagen, daß seelische Hilfe zu kurz kommt. Die psychiatrischen Kenntnisse können den Pflegenden verleiten, Beobachter zu spielen, psychische Krankheitssymptome zu registrieren oder Fälle zu studieren. Eine einfache Beschreibung der sozialen, psychischen und körperlichen Tatsachen ist umfassender und patientenorientierter als eine Diagnose. Der Pflegende hat es nicht zuerst mit einem Dementen zu tun, sondern mit einem leidenden Mitmenschen,

Gefahren der Beobachtung

Diagnose als Etikett oder Stigma

der nicht durch die Diagnose abgestempelt, stigmatisiert werden darf, um Distanz aufzubauen oder den therapeutischen Nihilismus zu rationalisieren, es helfe nichts mehr. Oft bestimmen Pflegende, Angehörige oder Mitbewohner, wann ein Betagter als psychisch krank zu gelten habe: wenn sie glauben, sein Verhalten nicht mehr ertragen zu können. Pflegende der Sozialstation können von Angehörigen bedrängt werden, eine Einweisung einzuleiten.

Pflegediagnose

Die Pflegediagnose sollte beschreiben (vgl. Abbildung 8, 53):
1. Kompetenzen (Entwicklungsfähigkeiten), Pflegeprobleme,
2. Pflegebeobachtungen im Sinne medizinischer Befunde,
3. Beziehungen des Kranken zu Pflegenden und Angehörigen.

Welche allgemeinen körperlichen Befunde kann der Pflegende in der Gemeinde oder auf der Station selbständig erheben?

körperliche Befunde

Pflegende überwachen selbständig die Vitalwerte: Atmung, Puls, Blutdruck, Temperatur und Bewußtsein, z. B. können Psychopharmaka Temperatur und Blutdruck senken. Mit der Gewichtskontrolle läßt sich feststellen, ob der Kranke genügend ißt und trinkt oder Wasser einlagert, wie z. B. bei Behandlung mit Neuroleptika. Bei Schwerkranken ist Ein- und Ausfuhr und Zunge – Austrocknung wird an der trockenen Zunge zuerst sichtbar – zu kontrollieren. Pflegende fragen einen alten Mann regelmäßig, ob er Wasser lassen kann. Die Frage nach dem regelmäßigen Stuhlgang ist nicht nur Routine, sondern läßt den Kranken erleben, daß er im Körperlichen noch ernst genommen wird.

Befund-dokumentation der Ärzte

Ärzte dokumentieren ihre Befunde im AGP-System (**A**rbeitsgemeinschaft für **G**eronto**p**sychiatrie) in 6 Belegen: Anamnese, Krankheitsvorgeschichte, psychischer Befund I und II, somatischer Befund und Diagnose-Nummern. Der psychische Befund I ist gegliedert in Bewußtseins-, Orientierungs-, Aufmerksamkeits-/Gedächtnis-, formale Denkstörungen, Befürchtungen, Zwänge, Phobien, Wahn, Sinnestäuschungen, Ich-, Affektivitäts-, psychomotorische und Antriebsstörungen, der psychische Befund II in psychoorganisches Syndrom, Werkzeug-, lokale Hirnfunktions-, Schlaf-/Vigilanz- und Sozialverhaltensstörungen, Tagesschwankungen, Hilfs- und Pflegebedürftigkeit.

Pflegende sollten den Kranken und seine Angehörigen über verschiedene Untersuchungen aufklären können.

Über welche Untersuchungsmethoden sollte der Pflegende orientiert sein und bei welchen Methoden kann er helfen?

Untersuchungsmethoden

Für die eingehende *neurologische Untersuchung* sollte auch in einem Altenheim ein neurologisches Untersuchungstablett bereitstehen! Auf das Tablett gehören für die Hirnnervenuntersuchung ein Riechkasten, Taschenlampe, Augenspiegel, ein Mittel zur Pupillenerweiterung und eine Nadel zur Prüfung der Sensibilität (Empfindlichkeit) für Schmerz, Berührung, Unterscheidung von spitz und stumpf. Dazu gehören weiter ein Reflexhammer zur Reflexprüfung und zwei Reagenzgläser für warmes und kaltes Wasser, um Warm- und Kalt-Empfindlichkeit prüfen zu können.

neurologisches Untersuchungstablett

Die Liquorentnahme

Das Nervenwasser, Liquor cerebrospinalis, umgibt Gehirn und Rückenmark. Zur Unterscheidung von anderen Krankheiten kann auch bei psychisch gestörten alten Menschen eine Liquorentnahme notwendig werden. Für die Lumbalpunktion (LP) ist eine stark gebeugte Haltung des Kranken (Katzenbuckel) im Liegen oder im Sitzen notwendig, damit der Nervenarzt zwischen dem dritten und vierten Lendenwirbel einstechen kann. Der Pflegende hält dabei den Kranken von vorn. Der Kranke ist oft besorgt oder verweigert eine Lumbalpunktion, weil er Schäden befürchtet. Der Pflegende hat auch die Aufgabe, ihn darauf vorzubereiten und Bedenken des Kranken nach seinem Wissen zu widerlegen. Die Punktion ist schmerzlos und kann das Rückenmark nicht verletzen.

Lumbalpunktion (= LP)

Das Liquortablett sollte enthalten:
Jod oder Dijozol zur Desinfektion, mehrere sterile Tupfer, 2%iges Novocain ohne Suprarenin zur örtlichen Betäubung, Kanülen, Spritzen, mehrere sterile Punktionsnadeln, beschriftete Röhrchen, in die der Liquor abtropfen kann und die zur Untersuchung ins Labor geschickt werden, und Pflaster.
Nach der Untersuchung bleibt der Patient einen Tag flach gelagert im Bett, um Kopfschmerzen zu vermeiden.

Liquortablett

Elektroenzephalogramm (EEG) = Hirnstrombild

Hirnstrombild — Mit Hilfe des Elektroenzephalographen werden Hirnströme über 8 bis 20 Elektroden von der Kopfhaut des Kranken abgeleitet. Für Überwachung und Diagnose der Epilepsie und für die Diagnose Hirnrinden-naher Krankheitsherde (Hirntumor, Hirnabszeß, Hirnblutung) ist das EEG wichtig.

evozierte Potentiale — Bei evozierten Potentialen wird die Reaktion (Potential) des Nervensystems registriert, die ein visueller (VEP) oder akustischer (AEP) Reiz hervorruft (evoziert).

Vorbereitung zum EEG — Pflegende können dem ängstlichen Kranken die Furcht nehmen, daß mit dem EEG die Gedanken gelesen werden können, daß es schmerzhaft sei oder daß er elektrisiert würde. Der Kranke fühlt sich bei soviel Technik oft verloren, besonders wenn er wie am Fließband ohne Wohlwollen abgefertigt wird. Ohrklipps und Haarklammern sind zu entfernen.

EMG, ENG — Das EMG (Elektromyogramm) zeichnet die elektrische Aktivität der Muskeln, das ENG (Elektroneurogramm) der peripheren Nerven auf.

Hirngefäßdarstellung (zerebrale Angiographie)

Hirngefäßdarstellung — Die zerebrale Angiographie ist die Darstellung der Hirngefäße, die mit einem in die Halsschlagader (Arteria carotis) einge-

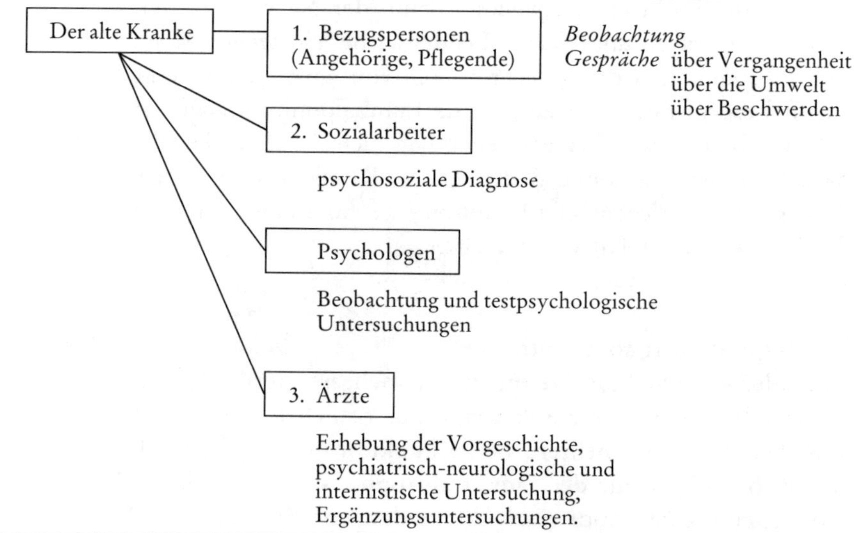

Abbildung 8
Diagnosefindung in der Alterspsychiatrie

spritzten Kontrastmittel auf Röntgenfilmen sichtbar gemacht werden. Diese Untersuchung wird nach einer entsprechenden Vorbereitung in Kliniken durchgeführt. Nicht die sachliche Aufklärung, aber menschliche Zuwendung zu dem Kranken, der Angst vor dieser Untersuchung hat, ist Aufgabe des Pflegenden.

Computertomographie (CT)

Computertomographie

Mit Hilfe zweier, den Schädel umkreisender Röntgenröhren werden Dichte-Unterschiede des Hirngewebes gemessen und mit einem Computer zu einem Strukturabbild des Gehirns Schicht um Schicht umgewandelt. Das CT belastet den Kranken nicht. Technisch aufwendig sind Durchblutungsmessungen mit radioaktivem Xenon, die Hirnszintigraphie mit radioaktivem Technetium und die Kernspintomographie (NMR).

radioaktive Untersuchungen

NMR

Echo

Mit Ultraschall werden im Echoenzephalogramm z. B. die Wände der Hirnkammern oder Blutansammlungen sichtbar gemacht oder in der DOPPLER-Sonographie Verengungen der Halsschlagadern, aber nicht die Hirngefäße selbst erfaßt.

DOPPLER-Sonographie

SPECT

Durchblutungsstörungen können mit der »Single-Photon-Emissions-Computertomographie« (SPECT) erkannt werden.

psychometrische Tests

Psychologen tragen durch Anwendung psychometrischer Tests, z. B. durch Prüfung von Wahrnehmungs-, Lernfähigkeit, Intelligenz und Reaktionszeit dazu bei, normales von krankhaftem Altern, z. B. Demenz abzugrenzen. Mit der »Ischemic Scale« helfen sie, ALZHEIMER von Multi-Infarkt-Demenz und mit dem Gedächtnis-(Syndrom-Kurz-)Test und dem Information-Memory-Concentration-Test Demenz und Depression zu unterscheiden.

Häufige Symptome (Auswahl für die Altenpflege)

A. Neurologische Syndrome (Syndrom = Symptommuster)

motorische Störungen

1. Lähmungen

1. Motorische Störungen

1.1. Lähmungen:
- Plegie oder Paralyse bedeutet völlige Lähmung
- Parese = leichte, unvollständige Lähmung, Muskelschwäche
- Nach der Ausbreitung der Lähmung sind zu unterscheiden:
  Monoparese = Lähmung eines Armes oder Beines
  Paraparese = Lähmung beider Beine
  Tetraparese = Lähmung der 4 Extremitäten
  Hemiparese = Halbseitenlähmung

– Nach dem Schädigungsort sind zu unterscheiden:

zentrale Lähmung	periphere Lähmung
Schädigung des 1.	des 2. Neurons
der Pyramidenbahn	des peripheren Nervs
spastische	schlaffe Lähmung
Muskeltonus erhöht	herabgesetzt
Reflexe gesteigert	abgeschwächt
keine Atrophie	Muskelschwund folgt
Reflexe gesteigert	abgeschwächt
pathologische Reflexe	

Querschnittslähmung entsteht durch umschriebene Schädigung des Rückenmarks

2. extrapyramidale Bewegungsstörungen

1.2. Extrapyramidale Bewegungsstörungen

– Zittern (Tremor), Steifigkeit (Rigor), Bewegungsarmut (Akinese) bei Parkinson (Schüttellähmung).
– Choreatische Bewegungen schießen blitzartig unwillkürlich ein bei Chorea Huntington
– Athetosen sind langsame geschraubte Bewegungen der Hände

Sensibilitätsstörungen

2. Sensibilitätsstörungen

Reizsymptome

2.1. Sensible Reizsymptome:

– Kribbeln, Ameisenlaufen, Elektrisiergefühl: Paraesthesien
– quälende Mißempfindungen: Dysaesthesien
– überempfindlich gegen Berührung: Hyperpathie

Sensibilitätsausfälle

2.2. Sensibilitätsausfälle sind Ausfälle der

Oberflächensensibilität		Tiefensensibilität
Berührungs-Sens.:	Anaesthesie	Bewegungs-Empfindung
Schmerz-Sens.:	Analgesie	Lage-, Kraft-Empfindung
Temperatur-Sens.:	Thermanaesth.	Vibrations-Empfindung

Schmerzen

3. Schmerzen

Schmerzen sind mit akuter oder möglicher Gewebsschädigung verknüpft. Schmerzempfindung erfolgt durch freie Nervenendigungen.

– Akute Schmerzen warnen, schützen, zwingen zur Klärung der Ursache.
– Anfallsartige Schmerzen, z. B. Migräne
– Chronische Schmerzen sind Begleitsymptome einer Krankheit, auch wenn keine Gewebsschädigung mehr zu erkennen ist. Durch Muskelverspannung entsteht Schmerz, der die Spannung verstärkt.

– Neuralgie im Ausbreitungsgebiet eines Nervs ohne Ernährungsstörung der Haut z. B. Trigeminusneuralgie, Ischias	Kausalgie brennender Dauerschmerz mit Ernährungsstörung z. B. SUDECK nach Nervschädigung

- Zentraler Schmerz nach einem Schlaganfall setzt oft spontan einseitig ein oder wird durch Kälte, Hitze oder Berührung ausgelöst.
- Übertragener Schmerz ist der auf die Haut projizierte Eingeweideschmerz, Die HEADschen Hautzonen reagieren überempfindlich.
- Folgen: Schmerzen verspannen, machen einsam, depressiv.
- Behandlung: Wärme, Entspannung, Gymnastik, Verhaltenstherapie, soziale Integration, Umweltverschönerung, seelsorgliche Gespräche, Schmerzmittel nach dem Stufenschema der WHO: 1) leichte Schmerzen: Aspirin, ASS, Paracetamol = benuron; 2) mittelstarke: schwache Opiate: Codein/Tramal/Valoron + Antidepressivum; 3) starke: vorbeugend regelmäßig Opiat wie MST retard, Temgesic; Plazebos nehmen den Leidensdruck nicht ernst, sind ein Betrug.

Blasenstörungen

4. Neurogene Blasenstörungen

	Ursache	*Entleerung*	*Resth.*	*Hilfen*
Motorisch nicht gehemmte Blase	Appolex SDAT, MID	starker Drang unwiderstehl.	fehlt	Kontinenztraining Dridase
Reflex-Inkontin. automatische Bl.	Querschnitts-Lähmung, MS	kein Drang unwillkürlich	wenig	Vorlagen a-Blocker
autonome Blase	Sacralmarkverl.	kein Drang, unwillkürlich	viel	Ubretid
atonische Blase	Wurzelschäd.	Überlaufbl.	viel	

Tabelle 11 Neurogene Blasenstörungen

5. Neuropsychologische Störungen: Aphasie, Agnosie, Apraxie

Aphasie

Aphasien Sprachstörg.	*amnestische bei Demenz*	*BROCA = motorische*	*WERNICKE = sensorische*	*globale*
Sprechen	Wortfindungs-Störung	Telegrammstil nichtflüssig	Floskeln überschießend	unmöglich
Verstehen	umständlich ungestört	unverständlich ungestört	falsch, verwirrt gestört	gestört

Tabelle 12 Aphasien

- Unfähigkeit, etwas zu erkennen = visuelle und akustische **Agnosie**

Agnosie

- Unfähigkeit zu gezielten Handlungen, z. B. Ankleiden = **Apraxie**

Apraxie

B. Psychische Symptome oder allgemeine Psychopathologie

Nach der Arbeitsgemeinschaft für Methodik und Dokumentation in der Psychiatrie wird der psychische Befund mit folgenden Symptomen beschrieben:

Bewußtseinsstörungen

1. Bewußtseinsstörungen

vermindert

1.1. quantitative oder vermindertes Bewußtsein

– Bewußtseinsgetrübt, somnolent	erweckbar
– bewußtlos	nicht erweckbar
– Koma, tief bewußtlos	reflexlos
apallisches Syndrom	wach ohne Bewußtsein
Mittel- und Bulbärhirnsyndrom	Schädel-Hirn-Trauma

verändert

1.2. qualitative oder verändertes Bewußtsein

- Dämmerzustand: handlungsfähig, mit Erinnerungslücke
- Verwirrtheit, Desorientierung (amentielles Syndrom)
- Delir: getriebene Verwirrtheit, Unruhe, Halluzinationen

Desorientierung

2. Orientierungsstörungen: Desorientierung

Orientierung erfordert Aufmerksamkeit, Wachheit (Vigilanz), Wahrnehmungsfähigkeit und Gedächtnis.
Örtliche und zeitliche Desorientierung treten zuerst auf, später die situative und zuletzt die persönliche.

Gedächtnisstörung

3. Gedächtnis- oder mnestische Störungen

- des Ultrakurzzeit- und des Kurzzeit- oder Neu-Gedächtnisses: der Kranke merkt sich, speichert nichts mehr.
- des Langzeit-, Altgedächtnisses oder der Erinnerungsfähigkeit

3.1. quantitative Gedächtnisstörungen oder Amnesien: Erinnerungslücke, z. B. retrograde Amnesie für die Zeit vor dem Unfall bei Schädel-Hirn-Trauma oder Black out bei Alkoholismus; psychogene Amnesie = Verdrängung

3.2. qualitative Gedächtnisstörungen oder Erinnerungsfälschungen: Konfabulationen: KORSAKOWkranke füllen die Lücke mit Einfällen; Wahnerinnerung: der Kranke bleibt von der Erinnerungsfälschung unkorrigierbar überzeugt.

Denkstörungen

4. Denkstörungen

formale

4.1. formale Denkstörungen, des Denkablaufes: Hemmung: verlangsamt, umständlich, eingeengt; Perseveration: haftend, kann sich nicht umstellen, Grübeln bei Depression; Ideenflucht: beschleunigt, Gedankenjagen bei Manie; Denksperre oder Gedankenabreißen; Zerfahrenes, unzusammenhängendes, unlogisches Denken mit verdichtendem, ersetzendem Vorbeidrehen und Wortneubildungen (Neologismen) bei Schizophrenie.

4.2. **Inhaltliche Denkstörungen: Befürchtungen,** Phobien (umschriebene Ängste), Mißtrauen und Hypochondrie (Krankheitsbefürchtungen); **Zwänge:** Zwangsdenken oder Zwangsideen sind nicht unterdrückbar. Zwangsimpulse können zu Zwangshandlungen werden; **Wahn:** ist eine unkorrigierbare, unwiderlegbare, nicht zu entkräftende subjektive Gewißheit ohne Krankheitseinsicht. Wahneinfälle/-Ideen werden von Verwirrten vergessen, von Wahnkranken nicht.

inhaltliche Denkstörungen

Zwänge

Wahn

5. **Sinnestäuschungen**

Sinnestäuschungen

- **Illusionäre Verkennung** deutet eine Wahrnehmung falsch.
- **Halluzinationen** sind Trugwahrnehmungen wie akustische (Stimmenhören), optische, Geruchs-/Geschmacks-, taktile (Tast-), Leibgefühls-Halluzinationen (zönästhetische).

Halluzinationen

6. **Ich-Störungen**

Ich-Störungen

- **Derealisation:** Personen und Umwelt erscheinen fremd
- **Depersonalisation:** der Kranke erlebt sich selbst als fremd, die Gedanken als von außen beeinflußt, gemacht.
- **organische Wesensveränderungen** mit Hirnleistungsschwäche und Persönlichkeitsveränderung
- **Autismus:** Der Kranke zieht sich von anderen auf sich selbst zurück, kapselt sich ab, verweigert Kontakt.

7. **Affekt- oder Gefühlsstörungen**

Affektstörungen

- Depressive fühlen sich gefühllos, insuffizient als Versager, schuldig, wertlos, verarmt, hoffnungslos, ängstlich
- Manisch Kranke fühlen sich überschwenglich heiter (euphorisch), sind ideenflüchtig und antriebsgesteigert.
- Schizophrene fühlen sich gereizt (dysphorisch), zwiespältig (ambivalent), affektlahm, -matt, -verödet, erstarrt.
- Hirnorganisch Veränderte sind ratlos, affektlabil (in der Stimmung schwankend) bis affektinkontinent (durchlässig) mit unkontrolliertem Weinen oder Schreien.

8. **Antriebs- und psychomotorische Störungen**

Antriebsstörungen

8.1. **quantitative:** antriebsgesteigert: getrieben, unruhig, geschwätzig (logorrhoisch), Raptus = katatone Erregung bei Schizophrenie; antriebsarm, -gehemmt bis apathisch, mutistisch = schweigend, Stupor: regloser Sperrungszustand bei Katatonie (Spannung).

8.2. **qualitative:** Zwangsantrieb und Impulshandlungen sind dranghaftes Weglaufen, Stehlen, Sammeltrieb.

9. **Circadiane Besonderheit:** z. B. Morgentief bei Depression

Tagesschwankungen

Der psychisch kranke alte Mensch

A. Erkrankungen des Zentralnervensystems

(Altersneurologie und Alterspsychiatrie)

Im Alter sind degenerative Leiden, Durchblutungsstörungen häufig, Stoffwechselstörungen, Schädelhirntraumen, Hirntumoren, Entzündungen, Anfallsleiden und Querschnittslähmungen seltener.

In der ICD 10 werden Nervenkrankheiten in Kapitel VI (G) eingeteilt:

G0 Entzündungen wie Meningitis und Encephalitis
G1 Systematische Atrophien wie Chorea HUNTINGTON
G2 Extrapyramidale Bewegungsstörungen wie PARKINSON
G3 andere degenerative Erkrankungen wie ALZHEIMER (G30) und Entmarkungserkrankungen wie MS (G35)
G4 Anfallsleiden wie Epilepsie, Migräne und TIA
G5 Nervenwurzel- und Plexuserkrankungen
G6 Polyneuropathien
G7 Muskelerkrankungen
G8 Lähmungssyndrome wie Hemiplegie
G9 Andere Störungen des Nervensystems

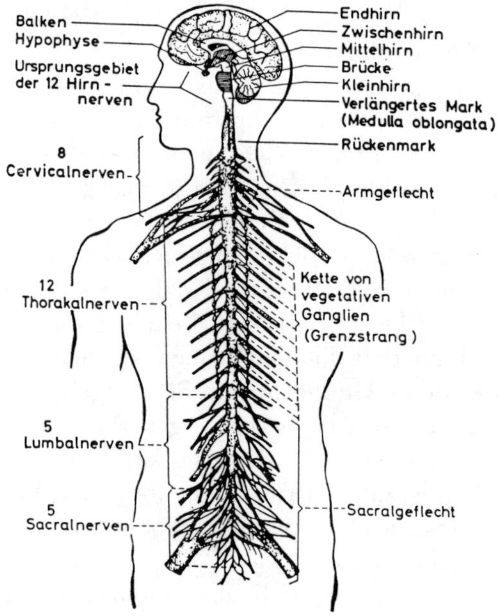

Abbildung 9
Zentralnervensystem (Gehirn, Rückenmark und periphere Nerven)

1. Hirnerkrankungen im Alter = organische Psychosyndrome = körperlich begründbare psychische Erkrankungen

1.1. Akute hirnorganische Erkrankungen (Psychosyndrome) mit Durchgangssyndromen

1.1.1. Hirndurchblutungsstörungen = zerebrovaskuläre Insuffizienz = TIA = transitorische (vorübergehende) ischämische (durchblutungsgestörte) Attacke = drohender Schlaganfall.

Die akuten Hirndurchblutungsstörungen können in vier Stadien auftreten (Abbildung 10)

Stadien der Hirndurchblutungsstörungen

I: TIA = transitorische ischämische Attacke (Schlägelchen)
II: PRIND = prolongierter reversibler neurologischer Defekt
III: PS = progressiver Schlaganfall, unaufhaltsam über Stunden oder Tage fortschreitende Lähmungen
IV: CS = kompletter Schlaganfall mit bleibender Behinderung.

Das Stadium II wird oft durch Herzerkrankungen verursacht. Nach den rückbildungsfähigen neurologischen Symptomen werden folgende Formen der Hirndurchblutungsstörungen unterschieden: vertebrobasiläre Insuffizienz und Karotisinsuffizienz (vgl. Tabelle 13).

Formen der Hirndurchblutungsstörungen

Bei starkem Kopfwenden kann eine Halswirbelsäulenarterie so eingeengt werden, daß das Hinterhaupthirn nicht mehr genügend durchblutet wird und der Kranke fällt. Eine Fallneigung kann auch durch Stolpern, Blutdruckabfall oder Epilepsie bedingt sein.

Fallneigung

	Stadium I	*Stadium II*	*Stadium III*	*Stadium IV*

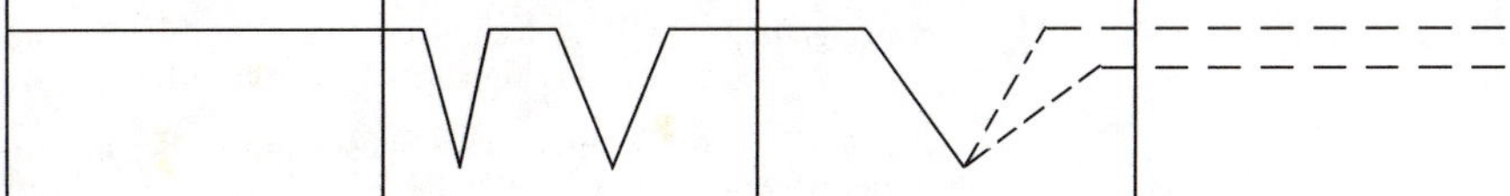

	TIA	PRIND	PS	CS
Lähmungen	vorübergehend, rückbildungsfähig		fortschreitend	Defektheilung
Dauer	bis 24 Stunden		Stunden/Tage	dauernd
Gefäß-Operation	angezeigt		nicht angezeigt	

Abbildung 10
Die vier Stadien der akuten Hirndurchblutungsstörungen

Bedeutung der psychischen Symptome

Während etwa ein Drittel der Kranken mit einem drohenden Schlaganfall die neurologischen Symptome erkennen läßt, können bei fast allen Kranken psychische Symptome von sorgfältigen Beobachtern gefunden werden (Abbildung 10). Weil sie sich zurückbilden, werden sie als Durchgangssyndrome bezeichnet, die sich in drei Schweregrade einteilen lassen (Abbildung 12).

leichtes Durchgangs-syndrom

Der Kranke mit einem leichten Durchgangssyndrom:
Er reagiert verzögert, ist verlangsamt, antriebslos, vorübergehend vergeßlich, unausgeglichen, traurig und reizbar. Er klagt über Kopfschmerzen und Schwindel, er fällt nur auf, wenn er mehr als gewöhnlich gefordert wird, d. h. er ist nicht belastbar. Er ist fahrunfähig, aber unfähig, dies einzusehen.

mittelschweres Durchgangs-syndrom

Der Kranke mit einem mittelschweren Durchgangssyndrom:
Er denkt und handelt sehr langsam, erfaßt Zusammenhänge nicht, kann sich nichts merken, sich schwer an etwas erinnern, ist ratlos, ängstlich und zeitlich verwirrt. Da er sein Versagen merkt, schämt er sich und wird traurig, ohne daß die anderen wissen, warum. Er fällt in Beruf und Familie aus der Rolle, vernachlässigt sein Äußeres, kommt den Aufgaben nicht nach, Beziehungen sind belastet, weil er schnell wütend wird.

Tabelle 13
Neurologische Symptome bei Hirndurchblutungsstörungen

Durchblutungs-störung	Vertebrobasiläre Insuffizienz	Karotisinsuffizienz
Betroffene Arterie	Arteria vertebralis und Arteria basilaris = Halswirbelsäulenader	Arteria carotis Halsschlagader
Versorgungsgebiet	Hirnstamm, Kleinhirn, Hinterhaupthirn, Innenohr	Groß- und Zwischenhirn Balken, Auge
Leitsymptome (rückbildungsfähig)	Doppeltsehen, Sehstörung, Schwindel, Gleichgewichtsstörung, Übelkeit kurzfristige Lähmung wie Versagen der Beine und Schluckstörung (Erstickungsgefahr), Schwerhörigkeit Verwirrtheit Demenzentwicklung möglich Hinterkopfschmerzen	Sehstörung: Flimmern und »Vorhangsehen« Halbseitenlähmung oder nur ein Mundwinkel, ein Arm oder ein Bein Sprachstörung täuscht Verwirrtheit vor Keine Demenzentwicklung Absencen

schweres Durchgangssyndrom

Der Kranke mit einem schweren Durchgangssyndrom:
Er ist in allen seelisch-geistigen Funktionen um das Vierfache verlangsamt, antriebslos, zu mitmenschlichem Kontakt nicht fähig, zeitlich, örtlich und oft auch situativ verwirrt, denkt unzusammenhängend, läuft unruhig hin und her oder liegt regungslos im Bett, verweigert die Nahrung oder näßt und kotet ein. Er ist pflegebedürftig und braucht ständig Aufsicht.

Wachheit — Wahrnehmung — Gedächtnis → Orientierungsfähigkeit → räumlich/zeitlich — situativ — persönlich

Organische Psychosyndrome

= körperlich begründbare, organische, exogene Psychosen

1. **akute** = Verwirrtheitszustände
   = Durchgangssyndrome = symptomatische Psychosen

   Bewußtseinsstörungen:
   - Minderung: Bewußtseinstrübung, Somnolenz, Bewußtlosigkeit, Koma
   - Veränderung: Verwirrtheit, Delir, Dämmerzustände

2. **chronische**
   2.1. hirndiffuse Psychosyndrome bei Demenzen
   - Intelligenzschwund
   - Hirnleistungsschwäche: Störungen von Denken, Merkfähigkeit, Orientierung, Konzentration, Kritikfähigkeit
   - Wesensveränderung: Antriebsminderung, Affektlabilität, Charakterzuspitzung, ethische Abstumpfung, Verhaltensänderung

   2.2. hirnlokale Psychosyndrome
   - Stirnhirn-Syndrom: Triebenthemmung bei PICK
   - Schläfenlappen-Syndrom = amnestisches Syndrom: Merkschwäche, Sprachverlust, Konfabulation bei ALZHEIMER
   - Scheitellappen-Syndrom: räumliche Desorientierung
   - Zwischenhirn-Syndrom: Heißhunger/Durstanfälle, Weglaufen, Schlafumkehr
   - Stammhirn-Syndrom: extrapyramidale Bewegungsstörung bei PARKINSON, HUNTINGTON

Abbildung 11
Übersicht über die organischen Psychosyndrome

Dauerprognose

Flüchtige Durchblutungsstörungen dauern Minuten bis ein Tag. Welche Heilungschancen haben diese Kranken?
Je schwerer das Durchgangssyndrom, um so schlechter ist die Heilungsaussicht. Beim leichten Durchgangssyndrom ist Wiederherstellung die Regel, beim mittelschweren bleiben bis zu 30 %, beim schweren bis 75 % verwirrt. Bei einem Drittel der Kranken wiederholen sich die Durchblutungsstörungen, ein Viertel erleidet in den nächsten fünf Jahren einen Schlaganfall.

Ursachen

Ursachen der Durchgangssyndrome:

1. Glukosestoffwechselstörungen überwiegen nach OESTERREICH
2. Durchblutungsstörungen bei Gefäßverengung bis -verschluß
   2.1. Arteriosklerose durch
      - Thrombosen: Ischämischer Insult, Multi-Infarkt-Demenz
      - Embolien bei Herzkrankheiten
      - Blutungen

   2.2. Gefäßentzündungen

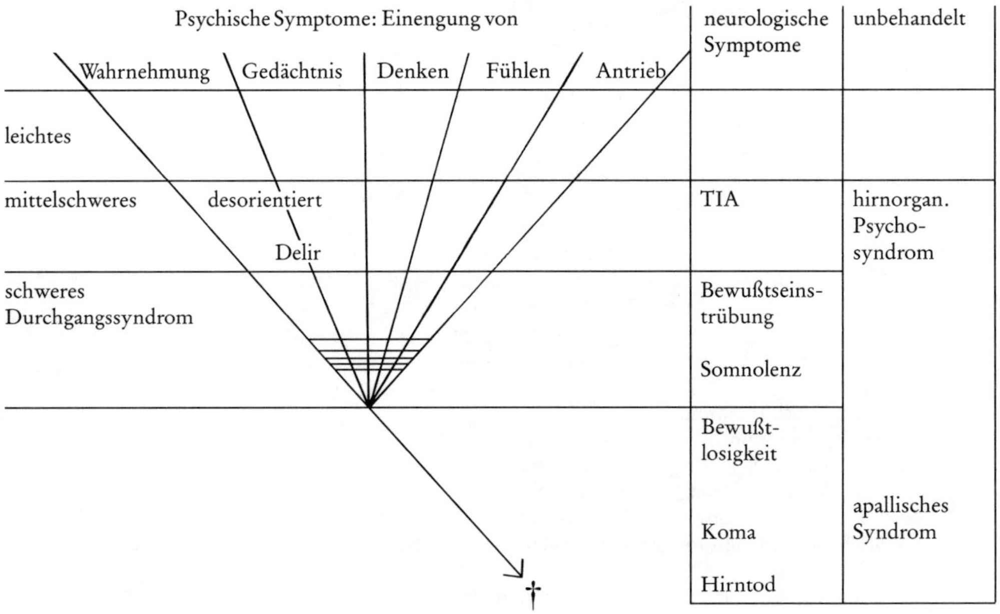

Abbildung 12
Entwicklung der Durchgangssyndrome
(nach WIECK 1974)

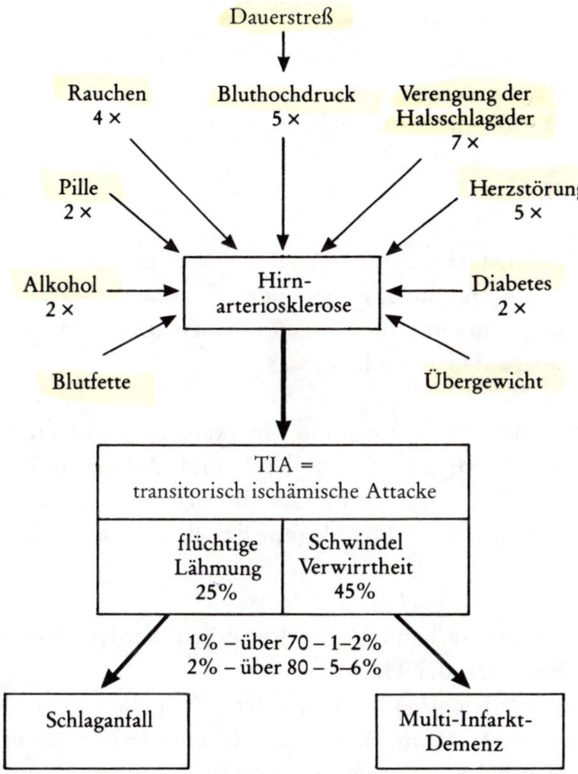

Abbildung 13
Risikofaktoren für TIA, Schlaganfall und Multi-Infarkt-Demenz

Wie werden akute Hirndurchblutungsstörungen behandelt?

Behandlung der akuten Hirndurchblutungsstörungen

Nach HERRSCHAFT (1976):

1. Behandlung des Hirnödems mit Sorbit, Mannit, Glycerin.
2. Herzstützung mit Digitalispräparaten und Normalisierung des Herzrhythmus.
3. Hirndurchblutungsförderung durch Infusionen mit Rheomakrodex, Gaben von Normabrain = Nootrop, Acithaemyl.
4. Stabilisierung des Blutdruckes, z. B. Hebung mit Novadral oder Senkung mit Catapresan.
5. Gefäß-(Shunt-)Operation bei verengter oder verschlossener Halsschlagader (A. carotis).
6. Antikoagulantia (Gerinnungshemmer wie Marcumar) bei Embolien.
7. Thrombozyten-Aggregationshemmer (Hemmung der Blutplättchen-Verklumpung) mit Colfarit (Azetylsalizylsäure).

8. Gymnastik und Sprachtherapie.
9. Psychische Führung, um die Ängste vor einem Schlaganfall aufzufangen und aufzuarbeiten.
10. Sozial: Sorge für mitmenschliche Kontakte.

Was können Pflegende tun?

Nihilismus nicht gerechtfertigt

Die Resignation »Da ist nichts mehr zu machen« ersetzen Pflegende durch Hoffnung. Sie motivieren den Kranken zur ärztlichen Behandlung, um einer bleibenden Hirnleistungsschwäche oder einem Schlaganfall vorzubeugen.

Behandlung überwachen

Lagerung

Sie überwachen Blutdruck, Puls und Medikamenteneinnahme: blutdrucksenkende Mittel, Tranquilizer und Neuroleptika, abends verabreicht, können durch den Blutdruckabfall nachts eine Verwirrtheit auslösen. Hochlagern der Beine bessert den Zustand.

Diät

Bei Hirnarteriosklerose kann Diät erforderlich werden, wenn Blutzucker, Blutfette oder Harnsäure erhöht sind.

Ermutigung

Ein Kranker, der leicht entmutigt oder wehleidig reagiert, braucht Ermutigung, damit er sich durch das Erleben seiner vorübergehenden Schwäche nicht hängen läßt, depressiv wird oder sich aufgibt. Er braucht Hilfe, um die Angst vor einem Schlaganfall aufzuarbeiten.

Integration in eine Gruppe

Mitmenschliche Kontakte in einer Gruppe von alten Menschen, die solche Erscheinungen selbst bewältigt haben, sind wirksamer als wissenschaftliche Vorträge.

1.1.2. Der Kranke mit einem Schlaganfall

Definition

Als Schlaganfall, Gehirnschlag, Apoplexie oder zerebraler Insult wird gewöhnlich eine plötzlich auftretende halbseitige Lähmung bezeichnet.
Meist wird die Pyramidenbahn in der inneren Kapsel einer Hirnseite betroffen (Abbildung 15).

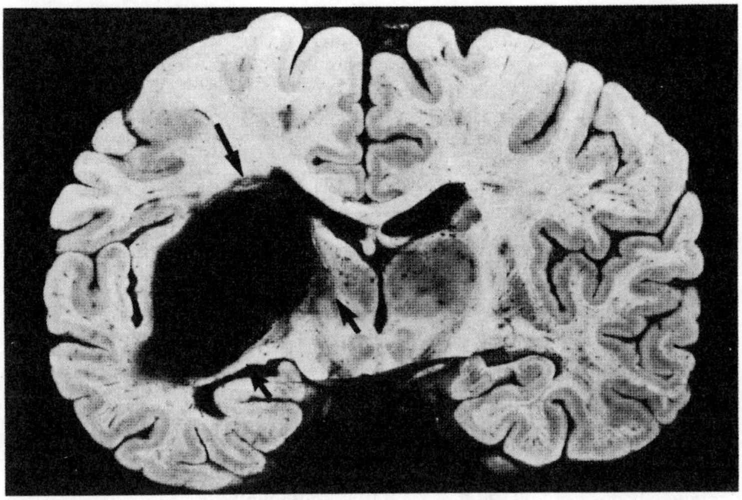

Abbildung 14
Massenblutung an typischer Stelle
(aus WIECK *1976, 203)*

Welche Ursachen führen zum Schlaganfall?

Ursachen

Die *Thrombose* einer Arterie bei Arteriosklerose ist die häufigste Ursache (Abbildung 16 und 17).
Die *Hirnblutung:* Bei Gefäßwandschwäche infolge Arteriosklerose und bei hohem Blutdruck platzt eine Arterie in der inneren Kapsel. Das ausgetretene Blut zerstört die Nervenfasern in diesem Gebiet (Abbildung 14).
Eine *Hirnembolie* kann durch Verschleppung von Blutgerinnseln aus dem linken Herzvorhof bei Herzklappenfehlern mit Vorhofflimmern oder nach Herzinfarkt vorkommen.

Welche Folgen haben Thrombose oder Embolie einer Hirnarterie?

Folgen eines Gefäßverschlusses

Die Verstopfung einer Hirnarterie durch Thrombose oder Embolie führt zu Sauerstoffmangel (ischämischer Insult), so daß Nervenzellen und Nervenfasern an dieser Stelle absterben und weich werden (Erweichungsherd oder Enzephalomalazie).

Woran erkennen Angehörige und Pflegende, daß der Kranke einen Schlaganfall erlitten hat? (vgl. Tabelle 14)

Symptome des Schlaganfalls

Der Kranke liegt meist bewußtlos auf dem Rücken oder auf der gelähmten Seite. Eine Körperhälfte ist schlaff gelähmt. Der Kranke atmet vertieft, oft schnarchend, manchmal gähnt er dauernd.

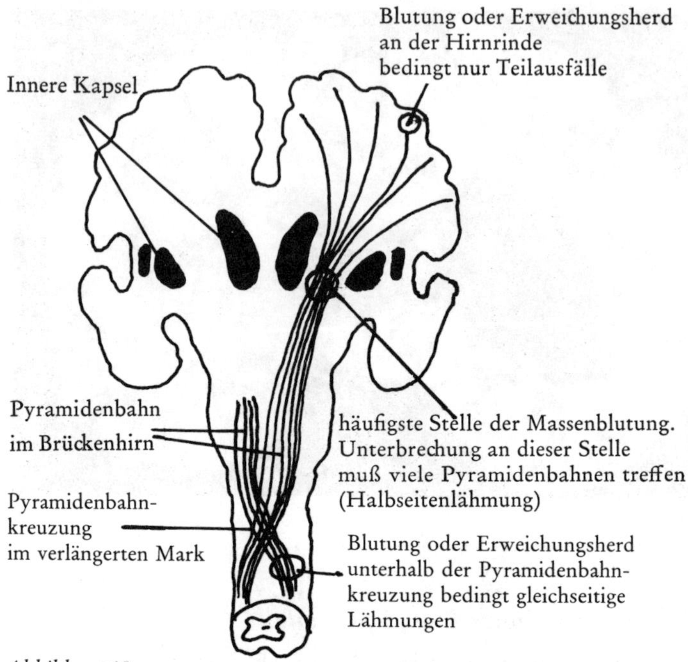

Abbildung 15
Schädigung der Pyramidenbahn durch Schlaganfälle

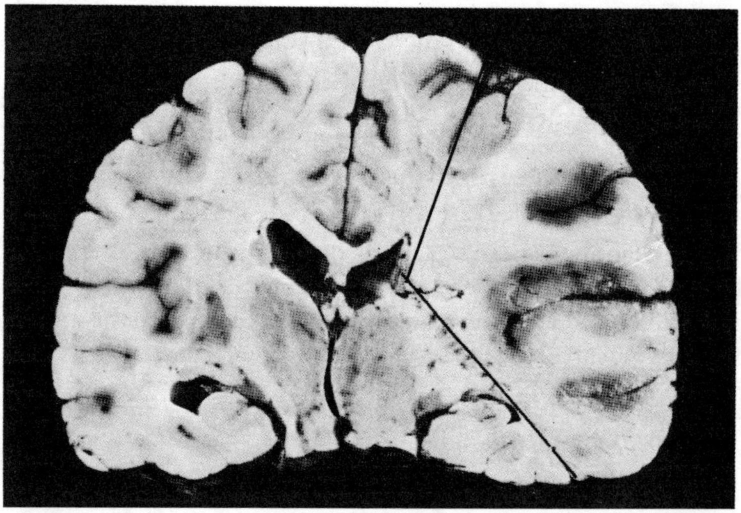

Abbildung 16
Frischer ischämischer Insult durch Thrombose der Halsschlagader (aus WIECK *1976, 199)*

Der Mundwinkel der gelähmten Seite hängt herab, die Wange dieser Seite wölbt sich bei der Atmung vor (»Tabakblasen«).
Der Kranke schwitzt ein wenig.
Die Pupillen sind weit. Immer wieder blickt er auf die der Lähmung entgegengesetzte Seite nach oben.
Der gelähmte Arm liegt am Körper und fällt schlaff herab, wenn andere ihn hochheben. Die Hand ist eingerollt. Das gelähmte Bein liegt nach außen gedreht. Der Fuß fällt nach unten.
Die gelähmte Seite ist gefühllos, aber kälteempfindlich.
Bei Rechtshändern kommt es zu einer Sprachstörung bei rechtsseitiger Lähmung, bei Linkshändern bei linksseitiger.

Wie verläuft ein Schlaganfall?

Verlauf bei Thrombose

Wenn eine *Thrombose* die Ursache des Schlaganfalles ist, können eine Fazialislähmung (Gesichtsnervlähmung) sowie eine Armschwäche der gleichen Seite oder eine Sprachstörung allein auftreten. Meist kommt es aber auch zur Halbseitenlähmung = Hemiplegie.

Verlauf bei Hirnblutung

Bei *Hirnblutungen* kommt es sofort zu einer Halbseitenlähmung und meist zur Bewußtlosigkeit. Wenn diese zwei bis drei Tage bestehen bleibt (apoplektisches Koma) oder Streckkrämpfe auftreten, kann der Kranke nicht überleben.

Wie entwickeln sich die Lähmungen?

Entwicklung der Lähmungen

Zunächst ist die Halbseitenlähmung schlaff. In der Folge (nach einer Blutung früher als nach einer Thrombose) wird sie spastisch, weil die Hemmung durch die Pyramidenbahn wegfällt.

Wie ist die Heilungsaussicht (Prognose) nach einem Schlaganfall?

Prognose

Überlebenschancen

Beim ischämischen Insult überleben 85 % die ersten zwei Monate und 50 % die Fünfjahresgrenze, bei der Embolie 70 % die ersten Monate und auch 50 % nach fünf Jahren. Bei der Massenblutung überleben 15 % die ersten Wochen.
Die Heilungsaussichten sind um so besser, je jünger der Kranke ist und je kürzer die anfängliche Bewußtlosigkeit dauerte. Von den Überlebenden werden
15–25 % beschwerdefrei,

Schlaganfall: dem gleichen Erscheinungsbild liegen verschiedene Ursachen zugrunde. Zur Unterscheidung zwischen flüchtigen Durchblutungsstörungen und den verschiedenen Formen des Schlaganfalls

	ischämische Attacken: vorübergehende Durchblutungsstörungen	*Erweichungsherde (Enzephalomalazie) durch*		*Massenblutung*
		ischämischen Insult	*Embolie*	
Häufigkeit	häufig	70 – 80 % aller Schlaganfälle	10 % der Schlaganfälle	10 – 15 % aller Schlaganfälle
Alter	50 – 90 Jahre	meist über 60	altersunabhängig	45 – 60 Jahre
Vorgeschichte	oft Raucher ischämische Attacken oder Schlaganfälle sind vorausgegangen	ischämische Attacken gehen oft voraus	früher Herzinfarkt, Vorhofflimmern mit Herzwandthromben, selten Herzfehler	meist hoher Blutdruck und Zeichen der Arteriosklerose
Hauptursache	Arteriosklerose	Arteriosklerose	Herzkrankheit	hoher Blutdruck
Blutdruck	wechselnd	wechselnd	wechselnd	meist erhöht
Zeitpunkt des Auftretens	vorwiegend im Schlaf und beim Erwachen. Oft bei Herz- und Kreislaufschwäche und Blutdruckabfall	im Schlaf, in Ruhe, nach dem Essen, bei Durchfall oder bei Blutdruckabfall nach Infekt, Op, Herzschwäche	eher im Wachzustand bei körperlicher Anstrengung, Aufregung, bei Blutdruckanstieg	im Wachzustand, oft nach körperlicher Anstrengung, beim Pressen (Stuhlgang, Hustenanfall, Coitus), beim Treppensteigen, nach Sonnenbestrahlung, nach Aufregungen
Tempo des Auftretens	langsam oder plötzlich	langsam fortschreitend	plötzlich	plötzlich
Bewußtsein	erhalten, nur flüchtig benommen, dösig oder verwirrt	klar bis benommen, selten bewußtlos	leicht gestört, verwirrt bis bewußtlos	schwer benommen, meist tief bewußtlos, komatös, mit periodischer Atmung
Halbseitenlähmung	keine bleibende Lähmung, nur vorübergehende Schwäche oder Gefühlsstörung	zunächst unvollständig, allmählich vom Arm oder Bein fortschreitend	meist unvollständig, je nach Ort der Embolie	vollständig mit gesteigerten Reflexen Nackensteifigkeit, roter Kopf, bald Fieber
Ort der Schädigung	diffuse Herde	gefäßgebundene Herde	gefäßabhängig	innere Kapsel
Heilungsaussicht	zunächst gut, langfristig gefährdet	80 % überleben, 50 % bleiben behindert, 25 % werden beschwerdefrei	teilweise gut	sehr schlecht, 80 % sterben
Liquor	unauffällig	meist normal	normal	blutig
Behandlung	herzstützende Medikamente Blutdruckregulierung Normalisierung von Blutzucker, Blutfetten und Harnsäure	ebenso, bei Hirnödem auch Diuretika (Entwässerungsmittel) und niederprozentige Zuckerlösungen	später Antikoagulantia	herzstützende Medikamente Intensivpflege vorsichtige Blutdrucksenkung

50 % bleiben in der Beweglichkeit behindert,
15 % bleiben auf fremde Hilfe angewiesen,
10 % bleiben bettlägrig (vgl. Abbildung 16).

Wie können Angehörige und Pflegende einem Kranken mit einem Schlaganfall helfen?

Da es oft schwierig ist, einen Schlaganfallkranken in einem Krankenhaus unterzubringen, ist es für die Angehörigen wichtig, auch zu Hause optimale Hilfe leisten zu können. Die Pflege ist meist bedeutsamer als die medizinische Behandlung mit Medikamenten!

Wie wird der Schlaganfallpatient medizinisch behandelt?

medizinische Behandlung bei ischämischen Insult

1. Bei ischämischem Insult (weißer Infarkt ohne Einblutung):
   - Verbesserung der Herzleistung mit Strophanthin oder Digitoxin, bei zu langsamem Puls Herzschrittmacher.
   - Blutdruckregulierung: bei zu niedrigem Blutdruck Novadral, bei zu hohem vorsichtige Senkung z. B. mit Catapresan.

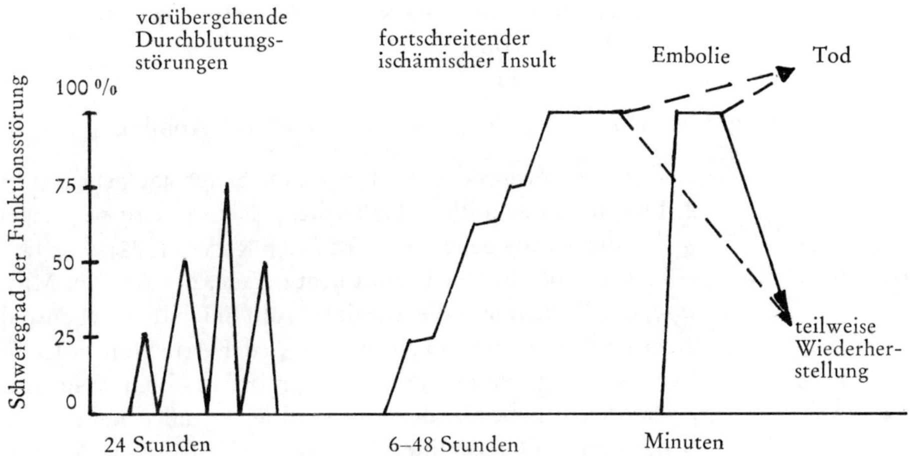

Abbildung 17
Schema der Schlaganfallentwicklung
(verändert nach DORNDORF 1975)

- Verbesserung der Hirndurchblutung mit Rheomacrodex-Infusionen.
- Bekämpfung des Hirnödems (Flüssigkeitsdurchtränkung) mit Infusionen mit Tutofusin S 40, Lasix, gegebenenfalls für zwei Wochen.
- Hirnstoffwechselanregende Mittel wie Encephabol, Helfergin, Nootrop = Normabrain oder Actihaemyl.
- Gerinnungshemmende Mittel wie kleine Dosen von Heparin, Aspirin oder Colfarit gegen Thrombosen im schlaff gelähmten Bein.
- Gefäßoperation einer verschlossenen Halsschlagader sechs bis acht Stunden nach dem Schlaganfall.

bei Embolie

2. Bei embolischem Hirninfarkt (roter Infarkt durch nachträgliche Einblutung): wie beim ischämischen Insult, außer der Gerinnungshemmung, die wegen der Einblutungsgefahr erst nach vier bis sechs Wochen beginnen sollte.

bei Massenblutung

3. Bei Massenblutung (Hirnblutung infolge hohen Blutdruckes, Gefäßfehlbildungen oder Blutgerinnungsstörungen):
   - Stützung von Herz und Kreislauf mit Strophanthin.
   - Vorsichtige Senkung eines erhöhten Blutdruckes.
   - Zu vermeiden sind Infusionen, Entwässerungs- und gerinnungshemmende Mittel.
   - Bei gut abgegrenzter Blutung operative Entleerung des Hämatoms (nicht bei starker Zerstörung des Hirngewebes z. B. mit Koma).

richtige Lagerung

Wie soll der Kranke gelagert werden? (vgl. Abbildung 18)

1. Der tief Bewußtlose wird in stabile Seitenlage gebracht.
2. Der nicht bewußtlose Halbseitengelähmte wird so gelagert, daß die Spastik gehemmt wird (nach Recom 1978):

auf dem Rücken

– In Rückenlage: Der Rumpf liegt gerade, der Kopf in Mittellage, das Becken und die Schultern sind unterstützt, ebenso der Arm und die Hand in ganzer Länge, der Arm ruht in leichter Beugestellung, die Finger sind gespreizt, das Bein ist im Kniegelenk leicht gebeugt, der Fuß wird leicht fußrückenwärts gebeugt und die Fehlstellung korrigiert. Die Rückenlage fördert den Streckspasmus!

auf der gesunden Seite

– Lagerung auf der gesunden Seite: Der Kopf liegt auf einem Kissen, der Arm auf einem kleinen Tischchen, die Hand ist unterstützt. Das gesunde Bein liegt in natürlicher Stellung, das

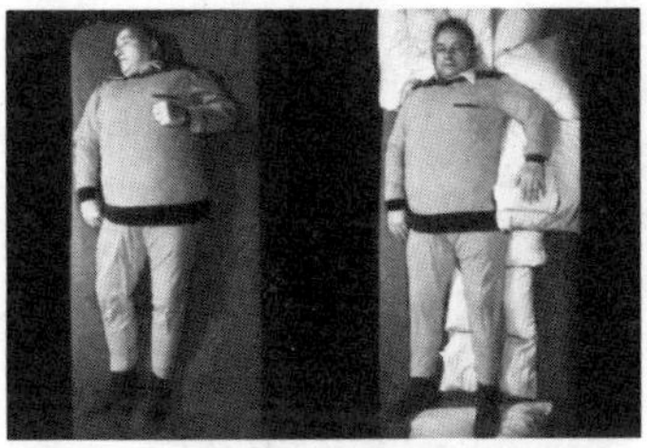

falsch – richtig
a

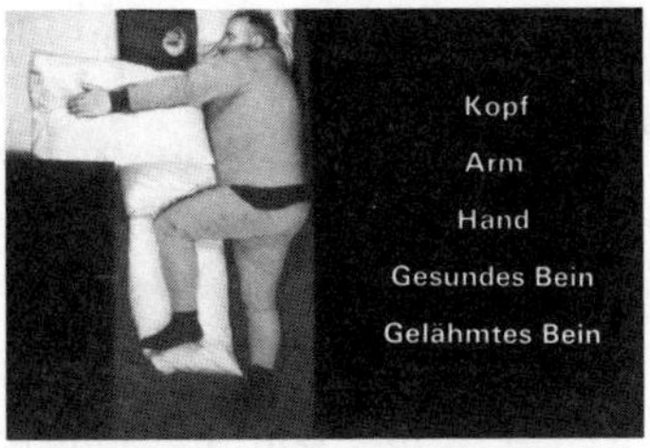

auf der gesunden Seite
b

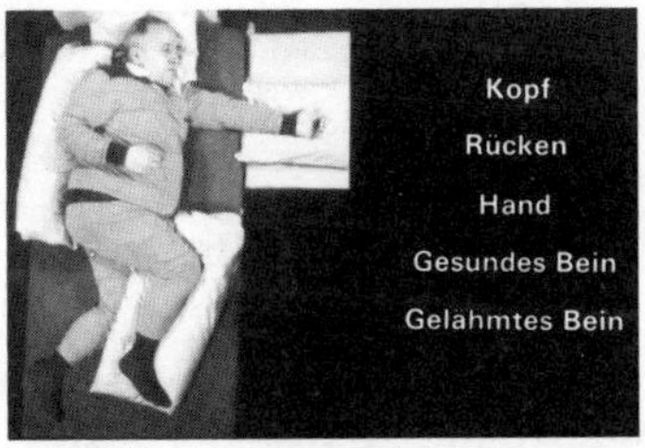

auf der kranken Seite
c

Abbildung 18 a–c
Lagerung des Halbseitengelähmten (Diapositive RECOM-Unterrichtsmittel, Lagerung des Hemiplegikers 1978, Editiones-Roche, F. Hoffmann-La Roche & Co. AG, Basel, Schweiz)

gelähmte ist gebeugt. Der Unterschenkel wird mit dem Fuß auf ein flaches Kissen gelegt. Die gelähmte Körperhälfte ist gut nach vorne gezogen.

auf der gelähmten Seite

– Lagerung auf der kranken Seite: Der Kopf, der Arm und die Hand liegen auf einem zusätzlichen Tischchen, das gesunde Bein auf einem Kissen und das gelähmte in leichter Beugung. Im Rücken wird der Kranke mit einem Kissen abgestützt.

Welche Pflege sollten Pflegende zu Hause durchführen?

Überwachung der Vitalfunktionen

Voraussetzung jeder Pflege ist die sorgfältige Überwachung der Vitalfunktionen: Puls, Blutdruck, Atmung, Bewußtsein, Temperatur und Urinausscheidung. Auch die Beobachtungen von Erbrechen, Krampfanfällen oder Schweißausbrüchen sollten schriftlich festgehalten werden. Der Kranke empfindet die Beobachtung nicht als lästig, sondern nimmt sie als Zuwendung dankbar an.

Bei Fieber sind Wadenwickel nicht überholt. Sinnlos sind Eisblase auf den Kopf oder Schlafmittel bei Unruhe. Kranke mit einer Soorinfektion des Mundes haben sehr heftige Schmerzen, so daß sie nicht essen und kaum schlucken können. Sorgfältige

Mundpflege

Mundpflege mit 3%igem Boraxglycerin hilft. Bei Schluckstörungen infolge Lähmungen und bei Bewußtlosen ist künstliche Ernährung mit der Nasensonde oder intravenös oder unter die Haut erforderlich.

Komplikationen

Welche Komplikationen nach einem Schlaganfall können Pflegende auch zu Hause verhindern helfen?

1. Dekubitus,
2. Lungenentzündung,
3. Thrombosen,
4. Harnwegsinfekte,
5. Mund- und Ohrspeicheldrüsenentzündungen,
6. Beugekontrakturen.

Vorbeugung gegen Beugekontrakturen

Zur Vorbeugung von 1 bis 5 siehe Seite 284.

Die Beugekontrakturen (Versteifungen) der Schulter-, Hüft- und Kniegelenke und der Spitzfuß lassen sich durch richtige Lagerung verhüten. Spontan legt sich der Schlaganfallkranke auf die gelähmte Seite, zieht den gelähmten Arm eng an den Körper und beugt Ellenbogen-, Hand- und Fingergelenke, so daß sich die Finger in die Hand krallen können. Eine gepolsterte Schiene schützt das Handgelenk, ein Gummiball oder eine Tuchrolle die Fingergelenke vor einer Beugekontraktur. Das gelähmte Bein fällt nach außen, das Hüft- und Kniegelenk werden immer mehr gebeugt, der Fuß fällt der Schwere nach fußsohlenwärts bis zur Spitzfußstellung. Wird die Lagerung vernachlässigt, ist später nur noch ein herumgeführter (zirkumduzierter) Gang möglich.

Aufgaben der Pflegenden

Welche Aufgaben haben Angehörige und Pflegende bei der Rehabilitation halbseitig Gelähmter?
(nach von Hahn 1975, 85–110)

Sie sollten dem Kranken zeigen, wie er mit seinem Gebrechen fertig wird und es kompensiert.

Sie sollten den Wunsch nach mehr Aktivität und Selbständigkeit beim Kranken wecken und fördern.

Sie sollten den Kontakt mit anderen Kranken, das gegenseitige Helfen und die Anpassung an neue Gruppen unterstützen, um eine soziale Wiedereingliederung zu ermöglichen.

Sie sollten die Beweglichkeit, die Muskelkraft und die Koordination beim Sitzen, Aufstehen und Gehen verbessern.

Sie sollten Alltagsfertigkeiten (ADL) einüben: Waschen, essen an- und auskleiden, Benutzung des WC.

Sie sollten mit Hilfsmitteln trainieren, um Selbständigkeit zu erreichen.

Sie sollten Kommunikation bei Sprachlähmung üben mit Schreiben, auch mit Schreibmaschine. Leselotto usw.

Sie sollten einer Hausfrau helfen, Haushaltsgeräte zu bedienen und Hausarbeiten mit Hilfsmitteln zu bewältigen.

Sie sollten den Kranken zu Kompetenzen ermutigen, seine Behinderung zu akzeptieren und nach neuen Möglichkeiten zu suchen, ohne sich aufzugeben.

ermutigen zu Kompetenzen

Die Rehabilitation beginnt mit der richtigen Lagerung. Wenn der Kranke wochenlang unzweckmäßig liegt, treten Komplikationen auf. Passive Bewegungsübungen an der gelähmten Seite können bei jedem Betten erfolgen, um Kontrakturen, Dekubitus und Thrombosen zu vermeiden. Der Kranke spürt, daß er nicht aufgegeben wurde.

Lagerung

passive Bewegungsübungen

Aktive Bewegungsübungen werden so früh wie möglich gefördert. Der Kranke wird nicht mit Brei gefüttert, sondern lernt das Einhand-Essen vor dem Spiegel. Er erhält seine Zahnprothese, um wieder zu kauen. Er bewegt mit dem gesunden Arm den gelähmten und hebt mit dem gesunden Bein das gelähmte. Am 2. bis 6. Tag übt er zunächst mit Bettseil, Galgen oder seitlichem Gitter, sich im Bett oder an die Bettkante zu setzen. Später übt er allein in Gegenwart eines Pflegenden, der ihn auf der gelähmten Seite stützen kann. Wenn er auf diese zu fallen droht, wird er leicht entmutigt.

aktive Bewegungsübungen

Gleichgewichtsübungen

Die Krankengymnastik nach BOBATH will Kontrolle über Haltung und Bewegung erreichen. Haltungsreaktion und Körpergefühl werden stimuliert, Spastizität gehemmt und bestimmte Bewegungen gebahnt. Nicht die Kraft der gesunden Seite entscheidet, sondern die Restfähigkeit der betroffenen Seite. Die gelähmte Seite wird einbezogen, über sie erfolgt der Zugang und das Ansprechen. Alle Mitarbeiter wenden die gleichen Griffe an und führen ADL-Training durch. Der Bettgalgen wird entfernt. Man übt nicht mit dem Arm/Bein, sondern mit dem Kranken und seiner Körperhaltung. Der Therapeut paßt sich an, so daß normale Ausgangsstellung möglich wird, und nimmt sich wieder zurück. Das Gehen ist vordergründiges Ziel. Die Angehörigen lernen, mit dem Kranken richtig umzugehen. Hemiplegie ist nicht heilbar, aber die Folgen sind zu bessern.

Gymnastik nach BOBATH

einbeziehen der betroffenen Seite

aufstehen

Aufstehen kann der Kranke zunächst nur mit Hilfe, später wagt er den ersten Schritt allein bis zum Stuhl direkt neben dem Bett. Der Pflegende steht dabei auf der Lähmungsseite. Ein Armlehnenstuhl ist zu bevorzugen. Wenn ein Kranker, der bisher inkontinent im Bett lag, auf den Nachtstuhl darf, wird er oft wieder »trocken«.

Gehübungen

Gehübungen stärken das Selbstvertrauen und ermutigen den Kranken zur aktiven und selbständigen Mitarbeit. Bei den ersten Schritten wird er noch beidseitig unterstützt, später geht der Pflegende auf der Lähmungsseite mit. Von Anfang an gehört ein Gehstock oder eine Unterarmkrücke in die gesunde Hand. Wenn der Kranke anfängt zu gehen, sind passive Bewegungsübungen nicht mehr nötig. Wegen der Fallneigung zur gelähmten Seite ist anfangs ein Gehwagen erforderlich. Beim Treppensteigen soll der Kranke treppaufwärts das gesunde und treppabwärts das gelähmte Bein voranstellen.

Übungen der Alltagsfertigkeiten

Der Kranke hofft, nicht vollständig auf Pflege angewiesen zu sein, wenn er früh erlebt, daß er sich in alltäglichen Verrichtungen – Waschen, Kämmen, Essen, Trinken, An- und Auskleiden, Toilettebenutzen – selbst helfen kann. Dieses Training muß so früh wie möglich beginnen, auch wenn nur 10 % der Gelähmten ihre Handgeschicklichkeit wiedererlangen können.

Rehabilitationsstufen

Welche Stufen der Rehabilitation haben sich bewährt?

1. Richtige Lagerung;	
2. Krankengymnastik:	Bettphase
2.1. passive Bewegungsübungen;	
2.2. aktive Bewegungsübungen;	
2.3. Gleichgewichtsübungen beim Aufsetzen;	Sitzphase
2.4. Hilfestellung beim Aufstehen;	Stehphase
2.5. Gehübungen;	Gehphase
2.5. Übungen von Alltagsfertigkeiten;	Geschicklichkeitsphase

3. Sprachübungen;
4. geistige Aktivierung;
5. sinnvolle Aufgaben gegen Depression;
6. familiäre und soziale Wiedereingliederung;
7. soziale Hilfen;
8. Nachbetreuung zur Fortsetzung der medikamentösen, krankengymnastischen, Sprach- und Aktivierungsbehandlung (vgl. Tabelle 15).

Tabelle 15
Übersicht über die möglichen Dauerfolgen nach einem Schlaganfall und über Hilfen

Mögliche Dauerfolgen	*Hilfen*
1. *Körperliche Dauerfolgen:*	
1.1. Spastik (Dauerlähmung mit erhöhter Muskelspannung): am Arm überwiegen die Beuger, am Bein die Strecker, ein Mundwinkel hängt herab, die Zunge bleibt halbseitig gelähmt (unartikulierte Sprache, Schluckstörung).	Krankengymnastische Übungen, Bäder, Pakkungen, Massagen, Strombehandlung. Geschicklichkeitsübungen zur Bewältigung täglicher Aufgaben, z. B. Waschen und Essen, stärken und koordinieren die Muskeln.
1.2. Beugekontrakturen der Gelenke können sehr schmerzhaft werden und zu Haltungsschäden führen.	Krankengymnastik, Beschäftigungstherapie und Wärme mobilisieren die Gelenke.
1.3. Gleichgewichtsstörungen infolge einer unzureichenden Kontrolle der Muskeln.	Rutschfeste Läufer, Haltegriffe in Bad, Toilette und Flur.
1.4. Halbseitige Hautempfindungsstörungen: – der Berührungsempfindung (stört kaum), – der Schmerz- und Temperaturempfindung, so daß sich der Kranke verbrennen kann.	Schutz vor Verbrennungen.
1.5. Quälende halbseitige Schmerzen bei Schlaganfall im Thalamus.	Schmerzmittel und Wärme.
1.6. Sehstörungen: – Gesichtsfeldausfälle: der Kranke sieht eine Hälfte nicht, so wird er desorientiert und stößt sich leicht z. B. an Bettkante und Tür.	Training des Kopfdrehens.
– Flüchtige Blindheit eines Auges, – Doppeltsehen (die Bilder beider Augen sind gegeneinander verschoben) bessert sich nach Wochen.	Durchblutungsmittel, Abdecken eines Auges.
1.7. Krampfanfälle sind selten. Erfassen die Krämpfe die gelähmte Seite, so ist das Bewußtsein erhalten, erfassen sie den ganzen Körper, so wird der Kranke bewußtlos.	Antiepileptika dämpfen die Krampfbereitschaft.
1.8. Sprachstörungen: – motorische Aphasie (Sprechunfähigkeit), – sensorische Aphasie (Verlust des Sprachverständnisses).	Logopädische Behandlung, Angehörige setzen die Übungen fort, Singen und Musiktherapie.
2. *Psychische Dauerschäden:*	
2.1. Hirnorganisches Psychosyndrom mit – Hirnleistungsschwäche (Antriebsmangel, Verwirrtheit), – Persönlichkeitsstörung (Verstimmung und Affektlabilität).	Aktivierung der geistigen Fähigkeiten, z. B. Gedächtnisspiele.
2.2. Reaktive Depression angesichts der Sprach-, Bewegungs- und psychischen Behinderung.	Aktivierung gegen die Hilflosigkeit, Zuwendung, Vermittlung von sinnvollen Aufgaben.

Rehabilitation des halbseitig Gelähmten (Hemiplegikers)

Der Hemiplegiker

Welche Ziele hat die Rehabilitation?

Rehabilitationsziele

1. Der Kranke soll möglichst wenig pflegebedürftig bleiben.
2. Der Kranke soll selbständiger werden: er soll seine Beweg-

lichkeit erweitern, selbständig gehen lernen und in den täglichen Verrichtungen sich selbst helfen können.
3. Der Kranke soll wieder in eine Gemeinschaft, nach Möglichkeit wieder in seine Familie, eingegliedert werden.

Bedingungen

Welche Bedingungen versprechen eine erfolgreiche Rehabilitation? (vgl. Tabelle 16)

1. Der Kranke muß eine Überlebenschance haben.
2. Der Kranke darf nicht durch zusätzliche Erkrankungen oder Komplikationen gefährdet sein.
3. Der Kranke darf nicht dement sein.
4. Restfunktionen müssen erhalten sein.

Tabelle 16
Erfolgsaussicht von Rehabilitationsmaßnahmen

gute Erfolgsaussicht haben Kranke mit	*schlechte Erfolgsaussicht haben Kranke mit*
erhaltenem Intellekt	Demenz
leichtem organischem Psychosyndrom	schwerem organischem Psychosyndrom
geringer Sprachstörung	schwerer Sprachstörung
erhaltener Seh- und Hörfähigkeit	Schwerhörigkeit und Sehbehinderung
wiedererlangter Gehfähigkeit	dauernder Bettruhe
Freibleiben von Komplikationen	Komplikationen
Aussicht auf soziale Integration	mangelnder Aussicht auf Eingliederung in eine Gemeinschaft

In einem Krankenhaus oder einer Rehabilitationsklinik sollten jene Kranken behandelt werden, die noch jünger sind, die beidseitig und stark spastisch gelähmt sind und die eine schwere Sprachstörung haben. Die anderen Kranken können zu Hause wiederhergestellt werden, wenn sich die Angehörigen und Pflegenden engagieren und den Kranken zur Selbsthilfe zu ermutigen vermögen.

Sprachübungen

Die *Sprachübungen* erfordern besonders viel Geduld, da sich die Störung nur langsam zurückbildet. Meist sind alle Anteile der Sprache betroffen: Sprachverständnis, Lesen, Schreiben, Sprechen. In dieser Reihenfolge bildet sich gewöhnlich eine Sprachstörung wieder zurück.
Das Sprachverständnis kehrt schon bald und zuerst wieder. Deshalb dürfen Angehörige und Pflegende in Gegenwart des Kranken keine für ihn bedrückenden Gespräche führen. Selbst

wenn das Sprachverständnis noch gestört ist, kann er die nicht-sprachlichen Äußerungen der Umgebung wahrnehmen und wahrscheinlich auch richtig deuten: z. B. aus dem Tonfall der Stimme erkennen, ob abfällig über ihn gesprochen wird, auch wenn er den Inhalt noch nicht verstehen kann. Minenspiel und Gestik nimmt der Kranke wahr und kann sicher spüren, ob die Zuwendung des Pflegenden zu ihm eine automatische, beruflich perfekte Pflege ohne oder mit Wohlwollen darstellt. Der Kranke kann empfinden, ob wir ihn gern haben oder nicht, auch wenn er unsere Worte nicht verstehen kann. Seinen Blikken können wir entnehmen, daß er unterscheiden kann, welcher Angehörige oder Pflegende ihn schätzt, welcher ihn ablehnt und abwertet: er ist fähig, den Beziehungsaspekt der menschlichen Kommunikation richtig zu erfassen.

Bedeutung der nicht-sprachlichen Kommunikation

Das Engagement der Angehörigen ist eine wesentliche Hilfe, kommunikative Fähigkeiten, auch solche nicht-sprachlicher Art, zu entwickeln. Jede Vernachlässigung durch den Mitmenschen wirkt sich deshalb so verheerend aus, weil der Kranke gerade auf den emotionalen, nicht-sprachlichen Kontakt angewiesen ist.

Pflegende sollten Antworten anregen, nicht erzwingen, nicht korrigieren.

Wenn das Sprachverständnis wiederkehrt, kann der Kranke durch Übung auch wieder lesen lernen. Je früher die Übung des Lesens einsetzt, desto besser. Der Sprachgestörte braucht sachkundige Hilfe, vor allem viel Verständnis; denn zunächst fällt ihm jedes Sprechen schwer, er kann die Worte nicht finden oder er spricht undeutlich. Meist spricht er im Telegrammstil, da er erst spät wieder lernt, Sätze zu formulieren. Wenn er verschiedene Wörter scheinbar sinnlos aneinanderreiht, wird er nicht selten von anderen für verwirrt oder gar für »geisteskrank« gehalten. Sein Wortschatz bleibt für lange Zeit klein.

Lesen

erste Sprechversuche

Pflegende sollten sich um eine geistig anregende Umwelt bemühen um ein sogenanntes Sprachreizklima oder eine Sprechatmosphäre durch verschiedene mitmenschliche Kontakte. In der nachgehenden Sprachheilfürsorge sollte ein Sprachheilbeauftragter des Gesundheitsamtes in Hausbesuchen die Übungen mit der Ganzheitsmethode kontrollieren, für rhythmische Sprechatmung und Singen in Gruppen Sorge tragen und Lehrmittel besorgen: Filme, Stehbilder, Anschauungswandbilder, Leselotto, buntes Bilder-ABC, Bilder-Sprachbuch, L-Ü-K-Arbeitsmittel (»Lerne-übe-kontrolliere«; Vogel-Verlag, Wil-

Sprachreizklima

Sprachheilfürsorge

Sprachheil-beauftragter

Lehr- und Arbeitsmittel

helmshaven), Tonband und Sprachstudien-Recorder als Sprachübungsgeräte.

Wie reagiert der Kranke auf seine Sprachbehinderung?

Reaktion auf die Sprachstörung

Wenn der Kranke nicht gleich das richtige Wort finden kann, wird er leicht ungeduldig und unglücklich. Er erscheint wie verstört. Wenn er spürt, daß er andere nicht richtig versteht und selbst nicht verstanden wird, wird er ängstlich, zögert, überhaupt noch weiter zu sprechen und wird entmutigt, weiter zu lernen. Viele werden depressiv, weil sie sich ihrer Bezugsperson plötzlich nicht mehr verständlich machen können. Die Verständigungsschwierigkeiten bedrücken und betrüben den Kranken mehr als die Behinderung durch den gelähmten Arm oder das gelähmte Bein. Menschen, die vor dem Schlaganfall eine differenzierte Sprache hatten, leiden nach dem Schlaganfall um so mehr unter der Störung.

Welche Grundsätze für den Umgang mit sprachgestörten Kranken sollen Angehörige und Pflegende beherzigen?

Sie sollen mit dem Kranken ganz natürlich sprechen, auch wenn er nicht alles versteht. Sie sollen einfache, leicht verständliche Worte benutzen und nur kurze Sätze bilden. Sie sollen ihn immer wieder zu spontanen Äußerungen ermutigen, zum Kontakt anregen und das Lesen mit ihm üben, um sein Selbstvertrauen zu stärken.

Eine *Gruppenbehandlung mehrerer Sprachgestörter* sollte in den Gemeinden organisiert werden. Die Gruppenübungen im Nachsprechen sind besonders erfolgreich, wenn sich z. B. eine ehemalige Lehrerin fachkundig um das Wiedererlernen der Sprache bemüht. Diese Gruppengespräche vermitteln mitmenschlichen Kontakt, und helfen, mit dem gemeinsamen Schicksal besser fertig zu werden.

geistige Aktivierung

Geistige Aktivierung von Schlaganfallkranken ist mit folgenden Trainingsmethoden möglich:

- Selbständigkeitstraining in Alltagsfertigkeiten,
- Sprach- und Kommunikationstraining,
- Gedächtnistraining (z. B. STENGEL, F.: Gedächtnis spielend trainieren. Wien 1976),
- Realitätsorientierungstraining,
- Wahrnehmungstraining,
- Selbstsicherheitstraining,

– Kontinenztraining,
– Entspannungstraining und andere Methoden.

Pflegende beobachten sorgfältig, was der Kranke noch kann und fördern diese Restfunktionen. Sie verhindern, daß der Kranke seine anfängliche Hilflosigkeit verstärkt, weil er Zuwendung erhält oder weil er mit seiner Ohnmacht die Pflegenden beherrschen kann. Sie dürfen ihn nicht wie ein Kind bedienen, verwöhnen, damit er nicht für sein passives, regressives Verhalten belohnt wird. Je mehr der Kranke auf die Hilfe anderer angewiesen bleibt, um so depressiver wird er. Er braucht Hilfe, um mit seiner Trauer über seine Ausfälle und seine erlebte Wertlosigkeit fertig zu werden, und Hilfe, sich mit der Angst vor dem Sterben auseinanderzusetzen.

Hilfen gegen Depressionen

Pflegende akzeptieren ihn, aktivieren ihn durch eine Atmosphäre, in der er sich angeregt und erheitert fühlt. Sie ermutigen ihn, sich kleine Aufgaben zuzumuten, kleine Erfolge zu erzielen in einer für ihn sinnvollen Tätigkeit. Sie integrieren ihn in die Familie, Station oder Gemeinde mit Aktivitäten, sorgen mit Takt für Körperhygiene und vermitteln Gespräche mit Angehörigen, die auch Hilfe brauchen, um die Ausfälle zu bewältigen. Antidepressiva können dem Kranken über Selbstmordgedanken hinweghelfen, dürfen aber nicht die non-verbale Zuwendung ersetzen, noch der eigenen Schuldentlastung dienen, um sich vor Auseinandersetzungen zu drücken. Schlaganfallkranke erholen sich in ihrer Familie eher, weil die Angehörigen Geborgenheit und Zuversicht vermitteln, trotz Sprachstörung verstanden zu werden. Wenn der Kranke erfährt, daß niemand bereit ist, sich zu Hause um ihn zu kümmern, sich als Last für die Angehörigen empfindet, so daß er ins Pflegeheim muß, kann er auch mit wohlwollender Zuwendung durch Pflegende nicht zum aktiven Üben motiviert werden. Die Aussicht, in seine Wohnung zurückzukehren und dort zurechtkommen zu können, entscheidet über seinen Willen, selbständiger zu werden. Wertschätzende Zuwendung hilft ihm, mit seiner Resignation fertig zu werden und seine Bedenken gegen ausdauerndes Üben zu überwinden.

familiäre und soziale Wiedereingliederung

Schlaganfallfolgen machen den Kranken zu einem Mehrfachbehinderten:

Mehrfachbehinderung

– körperbehindert: er bleibt funktionell ein Einarmiger und ein Beinbehinderter, auch wenn er wieder gehen lernt.
– sehbehindert: oft fällt eine Gesichtshälfte aus.

– sprachbehindert: bei motorischer Aphasie kann er sich schwer verständlich machen, bei sensorischer selbst schlecht verstehen.
– lernbehindert: infolge des organischen Psychosyndroms ist das Kurzzeitgedächtnis geschädigt.
– Mehrfachbehinderte haben Anspruch auf Sonderleistungen:

Schwerbehinderten-Ausweis

– – Anerkennung als Schwerbehinderter – der Ausweis ist beim nächsten Versorgungsamt zu beantragen – mit meist folgenden Vergünstigungen: Hilfen zur wirtschaftlichen Selbständigkeit und zum Erwerb einer behindertengerechten Wohnung, freie Fahrt im öffentlichen Nahverkehr. Steuererleichterungen, Ermäßigung oder Befreiung von der Rundfunk- und Telefongebühr.

Hilfen nach dem BSHG

– – Hilfen nach dem Bundessozialhilfegesetz (BSHG):
(1) Hilfe zur Pflege (§ 68 f: häusliche Pflege und Pflegegeld). Da die meisten Pflegeheimbewohner die Kosten weder aus Eigenmitteln noch von unterhaltspflichtigen Angehörigen bestreiten können, werden sie zu Sozialhilfeempfängern.
(2) Hilfe zur Weiterführung des Haushalts (§ 70 f), Hilfe zur Überwindung besonderer sozialer Schwierigkeiten (§ 72), z. B. Maßnahmen bei der Beschaffung und Erhaltung einer Wohnung, z. B. bleibt ein Rollstuhlfahrer im 3. Stock immer sozial isoliert. Eine erdgeschossige Tauschwohnung mit Dusche könnte vom Sozialarbeiter vermittelt werden.
(3) Altenhilfe (§ 75, wie z. B. Hilfe bei der Beschaffung eines geeigneten Heimplatzes).

Hilfsmittel

– – geeignete, meist orthopädische Hilfsmittel, z. B. Zimmer- oder Toilettenfahrstuhl, Hebevorrichtung für das Bad, Haltegriffe für Toilette und Bad, Heidelberger Schuhe für den Spitzfuß, Vierfuß- oder Unterarmkrücke, Hilfsmittel für Einarmige (z. B. spezielles Eßbesteck) und andere. Der von den Angehörigen oft geforderte Rollstuhl kann den Trainingswillen des Kranken lähmen. Ein Rollstuhl ist nur sinnvoll, wenn der Kranke die Beine nicht strecken, das Gleichgewicht nicht halten oder aus anderen Gründen nicht weiter üben kann.
– – Pflege zu Hause: Pflegende und Sozialarbeiter vermitteln Nachbarschaftshilfe, Familienpflege, Pflege und Hilfsmittel der Sozialstation und alle Möglichkeiten der ambulanten Dienste. Tagespflegeheimkosten werden von den Krankenkassen noch nicht übernommen, dagegen die Ko-

sten für häusliche Behandlungspflege, wenn die Notwendigkeit ärztlich bescheinigt und dadurch ein Krankenhausaufenthalt vermieden wird. Die Pflegeheimaufnahme wird nötig, wenn ein alleinstehender Pflegebedürftiger keine Hilfe von Angehörigen oder Nachbarn mehr erhält.

Aus dem Krankenhaus entlassene Hemiplegiker sollten von Angehörigen und Sozialstationen nachbetreut werden mit:

Nachbetreuung

- regelmäßiger Medikamenteneinnahme,
- täglichem krankengymnastischem Bewegungstraining,
- Sprachübungen,
- geistiger Aktivierung,
- Vermittlung von sinnvollen Aufgaben,
- sozialer Integration, d. h. mitmenschlicher Kontakt.

Kuren sind nur empfehlenswert, wenn ein guter Allgemeinzustand Reisefähigkeit ermöglicht, die Kurmaßnahmen ärztlich überwacht werden und den Nachbetreuungsmaßnahmen nicht widersprechen.

1.1.3. Der bewußtseinsgestörte Kranke

Folgende Bewußtseinsstörungen werden unterschieden:

- vermindertes Bewußtsein:
  Bewußtseinstrübung,
  Somnolenz,
  Bewußtlosigkeit,
  Koma.

vermindertes Bewußtsein

- verändertes Bewußtsein:
  Dämmerzustand,
  Verwirrtheit,
  Delir oder delirantes Syndrom
  (Unruhe, Verwirrtheit, Trugwahrnehmung).

verändertes Bewußtsein

a) Der Kranke mit vermindertem Bewußtsein

Der bewußtseinsgetrübte Kranke

Symptome der Bewußtseinstrübung

Bei leichter Bewußtseinstrübung reagiert und bewegt sich der Kranke verlangsamt, manchmal überaktiv, ratlos, hat ein vermehrtes Schlafbedürfnis, Auffassung und Konzentration sind erschwert, er ist orientiert und kann sprechen.

Bei schwerer Bewußtseinstrübung ist der Kranke verhangen, schläfrig, kann sich nichts mehr merken, ist zuerst zeitlich, später örtlich verwirrt und zum Gespräch nicht mehr fähig.

Der somnolente Kranke

Symptome der Somnolenz

Der Kranke schläft, ist erweckbar durch Anrufe, reagiert aber apathisch, benommen, verwirrt, verlangsamt, ist pflege- und aufsichtsbedürftig, obwohl er einfache Anweisungen befolgt.

Der bewußtlose Patient

Symptome der Bewußtlosigkeit

Er reagiert nur noch mit reflektorischen Abwehrbewegungen, grimassiert, lallt oder murmelt unverständlich. Er ist nicht erweckbar, auch wenn er angerufen, gekniffen, gerüttelt oder wenn ihm in die Haut gestochen (Injektion) wird. Später kann er sich an die Zeit der Bewußtlosigkeit nicht mehr erinnern.

Der komatöse Patient

Symptome des Koma

Er ist auch mit stärksten Reizen nicht mehr zur Reaktion zu bringen. Die Reflexe sind erloschen, die Pupillenreaktion fehlt, d. h. die Pupille zieht sich bei Lichteinfall nicht mehr zusammen. Die Atmung ist verlangsamt und vertieft, z. B. beim Zukkerkoma, oder periodisch an- und abschwellend mit Atempausen (CHEYNE-STOKES-Atmung) bei Schlaganfällen. Blutdruck und Puls sind kaum meßbar. Unbehandelt tritt der Tod ein oder nach schwerer Hirnschädigung ein apallisches oder Mittelhirn-Syndrom: der Kranke äußert sich nicht, fixiert mit dem Blick nicht mehr, bewegt sich kaum, kann z. T. atmen und schlucken. Bei kurzer Dauer und Jüngeren ist Wiederherstellung möglich.

apallisches Syndrom

Wachkoma

Welche Ursachen von Bewußtlosigkeit und Koma sind häufig?

Ursachen von Bewußtlosigkeit und Koma

Herz- und Kreislauferkrankungen sind am häufigsten, z. B. Herzinfarkt, Herzschwäche, Herzblock und Kreislaufkollaps mit der Folge einer schweren Hirndurchblutungsstörung.

Hirnblutung bei Schlaganfall infolge eines hohen Blutdruckes oder infolge Gefäßmißbildungen im Gehirn oder Hirnblutungen und Hirnhautblutungen nach Unfällen.

Stoffwechselstörungen wie Kalziummangel, Hypoglykämie, Vitamin-B-Mangel, Leber- und Nierenversagen, Alkoholdelir und Vergiftungen mit Medikamenten.
Schädelhirntrauma: verschiedene Komaformen bei Mittel- und Bulbärhirnsyndrom siehe S. 137
Raumfordernde Prozesse (Hirntumoren)
Hirn- und Hirnhautentzündungen und Sonnenstich

Die Komatiefe wird mit dem GLASGOW-Koma-Index beurteilt:

1. Augen öffnen	Spontan	4
	Aufforderung	3
	Schmerz	2
	Nicht	1
2. Motorische Antwort	Gezielt (Aufforderung)	6
	Gezielt (Schmerz)	5
	Ungezielt (Schmerz)	4
	Beugemechanismen	3
	Streckmechanismen	2
	Keine	1
3. Verbale Antwort	Orientiert, prompt	5
	Verwirrt	4
	Inadäquat	3
	unverständlich	2
	Keine	1

Gesamtpunktzahl: 3–15 (unter 8 = bewußtlos)

Welche erste Hilfe kann der Pflegende bei einem bewußtlosen oder komatösen Kranken leisten? Erste Hilfe

1. Er kann die *Atemwege freihalten,* indem er den Kranken auf die Seite legt, den Kopf überstreckt und den Unterkiefer vorzieht. Bei Atemstillstand kann er mit Mund-zu-Mund- oder Mund-zu-Nase-Beatmung die Wiederbelebung einleiten. Wenn der Kranke aspiriert (Speisereste, Erbrochenes oder Schleim in die Luftröhre bekommen hat), kann er absaugen, wenn er ein Absauggerät bedienen kann. Atemwege freihalten
2. Er kann den Kranken *flach lagern* und bei Pulslosigkeit, Atemstillstand und weiten Pupillen eine Herzmassage durchführen, wenn er es in Sanitätskursen gelernt hat. Lagerung Herzmassage
3. Er kann einen *schnellen und schonenden Transport* in eine Klinik *veranlassen,* einleiten und den Kranken begleiten, indem er dabei Atmung, Puls, Pupillen und Ausscheidung beobachtet. Transport Beobachtung

b) Der Kranke mit verändertem Bewußtsein

– *Der Kranke mit einem Dämmerzustand*

Definition

Dämmerzustände sind im Alter selten. Sie kommen nach epileptischen Anfällen oder im pathologischen Alkoholrausch vor. Das Bewußtsein ist eingeengt. Der Kranke erscheint besonnen, relativ geordnet, teilweise orientiert, fällt anfangs kaum auf, kann sich z. B. im Verkehr richtig bewegen. Er kann ängstlich-aggressiv, erregt, von wahnhaften Vorstellungen beherrscht sein, z. B. daß er verfolgt werde. Aus der Verkennung kann er – für die Umwelt unerwartet – sich selbst oder andere gefährlich verletzen.

– *Der akute Kranke mit Verwirrtheitszuständen*

delirantes Syndrom

Ein 67jähriger Mann wurde in die Klinik gebracht mit der Diagnose: »Inkontinenz bei Hirnmetastasen durch Unterleibstumor«. Der Patient war Straßenbahnschaffner gewesen, nie ernstlich krank. Vor einer Woche Tod seiner Frau. Nach der Beerdigung hatte er im Kreise seiner Angehörigen mehrere Flaschen kaltes Bier getrunken. Zwei Tage später war er den Nachbarn aufgefallen, als er unruhig auf und ab lief, sein Zimmer durchwühlte, nach draußen lief und immer etwas suchte. Auf die Frage, was er suche, antwortete er, man habe ihm seine Fahrscheine gestohlen. Dabei machte er ständig die gleiche Handbewegung, so als ob er Fahrscheine knipste. Abends fand man ihn auf dem Boden seiner Wohnung liegend, mit weit geöffneten, ängstlichen Augen: »Mach die Wanzen kaputt!« Die herbeigerufenen Kinder konnten ihn wieder beruhigen. Die Tochter glaubte, das hänge mit seiner Einsamkeit zusammen; sie blieb nachts bei ihm, ließ das Licht brennen und hielt ihm immer wieder die Hand. So schien er nicht mehr so ängstlich und sprach auch nicht mehr von den Wanzen. Als er am anderen Morgen einschlief, kehrte die Tochter zu ihrer Familie zurück. Als sie abends wieder nach ihm schaute, war er noch stärker verwirrt, erkannte sie nicht mehr, schalt sie eine Hure, sprach wieder von Wanzen und gab dann unsinnige Anweisungen: »Alles aussteigen! Endstation!« Erst jetzt zog die Tochter den Vertreter des Hausarztes hinzu, der feststellte, daß er unter sich lasse, einen großen Tumor im Unterleib habe und sofort in die Klinik müsse. Der Kranke verstarb nach einigen Stunden, nachdem der Unterleibstumor als Überlaufblase (deshalb hatte er scheinbar unter sich gelassen) bei Vorsteherdrüsenvergrößerung entlarvt war. Die Sektion ergab eine Urämie mit Herz-Kreislaufversagen und altersentsprechender Hirnarteriosklerose; kein Anhalt für Hirnmetastasen.

Was ist Verwirrtheit? (Übersicht nach OESTERREICH) — Verwirrtheit

1. bei Verwirrtheitszuständen, akut, Min-Tage, heilbar
2. bei dementiellen Prozessen, chronisch, teilweise heilbar

1. *Akute Verwirrtheitszustände*
   = organische, exogene symptomatische Psychose
   = Durchgangssyndrome
   = Delir: Verwirrtheit + Unruhe + Halluzinationen

Symptome

1. Vorboten: unruhig, reizbar, zieht sich zurück, Angst abends, Schlafstörung, Schlafumkehr
2. Störungen
   - kognitive: Merkschwäche
     unaufmerksam, Wahrnehmung gestört
     desorientiert: räumlich, zeitlich, situativ, persönlich
     Bewußtseinstrübung möglich
   - affektive: ratlos, hilflos, apathisch, überempfindlich, erregt, aggressiv
   - motorische: inaktiv bis unruhig getrieben
3. psychotische: illusionäre Verkennung, Halluzinationen, wahnhafte Einfälle

Welche Warn- oder Vorzeichen weisen auf eine drohende Verwirrtheit hin (Früherkennung)? — Warnzeichen

Hochbetagte Männer erkranken öfter als Frauen. Bedroht ist,
- wer über 80 Jahre alt ist,
- wer plötzlich den Partner verliert,
- wer allein lebt, niemanden hat, der für ihn sorgt oder wer sich resigniert zurückzieht,
- wer schlecht sieht oder schwer hört,
- wer die vielen Informationen nicht verarbeiten kann,
- wer abends oder in Dunkelheit die Umwelt verkennt,
- wer Tag und Nacht verwechselt oder sein Zimmer verfehlt,
- wer tagsüber häufig und nachts kaum schläft,
- wer ungeplant umziehen muß oder eingewiesen wird,
- wer seine Lebensgewohnheiten unterbrechen muß,
- wer ängstlich reagiert, wenn er Zwängen nicht nachgibt,
- wer seine Identität nicht aufrechterhalten kann,
- wer in seiner Beweglichkeit eingeschränkt ist,
- wer bettlägerig ist,

- wer eine Verletzung erlitten hat,
- wer inkontinent ist,
- wer seine Prothese (Zähne, Brille, Hörgerät) verliert,
- wer ständig Schmerz-, Beruhigungs-, Schlafmittel nimmt.

Diagnose Verwirrtheit als Etikett

Wer erhält das Etikett »verwirrt«, wird für »verwirrt« erklärt?

- Wer auffällig ist, sich unangepaßt verhält,
- wer stört, aggressiv oder handgreiflich wird,
- wer unruhig hin und her läuft oder wegrennt,
- wer nörgelt oder als Problempatient gilt,
- wer undeutlich spricht und schlecht zu verstehen ist,
- wer falsch versteht, weil er schwer hört,
- wer vom Pflegenden nicht verstanden wird,
- wer Selbstgespräche führt oder sich intensiv konzentriert,
- wer unsympathisch, ungekämmt, zahnlos, trottelig erscheint,
- wer riecht, weil er inkontinent ist oder das Baden verweigert,
- wer das Essen ablehnt,
- wer sich entblößt oder sich selbst befriedigt,
- wer andere Wertvorstellungen über Essen, Trinken, Waschen hat,
- wer ängstlich reagiert, weil er sich gefangen fühlt,
- wer die Erwartungen der Pflegenden nicht erfüllt,
- wer antriebsarm, interesselos oder verlangsamt reagiert,
- wer schon einmal versucht hat, sich umzubringen,
- wer nicht einsieht, daß er krank ist.

Etikett als Abwehr der Pflegenden

Wer erteilt das Etikett? Häufig Pflegende, die nicht weiter wissen und die eigene Hilflosigkeit auf den Älteren projizieren. Wenn Pflegende erwarten, daß Heimbewohner verwirrt werden, dann werden sich diese infolge ihrer Ich-Schwäche später so verhalten, wie es von ihnen erwartet wird (sich selbst erfüllende Prophezeiung). Die Diagnose dient Pflegenden zur Rechtfertigung für isolierendes und bevormundendes Verhalten und als Ausdruck eigener Angst vor Verwirrtheit.

Im Delir hat der Kranke Trugwahrnehmungen (Halluzinationen: er sieht weiße Mäuse, Käfer oder Fäden) oder wahnhafte Einfälle oder traumhaftes Wahnerleben. Vegetative Zeichen wie Schwitzen, Zittern und Schwindel sind möglich. Für die Zeit des Delirs fehlen Erinnerung und Krankheitseinsicht.

Akute Verwirrtheitszustände können von Bewußtseinsminderung begleitet sein. Wenn sich ein Koma über die Zwischenstufe Bewußtlosigkeit, Somnolenz und Bewußtseinstrübung zurückbildet, kann der Kranke noch stundenlang verwirrt reagieren und Pfleger und Situation verkennen.

Wie häufig sind Verwirrtheitszustände?

Häufigkeit

Nach Lipowski (1983) wurden 35 % der über 65jährigen Kranken, die in ein Allgemeinkrankenhaus aufgenommen wurden, wegen eines akuten Verwirrtheitszustandes eingeliefert. Nach Oesterreich wurden in psychiatrischen Kliniken 55 % und in geriatrischen Kliniken 80 % der Betten mit verwirrten Kranken belegt.

Akute Verwirrtheitszustände bedeuten ein Katastrophenerlebnis. Der Kranke verliert Ersparnisse bei Einweisung, Kontakte, Kontrolle, Identität, Selbstwertgefühl und Sinn bis zur Verzweiflung. Dazu tragen biographische, zeitgeschichtliche und gesellschaftliche Faktoren bei wie das Defizitmodell, der therapeutische Nihilismus vieler Pflegenden, die Stigmatisierung und Fixierung Verwirrter, weil Personal fehlt. Die Erklärung zum Pflegefall unter dem Druck der Krankenkassen entwertet den Älteren zum Taschengeldempfänger. Verlust der Bezugsperson, familiäre Konflikte und Beziehungsstörungen zu den Pflegenden können Verwirrtheitszustände verschlimmern.

psychologische

biographische
gesellschaftliche

familiäre
Faktoren

Wie entstehen akute Verwirrtheitszustände?

Entstehungsbedingungen

Entstehungsbedingungen, Übersicht

1. *Jede Erkrankung/Verletzung, besonders:*
   1.1. innere Leiden (Multimorbidität)

      – Stoffwechselstörungen:
        Austrocknung, Zuckerschwankungen
        Nieren-, Leber-, Hormonstörung
        Vitamine-B-, Eisenmangel

      – Durchblutungsstörungen
        RR-Schwankungen
        Herzschwäche/-Rhythmusstörung
        O_2-Mangel: Pneumonie, Asthma

1.2. neurologische Leiden
   - Hirn-Verletzung,-Infekt,-Tu,
   - Epilepsie, MS, TIA
   - Delir bei ALZHEIMER, MID, PARKINSON

1.3. nach Unfällen, Verbrennungen
   Vergiftungen (Lösungsmittel, CO)

2. *nach Eingriffen:*

- Narkose, Operation, Bestrahlung
- Arzneimittel-Neben-/Wechselwirkungen

3. *psychosoziale Faktoren:*

- Selbstwertkrise bei Konflikten, Trauer
- Angst, Verkennung in der Dunkelheit
- Änderung der Schlaf-/Essensgewohnheiten bei Einweisung oder Urlaub

Tabelle 17
Akute und chronische Verwirrtheit (nach KANOWSKI 1989, 277)

	Delir = Verwirrtheitszustand	*HOPS/Demenz*
Beginn	akut, oft nachts	schleichend in Wochen
Dauer	Stunden – 1 Woche	Monate – Jahre
Verlauf	nachts schlimmer	gleichbleibend
Körper	stets krank	ursächlich bei sekundärer Demenz
Bewußtsein	kann getrübt sein	–
Orientierung	stark gestört	abhängig von Gedächtnisausfall
Gedächtnis	Neugedächtnis zerstört	Neu- und Altgedächtnis gestört
Denken	zusammenhanglos, schnell	auf Konkretes beschränkt
Wahrnehmung	Illusion, Halluzination	selten
Schlaf	Schlafumkehr	Schlaf verkürzt, zerhackt
Motorik	unruhig, nesteln	apathisch, gehemmt
Stimmung	ängstlich, aggressiv	euphorisch oder depressiv

Körperliche Faktoren

körperliche Faktoren

Akute Verwirrtheit oder delirantes Syndrom infolge von Krankheiten mit Hirnbeteiligung.

Erkrankungen, die den Hirnstoffwechsel beeinträchtigen:

– Störungen des Wasser- und Salzhaushaltes sind bei Älteren häufig, weil sie ein herabgesetztes Durstgefühl haben, vergessen zu trinken, weil der Darm weniger Salz aufnimmt, weil sie weniger schwitzen, bei Emphysem weniger Kohlensäure ausatmen und bei Herzschwäche weniger Salz ausscheiden. Störungen des Wasser- und Salzhaushalts

– – Austrocknung (Exsikkose) verursacht häufig akute Verwirrtheit, weil Altern Wasserverlust bedeutet: ein 80jähriger hat 17 % weniger Körperwasser als ein 20jähriger. Frühsymptom ist eine reibeisenartig borkig braun belegte Zunge. Auf Wasser-/Salzmangel folgt Nierenversagen (Abbildung 19). Austrocknung

– – Elektrolytstörungen:

Kaliummangel entsteht durch Erbrechen, Durchfall, Mißbrauch von Abführmitteln und Diuretika, von Digitalis, Kortison. Die Kranken sind müde bis somnolent, verwirrt, apathisch, haben Muskelkrämpfe, Verstopfung und Blutdruckabfall. Kaliummangel

Magnesiummangel ähnelt dem Kaliummangel.

	Wassermangel	*Salzmangel*
Ursachen		
Mangel	zu wenig Trinken Schlucklähmung	salzlose Kost Erbrechen
Verluste	Fieber Diabetes	Schwitzen Diuretika Laxantia – Durchfall
Symptome		
Zunge	trocken	belegt
Erbrechen	nein	oft
Fieber	oft	nein
Gewichtsabnahme	stark	gering
Puls	beschleunigt	flach
Blutdruckabfall	gering	stark
Nierenversagen	nein	oft
Verwirrtheit	leicht	stark
Maßnahmen		
Salz einschränken	nutzlos	gefährlich
Salz zuführen	gefährlich	sehr günstig
zu trinken geben		
rektal zuführen	nützlich	nutzlos
Zunge, Ein-/Ausfuhr und Gewicht überwachen, einweisen		

normaler Flüssigkeitsverlust im Alter nach COOPER *1987*

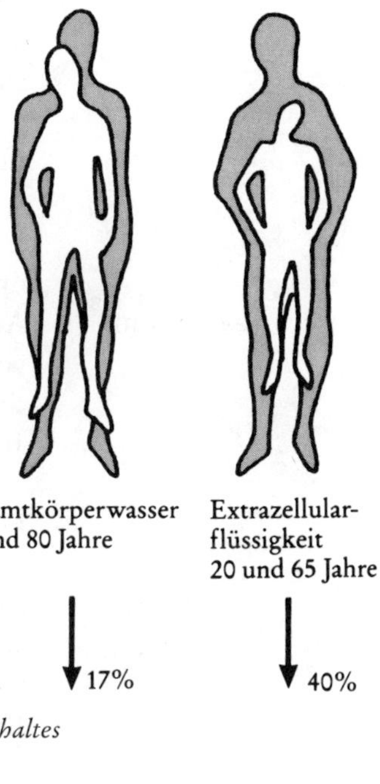

Abbildung 19
Normale Austrocknung im Alter und Störungen des Wasser- und Salzhaushaltes

Kalziummangel

Kalziummangel durch Unterfunktion der Nebenschilddrüse geht mit Tetanie und zeitweiliger Verwirrtheit einher. Der Kranke braucht Milch.

Kalziumüberschuß

Kalziumüberschuß durch Überfunktion der Nebenschilddrüse bedingt zeitweilige apathische Verwirrtheit, Muskelschwäche, Durst und Erbrechen. Der Kranke muß viel trinken und Milch meiden, Antazida (gegen Magensäure) helfen.

– Störungen des Säure-Basen-Gleichgewichts:

Azidose und Alkalose

Verwirrtheit entsteht leichter durch Übersäuerung (Azidose) als durch Basenüberschuß (Alkalose). Azidose und Alkalose können durch Stoffwechsel- (Nieren-, Zuckerkoma) oder Atemstörungen (bei Asthma, Lungenentzündung, Vergiftungen mit Schlaftabletten oder Alkohol) bedingt sein und sollten stationär behandelt werden.

– Nierenversagen (Harnvergiftung, Urämie):

Nierenversagen

Verwirrtheit mit Gedächtnislücken, Reizbarkeit, Kopfschmerzen und Muskelschwäche sind oft Anfangssymptome eines drohenden Nierenversagens. Dazu kommen braunborkige, lederne Zunge, Mundgeruch nach Urin, Hautjucken, Ödeme, Erbrechen, Durchfälle und Krämpfe. Einweisung ist nötig.

– Leberversagen (Leberkoma)

Leberkoma

Leberversagen (Leberkoma) ist eine Ammoniakvergiftung, muß stationär behandelt werden und verläuft in drei Stadien:
Anfangs ist der Kranke unruhig, apathisch, verwirrt, bewußtseinsgetrübt.
Später wird er erregt, verwirrter, erbricht.
Im Endstadium wird er komatös mit vertiefter Atmung.

– Fehlernährung mit Erhöhung der Blutfette:

Blutfetterhöhung

Zwischen der Höhe der Blutfette und Intelligenzabnahme wurden Zusammenhänge festgestellt. Erhöhte Blutfette infolge einer an Kohlenhydraten und tierischen Fetten reichen Ernährung sind ein Risikofaktor für die Arteriosklerose.

– Vitaminmangel:

– – Vitamin-B_1-Mangel beruht auf Eiweißmangelernährung bei Alkoholismus. Es kommt zu kleinen Hirnblutungen. Der Kranke hat Kopf- und Nervenschmerzen, friert, ist schwach, depressiv und verwirrt wie bei Beriberi. Hefe, Vollkornbrot, Leber und Schweinefleisch helfen.

Vitaminmangel

– – Nikotinsäuremangel führt zu Hautentzündungen an belichteten Stellen, Durchfällen, Schwindel, Verwirrtheit.

– – Vitamin-B_{12}-Mangel führt zu Blutarmut (perniziöse Anämie) und beruht auf einem Schwund der Magenschleimhaut. Der Kranke hat eine glattrandig rote Zunge, Zungenbrennen, ist wachsgelb, antriebslos und zeitweilig verwirrt. Der Blutarmut kann ein Rückenmarksleiden (funikuläre Myelose) mit breitbeinigem, schwankendem Gang, Muskelschwäche, Ameisenlaufen in den Beinen und Euphorie vorausgehen. Regelmäßige B_{12}-Injektion ist erforderlich.

– – Folsäuremangel ist Folge eines chronischen Alkoholismus oder einer Behandlung mit Antiepileptika oder Zytostatika und verursacht die gleichen Symptome wie B_{12}-Mangel.

Sauerstoffmangel des Gehirns verursachende Leiden (vgl. Abbildung 20, Seite 95):

Sauerstoffmangel des Gehirns

– Gefäßbedingte Durchblutungsstörungen des Gehirns:

– – Gefäßverschluß:
Hirnarteriosklerose (zerebrovaskuläre Insuffizienz) mit akuten Durchblutungsstörungen vgl. Durchgangssyndrome. Seltene Verschlußkrankheiten sind die Thrombangiitis obliterans, Thrombosen kleiner Hirngefäße, Fett- und Luftembolie.

Gefäßleiden

– – Seltene Gefäßerkrankungen sind erregerbedingt (Sepsis, Lues, Malaria, Pilz, Tuberkulose) oder Immunkrankheiten wie z. B. Gelenkrheuma mit Gefäßbeteiligung.

– Erhöhter Hirndruck:

entsteht durch raumfordernde Prozesse (Blutungen bei Apoplexie, Hirnverletzung, Gefäßmißbildung oder Hirntumor) oder durch Hirnschwellung bei Schlaganfall, Hirnhautentzündung, Sonnenstich, Hirnquetschung. Die Symptome

erhöhter Hirndruck

müssen Pflegende kennen: Druckpuls (der Puls wird langsamer), abgeflachte, verlangsamte Atmung, Brechreiz, weite Pupillen, Verwirrtheit. Sofortige stationäre Behandlung ist dringend.

– Herz-Kreislauferkrankungen:

Herzschwäche

– – Herzschwäche: Bei akuter Linksherzschwäche (Lungenödem) hat der Kranke hochgradige Luftnot, rasselnde Atmung, rötlich-schaumigen Auswurf, schnellen, weichen Puls, Todesangst und ist unruhig verwirrt. Halbsitzende Lagerung, Frischluft und Beruhigung helfen, bis der Arzt kommt. Bei chronischer Herzschwäche kann zeitweilige Verwirrtheit zu Ödemen, nächtlichem Wasserlassen, Atemnot und bläulichen Lippen hinzukommen. Diese Kranken brauchen Digitalis.

Rhythmusstörungen

– – Herzrhythmusstörungen: Wenn der Puls zu langsam, zu schnell, unregelmäßig ist oder aussetzt bis zu Bewußtlosigkeit mit Krämpfen (ADAMS-STOKES-Anfall), kann ein Herzschrittmacher Puls und Hirndurchblutung verbessern.

– – Blutdruckschwankungen:

Blutdruckabfall

(1) Blutdruckabfall verursacht häufig Verwirrtheit und entsteht durch Herzschwäche, Schock nach Infarkt oder Blutverlust, durch blutdrucksenkende und Entwässerungsmittel, durch Neuroleptika-Überdosis, durch Aufstehen nach langer Bettruhe oder nachts nach dem Wasserlassen, bei Austrocknung, Kaliummangel und Alkoholmißbrauch. Pflegende lagern flach, die Beine hoch, geben Bohnenkaffee, der Verwirrtheit aufhellt oder verhindert, weil Koffein den Kreislauf anregt, Flüssigkeit der Austrocknung und ein Imbiß der Unterzuckerung vorbeugt.

Blutdruckkrise

(2) Blutdruckkrisen bei Bluthochdruck durch Erregung, Pressen beim Stuhlgang können verwirren. Pflegende beruhigen.

– Störungen der Atmung:

Atemstörung

Bei Lungenentzündung (Verwirrtheit kann das einzige Anfangssymptom sein), Asthma, chronischer Bronchitis und bei Rippenbrüchen wird zu wenig Sauerstoff aufgenommen.

– Blutarmut als Verwirrtheitsursache wird oft verkannt:

Anämie

– – akute Anämie ist Folge eines Blutverlustes.
– – chronische Anämie mit zeitweiliger Verwirrtheit beruht auf Eisenmangel bei chronischer Blutung (z. B. Hämorrhoiden) oder auf Vitamin-B-12- oder Folsäuremangel, vgl. Seite 91.

Hormonale Störungen:

Störung des Zuckerstoffwechsels

– Bauchspeicheldrüsenstörungen verändern den Zuckerstoffwechsel. Kein Organ braucht täglich soviel Glukose wie das Gehirn (120 g, der Gesamtorganismus 200 g). Unterzuckerung führt nicht nur beim Altersdiabetiker (Typ II), sondern bei über 80jährigen zu Verwirrtheit, weil Hochbetagte meist eine pathologische Glukosetoleranz mit dem Risiko eines manifesten Diabetes haben. Wiederholte Unterzuckerung beschleunigt eine Demenzentwicklung. Verwirrtheit folgt, wenn das Abendessen um 17 und um 9 Uhr das Frühstück gereicht wird (vgl. Tabelle 18 und Abbildung 20).

der Schilddrüse

– Schilddrüsenstörungen: Unterfunktion trägt zur Demenzentwicklung bei, Überfunktion zu zeitweiliger Verwirrtheit.

der Nebenschilddrüse

– Nebenschilddrüsenstörungen verändern den Kalziumstoffwechsel mit eventueller Verwirrtheit.
– Nebennierenrindenstörungen führen selten zu Verwirrtheit.

Vergiftungen mit oder Unverträglichkeit von:

Vergiftungen oder Unverträglichkeit von Alkohol

– Alkohol: Ältere reagieren auf Alkohol eher verwirrt bei Vorschädigung des Gehirns, z. B. Hirnarteriosklerose, bei plötzlichem Entzug nach jahrelanger Gewöhnung und bei gleichzeitiger Einnahme folgender Medikamente:
Mittel gegen Depression, Epilepsie, Allergie, Barbiturate, Tranquilizer, Neuroleptika, Muskelentspannungs-, Schmerz-, Blutdruck-, blutzuckersenkende und kodeinhaltige Mittel.
Folgende psychische Störungen, die mit Verwirrtheit einhergehen können, sind Folgen des Alkoholismus:
Alkoholdelir: Der Kranke ist verwirrt, sieht weiße Mäuse,
Eifersuchtswahn: Er beschuldigt die Ehefrau des Ehebruchs,
Alkoholhalluzinose: Er hört Stimmen und ist verwirrt, hirnorganisches Psychosyndrom mit KORSAKOW-Syndrom (er ist verwirrt, merkt sich nichts mehr, konfabuliert, d. h. füllt

Gedächtnislücken mit Einfällen) schreitet fort bis zur Demenz, an der 10 % der Alkoholiker leiden.

– Arzneimitteln:

von Medikamenten

Nach BERGENER sind 30 % akuter Verwirrtheitszustände durch Arzneimittelüberdosis bedingt. 27 % der Älteren erhalten im Durchschnitt drei bis vier verschiedene Mittel. 18 % aller Älteren haben Arzneimittelnebenwirkungen, die um so häufiger sind, je komplizierter die Dosierungspläne, je vergeßlicher der Kranke, je weniger er trinkt, je mehr Ärzte die verschiedenen Leiden behandeln und je weniger Zeit Ärzte und Pflegende haben. Die Nebenwirkungen entwickeln sich in drei Phasen: überempfindlich-depressive Verstimmung, leichte Verwirrtheit mit Halluzinationen und Verwirrtheit mit Wahnbildung.

Risikofaktoren, die medikamentöse Verwirrtheit fördern:

medikamentös ausgelöste Verwirrtheit

1. Demenz und Hirndurchblutungsstörungen, Alter über 70,
2. PARKINSON-Erkrankung, die länger als fünf Jahre besteht,
3. Umwelteinflüsse, die ängstigen oder verunsichern,
4. Kombination von Anticholinergika (Tabelle 19).

Tabelle 18
Störungen des Zuckerstoffwechsels

	Unterzuckerung = hypoglykämischer Schock	*Überzuckerung = Hyperglykämie bis zum diabetischen Koma*
Symptome	der Kranke hat Kopfschmerzen, schwitzt, zittert, gähnt, sieht schlecht, hat Heißhunger, ist abwesend, verwirrt, bewußtlos	er fühlt sich schlapp, elend, durstig, übel, hat Leibschmerzen, wird zunehmend apathisch, benommen, verwirrt, bewußtlos
Puls, Blutdruck	normal	weich, schnell, Blutdruckabfall
Atmung	normal	groß (KUSSMAUL), Acetongeruch
Haut, Zunge	feucht	trocken
Pupillen	weit	normal
Muskeln	zittern, gesperrt, Krämpfe	schlaff, keine Krämpfe
Auslösung	seelischer Streß mit Nahrungsverweigerung, Hunger, zuviel Insulin, Zuckertabletten Alkoholgenuß	seelischer Streß mit wahllosem Essen bei Diabetikern zu wenig Insulin, Zuckertabletten Infekte, Verletzung, Operation, Austrocknung, Unterkühlung
Pflege	Bei Bewußtsein Tee mit Zucker, bei Bewußtlosen Glukose i. v.	Überwachung der Vitalfunktion, Intensivpflege in der Klinik

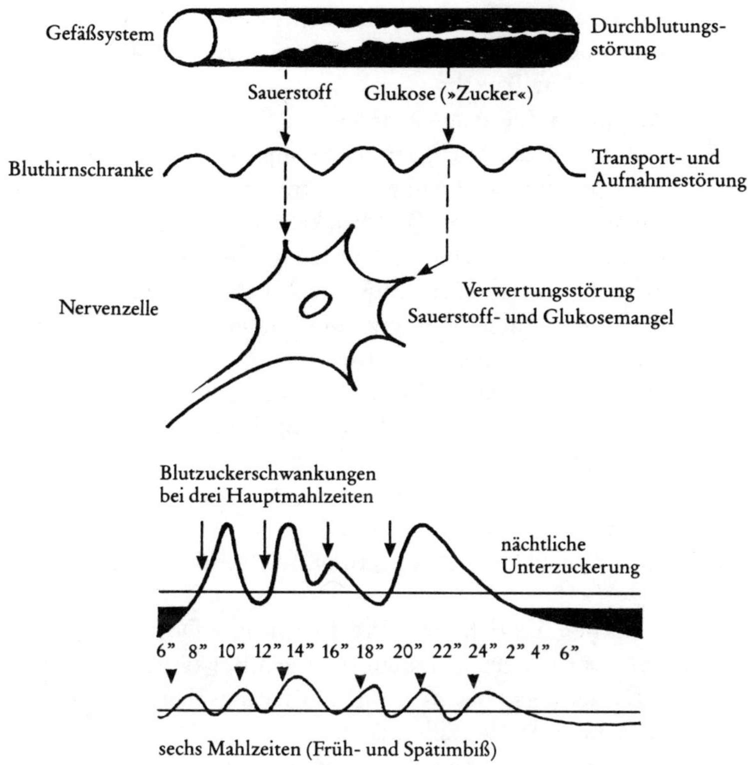

Abbildung 20
Glukosemangel bei Durchblutungsstörungen und drei Hauptmahlzeiten

Folgende Arzneimittelgruppen können Verwirrtheit auslösen:

– – Digitalis: bei gleichzeitiger Gabe von Kalzium oder Chinidin und bei Kaliummangel ist Unverträglichkeit möglich. Verwirrtheit kann das erste Symptom einer Digitalisüberdosis sein: Absetzen, kaliumreiche Kost, trinken! Digitalis
– – Diuretika, die Kaliummangel bedingen, z. B. Furosemide. Diuretika
– – Psychopharmaka erhalten fast 75 % der Heimbewohner. Nebenwirkungen sind bei Älteren 6mal häufiger als bei Jüngeren. Psychopharmaka
– – Anticholinergika verwirren, weil sie den Überträgerstoff Acetylcholin hemmen, der bei Demenz vermindert ist. Anticholinergisch wirken dopaminhaltige Antiparkinson- Anticholinergika

mittel und trizyklische Antidepressiva, nicht verwirrend sind Ludiomil, Thombran, Tolvin, Neuroleptika in hoher Dosis, z. B. Truxal.
Atropinhaltige Augentropfen.
Curarehaltige Muskelentspannungsmittel bei Narkose.
Anticholinergika bedingen Harnverhaltung bei Prostata-Adenom, Glaukom, Blutdruckabfall und Verstopfung.

Schlafmittel – – Barbiturate können ein Delir beim Absetzen und eine Demenz bei jahrelangem Mißbrauch verursachen.

Schmerzmittel – – Barbiturathaltige Schmerz- und andere Betäubungsmittel tragen zu Verwirrtheit bei wie

Blutdruckmittel – – blutdrucksenkende Mittel durch den Blutdruckabfall und

Abführmittel – – Abführmittel, die zu Kaliummangel führen.

andere Mittel Pflegende tragen Mitverantwortung bei Medikamentengabe!

1. sie verteilen das richtige Mittel in richtiger Dosis in richtiger Form zur richtigen Zeit dem richtigen Bewohner; sie benutzen Dosierungsschachteln mit Dosierungsplan;
2. sie beachten das Verfallsdatum;
3. sie beobachten Nebenwirkungen täglich mehrere Stunden, lesen sie auf Beipackzetteln nach, tragen sie in der Pflegedokumentation ein und setzen das Mittel nach Rücksprache mit dem Arzt ab;
4. sie sammeln Erfahrungen, welche Mittel sich gegenseitig nicht vertragen, abschwächen oder verstärken;

Tabelle 19
Verwirrheit durch Arzneimittel-Wechselwirkungen

Herzmittel	*Blutdrucksenker*		*Suchtgefahr-Mittel*	*Anticholinergika*
Digitalis	Diuretika Furosemide	Reserpin Clonidin β-Blocker	Barbiturate Benzodiazepine Schmerzmittel Alkohol/Antabus	Neuroleptika Anti-Parkinsonmittel trizykl. Antidepressiva Atropin, Spasmolytika
Übelkeit langsamer Zwillings- puls	K-Mangel Austrocknung Inkontinenz Diabetes	Schwindel RR-Abfall	Delir bei Entzug Demenz bei Mißbrauch	Merkschwäche Verspannung Sehstörung bis Glaukom Harnverhaltung Verstopfung Tachyarrhythmie
Verwirrtheit				

5. sie kennen die Suchtgefahr von Tranquilizern, Schmerz-, Schlaf- und Beruhigungsmitteln, auch von rezeptfreien!
6. sie beeinflussen die Vielverordnung, wenn sie dem Arzt sagen: »Herr Dr.! die Frau M. ist heute so unruhig!«
7. sie entscheiden bei Bedarfsverordnungen, wann und wieviel sie von einem Medikament geben: Ältere vertragen nur ½ der Erwachsenendosis, von Psychopharmaka, Schlaf- und Beruhigungsmitteln nur ⅓!
8. Hilflose setzen Haldol als chemische »Keule« ein;
9. sie setzen sich für wehrlose Kranke als Anwalt ein.

Ärzte und Pflegende können pflanzliche Beruhigungsmittel anwenden. Vorteilhaft sind Tees, weil sie gleichzeitig gegen Austrocknung vorbeugen. Diät senkt Blutfette, Harnsäure, Blutzucker ohne Medikamente, salzarme Kost senkt den Blutdruck, Reis schwemmt aus, Wärme lindert Schmerzen.

Wie werden akute Verwirrtheitszustände behandelt?

Behandlung des Grundleidens
internistische Basistherapie

1. Behandlung des Grundleidens setzt Klärung durch Hausarzt, Internist oder innere Abteilung voraus.
2. Internistische Basistherapie mit Herzglykosiden und Normalisierung von Herzrhythmus und Blutdruck,
   Korrektur von Wasser- und Elektrolytstörungen, z. B. durch Infusionen, weil schon geringe Austrocknung verwirrt, bei Gefäßverschluß Colfarit.
3. Medikamente absetzen, wenn sie Verwirrtheit auslösen! Nie allein Neuroleptika und Hypnotika (Oesterreich)! Bewährt sind milde Nootropika z. B. Piracetam (Nootrop). Psychopharmaka in ⅓–½ der Erwachsenendosis! Bei Alkohol- oder Schlafmittelentzugsdelir Distraneurin, bei erregter Unruhe und Angst Praxiten, nur bei Wahn Eunerpan, bei Depression Thombran, bei Apathie Kaffee/Schwarztee, bei nächtlicher Verwirrtheit helfen Spätimbiß, Kaffee bei niedrigem Blutdruck und Rheomakrodex-Infusionen.

Wie können Pflegende dem akut Verwirrten helfen?

1. Erste Notfallmaßnahmen und Behandlungspflege (Tabelle 20):

Vitalfunktionen überwachen: Puls, Blutdruck, Atmung, Temperatur und Bewußtsein!

Austrocknung ausschließen: Zunge zeigen lassen! Zu trinken geben! Ein- und Ausfuhr kontrollieren!

Schmerzen mit Wärme und Zuwendung lindern!

Tabelle 20
Übersicht über akute körperlich bedingte Verwirrtheitszustände

Ursächliche Faktoren	*Beobachtung von Symptomen*	*Behandlungsbeispiele*
Leiden mit Hirnbeteiligung	z. B.	
– Störung des Wasser- und Salzhaushalts	Austrocknung, Fieber Schwitzen, Erbrechen	zu trinken geben Salz geben
– Störungen des Säure-Basen-Gleichgewichts	große oder flache Atmung, Unruhe	Einweisung
– Nierenversagen	Juckreiz, Ödeme,	Einweisung
– Leberversagen	Gelbsucht, Erregung	Einweisung
– Blutfetterhöhung	Hirn- oder Herzinfarkt	Einweisung, Diät
– Vitaminmangel	Nervenschmerzen, Blässe	Vitamingaben
Sauerstoffmangel des Gehirns		
– Hirndurchblutungsstörungen	Durchgangssyndrome	Durchblutungsmittel
– Herz-Kreislauferkrankung	Blutdruck-, Pulsveränderung	Herzstützung, Strophanthin
– Störung der Atmung	Atemnot	Frischluft, Sauerstoff
– Blutarmut	Blässe, Schwäche	Eisen, Vitamin B12
Hormonale Störung		
– Unterzuckerung	Schwitzen, Heißhunger	Tee mit Traubenzucker
– Schilddrüsenüberfunktion	Unruhe, Herzklopfen	Beruhigung
Vergiftungen mit		
– Alkohol	Delir (»weiße Mäuse«)	Distraneurin
– Medikamenten	Erbrechen, Ekzem	Absetzen
Physiologische Regulationsstörungen		
– des Blutdruckes	Blutdruckabfall, -krise	Kaffee, Beruhigung
– der Wärmeregulation	Frieren	Wärmflasche
– der Entleerung	Harnverhaltung	Katheter
– der Koordination	Schwindel	Gehstock
– Schmerzen		Schmerzmittel
Wahrnehmungsstörungen		
– Sehbehinderung	Stolpern, Unsicherheit	Brille putzen
– Schwerhörigkeit	Mißverständnisse	Hörgerät kontrollieren
– Berührungsstörung	Kribbeln	Streicheln

Verhalten, Haut, Augen, Körperhaltung, Schweiß, Erbrechen oder Krämpfe sorgfältig beobachten!

Gegen Dekubitus, Pneumonie, Thrombose, Inkontinenz, Mundinfektion und Gelenkversteifungen vorbeugen!

Kriseninterventionsregeln beachten: den Kranken in seiner Umgebung, aber nicht allein lassen! Erreichbar bleiben! Den Blickkontakt erhalten! Sofort helfen! Durch kleine Erfolge ermutigen! Soviel Bedürfnisse wie möglich berücksichtigen! Konflikte so realistisch wie möglich angehen! Dem Kranken Selbstbestimmung lassen!

2. Die Grundpflege wird zur Beziehungspflege, so daß sich der Verwirrte angenommen, verstanden, geschätzt fühlt. Für sinnvolle, einfache, überschaubare Umgebung und Sicherheit sorgen! Selbstbild und Lebenskontinuität erhalten! Nicht-verwirrtes Verhalten loben! Helfen, die Kontrolle zurückzugewinnen! Beruhigen! Berühren, umarmen!

Beziehungspflege

1.2. Demenzen oder dementielle Prozesse

= chronische hirnorganische Psychosyndrome

chronische Verwirrtheit

Der chronisch verwirrte oder demente Kranke

Hirnaltern und Hirnschwund (Atrophie) mit Demenz sind im Entwicklungsprozeß identisch, im Ausmaß verschieden. Der Übergang von normalem Hirnaltern zur Demenz ist fließend. Demenz setzt ein, wenn das Ausmaß des Hirngewebsschadens eine kritische Schwelle überschreitet. Es gibt Greise mit nachweisbarer schwerer Hirnschädigung, ohne je aufzufallen und umgekehrt schwer Demente ohne nachweisbare Hirnschädigung

Hirnaltern und senile Demenz

Übersicht

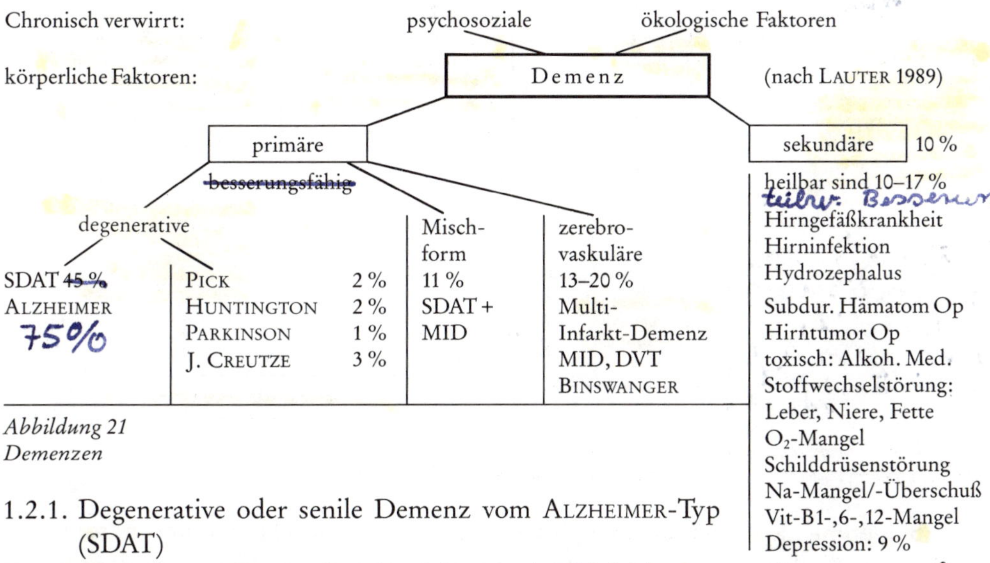

Abbildung 21
Demenzen

1.2.1. Degenerative oder senile Demenz vom ALZHEIMER-Typ (SDAT)

Der Schwund an Nervenzellen im Stirn- und Schläfenlappen (im limbischen System bei präseniler Demenz), die Zunahme der Neurofibrillenknäuel (Faserbündel) und der Plaques mit einem Amyloidkern (abnormes Eiweiß) und der Mangel an Überträgerstoffen (Acetylcholin und Serotonin) entsprechen

Hirnveränderungen

der Schwere der Demenz. Bei frühem Beginn (Typ II) sind die Veränderungen ausgeprägter, bei spätem Beginn (Typ I) überschreiten sie die kritische Schwelle normaler Altersveränderungen gering (vgl. Abbildung 6, S. 41).*

Entstehungsbedingungen

Wie entsteht die Demenz vom ALZHEIMER-Typ (nach LAUTER, KURZ)?

1. Erbfaktoren: Bei ⅓ der Kranken ist ein Verwandter betroffen. Bei der seltenen dominant erblichen präsenilen Form ist ein Defekt auf dem Chromosom 21 nachgewiesen.
2. Vergiftungen mit Aluminium, Blei, Zink, Lösungsmitteln?
3. Schleichende Virusinfekte?
4. Frühere Hirnverletzungen z. B. bei Boxern.
5. Psycholsoziale Risikofaktoren (Abbildung 22).

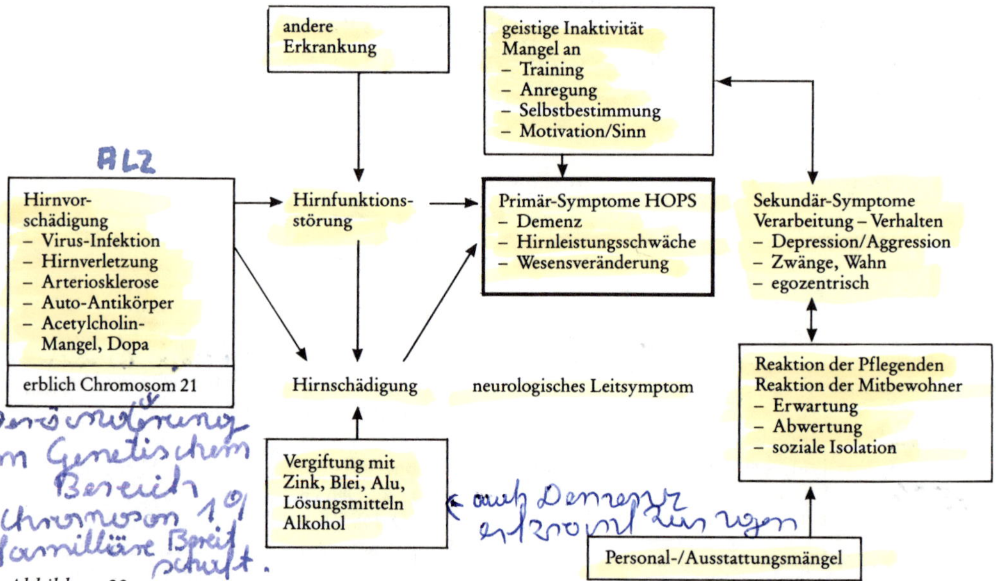

Abbildung 22
Multifaktorielle Entstehung der ALZHEIMER-Demenz
Wechselwirkung zwischen körperlichen, psychosozialen und ökologischen Faktoren

Symptome des hirnorganischen Psychosyndroms Hirnleistungsschwäche

Welche Symptome macht das organische Psychosyndrom?

(1) Hirnleistungsschwäche zeigt sich in Störungen von:
Orientierung: Zuerst ist der Kranke zeitlich oder räumlich, später situativ und zuletzt persönlich desorientiert.

*) Mitglieder der Alzheimer Gesellschaft München e. V. Richard-Strauss-Str. 34, 8 München 80, erhalten aktuelle Informationen

Gedächtnisleistung: Zuerst kann er sich nichts merken, (Neu- oder Frischgedächtnisstörung), Namen nicht finden, später zeitlich nicht einordnen (Zeitgitterstörung).

Konzentration: Er wird unaufmerksam, seine Vigilanz (Wachheit) schwindet, er lernt schwerer.

Denken: Formal ist es verlangsamt, umständlich, zähflüssig, klebend, inhaltlich eingeengt, am Konkreten haftend.

Urteilsvermögen und Selbstkritik: Aus Selbstschutz leidet er zunehmend weniger unter der Leistungseinbuße.

Antrieb: Er wird lahm, initiative- oder ziellos, unruhig.

(2) Wesens- oder Persönlichkeitsveränderungen wie Gefühlsverflachung. Affektlabilität wie Weinerlichkeit kann in Affektinkontinenz übergehen. Wesensveränderung

Tabelle 21
ALZHEIMER-Stadien nach REISBERG: Verschlechterungs-/Funktionelle Einschätzung

kognitiver Verfall GDS	*Klinische Phase*	*GDS (Global Deterioration Scale) FAST (Functional Assessment Staging)*
1. keiner	normal	keine Einschränkung
2. sehr milder	Vergeßlichkeit	findet Gebrauchsgegenstände nicht wieder; vergißt Namen
3. milder	frühe Konfusion	1. erkennbare Defizite, verirrt sich leicht berufliche Leistungsabnahme, Wort-/Namensfindungsstörungen, verliert, verlegt Gegenstände, Merkfähigkeit/Konzentration lassen nach
4. mäßiger	späte Konfusion	schlecht informiert über Aktuelles, Erinnerungslücken, Konzentrationsschwäche, kann nicht verreisen/Geld verwalten kann komplexe Aufgaben nicht ausführen verdrängt, vermeidet Konkurrenz
5. mäßig schwerer	beginnende/ frühe Demenz	auf Hilfe angewiesen, vergißt Wichtiges im Alltag, räumlich und zeitlich desorientiert
6. schwerer	mittelschwere Demenz	Hilfe beim Ankleiden/Baden nötig Kurzzeitgedächtnis verloren, Langzeitgedächtnis ungenau, vom Partner völlig abhängig, nimmt Umwelt nicht wahr, kann von 10 an nicht rückwärts zählen, Tag-Nacht-Rhythmus gestört, Halluzinationen/Zwänge/Angst, geschäftig, unfähig, selbständig zur Toilette zu gehen, Urin-Inkontinenz
7. schwerster	sehr schwere fortgeschrittene Demenz	Kann nur fünf bis sechs Worte sprechen Sprachliche Verständigung nicht möglich motorisch/geh-, sitzunfähig, Stuhl-Inkontinenz, alle kortikalen Funktionen gestört, Stupor

Stimmungsschwankungen: Der Kranke wird reizbar, aggressiv. Ethisches Empfinden wird takt-, rücksichtslos, enthemmt. Im sozialen Verhalten wird er gefügig, abhängig, streitsüchtig, distanzlos oder er zieht sich zurück.

Die Wesensveränderungen beruhen auf der Diskrepanz zwischen Wollen und Können. Die Ausgangspersönlichkeit wird nivelliert ausdruckslos oder karikiert zugespitzt oder umgestaltet, so daß die Angehörigen sagen: »Ich kenne ihn nicht wieder!«

Demenz

(3) Demenz (Intelligenzschwund, Altersblödsinn): Kernsymptom ist die nachlassende Urteils- und Kritikfähigkeit, zuerst schwindet das Gedächtnis, dann die Geschicklichkeit und das logische, Sinnzusammenhänge erfassende Denken.

Er engt sich auf ich-nahe Leistungen wie Essen, Trinken, Besitzen ein. OESTERREICH gliedert die Demenzsymptome in

kognitive Defizite

kognitive Defizite: Der Kranke behält und lernt vermindert, konfabuliert (füllt Gedächtnislücken), denkt einförmig, am Konkreten haftend. Ein amnestisches oder KORSAKOW-Syndrom bedeutet Merkschwäche, Desorientierung und Konfabulationen.

affektive Veränderungen

Affektveränderungen: Der Kranke springt gefühlshaft stark und schnell an, ist launisch, mürrisch, gleichgültig.

psychomotorische Veränderungen

Psychomotorik: er bewegt sich verlangsamt, wird antriebslos, in der Handfertigkeit gestört und aphasisch: er versteht abstrakte Worte nicht, findet Worte und Namen nicht, umschreibt, antwortet verlangsamt, verstümmelt (Tabelle 21).

Bei melancholisch-hypochondrischer Demenz überbewertet der Kranke Krankheitsbefürchtungen, bei manischer Demenz überschätzt er sich selbst und bei paranoider Demenz fühlt er sich bestohlen, verfolgt oder vergiftet.

erbliche Hirnatrophien

Seltene erbliche Hirnatrophien machen manchmal Unterbringung in geschlossener Psychiatrie erforderlich:

Chorea HUNTINGTON

(1) Chorea HUNTINGTON (Siehe S. 135)

PICKsche Hirnatrophie

(2) PICKsche Hirnatrophie des Stirn- und Schläfenlappens beginnt zwischen dem 50. und 60. Jahr. Die Symptome entsprechen einem Stirnhirnsyndrom: Der Kranke stumpft im Gefühl ab, merkt sich nichts mehr, reagiert triebhaft enthemmt, asozial und ohne Einsicht, später wird er antriebslos und sprachgestört. Die Krankheit ist 100mal seltener als

Tabelle 22
Verlauf der ALZHEIMER-Demenz

ALZHEIMER-Stadien *Dauer: 6–8 Jahre*	*I. frühes* *2–3 Jahre*	*II. fortgeschrittenes* *2–3 Jahre*	*III. Spätstadium* *1–2 Jahre*
Gefährdung Schwere der Pflege	gering erträglich	deutlich schwierig	stark kaum zu ertragen
1. *Primärsymptome* HOPS – Intelligenzschwund – Hirnleistungs-schwäche Spezialisten – Persönlichkeits-Wesensveränderung Pflegende	*Frühsymptome* abstraktionsunfähig urteilsunfähig Frisch- Wortfindungsstörung räumlich desorientiert ängstlich, ratlos affektlabil antriebsarm	mittelschwere Langzeit- zeitlich/situativ reagiert in Panik affektinkontinent unruhig beschäftigt	schwere Demenz Gedächtnisausfall KORSAKOW persönlich desorientiert abgestumpft apathisch
2. *Sekundärsymptome* reaktive Verhaltensstörung bei Über-Unterforderung	depressiv – Suizid Verfolgungswahn unkonzentriert	gleichgültig explosibel, egozentrisch Wiederholungszwang	aggressiv
3. Neurologische Ausfälle = *Leitsymptome*	Gedächtnisstörung Wortverständnisstörung	Aphasie = spricht weniger Apraxie = Handfertigkeitsstörung Agnosie = Erkennensstörung Drang-Inkontinenz Krampfanfälle (15%)	versteht Körpersprache unartikuliert unkontrollierte stereotype Bewegung geht, sitzt nicht hält Kopf nicht total inkontinent immobil, Kachexie

die senile Demenz, sie schreitet unaufhaltsam in sechs bis acht Jahren zum Tode fort.

1.2.2. Zerebrovaskuläre Demenzen (hirngefäßbedingt)

Multi-Infarkt-Demenz

– Multi-Infarkt-Demenz = vaskuläre oder arteriosklerotische Demenz. Chronische Hirndurchblutungsstörungen entwickeln sich in drei Stadien:

Entwicklungsstadien

Stadium I: neurologisch symptomlos, psychisch »reizbare Schwäche« mit Kopfschmerzen, Ohrensausen, Merkschwäche, Schwindel, Müdigkeit bei Schlaflosigkeit, Verlangsamung.

Stadium II: Hirnleistungsschwäche und Wesensveränderung

Stadium III: Multi-Infarkt-Demenz entsteht durch zunehmende Gefäßverschlüsse, die zu kleinen Hirninfarkten mit umschriebenem Hirngewebszerfall führen. Die Multi-Infarkt-Demenz verläuft wechsel-, sprunghaft oder episodisch. Der Kranke neigt zu Depression, Affektlabilität und neurologischen Ausfällen wie Lähmungen und Sprachstörungen (Schlaganfällen) bei hohem Blutdruck, vgl. Tabelle 23.

– BINSWANGER Erkrankung = Arteriosklerose in weißer Substanz

sekundäre Demenz: Hirninfektionen

1.2.3. Sekundäre dementielle Prozesse bei Hirnerkrankungen:

– bei Hirninfektion:

– – Progressive Paralyse (Hirnlues) ist eine chronische Hirnentzündung. Noch nach 20 bis 25 Jahren können Wesensveränderung, Größenwahn mit Euphorie und Rededrang, Depression, Verwirrtheit, zitternder Mund, verwaschene Sprache, enge lichtstarre Pupillen und Krämpfe auftreten. Durch Penicillin wird die Hälfte der Kranken geheilt, ¼ gebessert, ¼ stirbt bei fortschreitender Demenz.

– – Virusinfektion: Die seltene JAKOB-CREUTZFELD-Demenz ist ansteckend, beginnt mit Bewegungs-, Seh-, Hörstörung.

Tumoren

– bei raumfordernden Prozessen: Hirntumor, Metastasen.

Verletzung

– nach Hirnverletzungen sind Appetit und Sexualität gesteigert.

– bei Hirnkammererweiterung: beginnt mit spastischem breitbeinigem Gang und Inkontinenz, oft bei präseniler Demenz.

Epilepsie

– bei Epilepsie, wenn sie unzureichend medikamentös eingestellt ist. Verwirrtheit kann anstelle eines Anfalles und nach einem Anfall mit einem Dämmerzustand auftreten.

Tabelle 23
Unterscheidung zwischen seniler und Multi-Infarkt-Demenz

	senile Demenz	*Multi-Infarkt-Demenz*
Beginn	allmählich	plötzlich
Verlauf oder Verschlechterung	fortschreitend	sprunghaft
nächtliche Verwirrtheit	selten	häufig
Persönlichkeit, Sozialverhalten	abgebaut	eher erhalten
Depression, Affektlabilität	selten	häufig
Auffassen, Urteilen, Einsichtsfähigkeit	schwindet	zunächst erhalten
Kopfschmerz, Schwindel, Ohrensausen	selten	oft
frühe Schlaganfälle, hoher Blutdruck	fehlt	häufig
Lähmung, Sprachstörung	im Spätstadium	häufig
betroffene Hirnabschnitte	Stirn, Schläfe	kleine Infarkte
Häufigkeit	60–70 %	20–22 %
Geschlechtshäufung	gleich häufig	bei Männern

Tabelle 24
Zusammenfassende Beurteilung der Demenz

Schwere	*Gewißheit*	*Diagnose*	*psychische*	*körperliche Begleitsymptome*
leicht mittel schwer	vermutlich wahrscheinlich sicher	primäre – ALZHEIMER Demenz – Multi-Infarkt- sekundäre Folge- Demenz	depressiv aggressiv wahnhaft apathisch	Austrocknung Infekte, Inkontinenz Fallneigung Immobilität, Dekubitus

Pflegende erkennen gesundheitliche Gefährdungen Dementer: gesundheitliche Gefährdungen Dementer

1. körperliche
   - Austrocknung verursacht Verwirrtheit
   - Infektanfälligkeit, z. B. Lungenentzündung
   - Fall- und Verletzungsneigung z. B. beim Brotschneiden
   - Seh- oder Hörstörung erschweren die Orientierung
   - Dekubitus bei Bettlägerigen, Inkontinenz oder Verstopfung
   - unregelmäßige Medikamenteneinnahme

2. psychische
   - akutes Delir bei Entzug von Alkohol oder Medikamenten
   - anfangs Depression mit Selbsttötungsgefahr
   - Mißtrauen, Halluzinationen mit Bestehlungswahn
   - Nervosität, Ruhelosigkeit, Reizbarkeit, Wutausbrüche
   - Nicht-mehr-Erkennen: »Du bist nicht mein Mann«

Verwirrtheit durch Wahrnehmungsstörungen:
Wer non-verbale Signale unzureichend wahrnimmt, ist in der Beziehung verunsichert. Risikofaktoren der Wahrnehmung sind: Persönliche: schlechtes Sehen, Hören, Zerstreutsein, Beruhigungsmittel. Umgebungsfaktoren: Lärm, grelles Licht, Bettlägerige sehen in Seitenlage weniger als in Rückenlage. Pflegefaktoren: ständiger Pflegerwechsel, Anregungsmängel. Risikofaktoren

- Sehbehinderung:
  24 % der Pflegefälle sind blind und 35 % sehen schlecht. Zu den Altersveränderungen des Auges kommen Augenleiden wie grauer Star (Linsentrübung), grüner Star (Glaukom, Augeninnendruckerhöhung), Verletzung, Infektion. Plötzlicher Sehverlust entsteht durch Glaukom, Netzhautablösung, Durchblutungsstörung, halbseitiger Gesichtsfeldausfall durch Apoplexie. Bei Digitalisunverträglichkeit flimmern die Gegenstände grüngelb, lange Bettruhe engt das Gesichtsfeld Sehbehinderung

ein, unzureichende Beleuchtung und ungeputzte Brille tragen zur Verwirrtheit bei. Ältere brauchen Kontraste, sonst können sie nicht unterscheiden. Altersweitsichtige sehen am besten im Armlängenabstand. Verlangsamte Dunkelanpassung bei Sonnenuntergang kann verwirren.

Hilfen für Sehbehinderte

Wie helfen Pflegende den Sehbehinderten? Sie sorgen für geputzte Brille, für blendfreies, indirektes Licht. Farbsysteme und Namensschildchen erleichtern die Orientierung. Dämmerleuchten nachts verhindern Unfälle, Umlagerung von Bettlägerigen erweitert das Gesichtsfeld. Lupe, Bücher im Großdruck und elektronische Lesehilfen ermöglichen geistige Anregung.

Hilfen für Blinde

Blinden stellen sich die Pflegenden jedesmal vor, kündigen an, welche Pflegehandlung sie vornehmen. Konstante Rituale erhalten die Orientierung. Die Umgebung wird mit anderen Kommunikationskanälen erkundet, z. B. Duft von Küche, Blumen, Parfüms. Zeitliche Orientierung wird erhalten durch Gong, Tischuhren ohne Uhrglas, regelmäßige Veranstaltungen, Kalender mit erhabenen Zahlen. Ein Handlauf erleichtert den Weg zu Bad und Toilette. Beim Gehen unterfaßt der Blinde den Unterarm des Begleiters, der nicht zieht, noch schiebt. Stufen sind anzukündigen. Weil sich der Blinde am Trittschallecho orientiert, bleiben Zimmertüren geschlossen. Kleine Knöpfe, Schnapp- und Reißverschlüsse sind durch Klettverschlüsse zu ersetzen. Beim Essen orientieren sich Blinde auf dem Teller nach dem Zifferblatt, z. B. Gemüse auf »3«. Unzerbrechliche halbgefüllte Becher stehen direkt neben dem Teller. Blinde nehmen am Tisch immer denselben Platz ein. Im Bett erhalten sie eine Schelle.

– Hörbehinderung:

Schwerhörigkeit

Entstehungsbedingungen

50% der Männer und 30% der Frauen über 65 hören schwer. Sie können hohe Töne und Richtung schlecht unterscheiden. Die Schwerhörigkeit ist bedingt durch Alter, Ohrenschmalz, Vererbung, Mittelohrentzündungen, Durchblutungsstörungen, Multiple Sklerose, Menière-Krankheit oder durch Medikamente (z. B. Lasix, Aspirin). Ältere tragen ungern Hörgeräte, weil sie sich schämen, weil sie verzerrt hören, das Abschalten vergessen, sie verlegen. Ältere verstehen hohe Frauenstimmen und die Buchstaben »f, s, sch« am Wortanfang oder -ende schlechter als tiefe Männerstimmen. Schreien eines Mitbewohners hören sie verzerrt oder schmerzhaft.

Unterschiedliches Hören beruht auf Blutdruckschwankungen oder auf Medikamenten, nicht darauf, daß sie nur hören, was sie wollen. Schwerhörigkeit fördert Depression, Apathie, Mißtrauen bis Wahn, Ängstlichkeit bis Verwirrtheit. Halbgehörtes wird bei gestörter Beziehung als Ablehnung fehlgedeutet.

Folgen

Wie helfen Pflegende dem Schwerhörigen? Die Beziehung entscheidet, ob die Kommunikation gelingt. Der Gesichtsausdruck des Schwerhörigen gibt Rückmeldung, ob und wie er den Pflegenden verstanden hat. Schwerhörige benötigen intensive Beratung und Ermutigung, ein Hörgerät zu tragen. Pflegende prüfen, ob das Hörgerät funktionsfähig, gereinigt ist und richtig sitzt. Schwerhörige brauchen mehrkanalige Kommunikation mit Berührung, Gesten, Zeichnungen. Zeichensprache kann verwirren. Pflegende sprechen langsam, auseinandergezogen, mit Pausen, deutlich artikuliert, kurz, mit tiefer Stimme, nicht mit der Hand vor dem Mund, um Mundablesen zu ermöglichen. Lautes Sprechen verzerrt. Pflegende wiederholen und warten geduldig, was er antwortet. Wenn in Gruppen mehrere gleichzeitig sprechen, ist der Schwerhörige im Mundablesen überfordert. Pflegende klären Mißverständnisse und störende Hintergrundgeräusche, Telefon- und Fernsehverstärker ermöglichen besseres Hören, ohne den Sprecher zu sehen oder andere zu belästigen. Tür- und Telefonklingel sind als Lichtsignal einzurichten.

Hilfen durch Berühren

– Störungen der Berührungsempfindlichkeit:
  Diese nimmt bei 50 % der 80jährigen ab, infolge von Diabetes, Nervenentzündung, Lähmung, Schlaganfall, Gürtelrose, Wirbelgelenkverschleiß und Durchblutungsstörungen. Berührungsempfindungen werden verzerrt durch Schmerzen, Druckstellen, plötzlichen Lage- und Temperaturwechsel, z. B. beim Baden, durch Schienen, Katheter, durch unterschiedliche Berührungen verschiedener Pflegender. Hautkranke werden seltener berührt. Berührung regt an, gleicht andere Wahrnehmungsverluste aus, vermittelt das Gefühl, angenommen zu sein und beruhigt.

  Berührungsempfindlichkeit

  Das Bedürfnis, berührt zu werden, nimmt zu bei Streß, Krankheit und im Alter. Berührung wirkt therapeutisch, Handauflegen bedeutet seit Jahrtausenden Heilen. Wenn sich Ältere in Gruppen berührten, wuchsen Interaktion, Interessen, Wohlbefinden. Streicheln bessert Druckstellen, Massieren zur gleichen Zeit erhält die Zeitorientierung. Schmerzhafte Pflegehandlungen werden erklärt. Wandernde, schreiende Verwirrte werden durch Berührung ruhiger. Routinemäßiges Streicheln kann abstoßen. Wie Berührung angenommen wird, hängt von der Beziehung ab.

Psychische Faktoren, die zur Verwirrtheit beitragen können

Psychische Alterserkrankungen:

Katatonie – Akute Katatonie oder Spannungsirresein kommt im Alter selten vor bei Hirntumoren, Hirninfektionen oder als akute Schizophrenie. Der Kranke ist wach, starr, gesperrt, reagiert nicht, kann plötzlich um sich schlagen.

Wahn – Wahnkranke können verwirrt erscheinen. Abgrenzung S. 171.

Depression – Akute Depression kann Verwirrtheit vortäuschen: der Kranke ist gehemmt, regungs- und ratlos, hat Trugwahrnehmungen (Verwirrtheitspsychose) oder ist erregt verstimmt.

Psychologische Erklärungsversuche:

– Verwirrtheit als Folge von Distress:

Distress — Ob eine Belastung zum Distress wird, hängt nicht von der Schwere der Belastung ab, sondern von der subjektiven Bewertung. Als bedrohlich eingeschätzt werden sich häufende Krisen wie Tod des Partners, Heimeinweisung oder Umzug. Weil Ältere frühere, andauernde, sich häufende Belastungen langsamer verarbeiten, trifft ein neuer Distress einen Vorgeschädigten, so daß die Ressourcen wie Kontakte, Bewältigungstechniken (Coping) und Kompetenzen nicht ausreichen.

Hilfen bei Distress — Wie können Pflegende helfen? Nach ursachenspezifischer Behandlung der Grundkrankheit ist Kortison kurzfristig sinnvoll.

Tabelle 25
Verwirrtheit als Folge unzureichender Ressourcen

Ressourcen	*in der Umwelt*	*in Problemlösungsstrategien*	*Anpassung, Bewältigung*
aus-reichend	gute Beziehung soziale Kontakte stabile Umwelt soziale Aufgaben	hohes Selbstwertgefühl, Kontrollmöglichkeiten zu Hause, Gesundheit, Wissen, erhaltene Fähigkeiten, Geld	gelingt Leistungseinbußen und Angst werden bewältigt »Ich schaffe es!«
unzu-reichend	schlechte Beziehung, Isolation, labile Umwelt, ohne Aufgaben Heimeinweisung	gekränktes Selbstwertgefühl nachlassende Fähigkeiten, auf Hilfe angewiesen, behindert, krank, pflegebedürftig Sozialhilfeempfänger, Armut	gelingt nicht = Distress Depression Verwirrtheit

Pflegende helfen dem Verwirrten, Gefühle auszusprechen, sorgen für Sicherheit, befriedigen Bedürfnisse, erklären ungewohnte Körperreaktionen, suchen nach Ressourcen, welche Beziehungen, Fähigkeiten, Aufgaben er noch hat, integrieren ihn in eine Gruppe, üben Entspannung, vorwegnehmende Problemlösung, Denken in Alternativen, suchen mit ihm nach Sinn!

- Verwirrtheit als verständliche Reaktion aus der Biographie: Trennungsängste und Trauer werden aktualisiert durch die vielen Verluste von Angehörigen, von Rolle/Status, von Sehen/Hören, Gedächtnis, von Kontrolle über Lebensraum und Kontinenz, von Vitalität, Identität und Selbstwertgefühl. *aus der Biographie verständlich*

- Verwirrtheit als Ich-Überwältigung:
  In der Verwirrtheit können ins Unbewußte verdrängte Erlebnisse das Ich überfluten, so daß bisherige Abwehr zusammenbricht, z. B. Vergeßlichkeit nicht mehr zu leugnen ist. Der Kranke regrediert, saugt wie ein hilfloses Kind, wird verwirrt und abhängig. Verwirrte projizieren ihr Versagen auf Pflegende oder rächen sich an ihnen durch Verwirrtheit. Angst bei geringer Frustrationstoleranz macht aggressiv. *Ich-Überwältigung* *Regression* *Abwehrversuche*

- Verwirrtheit als Ich-Schwäche *Ich-Schwäche*

- Verwirrtheit als mangelnde Bedürfnisbefriedigung:
  Wer morgens um 5 geweckt, um 17 zum Abendessen, um 20 Uhr zum Schlafen gezwungen wird, wer soziale Bedürfnisse nach Zugehörigkeit, Anerkennung oder nach Selbstverwirklichung und Sinnfindung nicht befriedigt, kann verwirrt reagieren. *mangelnde Bedürfnisbefriedigung*

- Verwirrtheit als mangelnde Wahrnehmung von Gefühlen: Wenn Ältere gegensätzliche Gefühle wie Zuneigung/Wut als unüberbrückbar erleben, hin- und hergerissen werden zwischen Gefühlen und nüchternem Denken, Gefühle nicht mehr steuern (Affektinkontinenz) können und glauben, über ambivalente Gefühle und Fehler nicht sprechen zu dürfen, werden sie verwirrt. *mangelhafte Wahrnehmung der Gefühle*

- Verwirrtheit als Verlust der Identität:
  - der biographischen: Unfreiwillig in ein Heim Eingewiesene verlieren alles, was ihnen lieb geworden ist. Erhalten der lebensgeschichtlichen Kontinuität verhindert Verwirrtheit, *Verlust der Identität*

– – der personalen: Wenn über statt mit dem Kranken gesprochen, er wie eine Pflegepuppe versorgt, entblößt wird,
– – der häuslichen: Wer eingesperrt wird, weil er weglaufen könnte, wem Möbel als unhygienisch weggenommen, wer zum Baden gezwungen wird, will »nach Hause«.
– – der sozialen: Kranke, mit denen niemand spricht, die anderen gleichgültig sind, fühlen sich überflüssig, sozial tot.

Die fünf Säulen seines Identitätsgebäudes sind beim Verwirrten zerbrochen: er fühlt sich krank, einsam, nutzlos, arm und sinnlos (vgl. Abbildung 23).

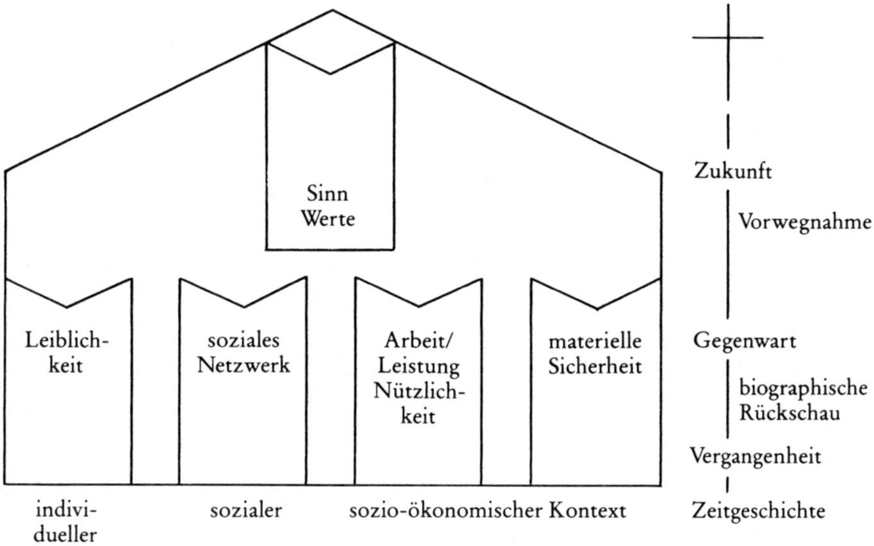

Abbildung 23
Zerbrochene Identitätssäulen bei Verwirrten

Selbstwertkrise

– Verwirrtheit als Selbstwertkrise:
Verwirrt wird, wer verunsichert ist:
– – im Selbsterleben, sich als hilflos, minderwertig erlebt,
– – im Ich-Ideal, wer die hohen Ansprüche an sich selbst nicht mehr erfüllen kann, fühlt sich als Versager,
– – in der Realitätskontrolle, wer schlecht sieht oder hört,
– – in der Aggression, wer Angst vor der eigenen Wut hat,
– – in der zwischenmenschlichen Beziehung, wer Zuwendungsverlust fürchtet. Verwirrtheit wird als Kränkung erlebt.

erlerntes Fehlverhalten

– Verwirrtheit als erlerntes Fehlverhalten:
Verwirrtheit kann als Gewohnheit erlernt, durch mangelndes

Training von Gedächtnis, Wahrnehmung und Orientierung, durch das Erleben – verwirrte Mitbewohner erhalten Zuwendung – und durch Pflegende verstärkt werden, die sich in ihrem Muttergefühl, ein guter Helfer zu sein, bestätigt fühlen. Durch Training lassen sich die Verstärkerbedingungen verändern: Außenreize, Organismus, Kontingenz (unmittelbare Verknüpfung von Reaktion und Folgen), Tabelle 26.

Auch Demente sind noch lernfähig, je überzeugter und konsequenter Pflegende kurz, regelmäßig üben, nicht-verwirrtes Verhalten belohnen und verwirrtes nicht beachten. Erprobt sind:

- – Gedächtnis-, Kontinenz-, Wahrnehmungs-, Kommunikations-, Sprach-, Selbstsicherheits-, Selbständigkeits- und Bewegungstraining.
- – Realitätsorientierungstraining (ROT): Jeder Pflegende erinnert bei jeder Routinetätigkeit an Ort, Zeit und Situation, z. B. »Guten Morgen, Frau B! Ich bin Schwester X. Sie sind hier in Ihrem Zimmer, im Heim Y. Heute ist Montag, 29. Juli 1991.« Überhörte Worte werden geduldig wiederholt, Antworten abgewartet und gelobt, wenn sie richtig sind, oder in einem annehmbaren Ton korrigiert. Zu ROT gehört Strukturierung der Umgebung mit Uhr, Kalender, Orientierungstafel, Farbsystemen, Namensschildern an Türen und Kitteln, Bildern aus der Vergangenheit. In Gruppen mit Nicht-Verwirrten üben Verwirrte die Ori-

Trainingsmethoden
ROT

Tabelle 26
Lerntheoretische Bedingungen und Maßnahmen bei Verwirrtheit

Außenreize	*Organismus*	*Reaktion*	*Kontingenz*	*Folgen*
Verluste von Kontakt, Ressourcen verwirrende Personen, Umgebung, wenn Kalender, Uhr, Namensschilder fehlen	Krankheit Streß Hirnschwund physiologische und Wahrnehmungsstörungen	Verwirrtheit Mißtrauen Rückzug Hilflosigkeit	sofort später	positive: erhält Zuwendung, kann Erregung abführen negative: wird abgelehnt, ausgelacht, bekommt Angst Heimeinweisung
Maßnahmen: Ressourcen suchen	Klärung und Behandlung der Grundkrankheit	Realitätsorientierungstraining	sofort	Orientierung loben mit Zuwendung belohnen
Pflegerkonstanz Änderung der Umwelt	Entspannungsübungen, Brille, Hörgerät	Alternativen aufzeigen	sofort	keine vermehrte Zuwendung bei Verwirrtheit

entierung. ROT bedeutet nicht, den Kranken aus seiner Welt zu holen. Auf »meine Mutter kommt gleich« sprechen Pflegende die Gefühle an: »Sie sehnen sich danach!«

mehrdimensionaler Abbau – Verwirrtheit infolge eines mehrdimensional bedingten geistigen Abbaus: Nach LEHR ist ein früher Intelligenzabfall nachweisbar, wenn Ausbildung, Training, Anregung und Sozialkontakte mangelhaft, der subjektive Gesundheitszustand schlecht, Selbsteinschätzung, Zukunftsbezug und Bewertung von Belastungen (kognitive Repräsentanz) negativ sind.

Tabelle 27
Faktoren des geistigen Abbaus und Maßnahmen

Altern	*geistigen Abbau fördernde Faktoren*	*Interventionsmaßnahmen*
biologisch	schlechter Gesundheitszustand, Krankheit, Sinnesbehinderung beeinträchtigen Selbstbild und Aktivität	Gesundheitsvorsorge, Pflege, Behandlung der Grundleiden, Brille, Hörgerät
biographisch	Mangel an Ausbildung, Training und Anregung, negative Selbsteinschätzung mangelnde Vorbereitung auf Umstellung mangelnder Zukunftsbezug	Fortbildung, Training der Realitätsorientierung, der Sinne, Förderung geistiger Aktivität, Selbstbildtherapie
sozial	negatives Altersbild, Vorurteile Mangel an Kontakten	Öffentlichkeits- und Gemeinwesenarbeit, Selbsthilfegruppe
ökonomisch	Armut der Witwen, Sozialhilfeempfänger	finanzielle Hilfen
ökologisch	Isolation durch Verkehrslage, Einengung durch Wohnsituation	Umzug, anregende Umgebung ermöglichen!
epochal	Ältere und Frauen sind bei wirtschaftlicher Rezession benachteiligt	Einstellungsänderung der Politiker

sich-selbst-erfüllende Prophezeiung – Verwirrtheit als sich-selbst-erfüllende-Prophezeiung: Wenn andere ständigen Abbau erwarten, werden sich Ältere so verhalten. Erwarten Pflegende Kompetenzen, so werden sie durch Anregung und Wertschätzung Abbau verhindern.

Verzweiflungsreaktion – Verwirrtheit als Verzweiflungsreaktion: Verzweifelte, die vor Suizid zurückschrecken, fliehen aus ihrer unerträglichen Situation in eine irreale Welt.

unterschiedliche Wertvorstellungen – Verwirrtheit infolge unterschiedlicher Wertvorstellungen: Wenn ein Alternder seine Ideale nicht erfüllt hat, fühlt er sich schuldig, wird depressiv oder verwirrt. Er erlebt sich in Frage gestellt, wenn jüngere Pflegende andere Werte vertreten. Zwanghafte reagieren verwirrt, wenn die Heimordnung mißachtet wird oder ein Pflegender erlaubt, was der andere verbietet.

– Verwirrtheit als Ausweg aus unvereinbaren Widersprüchen:
– – Vorurteile von Abbau und Rückzug widersprechen der lebenslang erwarteten Leistung und dem Rehabilitationswillen.
– – Heimfaktoren: Pflegende erwarten Anpassung der Bewohner, Außenstehende aber Eigenständigkeit und Kreativität.
– – Familiär: widersprüchliche Kommunikation trotz Verstrickung in starrer Abhängigkeit.
– – Partnerschaftlich, wenn die Tochter die Pflege ablehnt.
– – Innerpsychisch: wenn bisher beherrschte Gefühle durchbrechen.

Auswege aus Widersprüchen

Verwirrtheit als Folge von Kommunikationsstörungen, vgl. S. 264.

Wodurch kann die Kommunikation gestört sein?
Durch körperliche Faktoren:

– Sprachstörungen infolge von Schlaganfall, Hirnverletzung, -tumor, -durchblutungsstörungen, wie z. B.
– – motorische Aphasie: Der Kranke kann nicht sprechen, ist depressiv und krankheitseinsichtig, die wenigen Worte, meist Hauptwörter im Telegrammstil, haben eine gute Aussagekraft.
– – sensorische Aphasie: Der Kranke kann die Sprache nicht verstehen, ist euphorisch, oft ohne Krankheitseinsicht, spricht flüssig und viel ohne Aussagekraft, oft im Jargon.
– – amnestische Aphasie: Wortfindungsstörung führt zu Ausdrucksnot oder wortreichen Umschreibungen.
– – totale Aphasie: Sprechen, Verstehen, Lesen, Schreiben sind unmöglich. Der Kranke kann die Bedeutung des Gesehenen (Seelenblindheit) und des Gelesenen (Wortblindheit) nicht erfassen. Demente können Botschaften nicht entschlüsseln, Worte nicht finden, so daß sie falsche Rückmeldungen geben, später sprechen sie verlangsamt, kloßig oder schweigen (Mutismus).
  Depressive sprechen monoton, leise, Ausgezehrte hauchend leise.

Sprachstörung

– Schwerhörigkeit und Sehbehinderung, vgl. Seite 106.
– Mehrfachbehinderung: Ein Schwerhöriger mit totaler Aphasie bleibt auf Berührung angewiesen.
– Bewußtseinsstörungen: Ein Somnolenter sieht nicht, hört aber. Beruhigungsmittel dämpfen das Bewußtsein.

Sinnes- und Mehrfachbehinderung

Bewußtseinsstörungen

Hospitalismus

Mangel an Kommunikation

Durch psychische Faktoren:

- Mangel an Kommunikation: Heimbewohner, die nicht besucht werden, werden wortkarger, bis sie nicht mehr sprechen.
- Mangel an kommunikativer Resonanz, wenn Gefühlsäußerungen nicht mehr zum Mitschwingen anregen.

Persönlichkeit

- Persönlichkeit: Immer schon Introvertierte, Depressive und Antriebsarme reden weniger. Allein lebende, inaktivierte Heimbewohner und Demente haben einen geringen Wortschatz.

Double-bind-Kommunikation

- Ausweichende Kommunikation: Wenn Pflegende ablenken, nichtssagend antworten oder verallgemeinern, verwirren sie.
- Widersprüchliche Kommunikation oder Beziehungsfalle, wenn sich sprachliche und non-verbale Kommunikation widersprechen, wenn z. B. ein Pflegender sagt: »Ich tue alles für Sie«, aber aus dem, wie er es sagt, das Gegenteil hervorgeht.

Zeitmangel

Durch Umweltfaktoren:
Gespräche werden aus Zeitmangel wegrationalisiert. Lärm und Fachsprache hemmen Kommunikation.

Umweltfaktoren, die zur Verwirrtheit beitragen

Anregungsmangel zu Hause

Ökologische Faktoren:

- zu Hause: Ältere verlieren die Orientierung, wenn Anregungen aus der Umgebung fehlen, z. B. gute Beleuchtung, Radio, Telefon, Zeitung, Gelegenheit zu Spaziergängen in der Stadt.

Ausstattungsmängel im Heim

- Ausstattungsmängel im Heim: Lange Flure, gleichartige Etagen, einheitliche Möbel, Uniformen (weiße Kittel, gleiche Hemden, Trainingsanzüge), verwechselbare Wäsche, Fehlen von Uhr, Kalender, Orientierungstafel, Tagesplan, Wandspiegel, Namensschildern an Türen und Kitteln, fehlende Markierung der Wege zu Speisesaal und Toilette, Mangel an persönlichen Symbolen und Farbsystemen können desorientieren.

Tod des Partners

Familiäre Gleichgewichtsstörungen können verwirren:

- Tod des Partners oder Trennung bedeuten für den Überlebenden Trauer, Einsamkeit, Identitätsverlust, Aufgabe des bisherigen Lebensstils, Hilflosigkeit, Umzug, finanzielle Einbußen, Einpersonenhaushalt. Wenn die Kinder in ½ Stunde zu erreichen sind, ist die Chance groß, Hilfe zu erhalten, bei größerer Wohnentfernung sinkt die Chance. Kinderlose Singles werden zu einer Risikogruppe. Das Risiko, auf den Partnerverlust verwirrt zu reagieren, ist um so größer, je mehr beide in einer verklammernden Symbiose lebten.

unbewältigte Ablösung der Kinder

– Unbewältigte Ablösung der Kinder von den Eltern, die ein Kind an sich binden mit Verwöhnung, durch Erbschaftsversprechen oder das Pflichtgefühl, daß Kinder undankbar seien, wenn sie die Pflege nicht übernehmen. Eine von der Pflege überlastete Tochter bekommt Ausbruchsschuldgefühle, die sie von den Eltern abhängig halten, sie braucht den Kranken, um sich in ihrer Helferrolle zu bestätigen. Sie können sich nicht trennen, obwohl sie sich mit ihren Vorwürfen die letzten Nerven rauben.

Partnerstörung

– Gestörte Partnerschaft: Wenn Eltern nur für ihre Kinder lebten, ist die nachelterliche Gefährtenschaft gefährdet. Bei Pensionierung flieht der Unterlegene in Verwirrtheit.

Symbiose

– Symbiose von früh Verwitweten mit der Nachfolgefamilie: Die Verwitweten spüren, wenn die Ehe des Kindes zu scheitern, das Enkelkind zu versagen droht und versuchen mit Verwirrtheit die Konflikte in der Familie umzuleiten und zu vermeiden.

– Unverheiratete leben oft im System ihrer Herkunftsfamilie weiter und werden z. B. beim Tod des Bruders verwirrt.

Überschreiten der Toleranzschwelle

– Wenn Angehörige die beginnende Demenz nicht mehr ertragen zu können glauben, erklären sie ihn für verwirrt.

unfreiwillige Heimaufnahme Gründe

Unfreiwillige Krankenhaus- oder Heimeinweisung:
sie führt bei ⅓ der Älteren zu Verwirrtheit. Gründe für die Heimaufnahme sind Pflegebedürftigkeit, schlechte Wohnverhältnisse, mangelhafte Versorgung durch Angehörige, z. B. weil ambulante Dienste fehlen. Die unfreiwillig Aufgenommenen werden krank, weil sie das Heim als letzte, endgültige Station erleben (Wohnung wird aufgelöst, Hausrat verkauft, Erspartes eingezogen), weil sie sich von den Angehörigen abgelehnt fühlen, die Selbständigkeit und Lebensgewohnheiten aufgeben, Besitz verlieren, Isolation fürchten, sich Fremden und der Heimordnung anpassen, keine Rolle mehr spielen, sich als Versager erleben.

Pflegemängel im Heim

Pflegemängel auch in einzelnen guten Heimen: Personal- und Zeitmangel werden durch Arzneimittel ersetzt. Qualifikationsmängel: Frei werdende Altenpflegerstellen werden durch Aushilfskräfte besetzt, neue Mitarbeiter nicht angeleitet. Die Sorge um Sicherheit, Ordnung und Ruhe ist vorrangig. Zeit ist nur für körperliche Pflege, nicht für Gespräche oder Realitätsorientierungstraining da. Bei »grundlosem« Klingeln erhält der Bewohner Beruhigungsmittel, die um so häufiger gegeben werden, je mehr Pflegende gestresst sind. Kommunikation ist einseitig, Fachsprache, »man«, »wir« überwiegen, es wird über statt mit dem Kranken gesprochen. Mangelnder Informationsaustausch bei Schichtwechsel verschlimmert Verwirrtheit. Kontrollierender Führungsstil bevormundet, Laissez-faire-Stil verunsichert den Kranken. Zielkonflikte verwirren, z. B. der Heimleiter vertritt Trägerziele (reibungsloser Betriebsablauf), erfahrene Pfleger resignieren, Anfänger aktivieren. Vorurteile gegen Verwirrte sind häufig: z. B. »Verwirrten ist nicht zu helfen!«, Inkontinenz (»Lassen Sie es laufen!«) und Unselbständigkeit werden verstärkt, weil Füttern schneller geht und die Helferrolle bestätigt. Verwirrte werden fixiert, weil sie weglaufen, andere belästigen, die Vorlage herauszerren, sich beschmutzen, sich selbst befriedigen, über das Bettgitter steigen und fallen könnten, wund sind. Festbinden oder Einsperren erleben die Bewohner als Strafvollzug. Psychopharmaka werden als einzige »Waffe« gegen Unruhe eingesetzt. Eine unausgebildete Nachtwache für 20 Verwirrte erzwingt die Nachtruhe von 20–7 Uhr mit Schlafmitteln bei einem Schlafbedarf Älterer von sechs Stunden und Unterzuckerung durch Essenspause von 17–8 Uhr. Wer einen Kranken umarmt, löst Eifersucht bei Mitbewohnern und Kollegen aus. Beziehungspflege ist unerwünscht. Psychiatrischer Konsiliardienst fehlt.

Krankheitsverlauf

Krankheitsverlauf bei Verwirrtheit:

Ein Verwirrter ist nie total, nie in allen Bereichen, nie nur fortschreitend, nie gleichbleibend verwirrt, sondern kann in Teilbereichen gebessert werden. Pflegende sollten nicht verallgemeinern: »Der ist immer total verwirrt!«

Verwirrtheitszustände begleitende

1. Akute Verwirrtheitszustände hängen vom Verlauf der Grundkrankheit ab. Wenn diese geklärt und behandelt wird, ist der Verwirrtheitszustand reversibel, heilbar.

Verwirrtheitszustände können periodisch auftreten, wenn z. B. Austrocknung, Zucker-, Blutdruckschwankungen oder Epilepsie nicht ausreichend behandelt oder zuviel Medikamente gegeben werden. Wenn Pflegende einen Rückfall oder bei auffälligem Verhalten drohende Verwirrtheit fürchten, tragen sie mit ihren Erwartungen unbewußt dazu bei, was sie fürchten (sich-selbst-erfüllende-Prophezeiung).

periodische

drohende

Je akuter Verwirrtheit beginnt, umso eher ist sie körperlich, je chronischer, umso mehr auch psychosozial bedingt.

2. Chronische Verwirrtheit kann die Folge akuter oder periodischer Verwirrtheitszustände oder einer Demenz sein, wenn ungünstige körperliche, psychische, zwischenmenschliche oder ökologische Bedingungen hinzukommen. Der Verlauf der Demenz in drei Stadien ist in Tabelle 22, S. 103 geschildert.

chronische Verwirrtheit

Wenn im Endstadium der Demente inkontinent, bewegungslos im Bett liegt, kaum noch reagiert, nur non-verbal kommuniziert, niemanden mehr erkennt, vegetiert und widerstandslos an einer Pneumonie stirbt, hängt es von den Pflegenden ab, ob seine Würde bis zuletzt geachtet wird.

Endstadium

Würde des dementen Menschen

Der Verlauf der Verwirrtheit ist abhängig von der Grundkrankheit, der Reaktion des Kranken, der Pflege, der psychosozialen Betreuung und der Beziehung des Pflegenden zum Kranken.

Grundkrankheit

Eine beginnende Demenz ist schwer abzugrenzen gegen:

- Vorzeitige Versagenszustände: Vorzeitig Gealterte sind vergeßlich, rasch erschöpft, schwindelig, reizbar, fühlen sich überfordert, reagieren gefühlshaft. Erholung erleichtert. Versagenszustände können Frühsymptome einer präsenilen oder einer Multi-Infarkt-Demenz sein. Auch bei längerem Krankenhaus- oder Heimaufenthalt sinkt die Intelligenz ab.

Abgrenzung vorzeitige Alterung

- Depression: Hinter dieser kann sich eine Hirnleistungsschwäche und umgekehrt dahinter eine Depression verbergen.

Depression

- Wahnkranke werden oft für verwirrt erklärt, vgl. S. 170.

Wahn

- Manie kann eine erregte Verwirrtheit vortäuschen, vgl. S. 157.

Manie

Wie können dementiell Erkrankte betreut werden?

Grundhaltungen

1. *Welche Grundhaltung der Pflegenden verbessert die Pflege?*

einfühlendes Verstehen

1.1. Pflegende versuchen, sich in die Welt des Kranken einzufühlen, seine Angst zu verstehen. Solange er das Nachlassen seiner Fähigkeiten noch merkt, wird er depressiv. Pflegende nehmen ihre Erwartungen an ihn zurück, beschränken ihn auf überschaubare Handlungen und verläßliche Gewohnheiten, um sein Selbstvertrauen zu stärken. Sie beobachten sorgfältig, was er noch kann. Können sie dem Dementen noch Restfähigkeiten zutrauen? In welchen täglichen Verrichtungen kann er seine Selbständigkeit erhalten? In welchen Bereichen ist er noch orientiert? Ist er noch kontaktfähig? Wo kämpft er mit Recht um seine Position? Wo entwickelt er zwanghafte Rituale? Wo schiebt er Schwächen anderen zu, wo fühlt er sich angegriffen?

Klärung der Beziehung

1.2. Wie ist die Beziehung zwischen Pflegenden und Kranken? Zur Beziehungsklärung tragen folgende Fragen bei: Was macht der Kranke mit mir? Welche Gefühle löst er in mir aus? z. B. Angst, genauso zu werden? Wehre ich den Kranken als gereizt, starrsinnig ab, weil er mich hilflos macht? Nutze ich seine Hilflosigkeit aus, um ihm alles abzunehmen? Kann ich ihm zubilligen, durcheinander zu sein, ohne ihn als »Verrückten« abzustempeln? Nehme ich den Streß der Pflege auf mich, um anderen zu beweisen, wie gut ich bin? Kann ich ihm auch nonverbal mit Zulächeln, Streicheln zeigen, daß ich ihn mag, auch wenn er verwirrt ist? Habe ich das Vorurteil übernommen, daß es sich nicht lohne, sich für einen Dementen einzusetzen?

2. *Wie können Pflegende die Verwirrtheit verschlimmern?*

Verstärkung der Verwirrtheit

Wenn sie den Kranken ignorieren, mißachten oder nicht ernst nehmen, weil er abgebaut sei,
wenn sich verschiedene Pfleger widersprechen,
wenn sie mit dem Verwirrten nicht sprechen,
wenn sie »Wir« oder »Du« statt »Sie« sagen,
wenn sie über ihn statt mit ihm reden,

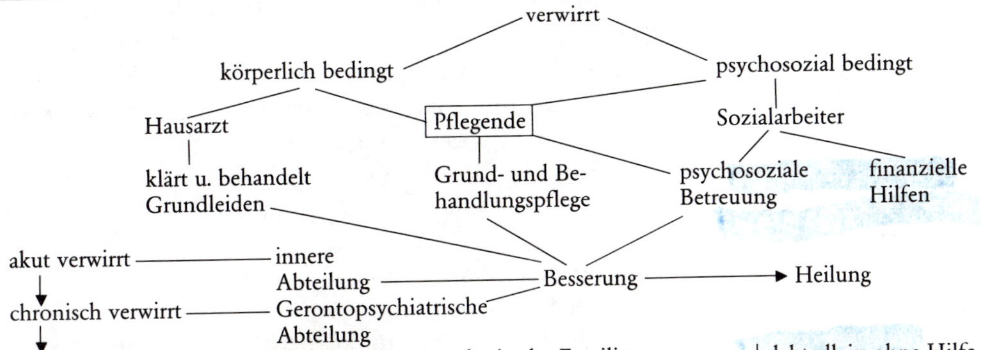

Verwirrtheitsgrad	Kranker lebt mit Partner oder in der Familie oder 1/2 Stunde von der Familie entfernt Ressourcen der Familie ausreichend	wenig	keine	lebt allein ohne Hilfe von Familie Nachbarn/Freunden
mild	Angehörige pflegen optimal	benötigen Hilfe der Sozialstation	benötigen Hilfe der Sozialstation und ambulante Dienste	
mittelschwer ohne Behinderung	Angehörige brauchen Hilfe	brauchen dauernd Hilfe	Aufnahme ins Altenheim	
mit Behinderung	brauchen dauernd Hilfe	Pflege zu Hause nur mit letzten Kräften und Hilfe möglich.	Aufnahme ins Pflegeheim	
schwer	Pflege zu Hause nur mit letzten Kräften und Hilfe möglich	Aufnahme ins Pflegeheim		

Abbildung 24
Entscheidungshilfen für die Betreuung von Verwirrten

wenn sie den Kranken kritisieren, ihm Vorhaltungen machen,
wenn die Pflegenden ständig wechseln oder Routine verändern,
wenn sie ausschließlich körperlich pflegen,
wenn sie keine Zeit für den Kranken haben,
wenn sie Angst vor Verwirrtheit haben, sich eigene Unsicherheit nicht eingestehen und auf den Verwirrten projizieren,
wenn sie sporadische Verwirrtheit als Vorwand benutzen, um einen unliebsamen Kranken zu isolieren.

3. *Wie können Pflegende mit Verwirrten umgehen?*

- Informationen über Verwirrtheit brauchen alle Betreuer! — Einstellung ändern
- Positive Grundeinstellung erleichtert den Umgang durch

– – differenzierte Wahrnehmung der eigenen Gefühle und der Restfähigkeiten. Der Verwirrte ist ein verletzlicher, feinfühliger Mitmensch und kein »Verrückter«. Alles, was er jetzt denkt, fühlt, ist so stimmig wie meins. Akzeptieren, nicht streiten, was er anders erlebt als ich!

Überzeugung von Besserungsfähigkeit

– – Überzeugung, daß der Demente trainingsfähig ist. Loben und anerkennen, was er noch kann, Kritik zurückhalten!

– Hilfen für den Verwirrten

– – körperliche Hilfen:

für Bedürfnisse sorgen

(1) in der Grundpflege für körperliche Bedürfnisse sorgen: für gleichmäßig verteiltes Essen und Trinken, für Körperpflege, für Brille, Hörgerät oder Gehstock.

Pflege erklären

(2) Maßnahmen der Behandlungspflege mit einfachen Worten und Gesten erklären, so wenig Medikamente wie nötig, Nebenwirkungen dokumentieren und dem Arzt mitteilen.

(3) medizinisch das Grundleiden klären lassen (vgl. S. 122).

bewegen

(4) Bewegungsübungen beruhigen, ermüden, fördern Kraft und Kreislauf, drücken Lebensfreude bei Musik aus.

– – psychologische Hilfen:

Kontinuität erhalten

(1) Kontinuität erhalten: der Kranke braucht konstante, verläßliche Bezugspersonen. Stabile Ordnung, Routinetätigkeiten zur gleichen Zeit erleichtern die Orientierung;

Widersprüche meiden Kommunikation verbessern

(2) jede Pflegetätigkeit ist zu erklären und Gelegenheit zu sprechen: offen, eindeutig, einfach, unmißverständlich, echt, im Hier und Jetzt. Die non-verbale Kommunikation ist einziger Zugang zum Dementen, der kein Wort versteht. Sie zeigt, woran er in der Beziehung ist, wie Blickkontakt, Berührung, Tonfall gemeint sind;

akut Verwirrte beruhigen

(3) akut Verwirrte sind zu entängstigen, zu beruhigen, vor Hektik zu schützen. Sie brauchen gewohnte Umgebung im bisherigen Lebensstil. Fixieren provoziert Wut;

chronisch Verwirrte anregen

(4) chronisch Verwirrte sind zu aktivieren, zu fordern durch regelmäßiges Training von Alltagsfertigkeiten, Realitätsorientierung, Gedächtnis, Wahrnehmung und Kontinenz, durch sinnvolle Beschäftigung, Außenkontakte und Integration in familienähnlichen Kleingruppen. Sie dürfen mitentscheiden;

Selbständigkeit erhalten

(5) Selbständigkeit in täglichen Verrichtungen ist zu erhalten: Aufgaben vereinfachen, jeden Schritt erklären, z. B. bei Körperpflege, Ankleiden, Essen, Toilette usw.

(6) Pflegende lernen mit störendem Verhalten wie Weglaufen oder unberechenbarer Wut umzugehen. — Umgang lernen

– Entlastung durch Kooperation im Team und mit Fachleuten, Supervision, Gesprächs- und Selbsthilfegruppen für Pflegende, Angehörige, um Schuldgefühle aussprechen zu können. — entlasten
– Umgebung strukturieren: vgl. Ökologische Faktoren S. 114: — orientierungserleichternde Umgebung
– – zur zeitlichen Orientierung helfen eine Orientierungstafel, die Geburts-/Feiertage anzeigt, ein Tages-, Wochen- und Speiseplan in Großbuchstaben, Uhr, Kalender und Blumen zur jahreszeitlichen Orientierung.
– – zur räumlichen Orientierung dienen Farbsysteme, persönliche Symbole/große Namensschilder an den Türen, Wegmarkierungen zu WC/Speisesaal, Stadtplan mit markiertem Heim, Foto (»Wir wohnen im … Heim«), Friedhofsgänge.
– – zur situativen Orientierung helfen Fotos von Bewohnern/Mitarbeitern, Name am Kittel, eigene Möbel, konstanter Platz für Utensilien und eine Atmosphäre »wie zu Hause«.
– – zur persönlichen Orientierung tragen große Spiegel, Parfum, Fotos von Angehörigen, Pinwand für Notizen, Ansprechen mit Namen und ermutigende Poster bei: »Ich schaff's«.

4. *Stadiengemäße Pflege (nach* Wolanin *und* Phillips *1981):*

4.1. Im frühen Stadium braucht der Kranke in der Familie mehrere Helfer. Sozialarbeiter lösen rechtliche und finanzielle Nöte. Die Familie benötigt offene Information über das Fortschreiten der Demenz, um Ressourcen zu mobilisieren. Der allein lebende Kranke braucht Hilfe durch Gemeindeschwester und Freunde, die die tägliche Routine einhalten, Besorgungen erledigen, Rechnungen bezahlen, einkaufen, putzen usw. Ein Zettel mit den wichtigsten Namen, Anschriften, Telefonnummern kommt in die Geldbörse. Name, Anschrift des Kranken und der Angehörigen gehören auf eine Erkennungsmarke, die der Kranke ständig trägt, damit er identifiziert werden kann, wenn er wegläuft. Einen Arznei-Dosierungsplan hat er bei sich. In diesem Stadium macht er ein Testament und bestimmt, wer die Pflege übernehmen soll. Die Wohnung ist gegen Feuer zu sichern. Ein Ordnungssystem schützt vor Verlegen von Sachen. — Frühstadium

fortgeschrittenes Stadium

4.2. Im fortgeschrittenen Stadium wird die Familie gestresst, weil sie ständig Weglaufen und z. B. Umgang mit Steichhölzern verhindern muß. Wenn die Familie ärgerlich wird, braucht sie Hilfe einer Sozialstation. Die meisten Familien pflegen Demente überfürsorglich infolge von Schuldgefühlen.
Alleinlebende Demente müssen in ein Pflegeheim, um sie vor Verwahrlosung zu schützen. Weglaufende sollten vorsorglich der Polizei gemeldet werden und benötigen eine Pflegschaft.

Spät- und Endstadium

4.3. Im Spät- und Endstadium ist der Kranke bettlägerig, total pflegebedürftig. Die Familie hilft dem Kranken durch Berührung. Wenn sie ihn nicht mehr ertragen kann, muß er ins Pflegeheim. Heimeinweisung kann das Sterben beschleunigen. Im Heim braucht der Demente eine Vertrauensperson, die ihn als Anwalt oder Vermittler gegenüber Mitbewohnern vertritt, die Pflegschaft übernimmt, Versicherungsscheine ordnet, Erbangelegenheiten regelt, komplexe Vorgänge erklärt. Die Beziehung zu dieser Vertrauensperson trägt zur Lebensqualität des Kranken bei. Jede Veränderung, z. B. Verlegung, Pflegerwechsel, Diät- oder Arznei-Umstellung, Verrücken des Nachtschränkchens kann die Verwirrtheit verschlimmern. Sich entblößende oder aggressive Kranke brauchen ein beruhigendes Gespräch. Unruhige sollten ihre Spannung abführen, z. B. durch Gehübungen oder Schaukelstuhl. Aussehen ist zu verbessern. Auch ein Abgestumpfter kann durch Zulächeln erleben, daß andere ihn noch mögen. Mitbewohner können angeleitet werden.

Reha-Maßnahmen

5. *Rehabilitationsmaßnahmen sind bei Dementen sinnvoll*

5.1. Körperlich können sie aktiviert werden durch Bewegungsbäder, Massagen, Gymnastik, Bewegungs-, Beschäftigungstherapie und Selbsthilfetraining von Alltagsfertigkeiten.

5.2. Psychosoziale Interventionsmaßnahmen siehe S. 296.

6. *Medizinische Behandlung*

Diät

6.1. Diät bei erhöhtem Blutdruck, -zucker, -fetten, Harnsäure.

ursachenbezogene Behandlung

6.2. Ursächliche Behandlung bessert 2/3 der sekundären Demenzen: Medikamenten- und Alkoholentzug bei toxischer Demenz, Penicillin bei Hirnlues, Hormone bei Schilddrüsenunterfunktion, Vitamin B12 bei perniziöser Anämie, Op bei Hirntumoren, Hirnhautblutungen, Shunt bei Hirnkammererweiterung.

Herzstützung

6.3. Medikamente sollen das Grundleiden ursächlich bessern.

– Herz-Kreislaufbehandlung steht im Vordergrund: Digitalis kann Verwirrtheit auslösen. Neuroleptika senken den Blutdruck, der wie der Herzrhythmus zu regulieren ist.

Durchblutungsmittel

– Hirndurchblutung und Hirnstoffwechsel werden verbessert bei degenerativer Demenz durch Encephabol, Hydergin, Normabrain, Multi-Infarkt-Demenz durch Colfarit, Cosaldon, Helfergin und Normabrain = Nootrop (steigert die Aggressivität), bei alkoholischer Demenz durch Actihaemyl. THA, das Acetylcholin bei ALZHEIMER ersetzt, ist schlecht verträglich. Nach HERRSCHAFT (in HAASE 1979, 73–199) verbessern auch Vincamin und Infusionen mit Rheomakrodex die Hirndurchblutung. Nur stoffwechselwirksam (ohne Einfluß auf die Durchblutung) sind Hydergin oder Ergoplus, Dacoren, DCCK, Orphol, Fludilat, Sermion, weil arteriosklerotische Gefäße nicht erweiterungsfähig sind. Nach HERRSCHAFT wird die Hirndurchblutung gesenkt durch Euphyllin, Apoplectal, Complamin, Ronicol und Dusodril.

zu meidende Mittel

– Barbiturate, Anticholinergika und Tagamet sind zu meiden.

Psychopharmaka

– Psychopharmaka wirken nur symptomatisch. Wenn sie nötig werden, genügt ⅓ der Erwachsenendosis. Bewährt sind bei Unruhe und Angst Praxiten, bei Halluzinationen Haldol, bei Schlafstörungen ½ Mogadan, bei akutem Delir Distraneurin (macht süchtig). Kombination verschiedener Mittel und Dauerbehandlung können verwirren: Tranquilizer senken die Hirnleistung und Neuroleptika den Blutdruck.

Verjüngungsmittel

– Verjüngungsmittel für das Gehirn gibt es nicht. Subjektiv können Hormone, Vitamin E und B12, Gewebsextrakte, Zell- und Novocain-Therapie nach ASLAN (KH 3) helfen, wissenschaftlich erwiesen ist die Wirkung nicht.

– Je älter der Kranke, je schlechter sein Allgemeinzustand und je stärker die Hirnschädigung, um so geringer sollte die Arzneimitteldosis sein: ½ der Erwachsenendosis.

der Parkinson-Kranke

1.3. Extrapyramidale Bewegungsstörungen

1.3.1. Der Parkinson-Kranke (Schüttellähmung = Paralysis agitans)

Was können Angehörige und Pflegende beobachten?

Die Symptome beginnen bei der senilen Form nach 70 beidseitig und schreiten schneller fort als bei Jüngeren.

1. Extrapyramidale Bewegungsstörungen

1.1. Akinese = Bewegungsarmut
Spontane Bewegungen sind verlangsamt und unbeholfen. Der Kranke geht kleinschrittig, schnell, schlürfend (»Trippelgang«), dabei bewegen sich die Arme nicht mit. Schwer fällt ihm der Anfang des Gehens (»Starthemmung«) oder er muß sogar stehenbleiben. Wenn er aufsteht oder sich hinsetzt oder sich umdreht, droht er zu fallen. Beim ersten Schritt des Gehens schießt er nach vorn. Der Händedruck ist schwach. Auf- und Zuknöpfen sind erschwert. Er kann sein Gleichgewicht nicht sicher halten. Das Gesicht erscheint erstarrt: Maskengesicht oder mimische Starre. Die Stimme ist leise und monoton.
1.2. Rigor = Muskelspannung
Die Muskeln erscheinen gespannt, Wenn der Pflegende den Arm des Kranken heben will, spürt er einen zähen, ruckartigen Widerstand (Zahnradphänomen). Er steht, geht nach vorn gebeugt. Die Finger werden pfötchenförmig gehalten, sind steif. Beim Schreiben wird die Schrift immer kleiner.
1.3. Tremor = Zittern
Zittern ist gewöhnlich das erste Symptom, kann aber fehlen. Die Hände, selten Bein und Kopf zittern in Ruhe, verstärkt bei Erregung, Ermüdung und Kälte. Das Zittern schwindet bei gezielten Bewegungen und im Schlaf. Der Kranke versucht, das Zittern zu verbergen. Die Finger bewegen sich charakteristisch: Münzzähl- oder Pillendreh-Tremor. Wenn Zittern überwiegt, verläuft die Krankheit langsamer und günstiger.

2. Vegetative Störungen

Der Parkinson-Kranke schwitzt leicht; Speichel fließt ihm ungewollt aus dem Mund, weil das Schlucken erschwert ist. So wird er als ungepflegt und sich vernachlässigend abgewertet und zum »typischen« Abgebauten abgestempelt. Vermehrte Talgdrüsentätigkeit führt zum Wachs- oder Salbengesicht.

3. Psychische Veränderungen

3.1. Verlangsamung (Bradyphrenie): Auffassung und Reaktion sind verzögert; er erscheint antriebsschwach, teilnahmslos. Verlangsamung

3.2. Depression: Etwa 45 % der PARKINSON-Kranken reagieren depressiv, reizbar oder mißtrauisch auf die Ablehnung und Abwertung durch die Umwelt. Depression

4. PARKINSON plus bedeutet, daß mit dem PARKINSON-Syndrom andere Hirnerkrankungen kombiniert auftreten: hirnbedingte Hypotonie, spastische Lähmungen, Verwirrtheitszustände oder ALZHEIMER-Demenz mit Acetylcholinmangel. PARKINSON plus

Wie häufig ist die Schüttellähmung? Auf 1000 Einwohner kommt ein Kranker, in der BRD leben etwa 60 000. Häufigkeit

Wie verläuft die Erkrankung? Ohne ausreichende Behandlung sterben die Kranken früher z. B. an einer Pneumonie infolge einer Schluck- oder Atemlähmung bei akinetischer Krise. Verlauf

Welche Ursachen des PARKINSON-Syndroms werden diskutiert? Ursachen

1. 80% der PARKINSON-Syndrome sind ursächlich ungeklärt. Zellen der Substantia nigra der Stammganglien schwinden (Degeneration). Das Gleichgewicht zwischen Acetylcholin und Dopamin ist gestört: Dopamin, Noradrenalin und Serotonin sind vermindert, Acetylcholin relativ vermehrt, vgl. Abbildung 25.

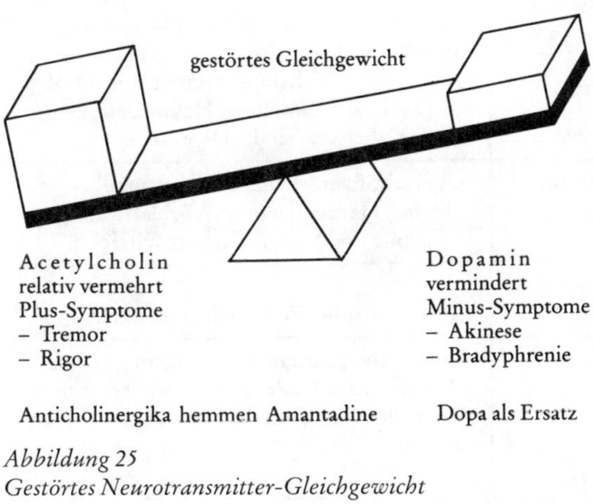

Abbildung 25
Gestörtes Neurotransmitter-Gleichgewicht

2. Das PARKINSON-Syndrom ist selten die Folge von Hirn-Entzündung (Enzephalitis), -Verletzung, -Tumor oder -Vergiftung mit CO oder Mangan.
3. Neuroleptika und Reserpin-haltige blutdrucksenkende Mittel können dosisabhängig ein PARKINSON-Syndrom auslösen, das sich trotz Absetzens umso schlechter zurückbildet, je älter der Kranke ist.

Welche Behandlungsmöglichkeiten sollten Pflegende kennen?

Dauerbehandlung

Die Therapie beginnt mit Minimaldosis, wird sehr langsam gesteigert (Slow-and-low), wirkt erst nach drei bis vier Wochen, optimal nach 15 Wochen. Absetzen löst eine Krise aus. Der Kranke sollte den Dosierungsplan bei sich tragen und die Nebenwirkungen kennen. Unverträglichkeit wie Verwirrtheit sind zu erwarten, wenn die Antiparkinsonmittel mit trizyklischen Antidepressiva oder Neuroleptika kombiniert werden (vgl. Tabelle 28).

Ermutigung Selbsthilfegruppen

Pflegende ermutigen den Kranken, die Arznei exakt einzunehmen, sich in einer Selbsthilfegruppe mit anderen PARKINSON-Kranken auszutauschen, ohne sich abzukapseln.

Tabelle 28
Symptomorientierte Therapie des PARKINSON-Syndroms

Antiparkinsonmittel	*Wirkung*	*Nebenwirkungen*
L-Dopa Kombinationen: Isicom, Madopar, Nacom Dopamin-anregend: Pravidel, Dopergin	auf Minus-Symptome (Dopamin-Mangel): Akinese Verlangsamung	Übelkeit, Erbrechen, Blutdurckabfall, Herzrhythmusstörungen, Muskelkrämpfe, plötzlicher Wechsel von Beweglichkeit zu Akinese: on–off Nach 5 Jahren Therapie kommt es in 20–30% zu Psychosen: Erregung, Halluzinationen, Verwirrtheitszustände, Depression
Amantadine: Akatinol, PK-Merz, Symmetrel, Viregyt	auf Minus-Symptome für leicht Kranke im Anfang	Übelkeit, Erbrechen, Blutdruckabfall, Ödeme, Harnentleerungs-, Schlafstörung, Erregung und Verwirrtheitszustände
MAO-B-Hemmer: Movergan	verbessert Verträglichkeit von Kopamin	Angst, Unruhe, Verwirrtheitszustände
Anticholinergika: Akineton = Biperiden, Artane, Cogentinol, Parks 12, Osnervan, Sormodren, Tremarit	auf Plus-Symptome: (zu viel Acetylcholin): Rigor Tremor	Verwirrtheitszustände, beschleunigen den Demenzverlauf, Glaukom, Harnverhaltung, Übelkeit, Erbrechen, Verstopfung, rote Haut, schneller Puls

Krankengymnastik

Trockenmassagen der Rücken-, Schulter- und Nackenmuskeln und Bewegungsübungen im warmen Wasser sind angenehm. Angehörige und Pflegende sollten täglich zu Lockerungs- und Entspannungsübungen anregen.

(a) aktive Bewegungsübungen

Pflegende und Angehörige sollten regelmäßig morgens und abends zur Atemgymnastik anregen, weil durch die eingeschränkten Atembewegungen die Lungen schlechter belüftet werden, der Körper weniger Sauerstoff erhält und die Sprache undeutlicher wird. Dabei kommt es nicht auf tiefes Einatmen, sondern auf ruhiges, langsames Ausatmen an. Der Kranke sollte ein langanhaltendes »U-u-u-u-u« aushauchen und dabei mit beiden Händen den Bauch eindrücken, damit die Bauch- oder Zwerchfellatmung gleichzeitig geübt werden kann.

(b) Atemgymnastik

Gleichgewichts-, Haltungs- und Gehübungen, rhythmische Gymnastik in Gruppen helfen gegen die Rückzugsneigung, wenn sie täglich durchgeführt werden.

Auswahl aus dem reichhaltigen krankengymnastischen Übungsprogramm des »Praktischen Ratgebers für PARKINSON-Kranke« von VELHO-GRONEBERG und v. SAUCKEN (1977, 39–58; Abbildungen 26 a– 26 z3).

Die Geschicklichkeit der Hände kann durch konsequentes Handtraining erhalten werden; z. B. können die Angehörigen dem zitternden Kranken Handarbeiten geben, ihn stopfen oder nähen, basteln, das Essen vorbereiten oder Geschirr spülen lassen. Wenn sie dem Kranken alltägliche Verrichtungen zumuten, fördern sie seine Selbständigkeit und regen zur Eigeninitiative an. Die vom Kranken selbst durchgeführten Tätigkeiten oder Übungen sind entscheidend. Dabei soll er sich ebensowenig bis zur Erschöpfung anstrengen, wie bei Gartenarbeit oder bei Spaziergängen, sich aber auch nicht schonen, »weil er ja krank sei«.

Handgeschicklichkeit

Hilfsmittel

Hilfsmittel

Durch Hilfsmittel wird der Kranke wieder zu Tätigkeiten fähig, die er vielleicht schon aufgegeben hat oder die er von anderen erwartet.

Der Kranke braucht z. B. einen hohen, geraden Stuhl mit Armlehnen, damit er sich leichter hinsetzen und besser aufstehen kann. Zum Sitzen sollte der Kranke ein warm überzogenes

hoher Stuhl mit Armlehnen

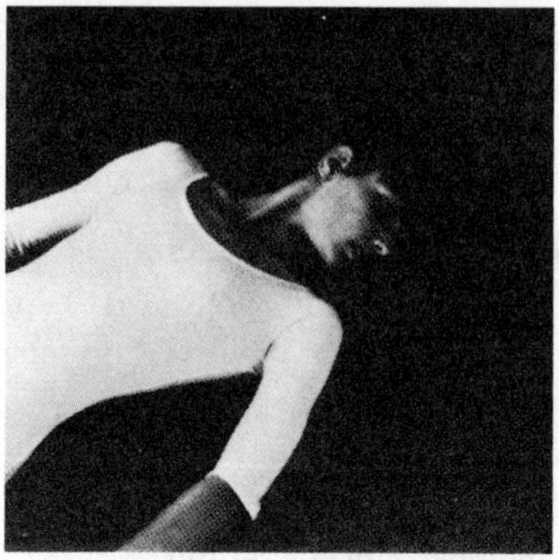

Abbildung 26 a: Den Kopf so weit es geht nach rechts und links drehen

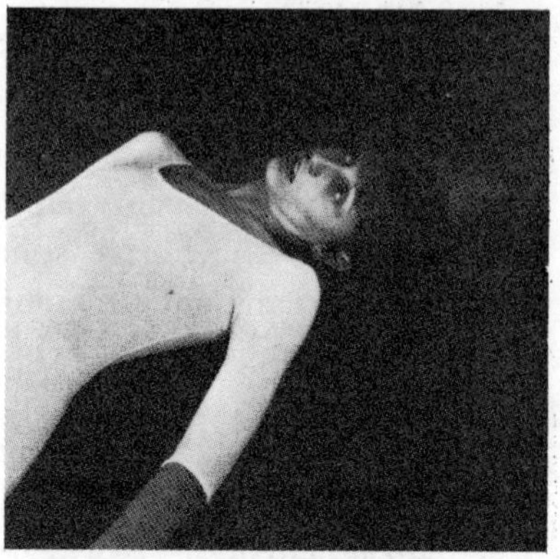

Abbildung 26 b: Den Kopf zur Seite neigen: Jeweils mit dem Ohr die rechte oder linke Schuler berühren

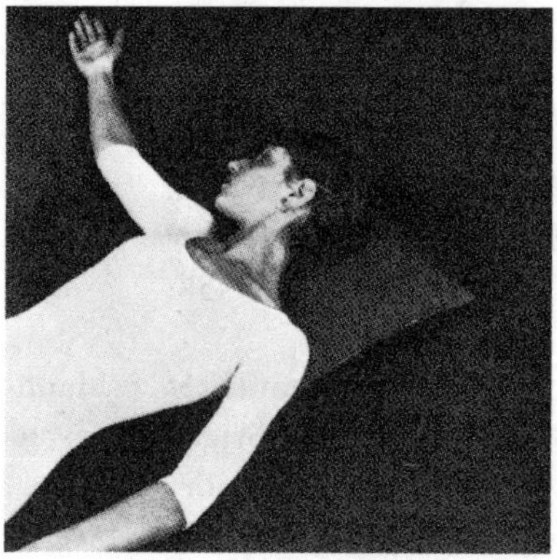

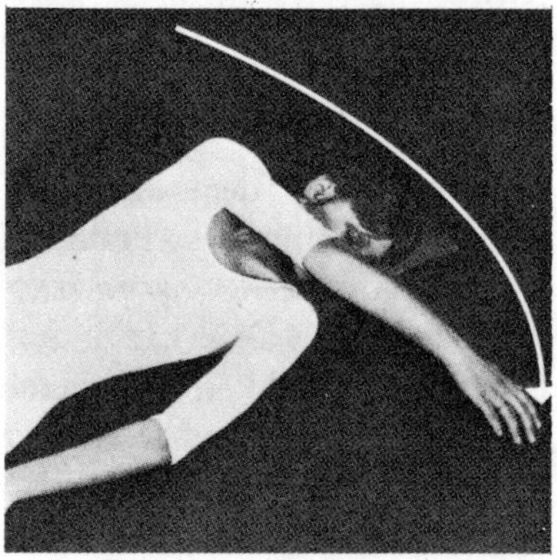

Abbildung 26 c + d:
Je einen Arm weit zur Seite nehmen, dann mit Schwung die gegenüberliegende Schulter oder gar die Bettkante berühren

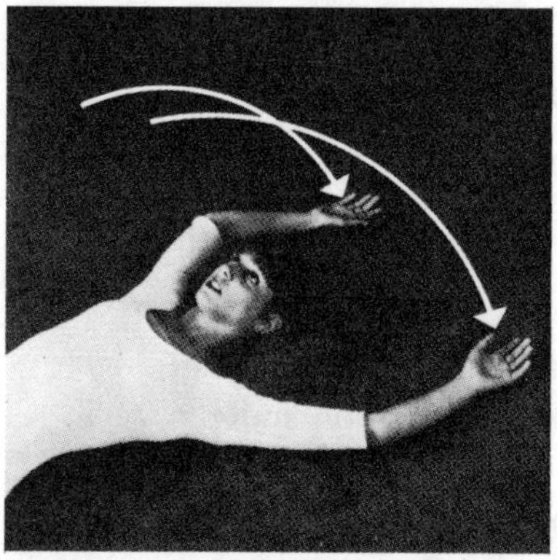

Abbildung 26 e: Beide Arme weit über dem Kopf schwingen

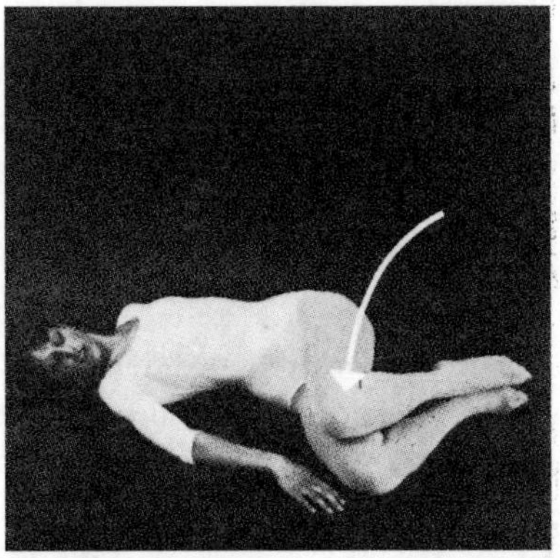

Abbildung 26 f: Beide Knie nach rechts und links legen

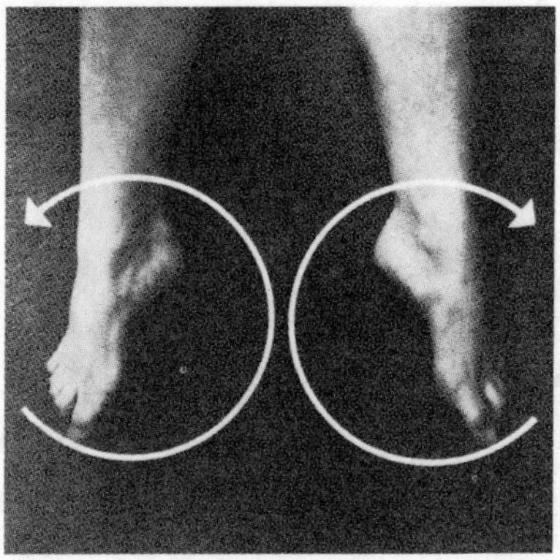

Abbildung 26 g: Fußkreisen

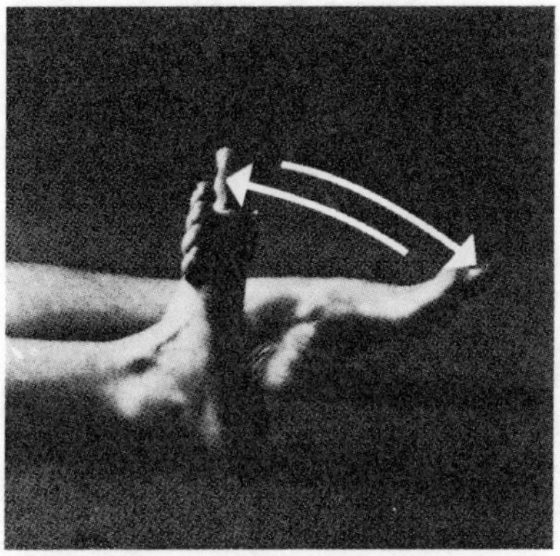

Abbildung 26 h: Die Füße im Sprunggelenk auf- und abbewegen

Übungen im Sitzen auf einem Hocker oder Stuhl

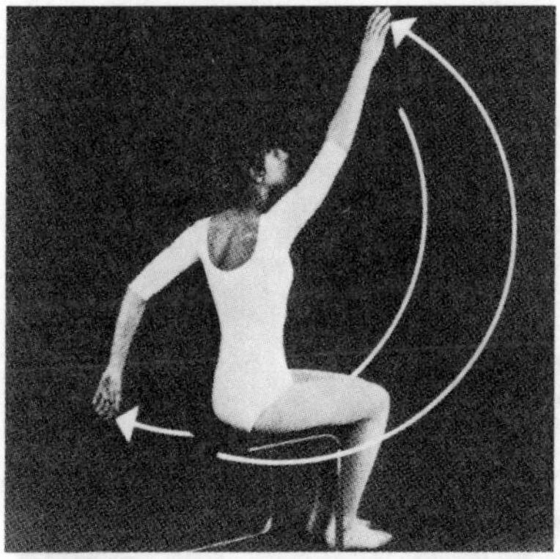

Abbildung 26 i: Die Arme im Wechsel schwingen

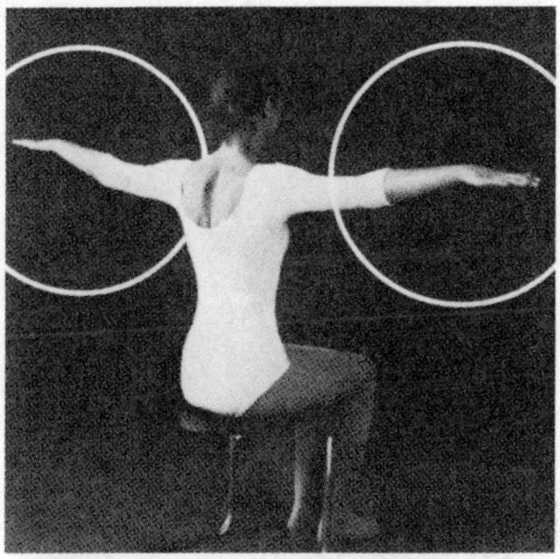

Abbildung 26 j: Armkreisen, mit einem oder beiden Armen, vorwärts oder rückwärts

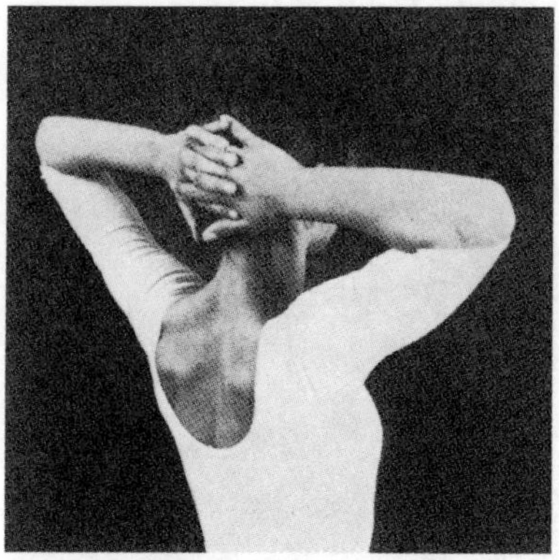

Abbildung 26 k: Die Hände ins Genick falten und wieder ab

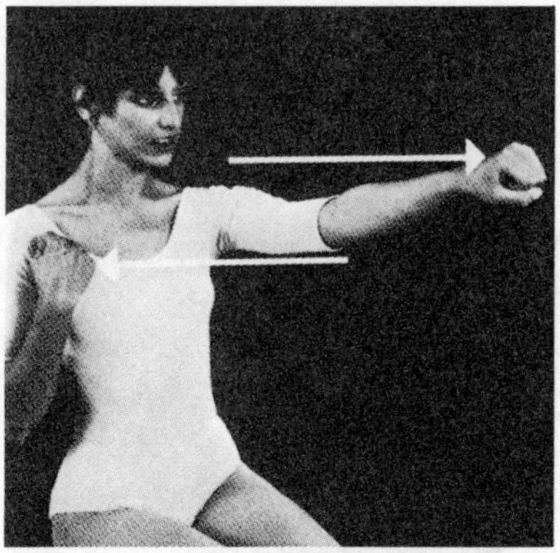

Abbildung 26 l: Mit beiden Armen im Wechsel kräftige Boxbewegungen ausführen

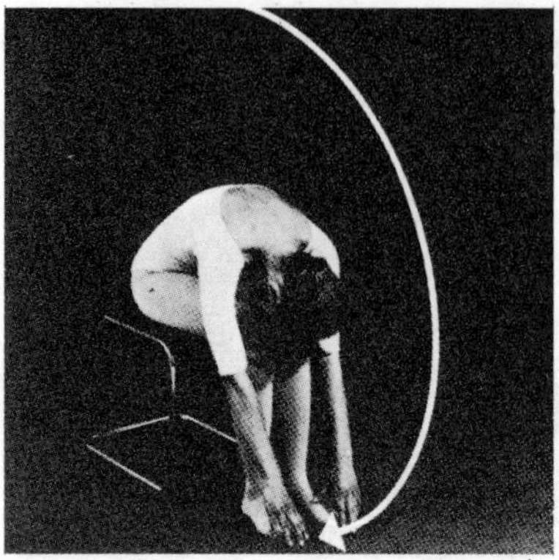

Abbildung 26 m: Rumpfbeuge: Schwung nach vorne, mit den Händen den Boden berühren, wieder ganz aufrichten

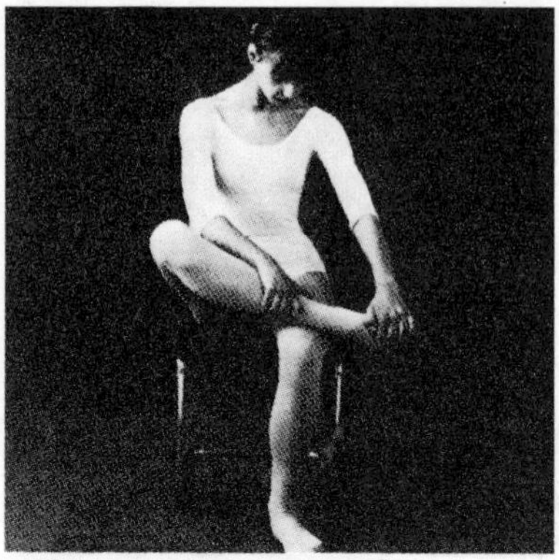

Abbildung 26 n: Je einen Fuß auf den gegenüberliegenden Oberschenkel legen. (Schwierige Übung! Mit den Händen unterstützen!)

Übungen für die Hände

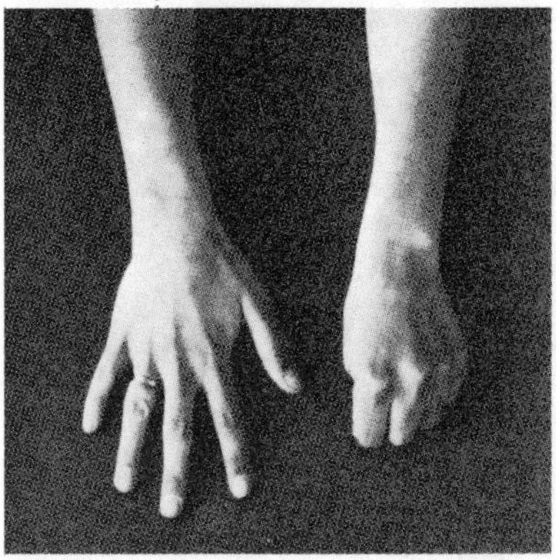

Abbildung 26 o: Faust ballen – Finger spreizen. In möglichst raschem Wechsel

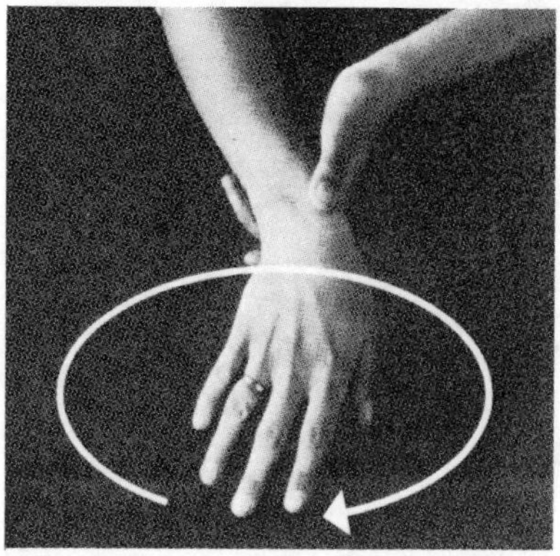

Abbildung 26 p: Intensiv mit der Hand kreisen, rechts und links herum. Die Übung ist leichter, wenn die andere Hand den Unterarm festhält

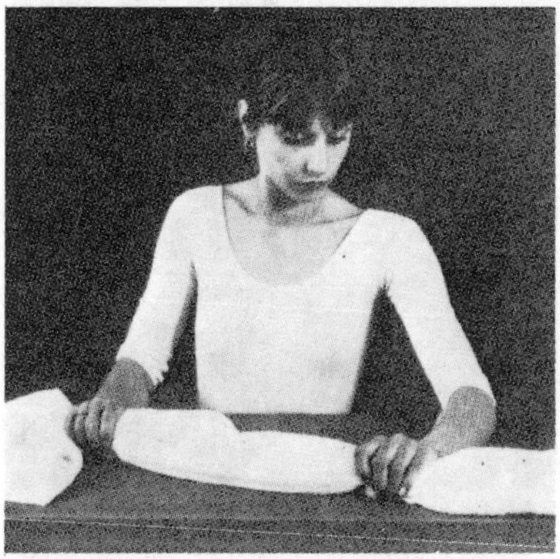

Abbildung 26 q: Ein Handtuch zusammenraffen, auswinden, auseinanderbreiten, zusammenlegen, ausschütteln

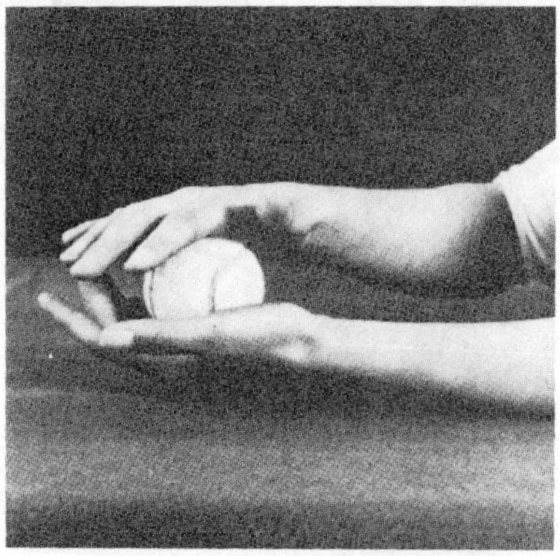

Abbildung 26 r: Einen Ball zwischen beiden Händen herumrollen

Übungen mit dem Ball

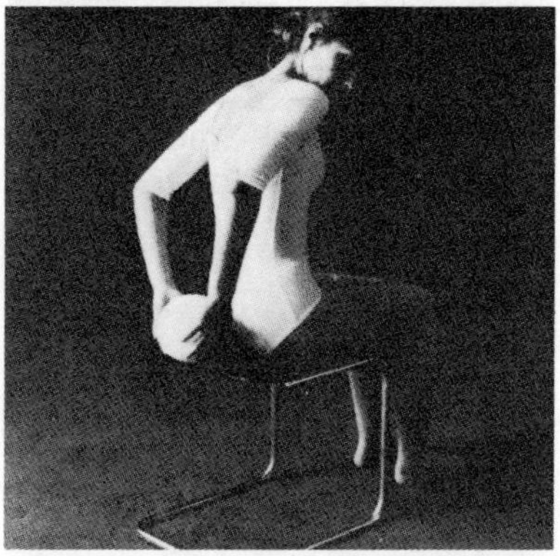

Abbildung 26 s: Den Ball um den Körper herum von einer Hand in die andere geben

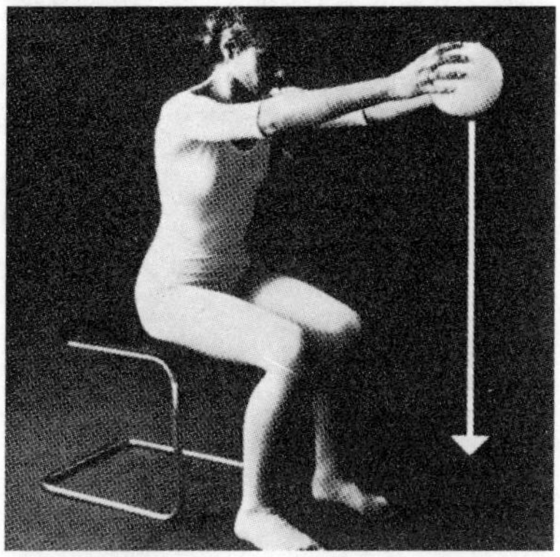

Abbildung 26 t: Ball auf den Boden prellen und fangen
- *auf der rechten und linken Seite*
- *vor den Füßen*
- *mit beiden Händen*
- *mit einer Hand*

Übungen im Stehen

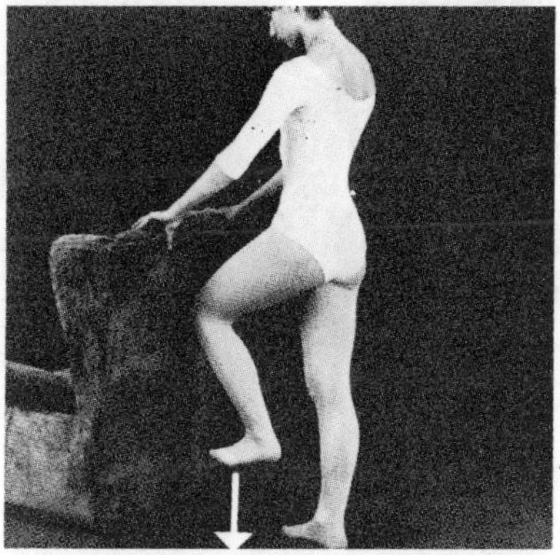

Abbildung 26 u: Abwechselnd mit den Füßen auf den Boden stampfen

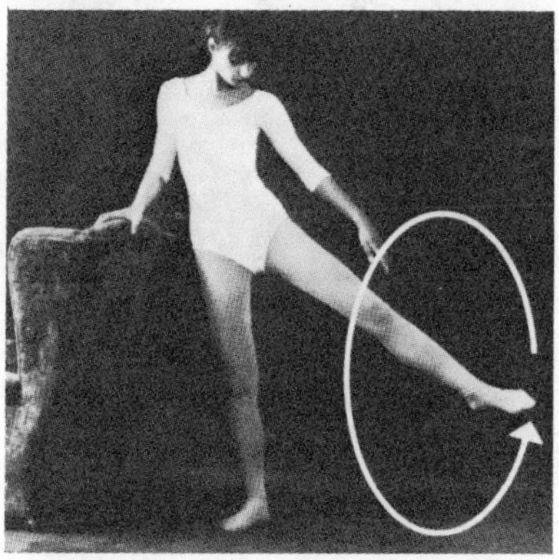

Abbildung 26 v: Mit einem Bein große Kreise beschreiben. Anschließend Seite wechseln!

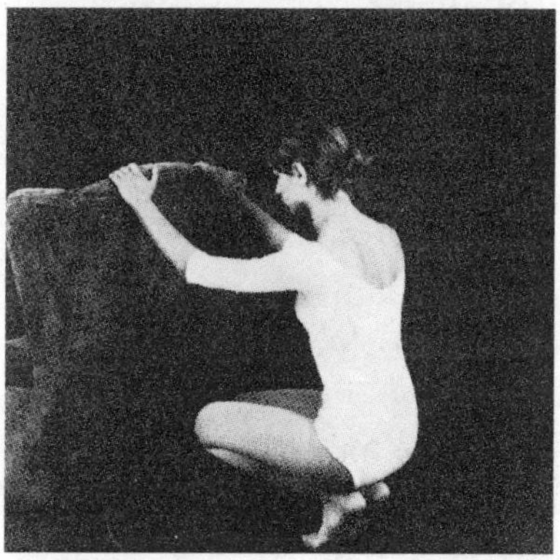

Abbildung 26 w: Kniebeugen – jedesmal gut aufrichten!

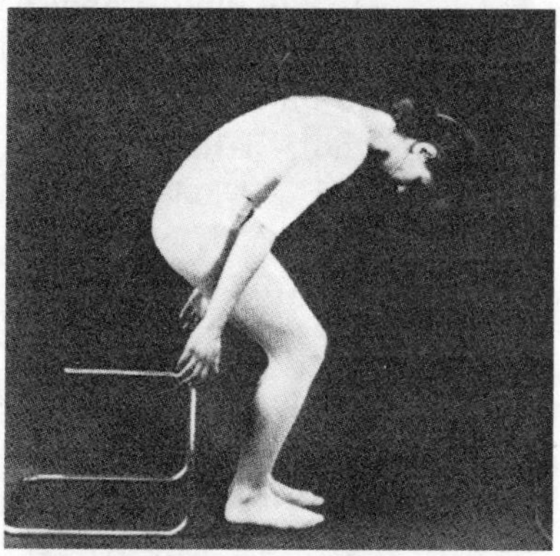

Abbildung 26 x: Von der vorderen Stuhlkante aus aufstehen – Gewicht weit nach vorne legen, Armschwung ausnutzen

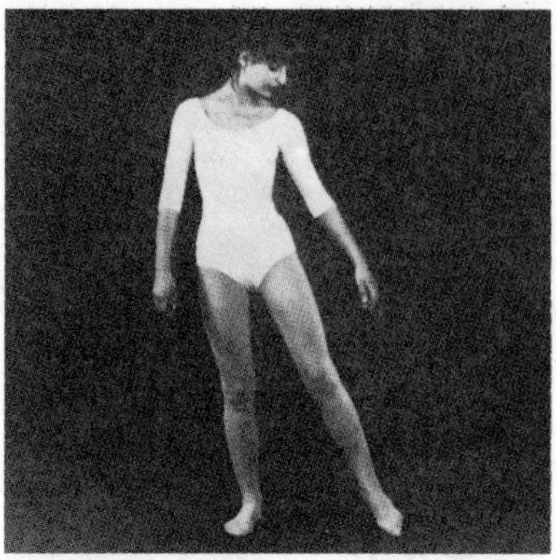

Abbildung 26 y: Breitbeinig stehen, das Gewicht von einem Bein auf das andere verlagern. Standbein immer gut strecken!

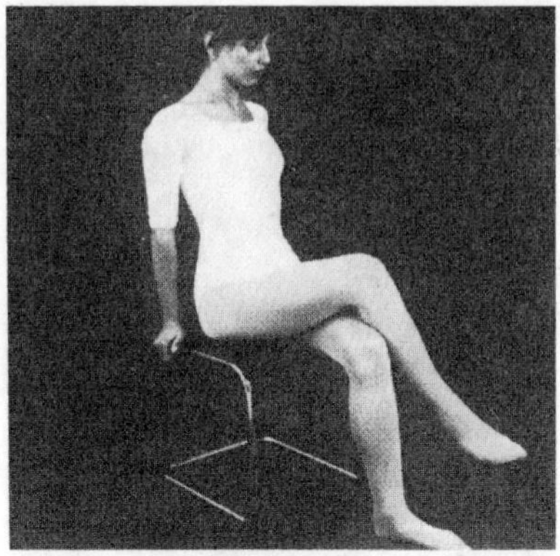

Abbildung 26 z1: Die Beine abwechselnd übereinanderschlagen

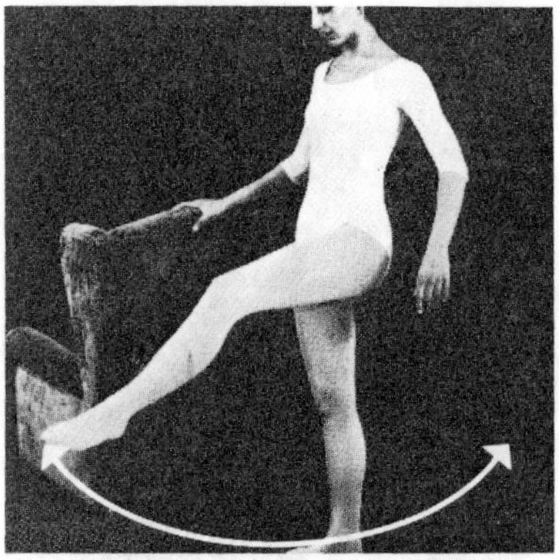

Abbildung 26 z2: Je ein Bein kräftig vor- und zurückschwingen

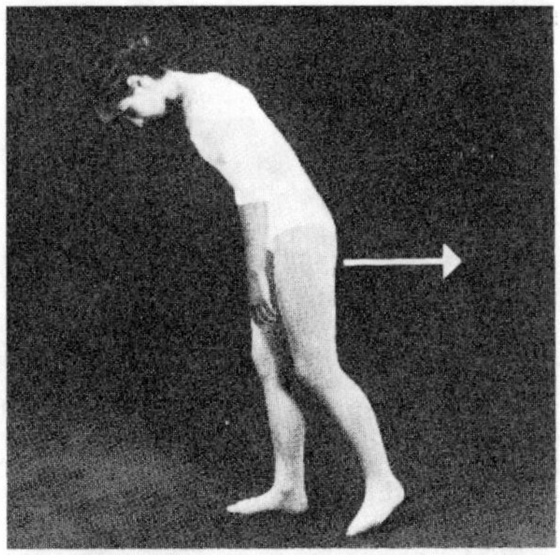

Abbildung 26 z3: Rückwärts gehen. Hier ebenfalls die Beine etwas breitbeinig aufsetzen, das Körpergewicht nach vorne legen

Schaumgummikissen haben; plastiküberzogene Sitzkissen verstärken die Schweißbildung und reizen so die Haut.

Bettseil — Am Fußende des Bettes sollte ein Seil befestigt werden, an dem sich der Kranke hochziehen kann. Eine feste Matratze oder ein Brett unter der Matratze erleichtern ihm, sich im Bett umzudrehen.

Haltegriffe — Rings um die Badewanne kann ein Handlauf oder Haltegriff angebracht werden, damit der Kranke leichter ein- und aussteigen kann. Bequemer sind für ihn eine Handdusche und ein stabiler Duschhocker, damit er sich im Sitzen waschen, rasieren, Zähne putzen usw. kann. Auf nassem Boden und Badematten rutscht der gehbehinderte Kranke leicht aus.

Die Kleidung muß sich leicht an- und ausziehen lassen, z. B. mit Reiß- und Klettverschlüssen statt mit Knöpfen, vorn schließbar und nicht über den Kopf zu ziehen sein.

Kleidung

Auch zu Hause sollte der Kranke feste Schuhe – keine Pantoffel – mit niedrigen Absätzen zum Hineinschlüpfen tragen. Ein langer Schuhlöffel erleichtert das Anziehen.

Schuhe

Weil der Kranke langsam ißt, wird sein Teller, damit er nicht rutscht, auf eine angerauhte Warmhalteplatte gestellt. Die Griffe von Gabel und Messer können mit Schaumgummi umwickelt werden. Die Schnabeltasse oder ein Strohhalm verhindern, daß durch Zittern Getränke verschüttet werden.

Essen

Hilfe zur Selbsthilfe

Die Angehörigen und Pflegenden dürfen den Kranken nicht als »hilflosen zittrigen Greis« ständig bedienen und so seine Hilflosigkeit verstärken, nur deshalb, weil das Füttern schneller geht, als wenn der zitternde Kranke noch selbständig ißt und sich, seine Kleidung sowie Tisch- und Bettwäsche dabei beschmutzt. Gerade beim PARKINSON-Kranken übernehmen Pflegende aus Mitleid und Hilfsbereitschaft immer wieder Arbeiten, die der Kranke noch selbst erledigen könnte; denn sie fürchten, daß sie von den anderen als lieb-, rücksichts- und verständnislos oder bequem verurteilt werden, obwohl sie ihre Zeit opfern, wenn sie den zitternden Kranken allein essen lassen, ihn allein sich aus- und anziehen lassen, damit er seine Selbständigkeit nicht verlernt. Die Pflegenden dürfen nicht nachlassen, den Kranken ständig anzuregen, daß er weiter übt und sich bei den täglichen Verrichtungen selbst zu helfen versucht. Sie sollten nicht ungeduldig werden, wenn er mehr Zeit braucht als früher und als gesunde alte Menschen. Sie sollten ihn häusliche und Gartenarbeiten, Hobbies und Körperpflege in einem Tempo verrichten lassen, das ihm angenehm ist.

zur Selbständigkeit anhalten

Geduld

Pflegende sollten den Kranken beim Gehen nicht führen oder halten, auch wenn er leichter hinstürzen kann als andere. Rutschende Läufer und Teppiche, Türschwellen oder scharfkantige Möbel sollte man entfernen. Man muß mit dem Kranken üben, daß er beim Gehen die Fersen zuerst aufsetzt, die Füße nicht über den Boden schlürft; er soll etwas breitbeinig (»Seemannsgang«) gehen. Breitbeinig wird auch das Stehen und Umdrehen sicherer. Bei Starthemmung kann der Kranke zunächst einen Schritt nach rückwärts oder zur Seite versuchen.

Hilfen zum Gehen

Hilfen zum Hinsetzen und Aufstehen

Beim Hinsetzen soll sich der Kranke zuerst umdrehen, bis der Rücken dem Stuhl zugewandt ist, dann nach hinten die Armlehnen ergreifen, sich weit nach vorn beugen – das ist besonders wichtig, wenn die Armlehnen fehlen – und sich langsam herunterlassen, »plumpsen« sollte er vermeiden. Im Sitzen ist die Handgeschicklichkeit besser als im Stehen, z. B. beim An- und Ausziehen. Beim Aufstehen soll der Kranke bis an die Stuhlkante vorrücken, sich wieder weit nach vorn beugen und sich mit einem leichten Schwung aufrichten, indem er sich an den Armlehnen abstützt. Aus dem Bett kommt der Kranke besser, wenn er erst die Beine heraushängen läßt und sich erst einmal auf die Bettkante setzt.

Weil der PARKINSON-Kranke leicht schwitzt, ist er gefährdet, sich zu erkälten, braucht also eine angepaßte Kleidung und tägliches Duschen.

Hilfen zum besseren Sprechen

Das Sprechen wird besser durch betontes Aussprechen, Singen, lautes Lesen rhythmischer Gedichte und durch Atemübungen.

Zuwendung und positive Wertschätzung

Verständnis und Wertschätzung

Der PARKINSON-Kranke braucht einfühlendes Verständnis und positive Wertschätzung, weil er selbstkritisch wahrnimmt, daß Bewegungsarmut, Muskelspannung und Zittern sich nicht wesentlich bessern. Er leidet mehr darunter als ein Dementer, der es nicht mehr merkt. Der PARKINSON-Kranke ist auf wohlwollende Zuwendung und Achtung der Pflegenden angewiesen, weil er spürt, daß Fremde ihn verachten und abwerten, weil er sich unbeholfen bewegt, zittert, leise spricht, weil ihm Speichel aus dem Munde fließt und davon Flecken auf seiner Kleidung sichtbar bleiben. Zuwendung wirkt therapeutisch, weil 80% der PARKINSON-kranken Frauen alleinstehend oder verwitwet sind. Pflegende vermitteln dem Kranken das Gefühl, noch etwas wert zu sein. Kontakt vermindert seine Sprechscheu, weil er fürchtet, nicht verstanden zu werden.

Operative Behandlung des Zitterns

Hirnoperation

Tremor und Rigor, nicht die Akinese können zu 80 % durch eine stereotaktische Hirnoperation für wenige Jahre gebessert werden. Von einem Bohrloch aus wird mit einer Sonde unter Kontrolle ein Punkt im Stammhirn elektrisch ausgeschaltet, so daß das Zittern auf der Körpergegenseite aufhört. Diese Operation ist als Erstbehandlung, nach durchgemachten Verwirrtheitszuständen und bei Demenz nicht angezeigt.

Heilverfahren in Spezialkliniken: z. B. Elena-Klinik, Klinikstr. 16, 3500 Kassel-Harleshausen; Neurologisches Sanatorium in Braunfels, Klinik Dr. Wohlauf, Kreuzbergstr. 16, 7620 Wolfach u. a.

Heilverfahren

1.3.2. Der Kranke mit einer Chorea HUNTINGTON

Chorea HUNTINGTON

Chorea HUNTINGTON beginnt zwischen dem 35. und 50. Jahr: Der Kranke wird reizbar, triebenthemmt, haltlos, indolent. Dazu kommt Bewegungsunruhe (Chorea = Veitstanz): blitzartig einsetzende, grotesk ausfahrende, arrhythmische Bewegungen von Armen und Beinen. Die Sprache ist verwaschen. Später wird der Kranke dement, apathisch und pflegebedürftig. Das Leiden führt unaufhaltsam in acht bis fünfzehn Jahren zum Tode. Die Hälfte der Kinder erkrankt. Tiapridex hilft gegen Bewegungsunruhe.

1.4. Metabolische und toxische Hirnstörungen
(durch Stoffwechselstörungen und Gifte)

Stoffwechsel- und toxische Hirnstörungen

1.4.1. Kalziummangel (Hypokalzämie) führt zur Tetanie mit Kribbeln und Muskelkrämpfen an Händen, Füßen und um den Mund (Pfötchenstellung, Karpfenmund) und Reizbarkeit. Übermäßige Abatmung (Hyperventilation) und Angst verstärken sich gegenseitig.

Kalziummangel

1.4.2. Hypoglykämie, Unterzuckerung kündigt sich an mit Schwitzen, Zittern, Schwächegefühl, Unruhe, Halluzinationen, Bewußtseinstrübung geht in Koma mit Streckkrämpfen über. Schlecht eingestellte Diabetiker und Heimbewohner, die von 17 Uhr bis morgens um 8 Uhr ohne Nahrung bleiben, sind gefährdet. Spätfolge nach gehäuften Hypoglykämien ist eine Demenz.

Unterzuckerung

1.4.3. Chronischer Vitamin-B-Mangel, vor allem von Vit.-B12. Symptome sind perniziöse Anämie mit Zungenbrennen, Ermüdbarkeit, Halluzinationen mit Wahnideen, Sensibilitätsstörungen, Harnverhaltung und ataktischer Gang infolge funikulärer Myelose = Pyramidenbahnschädigung im Rückenmark. Ursachen sind streng vegetarische Kost, Alkoholismus, Darmentzündung und nach Magenoperation. Gefahren sind teilweise Querschnittslähmung und Demenz.

Vitamin-B-Mangel

Leberschädigung

1.4.4. Chronische Leberschädigung (hepatische Enzephalopathie) führt zu Depression, Gedächtnisausfällen, Schlafumkehr mit nächtlicher Verwirrtheit, Zittern und später zum Koma.

Nierenversagen

1.4.5. Chronisches Nierenversagen führt zu Delir und Krämpfen.

alkoholbedingte Hirnschädigung

1.4.6. Alkoholbedingte Hirnschädigungen sind *Entzugsdelir, Wernicke-Korsakow-Syndrom* (mit Doppeltsehen, Gang-, Orientierungs-, Antriebs- und Gedächtnisstörung mit Konfabulationen), alkoholtoxische *Hirnatrophie* mit Demenz.

medikamentöse Hirnschädigung

1.4.7. Medikamente können das Gehirn bis zur Demenz schädigen. Toxisch wirken am häufigsten Neuroleptika, trizyklische Antidepressiva, Lithium, Anticholinergika, blutdrucksenkende Mittel (Methyldopa, Clonidin) und Mittel gegen Epilepsie. Dauerbelasung mit *Industriegiften* (Blei, organische Lösungsmittel, organische Zinnverbindungen, Quecksilber, Hexacarbone, DDT-Insektizide und Thallium-Rattengift) kann eine Demenz zur Folge haben.

1.5. Schädelhirntrauma SHT = Hirnverletzungen

Schweregrade

Unterschieden werden ein leichtes (früher Commotio), ein mittelschweres (früher Contusio) und ein schweres Hirntrauma.

Tabelle 29
Schweregrade der Schädelhirntraumata

	leichtes	*mittelschweres*	*schweres SHT*
Bewußtlosigkeit	bis 15 Min.	bis 1 Stunde	über 1 Stunde
Gedächtnisstörung	bis 1 Stunde	bis 24 Stunden	über 24 Stunden
neurologische Ausfälle	selten	meist reversibel	teilweise reversibel
Übelkeit, Erbrechen	selten	oft	immer
Beschwerden	bis 3–4 Tage	bilden sich zurück	bleiben

Bei Älteren ist bei leichtem SHT Bewußtlosigkeit seltener, Verwirrtheit häufiger. Bagatellverletzungen können ein chronisches subdurales Hämatom auslösen. Ältere erholen sich langsamer und müssen möglichst bald mobilisiert werden.

Dämmerzustände nach einem Schädelhirntrauma sind möglich: der Kranke ist verwirrt, reagiert verlangsamt oder handelt sinnlos.

Pflege von Hirnverletzten

Pflege: bei leichtem SHT 24 Stunden überwachen (Pulskontrolle), kein Beruhigungsmittel (verschleiert Bewußtseinsstörung!), bei schwererem SHT Intensivbehandlung.

Schädelfrakturen sind gedeckte (geschlossen, Hirnhaut unverletzt) oder offene Kalotten- oder Schädelbasisbrüche: — Schädelbrüche

1. Beim *einfachen Schädelbruch* des Schädeldaches (Kalotte) ist der Kranke zu überwachen. Eine Impressionsfraktur (Knochenteile drücken auf das Gehirn) muß operiert werden. — Kalottenfraktur
2. Bei der *Schädelbasisfraktur* kommt aus Nase und/oder Ohr Blut und Liquor, ein Brillenhämatom entwickelt sich. Oft werden Hirnnerven abgerissen, so daß Gesichts- und Augenmuskelnerven gelähmt, Geruchs- oder Gehörsinn geschädigt bleiben. — Schädelbasisbruch

Folgeschäden des Gehirns entstehen durch Blutungen im Schädel:

intrakranielle Hämatome: — Blutergüsse im Schädel

- *Blutungen ins Gehirn* sind häufig, Symptome wie bei Schlaganfall.
- *epidurales Hämatom* zwischen Schädelknochen und Dura, selten: jeder 3. Kranke ist anfangs bewußtlos, dann stundenlang klar, das Bewußtsein trübt sich, der Hirndruck steigt. Op ist nötig.
- *akutes subdurales Hämatom* bei schwerem Hirntrauma.
- *chronisches subdurales Hämatom* folgt bei Älteren oft nach Schädelprellung: der Kranke wird in den nächsten 3 Wochen reizbar, verlangsamt, verwirrt. Halbseitenlähmung und Krampfanfälle sind möglich: Operative Drainage ist nötig. — Blutung unter die harte Hirnhaut bei Älteren

Tabelle 30
Klinische Stadien des Schädelhirntraumas (nach der Innsbrucker Koma-Skala)

Hirnstamm-Schädigung	*Mittelhirnsyndrom* I	II	III	IV	*Bulbärhirnsyndrom* I	II
Bewußtsein	Somnolenz	Sopor	Koma	Koma	Koma	Koma
Reaktion auf akust. Reiz Schmerzreiz	 verzögert gezielt	 vermindert ungezielt	 fehlt beugt	 fehlt streckt	 fehlt Rest	 fehlt fehlt
Spontanmotor. Haltung Tonus	normal normal normal	Arme streckt Beine Beine erhöht	beugt + streckt beugt + streckt erhöht	streckt streckt stark erhöht	Rest streckt schlaff	fehlt schlaff schlaff
Augenbeweg. Pupillen Lichtreaktion	n. o. pendelnd mittelweit prompt	abweichend enger verzögert	fehlt eng verzögert	fehlt etwas weiter stark verzög.	fehlt weit fehlt	fehlt entrundet fehlt
Atmung Puls Blutdruck Temperatur	unregelmäßig normal normal normal	unregelmäßig erhöht kann steigen leicht erhöht	beschleunigt erhöht steigt erhöht	Maschinen-A. stark erhöht stark erhöht stark erhöht	Cheyne fällt fällt fällt	fehlt fällt fällt fällt

- *Subarachnoidalblutung* (in die Spinngewebshaut) macht schlagartig heftigste Kopf-Nackenschmerzen, wenn ein Aneurysma reißt.

Folgen apallisches Syndrom

Folgen der Schädelhirntraumen:

Apallisches Syndrom (Dezerebration = Enthirnungsstarre)

Der Kranke ist wach ohne Bewußtsein, die Augen sind offen, bewegen sich hin und her, fixieren nicht. Er nimmt keinen Kontakt auf, reagiert nur auf Schmerzreize, bleibt stumm. Er stülpt die Lippen vor bei Beklopfen und öffnet den Mund bei Annäherung. Er kaut, saugt und schluckt reflektorisch. Bei Kopfdrehen oder -neigen bewegen sich die Augen in Gegenrichtung (Puppenkopf-Phänomen). Arme und Beine können spastisch gelähmt sein. Blutdruck, Puls, Temperatur und Schlaf-Wachrhythmus sind unregelmäßig. Abmagerung und Dekubitus sind häufig. Das EEG ist flach, verändert oder zeigt eine Null-Linie. Beim apallischen Syndrom fällt die Funktion der Großhirnrinde aus, der Hirnstamm ist erhalten.

Ursachen sind schweres Schädelhirntrauma, Mittelhirneinklemmung, Herzstillstand und Wiederbelebungsversuche. Bei liebevoller Pflege mit ständiger basaler Stimulation durch konstante Bezugspersonen ist Wiederherstellung teilweise möglich in folgenden Rückbildungsphasen:

Rückbildungsphasen

1. Akutphase, apallisches Syndrom folgt
2. Phase der primitiven Motorik: unruhige Abwehrbewegungen
3. Phase des Nachgreifens, noch keine Kraft, brummt Unmut.
4. KLÜVER-BUCY-Phase: aggressiv, eßsüchtig, spricht »ja, nein«
5. KORSAKOW-Phase: verwirrt, vergißt alles, konfabuliert.
6. Integrationsstadium mit Defekten.

Spätfolgen des Schädelhirntraumas

Spätfolgen eines Schädelhirntraumas:

1. Epilepsie
2. chronisches subdurales Hämatom bei Älteren
3. Meningitis und Abszeß nach offener Schädelfraktur
4. Erweiterung der Hirnkammern (Hydrocephalus)
5. Lähmungen und andere neurologische Ausfälle
6. Hirnorganisches Psychosyndrom (HOPS).

1.6. Hirntumoren = raumfordernde Prozesse

gutartige
bösartige Tumoren
Hirnmetastasen

Relativ gutartige Tumoren wie Meningiome, Neurinome und Hypophysenadenome wachsen verdrängend, bösartige wie Metastasen (z. B. bei Mamma- oder Bronchial-Ca) und Glioblastome (vom Stützgewebe ausgehend) zerstören das Hirngewebe.

Frühsymptome

Frühsymptome:
- Kopfschmerzen morgens beim Aufrichten oder Bücken
- Nüchternerbrechen im Schwall ohne Übelkeit, Schwindel
- epileptische Herdanfälle
- Lähmungen oder Gesichtsfeldausfälle oder Doppelbilder
- psychische Veränderungen: gereizt, aggressiv oder depressiv, antriebslos und verlangsamt oder mangelnde Ernstwertung und Verwahrlosung.

Alarmsymptome bei erhöhtem Hirndruck

Spät- und Alarmsymptome bei erhöhtem Hirndruck:
- Bewußtseinstrübung bis zum Koma
- anhaltendes Erbrechen
- Pulsverlangsamung (Druckpuls) und Blutdruckanstieg
- Nackensteifigkeit und Streckspasmen
- zuletzt CHEYNE-STOKES-Atmung bis zum Atemversagen

Ursachen des erhöhten Hirndruckes

Ursachen der Hirndruck-Erhöhung:
- raumfordernde Prozesse
- Hirnblutungen
- Hirnödem bei Entzündungen und Schädelhirntrauma
- Liquor-Abflußbehinderung (Hydrozephalus)

Pflege

Pflege bei Hirntumoren:
- Entquellen: Wenig trinken, Natrium-arme Kost, Diuretika,
- bei Erbrechen Sondenernährung, Mittel gegen Brechreiz
- Antiepileptika bei epileptischen Anfällen
- Gespräche und postoperative Begleitung
- reaktivierende Pflege in den Aktivitäten des tägl. Lebens.

1.7. Entzündungen des Zentralnervensystems

Hirnhautenzündung
Symptome

1.7.1 Meningitis (Hirnhautentzündung)
Symptome sind heftige Kopfschmerzen, Fieber, Licht- und Lärmscheu, Nackensteifigkeit, Verwirrtheit, Benommenheit. Eine Lumbalpunktion zur Liquoruntersuchung wird nötig.

Ursachen
Behandlung

Ursache ist Infektion mit Viren, Bakterien (eitrig) oder Pilzen. Behandlung mit Bettruhe, Schmerzmitteln, bei Virusinfektion mit Immunglobulinen, bei bakterieller Infektion mit Antibiotika. Isolation, laufende und Schluß-Desinfektion werden nötig. Folgen können sein Hirnabszeß, Epilepsie und Lähmungen.

Zecken
FSME Frühsommermeningoencephalitis / Impfen
Borrelien

Hirnentzündung

1.7.2. Enzephalitis (Hirnentzündung)

Symptome

Symptome sind Abgeschlagenheit, Kopfschmerzen, zunehmende Bewußtseinstrübung, epileptische Anfälle, Sprachstörungen, Lähmungen, Verwirrtheit, Aggressivität und Spannungsirresein (Katatonie).

Ursachen

Ursache ist meist eine Virus-, seltener eine bakterielle Infektion.

Behandlung

Spätfolgen

Behandlung mit dem Virostaticum Aciclovir und Immunglobulinen. Spätfolgen können Parkinson oder Epilepsie sein.

Oft treten Enzephalitis und Meningitis zusammen auf: Meningo-Enzephalitis.

MS

1.7.3. MS, Multiple Sklerose (Encephalomyelitis disseminata)

Entzündungen von Gehirn und Rückenmark führen zu verstreuten (disseminierten) Entmarkungsherden. Die Markscheiden zerfallen (»Kabelbrand«), werden bindegewebig umgebaut (Sklerose), so daß die Neuriten dadurch leitungsunfähig werden.

Häufigkeit

Auf 100000 Einwohner sind 80 MS-krank, Frauen erkranken häufiger als Männer, 2/3 zwischen 20 und 40, nach dem 50. Lebensjahr selten.

Symptome

Symptome bei jedem anders, in abnehmender Häufigkeit:
- Kribbeln, Kältegefühl und Schmerzen an Füßen und Händen
- fortschreitende Schwäche bis Lähmung, Schwindel
- zentrale Lähmungen: Streck- oder Beugespastik mit Kontraktur
- Kleinhirnzeichen: Ataxie (breitbeiniger Gang), skandierende, abgehackte Sprache, Intentionstremor (bei Zielbewegung)
- Sehverschlechterung (verschwommen) bei Sehnerventzündung und Doppeltsehen bei Augenmuskellähmung
- neurogene Inkontinenz (Reflex-, Drang-Inkontinenz und atonische Blase mit Harnverhaltung) und Impotenz
- depressiv oder aggressiv, selten euphorisch, 1/3 wird dement.

Diagnose

Zur Diagnose sind EEG, Lumbalpunktion, Kernspintomogramm nötig.

Abgrenzung: amyotrophe Lateralsklerose

Abgrenzung: Die *amyotrophe Lateralsklerose ALS* beginnt um das 50. Jahr, bei Männern häufiger, mit schlaffen und spastischen Lähmungen der Hand-, Arm- und Schultermuskeln, mit nächtlichen schmerzhaften Muskelzuckungen, Sprachstörungen, Zwangslachen oder -Weinen, Sensibilitätsstörungen fehlen. Ursache und Therapie sind unbekannt. Tod durch Atemmuskellähmung.

Ursachen der MS

Ursachen der MS sind ungeklärt, mögliche Faktoren sind:
- innere: Erbanlagen (HLA auf 6. Chromosom), Immun-

schwäche, Stoffwechselstörung der Markscheide (Entmarkung)
- äußere: langsame Virusinfektion vor dem 14. Jahr, Nord-Süd-Gefälle, Ernährung und Allergie von Gehirn und Rückenmark
- auslösende: Wochenbett, Infekte, Verletzung, Streß.

Verlaufsformen

Verlaufsformen: 1/3 ist noch nach 20 Jahren erwerbsfähig. 2/3 verlaufen schubförmig mit Rückbildung nach Wochen und können später in die chronische Form übergehen. 1/3 primär chronisch fortschreitende MS beginnt schleichend, die Symptome bleiben oder verschlimmern sich zu Defekten.

Pflege von MS-Kranken

Pflege und Behandlung von MS-Kranken:
- Vorbeugung von Harnwegsinfekten, Dekubitus, Kontrakturen, Thrombose und Pneumonie
- Toilettentraining, regelmäßige Entleerung (evtl. Katheter),
- Intensive Krankengymnastik, Eis und Ergotherapie: bei Beinlähmung: Gehschule, Haltegriffe, Rollstuhl, bei Ataxie und Schwindel Koordinationstraining, bei Armlähmung: Training der Handgeschicklichkeit, um die Aktivitäten des tägl. Lebens (z. B. Essen) zu erhalten, bei Sehstörungen Spezialbrille und gute Beleuchtung, bei Sprachstörung logopädische Behandlung.
- Sorge für Medikamente: Kortison im akuten Schub, Lioresal, Sirdalud oder Dantamacrin gegen Spastik, Schmerzmittel und Antibiotika.
  Umstritten sind Interferon, Imurek, Sauerstoff, Thymus.
- Ausgeglichene Ernährung mit ungesättigten Fettsäuren (Pflanzenöle), rohem Gemüse und Obst, Milch und pflanzlichen Eiweißen. EVERS-Diät mit gekeimten Körnern enthält viele Vitamine. Sorge für Erholung und Schlaf.
- Angehörigenberatung, Kontakte zu Selbsthilfegruppen, zur Deutschen-MS-Gesellschaft und zu MS-Spezialkliniken.
- Sorge für finanzielle Hilfen, häusliche Krankenpflege, für Schwerbehinderten-Ausweis, Behindertenwohnung und Hilfsmittel.

1.8. Anfallsleiden

epileptische Anfälle

1.8.1 Epileptische Anfälle, Krampfanfälle

Epilepsie bedeutet, daß Anfälle aus voller Gesundheit auftreten und sich wiederholen. Bei Krampfanfällen entladen sich Hirnzellen abnorm elektrisch.

Häufigkeit *Wie häufig sind epileptische Anfälle?* 0,5% der Bevölkerung leidet unter Anfällen. Jeder 20. hat einmal im Leben einen Anfall. Auf jeden Anfallskranken kommen 20 mit Anfallsbereitschaft, das sind 10% der Bevölkerung. 90% der Anfallskranken erkranken vor dem 26. Lebensjahr.

Einteilung Die Anfälle werden nach Berlit, 1992, eingeteilt:

I. Fokale (partielle) Anfälle
   A. einfache fokale Anfälle ohne Bewußtseinsstörung
   B. komplexe fokale Anfälle mit Bewußtseinsstörungen
   C. fokale Anfälle mit sekundärer Generalisierung
II. Generalisierte Anfälle
   A. Absencen
   B. Tonisch-klonische Anfälle oder Grand mal
III. Unklassifizierbare Anfälle des Kleinkindes

Ursachen *Ursachen* bleiben in 50% ungeklärt:
- Erbanlagen nur bei 7%, bei milder Epilepsie.
- Residual- oder Defektepilepsie nach Hirnschädigung bei der Geburt, bei Alkohol- oder Medikamentenentzug, bei Hirninfektion, bei Unterzuckerung, bei Natrium- oder Kalziummangel.
- symptomatische Epilepsie bei Älteren infolge umschriebener Narben nach Schädelhirntraumen, bei Tumoren, Hirnmetastasen oder bei Hirndurchblutungsstörungen.

anfallsauslösende Faktoren *Anfallsauslösend wirken:*
- Alkohol und Nikotin, Sauerstoffmangel
- Medikamente: Entzug von Tranquilizern, Alkohol, Überdosierung von Insulin, Antidiabetika, ASS, in Normaldosierung: Neuroleptika, Anticholinergika, Analgetika, Kortison, Koffein, selten Penizillin.
- Föhn und Wetterfrontenwechsel
- Hunger, Überanstrengung, Schlafmangel
- Angst, Schreck, Aufregung, Fernseh-Flimmern.

Diagnose *Diagnose* wird mit EEG nach Schlafentzug gestellt.

Heilungsaussicht *Prognose:* 60% sind heilbar, 20% zu bessern.

Komplikationen *Komplikationen:* Verletzung, Erstickung durch Aspiration; Status epilepticus ist ein lebensbedrohlicher Daueranfall, ein Notfall, der sofortige ärztliche Hilfe erfordert.

psychische Folgen Psychische Folgen erklären sich aus der Krankheit, aus der Behandlung, aus mangelnder Krankheitsverarbeitung, aus der

Angst, sich öffentlich bloß zu stellen, und aus der gesellschaftlichen Abwertung der ganzen Familie:
- Depression mit Suizid oder Alkoholmißbrauch,
- Psychose mit Halluzination und Wahn, wenn die medikamentöse Einstellung zu schnell erfolgt.
- Wesensänderung wie Verlangsamung, Umständlichkeit, Perseveration (Haften) und Reizbarkeit ist umstritten.

1.8.1.1. Fokale oder Herdanfälle ohne Bewußtseinsstörung

Herdanfälle

Die Symptome hängen vom Schädigungsort im Gehirn ab, z.B. Zuckungen der Hand oder des Armes kann sich auf die ganze Körperhälfte ausbreiten (JACKSON-Anfall). Auch Mißempfindungen wie Kribbeln beschränken sich auf eine Stelle. Pflegende sollten genau beobachten, wie der Anfall anfängt.

1.8.1.2. Komplexe fokale (psychomotorische) Anfälle:

Dämmeranfälle

Dämmerattacken (verwirrt, verträumt), Automatismen (kaut, schmatzt, schluckt, wischt, nestelt, zieht sich aus, läuft ziellos weg, wird plötzlich aggressiv) lassen im EEG einen Herd im Schläfenlappen (Temporallappenepilepsie) erkennen.

1.8.1.3. Grand mal (generalisierter großer Krampfanfall)

großer Krampfanfall

ist in jedem Alter möglich und verläuft in 4 Stadien

Aura

- Aura: Sekunden vor dem Anfall erlebt der Kranke Lichtblitze, Gerüche, Melodien, Geräusche, Glücksgefühl, Schwindel oder Engegefühl vom Magen hochsteigend.

tonisches Stadium

- Tonisches Stadium (30 Sekunden): Im Streckkrampf stürzt er wie ein Brett, schreit, stöhnt, atmet nicht, wird blaurot, bewußtlos, die Augen aufgerissen, das Gesicht erstarrt.

klonisches Stadium

- Klonisches Stadium (3–4 Min.): Extremitäten zucken rhythmisch, symmetrisch, die Zunge schlägt Speichel zu Schaum, der Patient beißt sich seitlich in die Zunge, näßt regelmäßig, kotet selten ein, Blutdruck ist stark erhöht.

Nachschlaf

- Tiefer Nach- oder Erschöpfungsschlaf: er schwitzt, atmet schnorchelnd, ist kaum erweckbar. Danach kann er verwirrt, unruhig werden: Dämmerzustand, Erinnerungslücke bleibt.

Erste Hilfe

Erste Hilfe: vor Verletzung durch Gegenstände schützen! Beengende Kleidung öffnen, danach stabile Seitenlage, beobachten und dokumentieren. Wenn Krampf nach 10 Min. nicht aufhört, Diazepam-Zäpfchen und Notarzt! Taschentuch zwischen die Zähne, Atemspende bei Atemstillstand. Falsch sind Festhalten, Beklopfen, Begießen mit Wasser oder Riechmittel, Lösen von Verkrampfungen.

Langzeitbehandlung

Langzeitbehandlung mit Antiepileptika (Antikonvulsiva). Pflegende achten auf regelmäßige Einnahme, verhindern plötzliches Absetzen, sonst droht Status-epilepticus, dokumentieren Nebenwirkungen wie Sprachstörungen, Zahnfleischwucherungen, sorgen für EEG- und Blutbildkontrollen. Phenytoin (Phenhydan, Zentropil) und Carbamazepin (Tegretal, Timonil, Sirtal) helfen gegen große und fokal komplexe Anfälle, Primidon (Mylepsinum, Liskantin) gegen große. Operation ist bei Hirntumoren und Narben möglich.

Pflege

Pflegende sind mitverantwortlich für die Lebensführung: sie verhindern Alkohol und Nikotin, sorgen für regelmäßigen und ausreichenden Schlaf, kurze Fernsehzeiten, führen einen Anfallskalender und begleiten den Kranken beim Basteln, Sport und im Verkehr. Führerschein ist nur erlaubt bei Anfallsfreiheit von 3 Jahren und halbjährigen EEG-Kontrollen

Tabelle 31
Unterscheidung zwischen Ohnmacht, epileptischem und psychogenem Anfall

	epileptischer Anfall	*Ohnmacht*	*psychogener Anfall*
Vorstadium	Aura	schwarz vor Augen	unterschiedlich
Krämpfe	tonisch-klonisch	–	schlägt um sich
Dauer	3–5 Minuten	10–60 Sekunden	solange beobachtet wird
Sturz	jäh	sackt zusammen	dramatisch
Haut	blaurot, zyanotisch	blaß, schweißig	normal
Augen	offen, verdreht, starr	oft offen, nach oben	zugekniffen
Zungenbiß	seitlich	–	kein oder Zungenspitze
Einnässen	häufig	–	–
nach Anfall	verwirrt, Amnesie	teilweise	–

1.8.2. Nichtepileptische Anfälle

Kopfschmerzanfälle

1.8.2.1. Kopfschmerzanfälle

Migräne

- *Migräne* bessert sich im Alter: halbseitige Kopfschmerzen mit Übelkeit, Brechreiz, Licht- und Lärmüberempfindlichkeit, Flimmern vor den Augen, Gesichtsfeld- und Sensibilitätsausfälle sind möglich. Auf Gefäßverkrampfung folgt Gefäßerweiterung. Migräne-Anfälle werden ausgelöst durch Streß, Schlafmangel, Rotwein, Käse, Schokolade, Gewürze. Im Anfall helfen ASS, Brechreizmittel, Dihydroergotamin und vorbeugend β-Blocker und Vermeiden von Auslösern.

TIA
Cluster-Kopfschmerz

- Bei anfallsartigen Kopfschmerzen ist an *TIA* (vgl. S. 59) oder bei Männern an *Cluster-*(BING-HORTON)-Kopfschmerz (kurz, mit Tränenfluß, Augenrötung) zu denken. Mehr andauernde

Schläfenkopfschmerzen bei älteren Frauen sind durch Riesenzell-Arteriitis bedingt.

- Trigeminus-Neuralgie: blitzartig einschießender, Sekunden dauernder, mehrfach täglich auftretender, heftigster Schmerz (Suizidgefahr!) an Oberkiefer und Wange, seltener am Unterkiefer wird ausgelöst durch Berührung, Kauen, Sprechen und Luftzug. Op hilft bei Gefäßmißbildung, sonst Tegretal. — Trigeminus-Neuralgie

1.8.2.2. Schwindelanfälle — Schwindelanfälle

- Schwankschwindel: infolge von Neuroleptika, β-Blocker, Hirndurchblutungsstörungen bei hohem Blutdruck und Blutdruckabfall, Herzrhythmusstörungen und Unterzuckerung.
- Drehschwindel (MENIÈRE) bei Männern mit Übelkeit, Ohrgeräusch, Hörverlust bei Durchblutungsstörungen des Innenohrs.

1.8.2.3. Synkopale Anfälle (Ohnmacht) — Ohnmacht

Ursachen

- bei Herzerkrankungen: ADAMS-STOKES-Anfall, Lungenembolie
- bei Hirndurchblutungsstörungen bei Verengung der Carotis oder Vertebralis (S. 63), z. B. Fallneigung beim Kopfwenden.
- reflektorisch-vagotone Ohnmacht nach Schlucken kalter Getränke, bei Schmerz und Schreck.
- pressorisch-vagotone Synkope bei Husten, Lachen, Niesen und unmittelbar nach dem Wasserlassen im Stehen.
- orthostatische Ohnmacht beim Aufstehen nach längerer Bettruhe und nach Neuroleptika oder Tranquilizern.

1.8.2.4. Anfälle bei hormonalen Störungen: Hypoglykämie und Tetanie — hormonale Störungen

1.8.2.5. Schlafanfälle tagsüber bei älteren Männern mit Schlaf-Apnoe beim Schnarchen. Nachts muß Sauerstoff unter Druck zugeführt werden. — Schlafanfälle

1.8.2.6. Zungen-Schlund-Blick-Krämpfe nach Neuroleptika — Schlundkrämpfe

1.8.2.7. Psychogene Anfälle vgl. Tabelle 31, S. 144 — psychogene Anfälle

2. Erkrankungen des Rückenmarks

2.1. Querschnittssyndrome

Querschnittslähmung
Symptome

Die Symptome hängen vom Ausmaß (teilweise oder vollständig), vom Ort der Schädigung ab (je höher, um so schwerwiegender die Folgen). Die anfangs schlaffe Lähmung aller Muskeln unterhalb der Schädigung wird nach Wochen spastisch, unwillkürliche Beugebewegungen (spinale Automatismen) treten auf. Im gelähmten Bereich fallen alle Empfindungen aus, werden Durchblutung und Schweißbildung gestört. Reflexinkontinenz (automatische spastische Blase), Mastdarmlähmung und

Impotenz folgen. Schmerzen treten in Höhe der Verletzungsebene auf.

Ursachen

Ursachen sind Wirbelbrüche (Unfall, Osteoporose, Tumoren, Metastasen, Tbc), Blutungen, Durchblutungsstörungen und Entzündungen des Rückenmarks.

Komplikationen

Komplikationen sind durch sorgfältige Pflege vermeidbar: Verbrennungen, Erfrierungen, Dekubitus, Kontrakturen, Schwund und Verkalkung der Muskeln, Übergewicht, Harnwegsinfekte, Lungenentzündung, Thrombose, Depression.

Pflege

Pflege: Regelmäßig (alle 3 Stunden) umlagern, Drehbett, Bäder, Wickel, Krankengymnastik, Rollstuhltraining, Lioresal gegen Spastik, regelmäßig Katheterisieren; ermutigen, Angehörige stützen, Selbsthilfegruppen.

Durchblutungsstörungen

2.2. Durchblutungsstörungen des Rückenmarks werden durch Blutdruckabfall bei Herzinsuffizienz verursacht und führen zu flüchtigen unvollständigen Querschnittssyndromen.

toxische RM-Erkrankungen

2.3. Toxische Rückenmarkserkrankungen sind Folge von Vitamin-B12-Mangel (funikuläre Myelose mit ataktischem Gang, Seite 135), von Alkoholismus, Niereninsuffizienz, von Deodorantien, Desinfektionsmitteln und von Bestrahlung.

RM-Tumoren

2.4. Rückenmarkstumoren gehen vom Rückenmark, den Rückenmarkshäuten (Meningeome) oder von der Wirbelsäule aus. Wirbelsäulentumoren und -metastasen drücken auf das Rückenmark bis zum teilweisen Querschnittssyndrom.

RM-Entzündungen

2.5. Rückenmarksentzündungen (Myelitis) sind durch Viren (z.B. Poliomyelitis, HIV, Herpes zoster) oder durch Bakterien (Tbc, Lues) bedingt. Rückenmarkshautentzündung (Meningitis) kann in Abszesse übergehen.

RM-Systemerkrankungen

2.6. Rückenmarkssystemerkrankungen, die um 50 beginnen:

- Amyotrophe Lateralsklerose ist am häufigsten S. 141
- Funikuläre Myelose durch Vit.-B12-Mangel S. 135
- Spinale Muskelatrophie beginnt mit Lähmungen, Zuckungen der Fingermuskeln und greift auf Arme und Schultern über.
- Spätlues befällt das Rückenmark als Tabes dorsalis (das Gehirn als Paralyse) mit lanzinierenden Schmerzen, Ataxie, verlangsamter Lichtreaktion der Pupille und Gelenkabbau.

3. Wurzel- oder Radikuläre Syndrome
durch Reizung und Kompression der Nervenwurzeln:

Nervenwurzel-Schädigung der HWS

3.1. Zervikale Wurzelsyndrome entstehen durch Spondylarthrose der Halswirbelsäule: Schmerzen in Schultern, Armen, Muskelschwäche bis Paresen und Sensibilitätsstörungen treten auf. Zervikaler Bandscheibenvorfall: Kopfdrehen verstärkt Schmerz.

Lumbago

3.2 Lumbale Wurzelsyndrome durch Bandscheibenvorfall bei Verheben (Hexenschuß), Schmerz stärker bei Husten, Press.
- L4-Syndrom: Vorfall zwischen L3/4: Unterschenkelinnenseite schmerzt, Kniestrecker werden schwach.
- L5-Syndrom: Vorfall zwischen L4/5: Schmerzen an Gesäß und Beinaußenseite, Fußheberschwäche
- S1-Syndrom: Vorfall zwischen L5/1: Schmerzen im Ischiasverlauf. Schwäche im Gesäßmuskel und Fußstrecker.
- Caudasyndrom: Lähmung von Beinen, Blase, Mastdarm

Ischialgie

Pflege: Lagerung im Stufenbett, Wärme, Schmerzmittel, Gymnastik, Massagen, bei Blasenlähmungen sofort Op.

Pflege

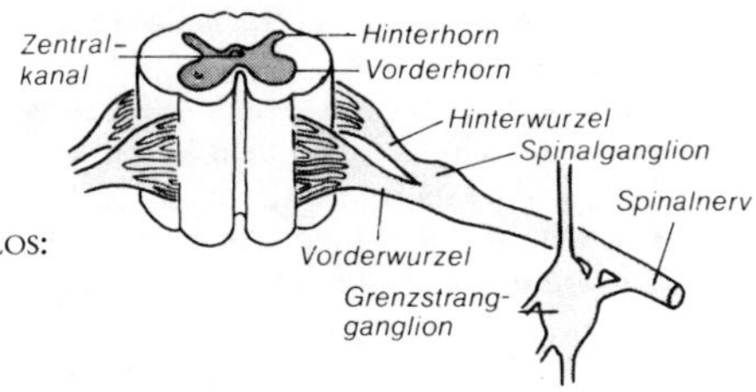

Abbildung 27
Rückenmarksquerschnitt mit Nervenwurzeln
(aus: SILBERNAGEL, S., A. DESPOPOULOS: dtv-Atlas der Physiologie)

4. Erkrankungen peripherer Nerven = Polyneuropathien

Symptome

Symptome: handschuh- oder strumpfförmig verteilte brennende Schmerzen, Kribbeln, Wadenkrämpfe. Berührungs- und Temperaturempfinden schwinden. Lähmungen mit Muskelschwund an Füßen und Händen mit Zyanose, Schweißstörung, Nagelpilz, Unterschenkelgeschwüren (Ulcus cruris), Blasenlähmungen. Die Ursachen sind chronischer Alkoholismus, Diabetes, Zeckenpolyneuritis, Virusinfektionen, Metalle (Blei, Arsen, Thallium) und Medikamente: Sulfonamide, Nitrofurantoin, Carbamazepin, Phenytoin, Gentamycin-Antibiotika.

Ursachen

Pflegende helfen, Ursachen zu klären, Alkohol und Medikamente zu entziehen, Diabetes einzustellen, geben Vitamin B, Thioctacid bei Kribbeln, Schmerzmittel, Wickel, veranlassen Wechselbäder, Gymnastik, Massagen, TENS (transkutane Nervenstimulation).

Pflege und Behandlung

B. Chronische, vorwiegend psychische Störungen (Gerontopsychiatrie)

1. Der depressive Kranke

Eine 69jährige Frau sucht mich in der Sprechstunde auf, weil sie an Gewicht abnehme, nicht mehr schlafen könne, keinen Appetit mehr habe. Es müsse wohl der Magen sein, denn, wenn sie etwas esse, sei sie gleich so voll. Verstopft sei sie auch. Körperliche, Röntgen- und Laboruntersuchungen ergeben keinen krankhaften Befund.

»Sie fühlen sich nicht mehr wohl?« »Ja, ich bin so schlapp, besonders morgens. Ich komme nicht aus dem Bett. Wenn ich so an den Tag denke, immer dasselbe. Ich habe einfach zu nichts mehr Lust: Das muß doch an meinem Magen liegen. Früher hatte ich schon Magengeschwüre.«

Das nächste Mal kommt der Ehemann mit und erzählt, daß seine Frau oft bis mittags wie versteinert im Stuhl sitze und keine Kraft mehr habe. Nachmittags werde es manchmal besser, manchmal sei sie auch abends besonders erschöpft. Sie habe schon geäußert, das Leben habe doch keinen Sinn mehr, das beste sei doch, sie wäre tot. Er mache sich soviel Mühe mit ihr, das habe sie gar nicht verdient, wendet sie ein. Sie falle ihm doch nur zur Last.

Ein längeres Gespräch mit der Patientin allein ergibt, daß die traurige Stimmung angefangen hat, als sie erfuhr, daß ihre einzige Tochter auf Drängen des Schwiegersohnes hat abtreiben müssen. Das verkrafte sie nicht. Sie sei schuld daran. Sie habe ihre Tochter so schlecht erzogen, daß sie zu solchem Verbrechen fähig sei. Sie selbst sei immer sehr gewissenhaft gewesen, sie habe sich nie etwas zu Schulden kommen lassen, aber jetzt werde es allen klar, wie sie in Wirklichkeit sei, wie schlecht und sündhaft sie sei. Das könne sie nie wieder gut machen. »Diese Schuld, die drückt auf den Magen!«

Die antidepressive Behandlung durch den Nervenarzt bringt eine vorübergehende Besserung. Nach dem plötzlichen Tode ihres Ehemannes verschlimmert sich der Zustand so, daß sie vom Nervenarzt wegen Suizidgefahr stationär eingewiesen werden muß. Danach ist sie für ihre Tochter nur erträglich, wenn sie regelmäßig ihre Tabletten nimmt.

Welche Veränderungen können Angehörige und Pflegende beim alten depressiven Kranken beobachten? (vgl. Tabelle 32):

Symptome — psychische, psychomotorische und körperliche Symptome.

1. Psychische Symptome

negative Wahrnehmung — Denkhemmung — kognitive Triade

Wahrnehmung, Denken, Fühlen und Antrieb sind gehemmt. Der Kranke nimmt auswählend nur das Negative wahr. Sein Denken ist verlangsamt, einfallsarm. Grübelnd kreist er um dieselben Inhalte: daß er schuldig sei oder versagt habe. Charakteristisch ist die kognitive Triade: er sieht sich selbst, seine

Umwelt und seine Zukunft negativ. Daraus folgen depressive Denkfehler: der Kranke verallgemeinert, schlußfolgert willkürlich automatisch negativ, verabsolutiert seine negativen Gedanken, unterschätzt eigene Erfolge und überschätzt eigene Fehler bis zum Schuldwahn. Manche fühlen sich deshalb verfolgt (paranoide Depression) oder zwanghaft zur Selbsttötung aufgefordert.

Schuldwahn

Seine Gefühle sind schmerzhaft schwermütig. Er fühlt sich innerlich leer (Gefühl der Gefühllosigkeit). Er wertet sich ab, haßt sich, fühlt sich kraft-, willen-, lust-, freud-, hoffnungs-, trost-, ziel-, leb-, hilflos (»Losigkeits«-Syndrom). Tiefe Schuldgefühle lassen ihn verzweifeln. Er fühlt sich unerwünscht, abgelehnt, ausgestoßen, einsam. Der Antrieb ist gehemmt: er ist entscheidungsunfähig, rat-, interesse-, willenlos, bis er stumm, unbeweglich (depressiver Stupor) Nahrung verweigert.

Schwermut

Schuldgefühle

Antriebshemmung

Vergangenheit ← Schuld —— Angst → Zukunft

Schwermut
↓
Gegenwart

Abbildung 28
Zeitdimensionen der depressiven Gefühle

2. *Psychomotorische Symptome*

Depressive sind gehemmt-apathisch oder agitiert-ängstlich. Der gehemmt Depressive blickt traurig auf den Boden, nimmt keinen Blickkontakt auf, die Mimik ist schlaff abwesend, er spricht leise, monoton, wortkarg, klagsam anklagend, die Bewegungen sind verlangsamt schleppend, die Haltung schlaff gebeugt, der Händedruck kraftlos, wird oft als senil verkannt.

gehemmt-apathisch

Der agitiert-ängstlich Depressive weint, sein Blick weicht aus, er ist erregt, gereizt, gespannt, spricht laut jammernd, die Bewegungen sind fahrig, er läuft ruhelos getrieben umher, hält sich verkrampft, ringt mit den Händen, klammert sich an.

agitiert-ängstlich

3. *Körperliche Symptome*

Störungen der Vitalgefühle bedeuten: Er fühlt sich abgeschlagen, erschöpft, erschlafft. Er schläft nicht durch, fühlt sich morgens schlecht (Morgentief), klagt über trockenen Mund, ist appetitlos, verstopft, nimmt an Gewicht ab und friert leicht. Er klagt über Schmerzen in Kopf und Nacken, Kloß- oder Enge-

Störung der Vitalgefühle

gefühl auf der Brust. Fast ⅔ älterer Depressiver registrieren alle Körperveränderungen ängstlich und überbewerten sie: hypochondrische Klagen. Der Kranke verschiebt unangenehme Gefühle ins Körperliche: er somatisiert, weil er nach einer Erklärung sucht, weil körperliche Klagen mit Zuwendung belohnt werden, weil er gelernt hat, daß man körperlich, aber nicht psychisch krank sein dürfe, weil er immer mehr in den Körper regrediert, seine Wut, Schuld oder Trauer in den Körper projiziert, wenn er sich mit einem Verstorbenen identifiziert. Wenn er hinter körperlichen Beschwerden eine Depression verbirgt, spricht man von einer larvierten Depression.

hypochondrische Klage= Krankheitsbefürchtung

Somatisierung

larvierte Depression

Verdacht auf Depression

Verdacht auf Depression besteht, wenn jemand seine täglichen Aufgaben nicht bewältigen kann, vormittags kleine Arbeiten wie einen unüberwindbaren Berg empfindet, sich mit Selbstvorwürfen plagt, sich für wertlos und schuldig hält, über Schlaflosigkeit und innere Unruhe klagt und Selbsttötungsabsichten äußert. Bei Verdacht können Pflegende fragen: »Können Sie sich freuen? Entscheidungen treffen? Sich für etwas interessieren? Neigen Sie zum Grübeln? Plagt Sie das Gefühl, ihr Leben sei sinnlos? Erwachen Sie früh?« Da Pflegende den Depressiven länger beobachten können als ein Arzt, können sie folgende für eine gezielte Behandlung wichtige Fragen zu beantworten versuchen:

Frage an Depressive

für die Behandlung wichtige Symptome

1. Ist der Depressive gefährdet, sich selbst zu töten?
2. Welche körperlichen Symptome belasten ihn?
3. Ist er mehr ängstlich-agitiert oder gehemmt-verlangsamt?

Wie sehr wirkt sich das depressive Verhalten auf die Umwelt aus?

Appell

- Pflegende fühlen sich hilflos gegenüber den appellierenden Klagen, daß er minderwertig sei, nichts zu erwarten habe.

feindseliges Verhalten

- Sie fühlen sich angegriffen, wenn er fordernd klagt, offen feindselig reagiert oder die Mitarbeit ablehnt.
- Die Kommunikation ist erschwert, weil er Antwort und Blickkontakt vermeidet, initiativelos bleibt.

Folgen

- Folgen: Er kapselt sich ab, Mitmenschen ziehen sich zurück.

Tabelle 32
Zusammenfassende Übersicht über Depressionssymptome

Psychische	*psychomotorische*	*körperliche Symptome*
Hemmung von – Wahrnehmung – Denken – Fühlen – Antrieb	gehemmt-apathisch oder agitiert-ängstlich	Störung der Vitalgefühle: erschöpft, Durchschlafstörung, Morgentief, Appetit- und Gewichtsverlust, Frieren, Schmerzen oder Druck in Kopf, Brust, Bauch, Rücken, Kloß-, Engegefühl

Besonderheiten der Depressionen im Alter:

Die meisten erkranken erstmalig. Ausgelöst und verstärkt werden Depressionen durch Veränderung in der Familie, Umzug, Verluste, Einsamkeit und körperliche Erkrankungen. Der Verlauf ist bei psychoreaktiver Depression milder als bei Jüngeren, schwerer bei leidvoller Lebensgeschichte. Probleme sind die Multimorbidität, die Abgrenzung zur Demenz, die eingeengte Realitätswahrnehmung, das Bewußtsein des nahenden Todes, die Erwartung von Abbau, die Abnahme der Selbsthilfe, die Hilflosigkeit durch bemutternde Helfer, die Macht durch Nichtkönnen, das erhöhte Suizidrisiko.

Auslösung

Verlauf

Probleme

Verhaltensstörungen wie Nahrungsverweigerung, Inkontinenz, Kotschmieren, sich-blutig-kratzen, sich-fallen-lassen und Schlagen der Pflegenden können depressionsbedingt sein.

depressive Verhaltensstörungen

Wie häufig sind Depressionen? Nach Cooper und Sosna (1983) haben 10,8 % aller Älteren reaktive Störungen (vorwiegend depressive Reaktionen und Neurosen) und 2,2 % funktionelle Psychosen (schwere Depressionen und Alterswahn). Nach Morgan (1987) sind 10 % aller zu Hause lebenden Älteren depressiv.

Häufigkeit

Kielholz unterscheidet drei Formen:

Formen

1. Die organische Depression beruht auf Hirnveränderungen. Wie Demente können Depressive apathisch, unruhig, interesselos, feindselig reagieren. Wenn Kranke mit Hirnleistungsschwäche ihr Versagen bemerken, reagiert ⅓ depressiv. Je schwerer die Demenz, um so geringer die Depression. Organische Depression kommt vor bei Demenz, Hirnverletzung, Hirntumor und Epilepsie.

   Depression bei hirnorganischem Psychosyndrom

   Eine symptomatische Depression wird ausgelöst:

   symptomatische Depression bei Körperkrankheiten

   1) durch Körperkrankheiten wie Hormonstörungen, Infektionen, Funktionsstörungen von Leber/Niere, Herzschwäche, Thrombose, Blutarmut, Zustand nach Krebsbestrahlung und Gelenkrheuma. 60 % werden nach einem Apoplex depressiv.
   2) durch Medikamente: Barbiturate, Indometacin (Amuno), blutdrucksenkende Mittel (Betablocker, Reserpin, Catapresan, Presinol), Digitalpräparate, Antiparkinsonmittel, Neuroleptika, Dauereinnahme von Tranquilizern, Appetitzüglern und Kortison. Entzug von Alkohol, Schlaf- und Schmerzmitteln, z. B. Heimaufnahme kann Depression auslösen.

   depressionsfördernde Medikamente

endogene Depression

2. Die endogene Depression = affektive Psychose ist im Alter seltener. Sie tritt als erste, häufiger als wiederholte Phase nach früherer Depression auf. Man unterscheidet:
   - bipolare Depression = Zyklothymie = manisch-depressive Erkrankung mit einem Wechsel von depressiven und manischen Phasen beginnt früher und führt oft zum Suizid.
   - monopolare Depression oder Melancholie ohne manische und mit längeren depressiven Phasen ist häufiger als die bipolare Depression.

Symptome

Endogen Depressive neigen zu hypochondrischen Klagen, können nicht durchschlafen, fühlen sich morgens niedergeschlagen (Morgentief), sind appetitlos, verstopft, nehmen an Gewicht ab, haben einen trockenen Mund, können ängstlich-unruhig und querulatorisch die Mitmenschen tyrannisieren oder in Hilflosigkeit regredieren. Leibliche Trugwahrnehmungen verstärken abstrusen Wahn, z. B. zerfressen zu werden.

Tabelle 33
Neue und alte Bezeichnungen für Depressionen

	neue Bezeichnung nach ICD 10	*alte Bezeichnung*
F3	Affektive Störungen	
F30	manische Episode	Manie
F31	bipolare affektive Störung gegenwärtig manische Episode gegenwärtig depressive Episode	manisch-depressive Erkrankung
F32	depressive Erst- oder Einzelepisode: leichte mit/ohne somat. Symptome, mittelschwere mit/ohne somat. Symptome, schwere mit/ohne somat. Symptome	Melancholie Major Depression
F33	rezidivierende depressive Störungen: leichte, mittelgradige, schwere	
F34	anhaltende affektive Störungen: Zyklothymia Dysthymia	zyklothyme Persönlichkeit neurotische Depression
F38	andere affektive Störungen	

Schwere Depression

3. Psychoreaktive Depressionen sind im Alter am häufigsten:
3.1. Major depression = Episoden mit Leistungseinbußen oder
3.2. depressive Neurose (dysthyme Störung) seit Jahrzehnten
3.3. akute depressive Reaktion, z. B. auf Verluste.

psychoreaktive Depression

Psychoreaktive Depressionen sind multifaktoriell bedingt:
- soziale Faktoren: Nach MURPHY sind Ältere, die ohne vertrau-

ensvolle Bezugsperson sozial isoliert sind, dreimal höher verletzlich gegenüber »life events« (Lebensereignisse wie Tod von Kind / Partner, ernste Erkrankung, Geldverlust, erzwungener Umzug), um depressiv zu werden, besonders wenn sie der Unterschicht angehören. Verstärkend wirken Erwartungen der Umwelt von Rückzug, Abbau und Bevormundung. In der Krankenrolle wird der Depressive als Hilfloser mit Zuwendung belohnt. Ständige Klagen klingen wie Anklagen und provozieren Ablehnung.

soziale Faktoren

Beziehungsstörungen

- psychische Faktoren: Altersdepressive sind der Anpassungsfähigkeit nach gestörter Kindheit erschöpft. Sie sind perfektionistisch mit hohem Ich-Ideal, strengem Gewissen und Verpflichtungsgefühl und können nicht »nein« sagen.

erschöpfte Anpassungsfähigkeit Persönlichkeit

- Gesundheitszustand: körperliche Leiden lösen Depressionen aus, verschlimmern den Verlauf und führen eher zum Tode.

körperliche Leiden

Trauer — Reaktion auf Verluste, Enttäuschungen

↓ ← *Verletzlichkeitsfaktoren:* Erbe, Perfektionismus; Erleben als hilflos

neurotische Depression — minestens 2 Jahre depressiv, erschöpft; hoffnungslos, Selbstwertminderung

↓ ← *Beschleunigungsfaktoren:* Krankheit, Pensionierung, Trennung kein soziales Netz

larvierte Depression — Somatisierungsstörungen: hypochondrisch oder psychosomatisch krank

↓ ← *Erhaltungsfaktoren:* Medikamente, Kontaktmangel; überfürsorgliche Helfer → Hilflosigkeit

depressive Episode

Abbildung 29
Entwicklung der Depression aus unbewältigter Trauer

Tabelle 34
Abgrenzung zwischen Trauer und Depression

Trauernder	*Depressiver*
reagiert auf Verluste »end-täuscht«	erlebt sich niedergeschlagen, antriebs- und energielos
Weinen und Gespräche erleichtern	ist oft unfähig zu weinen, Gespräche erleichtern später
bewältigt ambivalente	betäubt Gefühle
und Schuldgefühle	verdrängt unverarbeitete Trauer beschuldigt und entwertet sich
löst sich von verlorenen Personen, Aufgaben	kann sich nicht loslösen
findet neue Ziele	hat keine Zukunftsperspektive
zieht sich zurück und sucht Kontakte	zieht sich zurück, sucht keine Kontakte
trauert begrenzte Zeit	ist lange depressiv

Trauer im Anfang

mehrschichtige Depression

Altersdepressionen entwickeln sich aus Trauer nach Verlust von Bezugsperson oder Selbstwertgefühl. Aus der Trauer wird eine psychoreaktive Depression, die in eine larvierte Depression übergeht, wenn sich körperliche Leiden häufen (Multimorbidität). Die verschiedenen Depressionsformen sind im Alter oft nicht zu trennen: es sind mehrschichtige Depressionen, die zu 25 % in organische Depressionen übergehen.

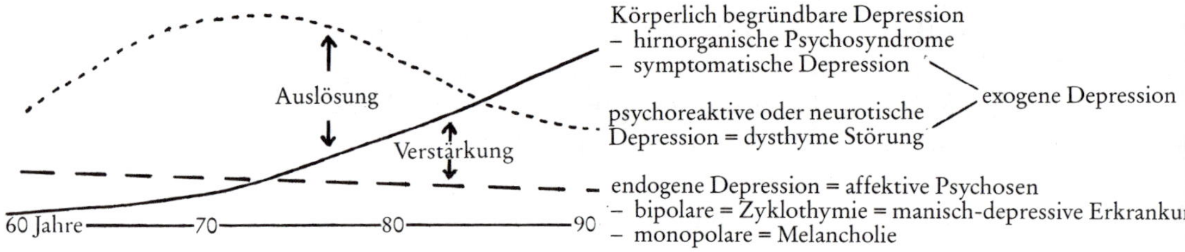

Abbildung 30
Mehrschichtige Depression im Alter

Ursachen

Welche Faktoren tragen zur Depression bei (Abbildung 30)?

Erbfaktoren

biochemische Störung

1. Erbfaktoren sind besonders für Zyklothymien nachgewiesen.
2. Biochemische Störungen: Die Überträgerstoffe Noradrenalin und Serotonin sind vermindert oder die Nervenendigungen sprechen wenig darauf an (bei endogener Depression). Kortison ist erhöht wie im Dauerstreß, Natrium in der Nervenzellen angehäuft. Tagesschwankungen beruhen auf Zwischenhirnstörung.

soziale Faktoren

3. Soziale Faktoren: Mittelschichtangehörige haben Selbstbestrafungsneigung. Kontaktverlust verstärkt Depression.
4. Psychologische Faktoren:

lernpsychologisch

– lernpsychologisch ist Depression erlernte Hilflosigkeit, Verlust von sozialen Fertigkeiten und Verstärkern und kognitive Triade: Selbst, Umwelt, Zukunft seien negativ.

Aggressionsumkehr

– tiefenpsychologisch kränken die vielen Verluste. Aus Frustrationen entstehen Aggressionen. Wut wird infolge der Tyrannei des strengen Gewissens nicht zugelassen und gegen sich selbst gerichtet (vgl. Abbildung 32).

Sinnverlust

– Der Sinnverlust läßt den Depressiven verzweifeln.

$$\frac{\text{subjektive Bewertung von Verlusten} \times \text{Versagensangst} + \text{Einsamkeit}}{\text{Fähigkeit, Trauer zu bewältigen, sich zu verändern, Sinnorientierung}} = \text{Depression}$$

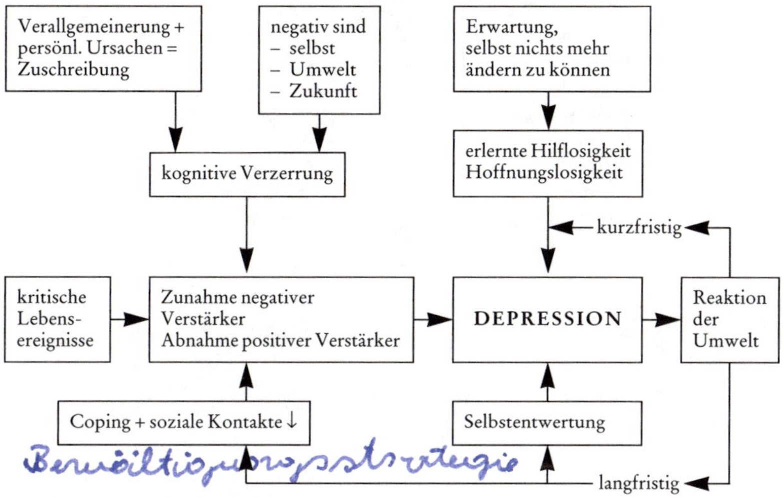

Abbildung 31
Psychologische Erklärung der Depressionsentstehung

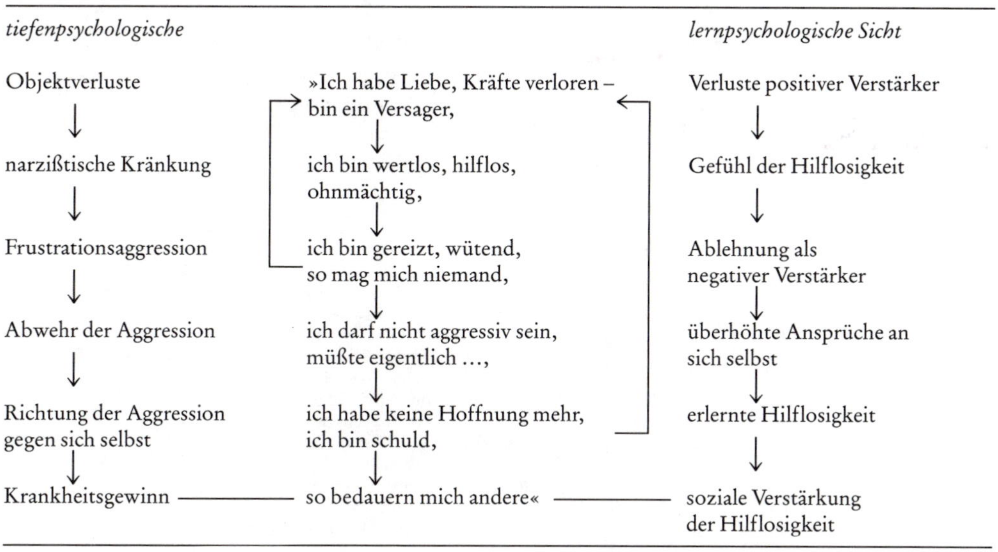

Abbildung 32
Depressiver Teufelskreis

5. Interaktionell: Wenn Depressive alle Vorschläge mit »Ja, aber« beantworten, wird der Helfer hilflos und aggressiv, wenn Depressive anklagend klagen. Anklammern der Depressiven überfordert Pflegende.

Helfer werden depressiv = »Ansteckung«

Depressiver Sender	*Botschaft*	*Nicht-depressiver Empfänger, z. B. Pflegender*
verbal **non-verbal** kein Blickkontakt schlaff gebeugt anklammernd jammert anklagend 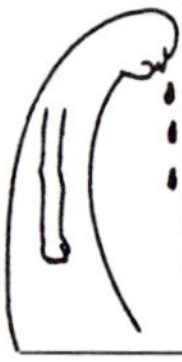	**Sachinhalt** »Ich bin hilflos« **Beziehung** »Du bist meine einzige Hoffnung« **Appell** »hilf mir! was soll ich tun?« **Selbstoffenbarung** »ich bin wütend«	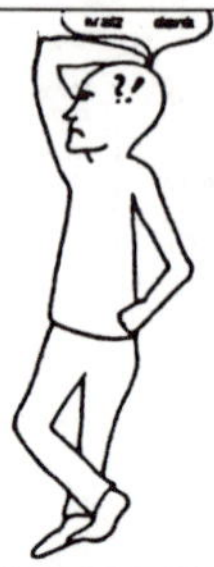 Mitleid: »Der Arme!« er stresst, überfordert mich er sieht mich nicht an er macht mich hilflos, frustriert mich: »Ja, aber ...« er appelliert, hab »keine Zeit« er klammert sich an er macht mich aggressiv, knirsch ... »er ist ja krank«

Abbildung 33
Kommunikationsmodell zu den interaktionellen Faktoren

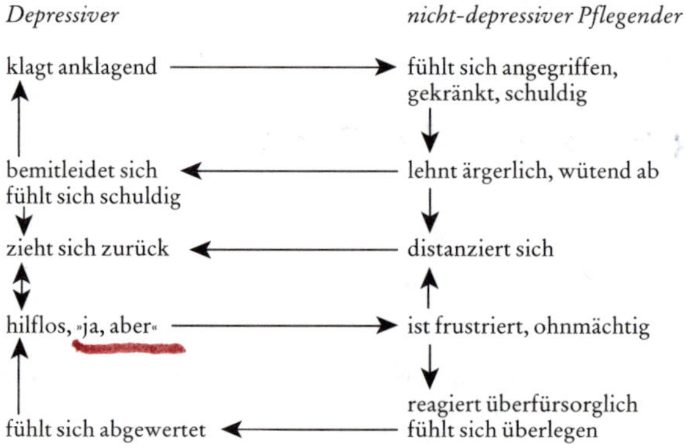

Abbildung 34
Verstärkung der Depression in der Interaktion mit dem Pflegenden

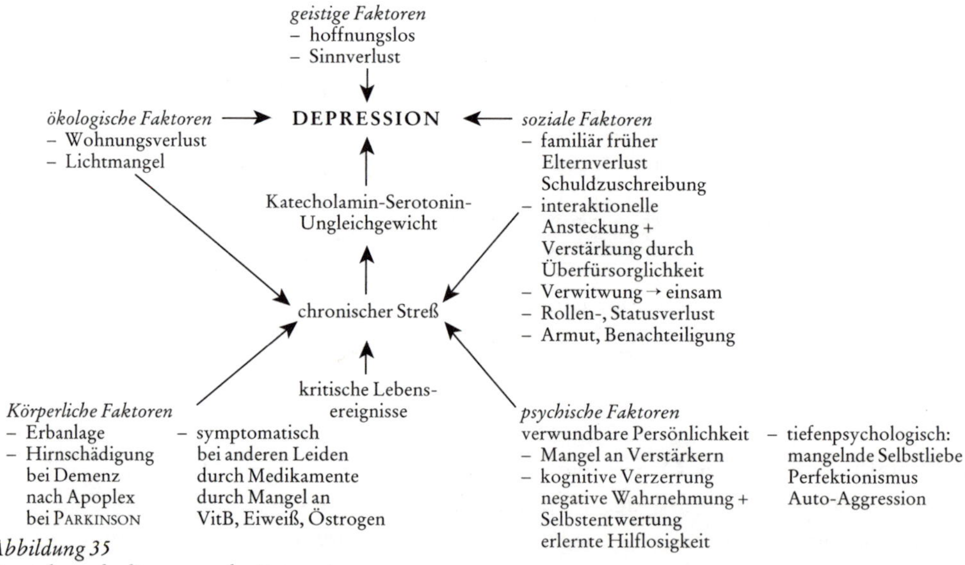

Abbildung 35
Entstehungsbedingungen der Depression

6. Familiendynamisch verloren Depressive früh einen Elternteil, waren Sündenbock der Familie. Die Paarbeziehung war symbiotisch. Angehörige mischen sich ein, vermeiden Konflikte und verstärken die Hilflosigkeit durch Bemuttern.

Überfürsorgliche Familie

Tabelle 35
Abgrenzung zwischen Depression und Demenz

Depression	*Demenz*: primäre		*Demenz*: sekundäre
	SDAT ALZHEIMER	MID Multi-Infarkt-D.	Hirn- oder innere Grundkrankheit
Depression in Familie + früher	selten in Familie	Apoplex in Familie	je nach
mehr Frauen als Männer	mehr Frauen	mehr Männer	Grundleiden
Beginn kurzfristig	langfristig, allmählich	plötzlich, sprunghaft	verschieden
traurig, verzweifelt	launisch	traurig	
Versagens-/Schuldgefühl	verbirgt Versagen	schämt sich	
antwortet »ich weiß nicht«	fehlerhaft, unaufmerksam	–	
verlangsamt	erstarrt, desorientiert	nachts verwirrt	
schläft nicht durch	Schlafumkehr	–	
verstopft	später inkontinent	–	
kooperationsbereit	unkooperativ, ungepflegt	oft kooperativ	
Suizidgefahr groß	gering	möglich	

7. Institutionell: Heimbewohner verlieren Verstärker und Kontakte, werden durch Beruhigungsmittel und überfürsorgliche Pflege hilflos: »Veranstaltete« Depression. Hinter einer Depression kann sich eine beginnende Demenz und hinter dieser eine Depression verbergen. Wenn zu einer Depression eine Demenz kommt – diese Mischbilder nehmen zu – so dauern depressive Phasen länger, zwei bis drei Jahre. Im Zweifelsfall ist eine Depression anzunehmen (Tabelle 35).

Hospitalismus
Abgrenzung gegen beginnende Demenz

Die im Alter seltenen manischen Syndrome verlaufen abgeflacht. Auf mehrere depressive Phasen kann eine manische folgen (Zyklothymie): der Kranke ist im Denken, Fühlen und Antrieb gesteigert: ideenflüchtig, uneinsichtig, gereizt, euphorisch; dranghaftes Handeln erscheint wie erregte Verwirrtheit.

Manie bei Zyklothymie

Wie gehe ich als Pflegender mit einem Depressiven um?

1. Grundeinstellung nach DÖRNER und PLOG (1978):
– Selbstwahrnehmung: Wie fühle ich mich, wenn ich deprimiert bin? Meine Suchhaltung läßt den Kranken erleben, daß Hilfe auch von mir selbst kommt, nicht nur von anderen.

Grundhaltung
Selbstwahrnehmung

mit Stärken zusammenarbeiten

– Kann ich die gesunden Anteile des Kranken sehen und mit seinen Stärken, Restfähigkeiten zusammenarbeiten?

Beziehung klären

– Wie gestalte ich die Beziehung, daß sich der Kranke in seiner Hilflosigkeit nicht von mir abhängig macht? Pflegende, die mitleidig trösten, erwarten Dankbarkeit, verstärken aber seine Ohnmacht. Der Depressive kann mit seiner Schwäche den Pflegenden kontrollieren. Er ist nicht nur Opfer, sondern auch Täter seiner Depression. Der Hilfebedürftige verführt Pflegende leicht zu Überfürsorglichkeit. Welche Gefühle löst er in mir aus? Nervt er mich, macht er mich sauer? Kann ich seine Anklagen ertragen? Brauche ich Abstand von ihm?

einfühlen

Nähe in Krisen

2. Kann ich mich einfühlen, ohne zu bemitleiden, auch wenn ich ihn nicht verstehe? In depressiven Krisen darf er nicht allein sein. Kann ich ohne Worte nahe sein, ihn berühren, ihm zulächeln, seine Hand halten?

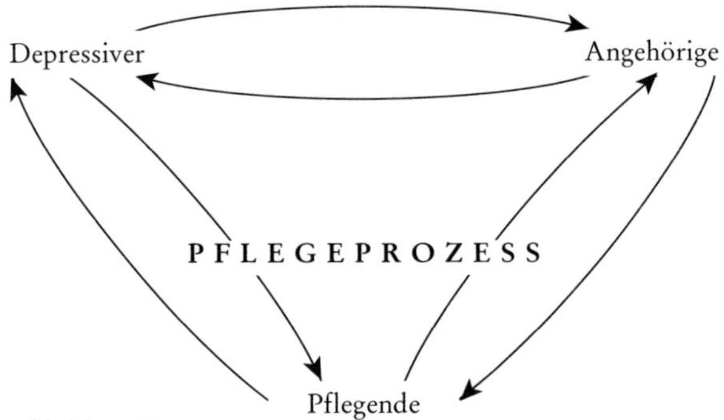

Abbildung 36
Wechselseitige Interaktionen im Pflegeprozeß

Hilfen

3. Was können Pflegende tun?

Zuversicht

– ihn verständnisvoll akzeptieren, ihm aktiv zuhören, ihm Hoffnung machen, daß die Depression ausheilt, auch wenn die Stimmung schwankt und die Behandlung Monate dauert.

anregende Atmosphäre

– ihn aktivieren durch eine Atmosphäre, in der er sich angenommen, angeregt, mitgerissen fühlt, mitzumachen.
– ihn erheitern durch eine freundliche Umgebung, z. B. Blumen.

kleine Schritte

– ihn ermutigen, einen Tagesplan, kurzfristige Ziele zu erarbeiten, sich kleine Aufgaben zuzumuten. Er braucht das Gefühl, noch nützlich zu sein. Kleine Schritte sind erfolgreich.

sinnvolle Beschäftigung

– ihn beschäftigen mit einer sinnvollen Tätigkeit, sich mit Malen oder Basteln schöpferisch zu betätigen, mit Bildbänden, Kurzgeschichten, Hörspielen von Schuldgefühlen abzulenken.

- ihn in eine Gruppe integrieren, ihn an Familienfeiern, Gemeindeveranstaltungen, Ausflügen, Spaziergängen, Gruppengesprächen, Tanz, Bewegungsspielen, Gruppengymnastik teilnehmen lassen, um Beziehungen aufzufrischen oder anzuknüpfen. — integrieren
- mit ihm einen Vertrag aushandeln, der ihn vor Suizid schützt. Das kann mich beruhigen, nicht den Kranken. — Vertrag
- ihn überzeugen, daß er im Bett nicht gesund werden kann.
- mit Takt für Körperhygiene, Stuhlgang und Trinken sorgen. — Hygiene
- Gespräche mit Angehörigen vermitteln, damit sie offen über Gefühle, auch Wut sprechen, ihm Aufgaben zumuten und loben. — Gespräche mit Angehörigen

4. Was sollten Pflegende nicht tun? Den Kranken auffordern, sich zusammenzureißen, sich nicht gehen zu lassen, ihn in Ferien oder Kur schicken, ihn zu Aktivitäten antreiben, die ihn überfordern, seine Selbstlosigkeit ausnutzen, ihn zu lebenswichtigen Entscheidungen (z. B. Scheidung, Umzug) auffordern, ihm Schuld-, Verarmungsideen oder Krankheitsbefürchtungen ausreden, ihn bei Suizidgefahr allein lassen, ihm Vorwürfe machen, behaupten, es gehe ihm schon besser! — Fehler

5. Antidepressiva sind niedrig zu dosieren, um Verwirrtheitszustände zu vermeiden. Nicht-trizyklische wie Gamonil, Thombran, Tolvin und L-Thryptophan-Mittel sind zu bevorzugen, weil trizyklische mit Antiparkinsonmitteln anticholinergisch wirken, d. h. Delir, Harnverhalt, Glaukom fördern. Lithium verhindert Rückfälle bei Zyklothymie und hilft bei Manie, wenn die Nierenfunktion ausreicht. — Antidepressiva

6. Zusätzliche Behandlung ist bewährt: — Zusatzbehandlung
- internistische Mitbehandlung bei Multimorbidität,
- Entspannungsübungen wie autogenes Training, lockernde Massagen, Atemübungen, Kneippen, Schwimmen, Gymnastik, Wandern, Musiktherapie, Seniorentanz usw. — Entspannung
- teilweiser Schlafentzug in der zweiten Nachthälfte und Lichttherapie bei Beschäftigung hellen die Stimmung auf,
- begleitende Psychotherapie: in akuten Phasen verständnisvolle stützende Gespräche eines verläßlichen Helfers, im Intervall konflikterhellende Therapie, verhaltenstherapeutische Programme, um Hilflosigkeit zu verlernen, Familientherapie, um das strenge Familiengewissen und Anklammerung zu lockern. — Psychotherapie

Einweisung

7. Stationäre Behandlung ist erforderlich, wenn der Depressive die Nahrung verweigert, mit Suizid droht, sich isoliert, von Angstanfällen überwältigt wird, von keinem akzeptiert wird und die Angehörigen ihn nicht mehr ertragen können.

Nachbetreuung

8. Nachbetreuung durch eine konstante Bezugsperson entscheidet über den Erfolg der Behandlung (Tabelle 36).

Tabelle 36
Zusammenfassende Übersicht über die Behandlungsmöglichkeiten bei Depressionen im Alter

köperliche Behandlung		*Soziotherapie*	*Psychotherapie*
Antidepressiva – stimmungs-aufhellend – antriebs-steigernd – angst-dämpfend	internistische Begleittherapie, Gymnastik, Atem-, Bewegungsübung, Massagen, Bäder, Schlafentzug, Lichttherapie	Üben von Alltagsfertigkeiten Beschäftigung Freizeitplan Nachbetreuung Selbsthilfegruppen	Entspannung mit Musik, Tanz Verhaltenstherapie: Beziehung aufbauen, Aktivität planen Loben nicht-depressiven Verhaltens Kompetenz-, Selbstkontroll-Training Integration in Gruppen, Gespräche mit Angehörigen, Familientherapie
somatogene Depression		endogene Depression	neurotische Depression

Vorbeugung

Wie können Angehörige und Pflegende einer Altersdepression vorbeugen?

im gewohnten Milieu lassen

Sie sollten den alten Menschen so lange wie möglich in seinem gewohnten Milieu, in seiner Familie oder bei seinen Bekannten lassen. Der alte Mensch darf nicht vereinsamen, er gehört ins aktive Leben, nicht abseits in ein schön gelegenes Altenheim, um mit Gleichaltrigen auf den Tod warten zu müssen.

Aktivierung

Aufgaben für andere übernehmen

Wertschätzung

Angehörige, Pflegende und Sozialarbeiter können dafür sorgen, daß alte Menschen nicht passiv werden, sondern sich selbst helfen, kleine Arbeiten, ihrem früheren Beruf oder jetzigen Hobby entsprechende Aufgaben, Pflichten und Sorgen für andere übernehmen. Der beste Schutz gegen eine Altersdepression ist das Gefühl des alten Menschen, für einen anderen Menschen unentbehrlich zu sein: Er bedarf der Anerkennung und des Gefühls, akzeptiert, geschätzt und geliebt zu werden.

Bezugsperson

Angehörige, Pflegende und Sozialarbeiter werden immer wieder zum letzten Vertrauten, zur Bezugsperson, bei der sich der alte Mensch aussprechen und ausweinen kann. Das ist wichtiger als Medikamente.

2. Der suizidgefährdete (suizidale) alte Mensch

Eine 79jährige Dame, früher Sekretärin, hat nach einem Schlaganfall vor zehn Jahren eine Schwäche im linken Bein behalten, der linke Arm zittert häufig. Sie wird mit ihrer Behinderung gut fertig, versorgt sich zu Hause selbst, das Einkaufen hat bisher die Tochter miterledigt. Sie war immer fröhlich und hatte häufig Bekannte geladen, um Kaffee zu trinken, zu plaudern oder Karten zu spielen. Seitdem ihre Tochter verzogen ist – das Einkaufen besorgt jetzt eine Freundin – sitzt sie nur noch im Sessel, weint oft, lädt ihre Bekannten nicht mehr ein. Wenn sie von selbst kommen, läßt sie diese nicht herein. Sie will von den anderen nichts mehr wissen. »Mein Leben ist doch sinnlos, ich habe ja niemanden mehr, für den ich sorgen könnte. Solange meine Tochter noch da war, mußte ich jeden Tag auf den Enkel aufpassen, da hatte ich ständig Abwechslung. Jetzt bin ich doch überflüssig! Es kräht doch kein Hahn danach, wenn ich tot bin«, erklärte sie. Sie unternahm einen Selbstmordversuch mit 20 Schlaftabletten. Nach erfolgreicher Behandlung der Schlafmittelvergiftung in einem Krankenhaus läßt sie sich schnell entlassen. Es sei doch nicht so ernst gemeint gewesen, argumentiert sie. Drei Tage später hängt sie sich an der Türklinke ihrer Wohnung auf, sie wird erst eine Woche später – so isoliert war sie – aufgefunden.

Wie häufig ist der Suizid im Alter?

Hochbetagte Männer haben die höchste Suizidrate in der Bevölkerung. Auf 100000 Einwohner brachten sich 1984 59,8 Männer über 65 (gegenüber 28,5 in der Gesamtbevölkerung) und 26,1

Häufigkeit

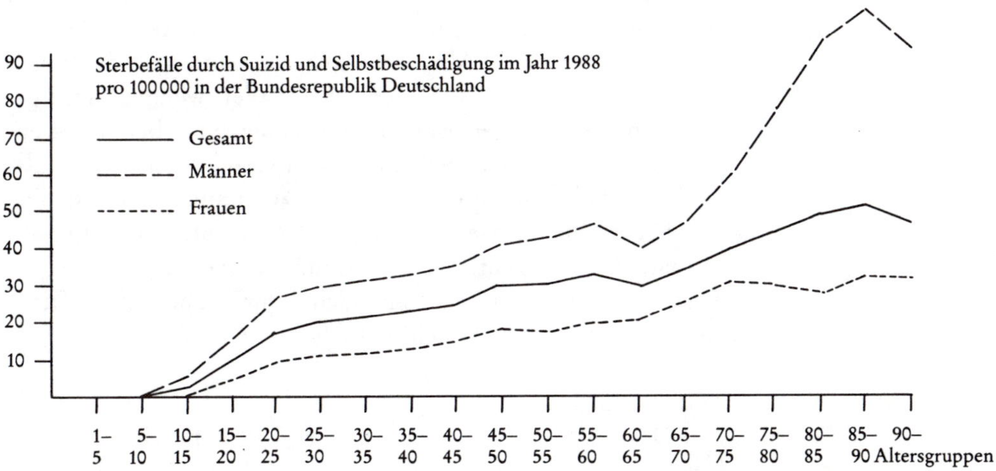

Dt. Ärzteblatt 86, Heft 49, 7. Dezember 1989

Abbildung 37
Suizidzunahme besonders bei alten Männern

Frauen über 65 (gegenüber 13,1) um, d. h. die Suizidrate der Älteren war doppelt so hoch wie die der Bevölkerung. Die Suizidrate lag bei den 80–85jährigen am höchsten: 87,2 bei Männern und 31,0 bei Frauen.

Suizidversuche

Suizidversuche sind bei Jüngeren 10mal, bei Älteren 1,5mal häufiger als Suizide. Im Alter sind Suizidabsichten ernsthafter.

Suizidmethoden

Welche Methoden werden im Alter häufig angewandt?

Männer benutzen eher harte Methoden, am häufigsten Erhängen, Schlaftabletten und Sturz aus der Höhe, Frauen eher weiche Methoden wie Tabletten, seltener Erhängen oder Ertränken. Die Multimorbidität erschwert die Rettung auch bei untauglichen Suizidversuchen. Wenn Ältere gerettet werden, erscheint der Suizidversuch als mißglückter Suizid.

Warum bringen sich so viele alte Menschen um?

gesellschaftliche Faktoren

1. Gesellschaftliche Faktoren fördern den Alterssuizid. Ältere bringen sich um, weil sie es als Pflicht an der Gemeinschaft sehen, anderen nicht zur Last zu fallen, oder sie fühlen sich zum Suizid aufgefordert, wenn sie täglich von der »Altenlast« hören und lesen. Der Suizid Älterer wird eher akzeptiert als der Jüngerer. Suiziddrohungen und -versuche werden weniger ernst genommen und bringen weniger Zuwendung als bei Jüngeren. Die »nutzlose« Rolle bedeutet Selbstwert-, Identitätsverlust, der in der Leistungsgesellschaft kaum zu kompensieren ist. Die gesellschaftliche Abwertung Älterer, Vorurteile vom Altersabbau und der therapeutische Nihilismus von Ärzten und Pflegenden, daß nichts mehr helfe, sind nicht hinreichende, aber Mitbedingungen für die Entscheidung Älterer zum Suizid.

individuelle Faktoren

psychische Erkrankungen

2. Individuelle Faktoren:

2.1. Nach Ringel sind Alte, die sich töten, psychisch krank. Der Suizid ist Endpunkt einer »neurotischen Lebensverunstaltung«. Die Fehlanpassung an Altersanforderungen und starr fixierte Verhaltensmuster engen Fähigkeiten, Selbstwertgefühl und Beziehungen ein. Nach FEUERLEIN sind von den Suizidkranken über 65 etwa 50 % depressiv. Nach WÄCHTLER haben Hochbetagte, die sich töten, ein hirnorganisches Psychosyndrom, weniger eine schwere senile Demenz. Nach MÜLLER ist die Suizidrate bei ehemals psychisch Kranken, besonders bei Depressiven, Alkoholikern und Neurotikern erhöht. Schwere chronische und unheilbare körperliche Leiden wie Krebs oder Gelenkversteifung waren bei 40 % der Älteren, die sich umbrachten, Mitursache. Diese Suizide werden verstehbar als depressive Reaktion auf die Einengung durch die Krankheit. Dazu kommen bei Depressiven hypochondrische Ängste vor Pflegebedürftigkeit. Wenn Ältere die Geborgenheit in der Gesundheit verlieren, fühlen sie sich hilf-, sinnlos, besonders bei Partnerverlust.

Depressionen

körperliche Krankheiten

2.2. HENSELER (1980, 85) deutet den Suizid tiefenpsychologisch als eine tiefe narzißtische Kränkung, d. h. als schwere Bedrohung des Selbstwertgefühls. Der »narzißtischen Katastrophe« kommt der Gefährdete zuvor, um sein Selbstgefühl zu retten, in einer Illusion von Selbstbestimmung oder Kontrolle über sich selbst. Er flieht aus einer unerträglichen Situation, um in einen phantasierten harmonischen Zustand von Wärme, Ruhe und Erlösung zu regredieren. Leistungseinbußen oder ein plötzlicher Leistungsknick gefährden das Selbstgefühl bis zu einer narzißtischen Krise ebenso wie Gefühle, verlassen oder zurückgesetzt zu sein, z. B. bei Streit in Familie oder Heim. Im Selbstwertgefühl sind Ältere verwundbar,

Kränkung des Selbstwertgefühls

Verletzlichkeit

- die sich minderwertig oder hilflos fühlen,
- die zu hohe Ansprüche an sich selbst oder ein zu strenges Gewissen haben und sich als Versager oder schuldig fühlen,
- die die Realität falsch einschätzen, weil sie schlecht sehen, schwer hören, oder Kränkungen nicht verarbeiten können, weil sie hirnorganisch bedingt uneinsichtig sind,
- die mit Aggressionen nicht umgehen können und sie gegen sich selbst richten, weil sie fürchten, daß sie vom Gewissen verurteilt werden oder die Wut zur Katastrophe führt,
- die einen Liebesverlust nicht ertragen können, weil sie sich vorwerfen, die Beziehung durch Wut zerstört zu haben.

Körperlicher, sexueller und geistiger Leistungsabfall können Männer soviel mehr kränken als Frauen, daß sie häufiger im Suizid ihre Konflikte zu lösen versuchen.

2.3. Sinnverlust bei Schwund von Glaube und Hoffnung und mangelnde religiöse Bindung finden sich oft bei Gefährdeten.

Mangel an religiöser Bindung

subjektive Bewertung

2.4. Nach WIENDIECK wird eine Krise suizidal aufgeladen, wenn Ereignisse subjektiv als belastend und unlösbar bewertet werden, weil sie sich häufen und Lösungen durch Hilfe anderer nicht mehr gesehen werden, zumal Jüngere weniger bereit sind, suizidgefährdeten Älteren zu helfen. Die Hilfsbereitschaft älteren Männern gegenüber ist geringer als gegenüber älteren Frauen, die mit Suizidversuchen eher an die Umwelt appellieren, während Männer todesbezogener handeln.

soziale Faktoren

3. soziale Faktoren:

Beziehungsstörungen

3.1. Beziehungsstörungen mit dem Partner oder den Kindern, das Gefühl von ihnen verlassen oder abgeschoben zu sein, fördern Suizidgedanken.

alleinsein

3.2. Alleinsein trägt bei Männern eher zum Suizid bei als bei Frauen. Verwitwete, geschiedene, getrennt lebende und ledige Männer bringen sich 7mal häufiger um als alleinlebende Frauen. Der Suizid im 1. Jahr nach dem Partnerverlust ist bei verwitweten Männern 6mal häufiger als bei verwitweten Frauen. Ältere begehen umso eher Suizid, je schwächer das Beziehungssystem ist, wie folgende Tabelle nach BOCK, WEBBER zeigt:

Stärke des Beziehungssystems

Tabelle 37
Suizid abhängig von der Stärke des Beziehungssystems

Stärke	*des Beziehungssystems* mit Verwandten + im Verein	*Suizid bei Männern* verh.	verw.	*bei Frauen* verh.	verw.
stark	sowohl als auch	3,41	33,97	–	1,29
mittel	entweder oder	22,41	55,93	7,69	5,21
schwach	weder noch	127,40	279,06	45,14	75,30

Soziale Bindungen immunisieren gegen Suizid im Alter. Nicht das Alleinsein fördert den Suizid, sondern die subjektive Bewertung von Einsamkeits- und Entfremdungsgefühlen. 10 % der pflegebedürftigen Männer in Altenheimen töten sich.

Schichtabhängigkeit

3.3. Nicht Arme bringen sich im Alter um, sondern wer arm wurde. Jüngere aus der Oberschicht töten sich öfter.

Prozeßmodell

4. Prozeßmodell:

ERLEMEIER verbindet Lebensereignisse mit tiefen- und sozialpsychologischen Ansätzen. Nicht die Belastung, wie schwere Erkrankung, Partnerverlust oder Heimübersiedlung, löst die suizidale Entwicklung aus, sondern die subjektive Bewertung.

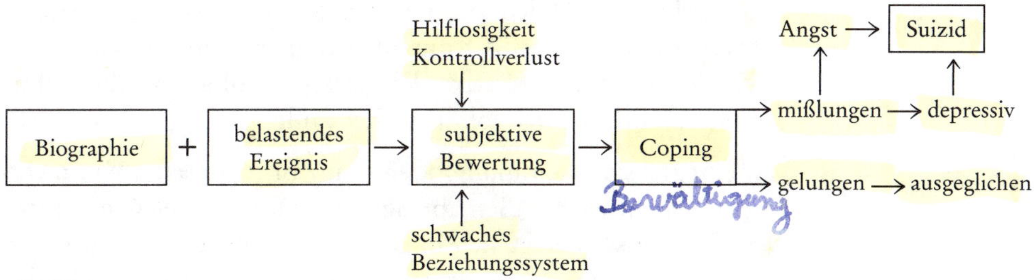

Abbildung 38
Prozeßmodell der Suizidentwicklung nach ERLEMEIER

Diese wird beeinflußt von der erlebten sozialen Unterstützung und von Persönlichkeitsmerkmalen wie erlernte Hilflosigkeit und erlebter Kontrollverlust, die den Älteren verletzlicher machen gegenüber belastenden Lebensereignissen.

Warum töten sich Ältere häufiger als Jüngere?

weitere Gründe für Suizidhäufung

Ältere sind suizidal aufgeladen, weil sie häufiger isoliert und depressiv sind, mehr Selbsttöter kennen, weniger Hilfe und nichts von der Zukunft erwarten, sich selbst abwerten, Probleme überbewerten, glauben, sie nicht bewältigen zu können, früher mit einem Suizidversuch Konflikte lösen wollten und dabei wenig Zuwendung erlebten, den Suizid akzeptieren oder sich dazu gehalten fühlen, um sich nicht nur vom Leiden, sondern die Umwelt von einer Last zu befreien.

Suizidmotive

Welche Suizidmotive geben Ältere an?

Es überwiegen Konflikte mit Bezugspersonen (24 %), die als Verlust erlebt werden, es folgen Angst vor Krankheit, Pflegebedürftigkeit und vor Einsamkeit.

Wie erkenne ich, daß ein Älterer suizidgefährdet ist?

Abschätzung der Suizidgefahr

1. Gehört er einer Risikogruppe an? Ältere haben ein erhöhtes Suizidrisiko, wenn sie psychisch krank, besonders depressiv sind, eine chronische, unheilbare Krankheit haben, arm und isoliert wurden und sich einsam fühlen.

2. Woran erkenne ich das präsuizidale Syndrom nach RINGEL?

präsuizidales Syndrom
Einengung

2.1. Einengung: Der Lebensmüde schränkt sich ein
– situativ: er kennt nur seine verzweifelte Situation,
– dynamisch: er sieht keinen Ausweg, keine Alternative,

– zwischenmenschlich: er beschränkt sich auf eine Bezugsperson, zieht sich aus Kontakten immer mehr zurück,
– in der Wertwelt: »Es ist alles wert-, sinnlos, es gibt nichts mehr, wofür es sich lohnt, weiter zu leben«.

Aggressionsstau

2.2. Aggressionshemmung oder -stau: Er kann seine Wut nicht mehr zeigen, nach außen abreagieren. Die unzureichend entladene Aggression zeigt sich in gespannter Körperhaltung, feurigem Blick, gereizter Redeweise und anklagenden Abschiedsbriefen, bis er die Wut gegen sich richtet.

Träume

2.3. Flucht in Katastrophenträume und Phantasien, wer z. B. mit zur Beerdigung gehen wird, um seinen Selbstwert zu retten.

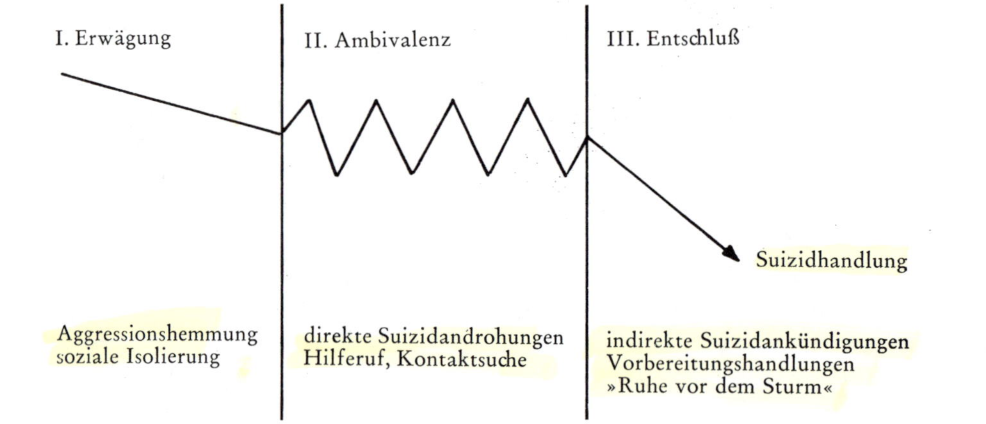

Abbildung 39
Stadien der suizidalen Entwicklung (nach A. Reiner 1974)

Suizidstadien
Erwägung
Abwägung

Ankündigung

Appell als Hilferuf

3. Die suizidale Entwicklung verläuft in drei Stadien (Abb. 39)
– 1. Stadium: Erwägung des Suizids als Lösungsmöglichkeit.
– 2. Stadium: Abwägung, Ambivalenz, Schwanken im Kampf zwischen Selbsterhaltung und -zerstörung. Mit Androhung oder Ankündigung wendet er sich hilfesuchend an uns: Appell oder soziales Warnsignal. Gefährdete suchen Zuwendung, Wärme und Konfliktklärung. Das Vorurteil, daß jemand, der davon spricht, es nicht tut, verhindert Hilfe. Der Gefährdete kündigt seine Absicht verschlüsselt an, z. B. »Ich fall Euch doch nur zur Last!« oder ohne Worte: er verweigert die Nahrung, vernachlässigt die Hygiene, zeigt symbolisch Würgen.

Warum reagieren wir nicht auf Suizidankündigungen?
Weil unsere Beziehung zum Lebensmüden gestört ist, weil wir ihn als Abgebauten nicht ernst nehmen, uns nicht erpressen lassen wollen, weil wir Angst und Schuldgefühle bekommen, weil wir enttäuscht sind, daß er sich von uns wendet, weil wir Suizidprobleme nicht kennen, tabuisieren oder verschweigen, weil wir ihn als Täter verurteilen, oder weil wir sensationslüsterne Berichte über Suizide unterstützen.

nicht ernst nehmen

- 3. Stadium: Entschluß wird oft mit Ruhe vor dem Sturm verkannt. Höchste Alarmstufe, Gefahr im Verzug besteht, wenn er nicht mehr davon spricht, entschlossen und konkret plant und die Tat vorbereitet, sich Strick oder Tabletten besorgt, Testament oder Abschiedsbrief schreibt.

Entschluß
höchste Alarmstufe

4. Übersicht der Suizidhinweise nach Tews (1971, 330)

I. Besondere Suizidhinweise:
- Vorkommen von Suiziden in Familie oder Umgebung
- frühere Suizidversuche, Suizidandrohungen
- Äußerungen über konkrete Durchführung, Vorbereitung
- Selbstvernichtungs-, Sturz- und Katastrophenträume

II. Suizidgefahr vom Krankheitsgepräge her:
- Beginn oder Abklingen depressiver Phasen
- ängstlich-agitiertes Verhalten, Affekt-, Aggressionsstau
- Schuld-, Insuffizienzgefühle, Selbstvorwürfe
- chronische Schlafstörung, Arzneimittel-, Alkoholabhängigkeit
- unheilbare Krankheit oder Krankheitsbefürchtung, -wahn.

III. Suizidhinweise durch gestörte Umweltbeziehungen
- zerrüttete Familienverhältnisse in der Biographie
- Verlust von Kontakten, Einsamkeitsgefühle
- Verlust oder Fehlen von Aufgaben, finanzielle Sorgen
- Fehlen religiöser Bindungen.

Wie gehe ich mit einem Lebensmüden um?

Krisenintervention

1. Welche Fragen kann ich zur Selbsterfahrung stellen? Wie werde ich mit Krisen fertig, in denen ich an Suizid denke? Sehe ich im Gefährdeten die Anteile, die weiter leben wollen? Welche Gefühle löst er in mir aus? Angst? Warum will er mir das antun? Wie ist meine Beziehung zu ihm gestört? Bin ich allein verantwortlich für ihn oder schuld, wenn er sich umbringt? Macht er mich wütend? Kann ich mich in meiner Helferrolle relativieren?

Grundsätze der Krisenintervention

2. Welche Grundsätze der Krisenintervention sind wichtig? (nach DÖRNER und PLOG 1978): Ich sollte

Kontakt
- so schnell wie möglich Kontakt aufnehmen, ihn aufsuchen,

verstehen
- so tief verstehend wie möglich Gelegenheit geben, sich auszusprechen: z. B. »Ich höre Ihnen zu, auch wenn Sie mich beschimpfen möchten!« »Ich akzeptiere Sie ganz!«

Realitätsbezug
- so nahe wie möglich an der Wirklichkeit bleiben,

Krise offen lassen
- die Krise so lange wie möglich offen lassen, um Abwehrfassaden zu vermeiden und eine realistische Lösung zu suchen,

Sinn der Suizidabsicht
- einen Sinn der Selbstmordabsicht erkennen, z. B. will er an mich oder an andere appellieren, Konflikte umgehen, endlich Ruhe haben, die Beziehung verändern?

Bedürfnisse berücksichtigen
- alle Bedürfnisse des Lebensmüden berücksichtigen,
- alle Bezugspersonen mobilisieren und Kränkungen klären,

Wiederholung der Schwierigkeiten
- wahrnehmen, daß er dieselben Schwierigkeiten, die ihn in die Krise brachten, in der Beziehung zu mir wiederholt.

3. Was kann ich tun?

Beziehung aufbauen
- eine Beziehung zu ihm aufbauen durch einfühlende, nicht wertende Gespräche, so daß er es wagt, seine gestaute Wut zunächst auf mich abzuladen. Wenn er mich als wohlwollenden Ersatzpartner erlebt, ist die Gefahr gebannt.

Lebenssinn suchen
- ermutigen, wieder Lebenssinn zu finden im Erleben, in kreativen und sozialen Tätigkeiten und Beziehungen.

andere Möglichkeiten suchen
- mit ihm andere Möglichkeiten suchen, Probleme zu lösen, Fehler zu relativieren, Aggressionen sinnvoll einzusetzen.

informieren über Hilfen
- informieren, wo er Hilfe findet, z. B. bei der Telefonseelsorge oder in der Beichte, bei anderen Berufsgruppen.

erreichbar bleiben
- erreichbar bleiben und Androhungen ernst nehmen, z. B. »Wenn Sie wieder keinen Ausweg sehen, sagen Sie es mir!«

Antidepressiva
- ärztliche Behandlung bei Depressiven veranlassen.

Suizidgefahr offen ansprechen

4. Welche Fragen sollte ich nicht scheuen?
   Haben Sie schon daran gedacht, sich das Leben zu nehmen? Drängen sich solche Gedanken auf? Wie würden Sie es tun? Haben Sie mit jemandem darüber gesprochen? Unterdrücken Sie Wut gegen jemanden? Schränken Sie Kontakte ein?

5. Was sollte ich vermeiden?

Vorsicht!
- Androhungen zu bagatellisieren,
- mich erpressen zu lassen: »Wenn Sie immer da wären ... «,
- Wut überzubewerten, Trennungsängste zu übersehen,

- mich zu ärgerlicher Reaktion provozieren zu lassen,
- die Krise ungenügend zu klären, andere anzuschuldigen,
- Ratschläge zu geben, das Problem vorschnell zu lösen,
- mich mit einem Suizid-Vertrag zu beruhigen,
- den Ehrgeiz zu haben, allein helfen zu müssen,
- übertrieben vorsichtig zu reagieren. Wenn ich z. B. Messer, Tabletten, Gürtel wegnehme, mute ich ihm die Tat zu.

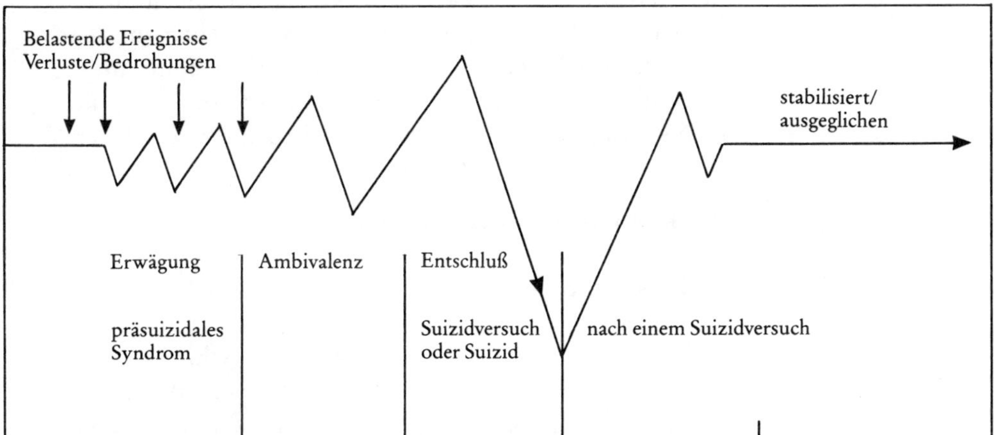

Phasen	*1. Schock*	*2. Reaktion*	*3. Bearbeitung*	*4. Neuorientierung*
Labilisierung	Krise Angst, Panik ungesteuert	Dekompensat. rat-/hilflos aggressiv	Stabilisierung Bewältigung selbstgesteuert	Ziel und Sinn suchen und finden gezielt
Gefährdung	Realitäts- verlust	Kurzschluß oder Flucht	Depression Abhängigkeit	Krankheitsgewinn durch psycho- somatisches Leiden
Hilfen	ambulant		stationär	ambulant
Angehörige/ Pflegende	bauen Beziehung auf akzeptieren bedingungslos klären Anlaß/Kränkung sprechen Gefahr offen an stellen Realitätsbezug her		mobilisieren Ressourcen ermutigen zur Selbsthilfe planen Hilfen	bauen Beziehung + Selbstwertgefühl auf motivieren, Fremd- hilfe anzunehmen
Fachleute Seelsorger	Krisenintervention Gespräch, Medikation kurz- fristig, vergebendes Gespräch		Intensiv-/ Kurztherapie	stützende Hilfen Psychotherapie

Abbildung 40
Überblick über die Krisenintervention suizidgefährdeter alter Menschen

Wie reagiere ich auf die Selbsttötung eines Mitmenschen? Betroffen, ob ich mitschuldig bin. Es hilft im Team zu bespre-

chen, wie ein Suizid verhindert werden kann.
Nach einem Suizidversuch sind die meisten froh, noch zu leben, wenn sie sich angenommen und verstanden fühlen (Abb. 35).

Vorbeugung

Vorbeugende Krisenintervention: Die Beziehung entscheidet. Zu klären ist, ob andere Beziehungen möglich, Umweltbedingungen zu ändern sind und ob er Krisen vorwegnehmend bewältigen kann und gegen Hilflosigkeit trainieren will.

phasenspezifisches Verhalten

Wie verhalten sich Pflegende in den verschiedenen Phasen?
1. Schock: Pflegende sind stets verfügbar, stehen zur Seite.
2. Reaktionsphase: Sie entlasten, sprechen Gefühle an.
3. Bearbeitungsphase: Sie überdenken den Anlaß, ermutigen.
4. Neuorientierung: Sie helfen, das Leben neu zu planen.

3. Schizophrene Menschen im Alter

Schizophrenie-Einteilung nach ICD 10

F20	Schizophrenie	F20.0	paranoide Sch.
		F20.1	hebephrene Sch.
		F20.2	katatone Sch.
		F20.3	undifferenzierte Sch.
F21	schizotype Störung (Borderline oder Grenzschizophrenie)		
F22	anhaltende wahnhafte Störungen (Paranoia, Alterswahn)		
F23	vorübergehende akute psychotische Störungen		
F24	induzierte wahnhafte Störung (symbiontische Psychose)		
F25	schizoaffektive Störungen		

3.1. Der alte Wahnkranke

Ein 78jähriger Rentner ruft aufgeregt die Polizei: das ganze Geld sei ihm gestohlen worden, als er beim Friseur war. Er habe wohl abgeschlossen, aber diese Verbrecher hätten sicher einen Nachschlüssel. Nähere Angaben kann der Kranke bei der Vernehmung nicht machen. Als die Tochter 14 Tage später das Bett neu bezieht, findet sie das Geld im Kopfkissen versteckt wieder. »Die haben aber ein schlechtes Gewissen gehabt, die haben mir das Geld wieder gebracht. Ich hab' es mir doch nicht verlegt!«
Eine 82jährige frühere Lehrerin, unverheiratet, glaubt, nachts mit elektrischem Strom von Spionen bestrahlt zu werden. »Die wollen mich umbringen, ich weiß ja zuviel. Ich könnte sie ja reinlegen!« Als die Kranke eines Tages in dem Heim einen Vertreter sieht, hält sie ihn für den Spion, der sie bestrahlt. »Ein hübscher Mann, wohl ein Ausländer, ach wenn ich noch einmal jung wäre . . .!« Früher sei sie schon immer sehr empfindlich gewesen, sie habe so etwas wie den sechsten Sinn. Als sie sich so belästigt fühlt, daß sie nicht mehr schlafen kann, meldet sie sich bei der Heimleitung. Sie habe eine Entdeckung gemacht, Spione seien im Haus, die Polizei müsse benachrichtigt werden. Darauf reagiert die Heimleiterin verärgert: »Fangen Sie auch schon an zu spinnen! Wenn Sie so weiter machen, kommen Sie in die Anstalt!« Darauf zieht sich die Kranke ganz zurück, erscheint nicht mehr zum gemeinsamen Essen, schließt sich in ihr Zimmer ein und spricht mit keinem Menschen mehr, bis der Arzt geholt wird.

Da er ihre Wahngedanken anhört und sie zu verstehen sucht, faßt sie Vertrauen, spricht sich aus und fängt auch wieder an zu essen. Mit den anderen Heimbewohnern spricht sie aber nicht mehr, außer einem freundlichen, distanzierten Gruß, aus Angst, in eine Anstalt abgeschoben zu werden.
Als Beweis, daß sie nicht spinnt, unterzieht sie sich bei einer Psychologin einem Intelligenztest, der gut ausfiel. Diese Bescheinigung, daß sie eine für ihr Alter gute Intelligenz habe, schickt sie kommentarlos per Post an die Heimleiterin, mit der sie auch keinen Gruß mehr wechselt. Dem Arzt sagt sie immer wieder: »Ich bin nicht verrückt, das habe ich bewiesen. Aber ich werde Nacht für Nacht bestrahlt und keiner glaubt mir. Das könnte ich noch ertragen, daran kann ich mich auch gewöhnen. Aber was für mich unerträglich ist, daß ich nicht darüber sprechen darf, sonst werde ich ja in eine Anstalt gebracht!«

Definition

Was sind Wahnideen?
Wahnideen sind für den Kranken unkorrigierbare Gewißheiten von unmöglichen Inhalten, die durch Gegenbeweise nicht zu entkräften sind. Der Kranke erlangt nie eine Krankheitseinsicht.

Häufigkeit

Wie häufig ist Alterswahn?
Nach KRAUSS haben 1,7 % aller Älteren schizophrene Syndrome, darin sind die 0,9 % enthalten, die unter Wahn leiden. Bei den Kranken mit Verfolgungswahn fanden sich 78 % mit Seh-, 58 % mit Hörstörungen und 58 % mit hirnorganischer Leistungsschwäche. BERNER beschreibt Wahn nach Themen, Struktur, Aufbauelementen.

Wahnthemen von der Umwelt unabhängige Wahnbildung

1. Wahnthemen:
– Von der Befindlichkeit, nicht von der Umwelt abhängig:
– – Hypochondrischer oder Krankheitswahn, an Krebs zu leiden, nimmt im Alter zu, besonders bei Depressiven. Bei Altersjuckreiz ist Dermatozoen-, d. h. Ungezieferwahn häufig. Mit der Lupe suchen Kranke nach Tierchen, machen Krätzekuren und zerkratzen nicht ohne Lust ihre Haut. Alte Diabetiker mit Genitaljuckreiz fühlen sich sexuell belästigt.

Ungezieferwahn

– – Schuld-, Versündigungs- und Verarmungswahn ist bei Depressiven häufig, die glauben, an allem schuld zu sein, zu verarmen und ihr Versagen nicht gutmachen zu können.
– – Größenwahn kommt bei manischen Syndromen und Hirnlues (Paralyse) vor. Der Kranke kauft Häuser, verspricht Heirat.
– von Beziehungen abhängige Wahnbildungen:
– – Beeinträchtigungswahn:
1) Verfolgungswahn: Mißtrauische Schwerhörige fühlen sich verfolgt und glauben, Nachteiliges über sich zu hören.

2) Bestehlungswahn: Bei beginnender Demenz verlegt sich der Kranke infolge Merkschwäche seine Sachen und beschuldigt ihm unangenehme Personen, ihn zu bestehlen.
3) Vergiftungs-, Bestrahlungs- und Belästigungswahn: sozial Isolierte glauben z. B., daß die Nahrung vergiftet sei.

- Eifersuchtswahn kommt bei alten Alkoholikern vor, die ihrer Frau Ehebruch vorwerfen, weil sie selbst impotent sind.

2. Wahnstruktur:
- Ist der Wahn logisch oder unlogisch?
- bleibt er unorganisiert wie im Anfang oder wird er zu einem geschlossenen System organisiert?
- ist der Wahn mit der Realität verzahnt (Weltbezug) oder steht er daneben oder zieht sich der Wahnkranke in seine Wahnwelt zurück (autistischer Wahn)?

Aufbauelemente

3. Aufbauelemente, die wahnhaft interpretiert werden:
- bei einfachem Wahnsyndrom Erinnerungsfälschungen wie bei vergeßlichen Älteren.
- bei alten Schizophrenen mit paraphrenem (Wahn-)Syndrom kommen Illusion (Verkennen von Personen), Halluzinationen (Trugwahrnehmungen) und Anmutungserlebnisse (Wahnstimmung: »Der Nachbar sieht mich so eigenartig an«) hinzu.

Tabelle 38
Der biographisch-situativ zu verstehende Alterswahn

Situation	*Gefühle/Motive*	*Wahnform*
Vergeßlichkeit	unsicher, hilflos	Bestehlungswahn
Innenohr-Durchblutungsstörung	Ohrensausen, -pfeifen	Verfolgungswahn infolge akustischer Halluzination
Schwerhörigkeit	mißtrauisch	Beeinträchtigungswahn
Umzug ins Heim	»in-Haft-Gefühl«	Verfolgungs-/Unschuldswahn
schlechtes Gewissen	moralisch minderwertig	religiöser, Beziehungswahn
schwere Kränkung	ungerecht behandelt	Querulantenwahn
impotent, frigide	als Versager	Eifersuchtswahn
Kinderlosigkeit	unerfüllt, vereinsamt	Beziehungswahn: »Du bist meine Tochter«
Armut	machtlos, unwichtig	Reichtumswahn: »Hier gehört mir alles«

Am Star Operierte sehen im Augenrhythmus hin- und herlaufende Personen. Dieses Augenbindensyndrom verschwindet bei Licht.

Verlauf

Der Verlauf ist chronisch und abhängig von Beziehungen. Wahn kann sich verbessern, wenn der Kranke akzeptiert wird, Zuwendung erlebt, und verschlechtert sich, wenn die Kommunikation eingeschränkt ist. 15–20 % können dement werden.

Folgen

Welche Folgen hat der Alterswahn? Die Kranken sind gereizt, weil sie sich ständig beobachtet fühlen. Mißtrauisch isolieren sie sich selbst oder beschuldigen die Mitmenschen bis zu heftigem Streit oder Anzeigen. Wenn sich Mitmenschen deshalb zurückziehen, fühlt sich der Kranke im Wahn bestätigt.

Entstehungsbedingungen

Welche Entstehungsbedingungen tragen zum Alterswahn bei?

1. Erbfaktoren sind nicht gesichert.
2. Körperliche Leiden wie Schwerhörigkeit, Star, beginnende Demenz, chronischer Alkoholismus, Hirnlues.
3. Persönlichkeitsfaktoren: Wahnkranke waren früher im Beruf sehr, in der Partnerschaft wenig erfolgreich, lebten zurückgezogen und neigten zu Beeinträchtigungsideen. Unerwünschte Gefühle projizieren sie auf andere oder verleugnen sie. Sie konnten früher kein Vertrauen entwickeln (Abbildung 41). Alte Frauen glauben manchmal Orgien zu beobachten, rufen die Polizei, obwohl sie sich nicht bedroht fühlen.
4. Soziale Faktoren: Vereinsamung wird im Alter schlecht ertragen. An einem Kontaktmangelsyndrom erkranken meist unverheiratete, verwitwete oder allein lebende Frauen über 60, die früher körperlich und psychisch sehr aktiv waren, noch rüstig sind und unter der Vereinsamung leiden.

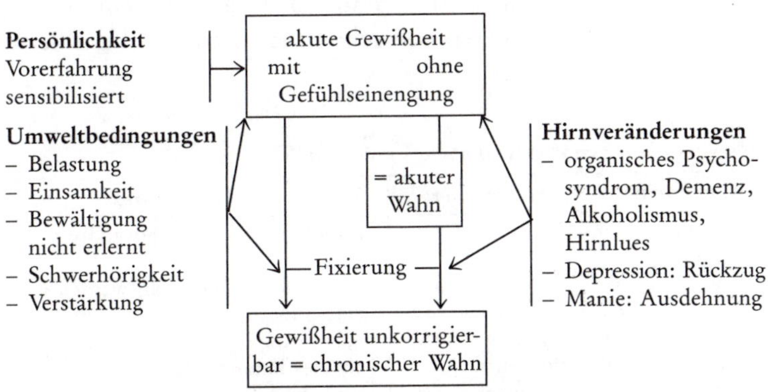

Abbildung 41
Wahnentstehung und Wahnfixierung (verändert nach Berner)

Wie können Pflegende mit Wahnkranken umgehen?

Selbsterfahrung

1. Selbsterfahrung: Kenne ich das Gefühl, daß mein Tun von anderen beeinflußt wird? Bekämpfe ich nach außen, was ich in mir nicht mag, Widersprüche, die ich in mir nicht dulden kann? Durch meine Suchhaltung lernt der Kranke, sich realistisch wahrzunehmen.

Suchhaltung

mit den Stärken arbeiten

Beziehungserklärung

Kann ich die gesunden Anteile des Kranken sehen und mit ihnen zusammenarbeiten? Kann ich verstehen, daß sich jemand, der sich bedroht fühlt, verteidigen will? Welche Gefühle löst der Wahnkranke in mir aus? Macht er mich ängstlich, ratlos, ärgerlich? Reagiere ich auf ihn mit einer Du-Aussage: »Sie sind doch krank«!? Kann ich echt, aufrichtig und stimmig bleiben, obwohl ich seine Worte für Unsinn halte? Versuche ich, dem Kranken etwas vorzumachen? Höre ich ihm mit Respekt zu? Kann ich neutral bleiben, ohne seine Gedanken zu bewerten oder abzulehnen? Kann ich dem Kranken eine feste, zuverlässige, vertrauenerweckende Bezugsperson werden, die er braucht.

aufrichtig bleiben

zur Bezugsperson werden

Voraussetzungen

2. Welche Fragen sind für die Betreuung bedeutsam? Kann der Kranke entspannen? Welche Umweltreize lenken ihn ab? Steckt er mit den Angehörigen in einem Clinch, so daß Trennung entspannt oder können Pflegende ihn ertragen, so daß er zu Hause, im Heim bleiben kann? Wie aggressiv ist er? Kann er Beziehungen aufnehmen? Wie versorgt er sich selbst? Was kann er ändern und was nicht? (vgl. Tabelle 39).

Reaktionen auf den Wahn

3. Wie kann ich auf Wahnäußerungen reagieren? Kritische Einwände wie »Das ist doch Unsinn, das Essen ist nicht vergiftet« lassen den Kranken befürchten, ich stände auf der Seite

Tabelle 39
Unterscheidung zwischen Wahn und Verwirrtheit

Wahnkranke sind meist orientiert	*Verwirrte sind desorientiert*
kein hirnorganisches Psychosyndrom	hirnorganisches Psychosyndrom
sind nicht zu überzeugen, erlangen keine Einsicht, unkorrigierbar	lassen sich überzeugen, werden einsichtig
fühlen sich von bestimmten Menschen bedroht, verfolgt usw.	haben Angst vor Fremden, nicht vor bestimmten Menschen
Wahn bleibt dauernd unverändert	ähnliche Ideen wechseln ständig
Neuroleptika helfen	Neuroleptika können verwirren

seiner Feinde. Ich ermutige zur Realitätsprüfung: »Es beunruhigt Sie, zu glauben, das Essen könnte vergiftet sein! Ich frage mich, was wir tun können, damit Ihnen das Essen schmeckt!« Wenn er stundenlang schweigt, kann ich ihn als auffällig abwerten statt »Ich frage mich, worüber Sie sich gern unterhalten«? Wenn der Kranke spürt, daß ich mich bemühe, ihn zu verstehen, fühlt er sich akzeptiert und sucht, sich selbst zu verstehen. Wenn ich den Wahnideen vorbehaltlos zustimme, wird er mißtrauisch. Wenn ich ihn zu beruhigen versuche, »Diese Ideen vergehen wieder«, verleugne ich seine kranken Anteile. Er kann sich besser von den Wahnideen distanzieren, je mehr er sie als zu sich gehörig annimmt. Ich sollte möglichst konkret mit ihm sprechen. Sein Hier-und-Jetzt-Verhalten, seine augenblickliche Reaktion auf mich und andere können von Wahnideen ablenken. »Ich frage mich ...«

Ein Wahn, der auf einer Beziehungsstörung beruht, kann sich in einem anderen Zimmer bei anderen Nachbarn bessern, wenn sich der Wahnkranke angenommen fühlt, sonst stellt sich der gleiche Wahninhalt auch nach Wohnungswechsel wieder ein.

4. Die Gefühlsbeziehung zu den Pflegenden wird eher von diesen als vom Kranken, der lange kontaktfähig bleibt, gestört, z. B. infolge von Vorurteilen wie »Typisch Wahn«. Wahnkranke bleiben bewußtseinsklar, ihre Unterhaltung ungestört. Gefühlsbeziehung
5. Angehörigen und Mitbewohnern ist der Wahn als Krankheit zu erklären, damit er nicht als böswillig verkannt wird. Angehörige informieren
6. Soziale Integration in die Familie oder eine Gruppe oder soziale Aktivitäten mildern den Wahn, vermitteln Geborgenheit. integrieren
7. Einweisung in ein LKH ist nur erforderlich, wenn er sich oder andere gefährdet. Sie wird unmenschlich, wenn sie das Bedürfnis der Betreuer befriedigt, Ruhe zu bekommen. Aufrichtige Gespräche ermutigen den Kranken, ängstigende bedrängende Wahngedanken zu äußern, ohne eine Einweisung fürchten zu müssen. Diese Furcht kann ihn isolieren, den Wahn bestätigen. Einweisung vermeiden
8. Wie kann der Wahnkranke behandelt werden?

– Körperliche Grundleiden sind zu bessern: Schwerhörigkeit durch Hörgerät, grauer und grüner Star durch Augentropfen oder Operation, Alkoholismus, Hirnlues und Demenz sind behandelbar. Grundleiden behandeln

Neuroleptika — Neuroleptika wie Eunerpan und Dipiperon machen den Wahn, Haldol, Sigaperidol und Triperidol die Halluzinationen erträglicher. Bei 1/4 der Kranken verschwindet der Wahn. Krankheitseinsicht ist nie zu erreichen. Pflegende beachten die Nebenwirkungen der Neuroleptika: Zungen-Schlundkrämpfe, PARKINSON-Syndrom, Unruhe um den Mund, Herzklopfen, Blutdruckabfall, bei Langzeitbehandlung akute Verwirrtheitszustände, Zunahme einer Demenz (vgl. Tabelle 40, S. 180, 181).

3.2. Der alte Kranke mit einer akuten Katatonie

Sperrungszustand

Die Erstarrung oder Sperrung ist im Alter selten. Der Kranke bewegt sich nicht mehr und hält seine Haltung unverändert ein oder er gerät impulsiv in einen Bewegungsdrang mit erregtem Gefühlsausbruch, ähnlich wie bei einem Delir.

3.3. Der alte Kranke mit einer vorbestehenden Schizophrenie

alte Schizophrenie

MÜLLER fand, daß sich von 101 Schizophrenen im Alter 55 besserten, 32 unverändert blieben und 14 sich noch weiter abkapselten. Alte Schizophrene passen sich an, werden kontaktfähiger, frühere Wahnideen schwächen sich ab, weil Gedächtnis und Triebkonflikte nachlassen. Wenn sie abgebaut erscheinen, sind schizophrener Defekt, hirnorganisches Psychosyndrom und Hospitalismusfolgen schwer voneinander zu unterscheiden.

4. Der Suchtkranke im Alter: Medikamenten- und Alkoholabhängigkeit

Rahmenbedingungen

Welche Rahmenbedingungen tragen im Alter zur Sucht bei? Die Faktoren Persönlichkeit, Droge, Umwelt verstärken sich.

Persönlichkeit

- Körperliche Faktoren: Gesundheit gilt als Höchstwert. Bei Vielfacherkrankungen wird jedes Leiden gesondert behandelt. Die symptomatische Behandlung bei verborgenen Krankheitsursachen leistet der Medikalisierung Vorschub. Chronische Leiden erfordern Langzeitbehandlung mit Gewöhnungsgefahr. Konflikte werden körperlich ausgetragen und medikamentös gelöst. Trauerarbeit Verwitweter wird mit Psychopharmaka verdrängt. Demenz bringt Kontrollschwäche bei Tabletteneinnahme. Altersrheuma verleitet zum Schmerzmittelmißbrauch. Seh- und Hörstörungen erschweren die Mitarbeit (Compliance) bei Arzneianwendung. Altersdepressionen werden oft mit Tranquilizern beruhigt. Aus Angst vor Leistungseinbuße werden Verjüngungsmittel mißbraucht. Arzneimittel werden im Alter vermindert resorbiert, verstoffwechselt, ausgeschieden. Suchtfolgekrankheiten sind im Alter häufiger als bei Jüngeren: Delir, Demenz, Nervenentzündungen, Leber- und Blutbildschäden.

Medikalisierung

erschwerte Compliance

Sucht-folgekrankheiten

- Psychische Faktoren: Wer als Kind abgelehnt oder verwöhnt wurde, im Beruf oder Ehe viel von anderen und wenig von sich selbst erwartete, im Selbstwertgefühl verunsichert ist, reagiert im Alter empfindlich auf Verluste. Die dadurch ausgelösten Sinnlosigkeits-, Langeweilegefühle und Trennungsängste werden abgewehrt durch Drang nach rauschhaftem Erleben, durch Unterdrückung und Umkehr der Aggression gegen sich selbst (Sucht als Selbstzerstörung auf Raten), durch Regression ins Körperliche mit Krankheitsbefürchtungen, die mit mangelnder Frustrationstoleranz und erlernter Hilflosigkeit die Suchtcharakteristika fördern: Zwanghaftes Denken an das Mittel, ohne Mittel nicht leben können, Entzugserscheinungen, Kontrollverlust. Wer Schlafmittel oder ein Schnäpschen abends als Problemlösung erlebt, gewöhnt sich schnell daran.

psychische Suchtfaktoren

Sucht-charakteristika

Umfeld

- Familiäre Störungen: Wer in Symbiose oder Abhängigkeit vom Partner lebte, wer Wut nicht äußern durfte, wer Konfliktkopfschmerzen mit Tabletten beruhigte, ist gefährdet.

familiäre Störungen

Mißbrauch wird zuerst in der Familie durch jahrelange Gewohnheiten gelernt. Alte Alkoholiker kommen aus zerrütteten Familien.

Rollenverlust

- Nach Berufsaufgabe verstärken Status-, Rollen- und Ressourcenverlust frühere Selbstwertprobleme bei Pensionierten.

gesellschaftliche Faktoren

- Gesellschaftliche Risikofaktoren: Für Werbung wird mehr Geld ausgegeben als für Information über Suchtfolgen. Abbau, Passivität und Anpassung – Altersstereotype – werden durch Psychopharmaka gefördert. Erlerntes Risikoverhalten sind Abführmittel- und Nikotinmißbrauch, Trinksitten bei Feiern und stiller Suff beim Fernsehen. Fehlerwartungen an Arzneimittel als Beschwichtiger und Leidensflucht führen zur Selbstmedikation. Das Verschreibungsverhalten der Kassenärzte, die keine Zeit zum Gespräch haben, Alkohol zum Nierensteinabgang, zur Anregung der Magensäure oder als Stärkungsmittel verordnen, erfüllt Patientenerwartungen. Jeder Facharzt verschreibt andere Medikamente. Die Krankenkassen geben 2–3mal soviel Geld für die Arznei der Rentner als für alle anderen aus.

Droge

Medikamente

Medikamente

Medikamente haben ein unterschiedliches Suchtpotential

Suchtpotential

Die meisten Medikamente machen nicht süchtig. Ein hohes Suchtpotential besitzen Betäubungsmittel, ein mittleres (10 bis 15% der regelmäßigen Benutzer werden süchtig) haben Schlaf-, Beruhigungsmittel wie Barbiturate und Distraneurin (nach 2 Wochen), Tranquilizer und Appetitzügler (nach 10 Wochen). Codeinhaltige Hustenmittel haben ein schwächeres Suchtpotential. Benzodiazepine können nach jahrelangem Gebrauch noch abhängig machen (Niedrig-Dosis-Abhängigkeit) und zu quälenden Entzugserscheinungen führen. Alkoholiker können in wenigen Tagen auf Schlaf-, Beruhigungsmittel umsteigen.

Niedrig-Dosis-Abhängigkeit

Suchtmittel

Suchtmittel können sein (vgl. Tabellen 40 und 41)

Schmerzmittel, die Betäubungsmittel, Codein, Phenacetin oder Paracetamol (Eumed, Benuron) enthalten, Schlafmittel wie Barbiturate, Methaqualone (Somnibel) oder Bromide, Tranquilizer, Appetitzügler, Abführmittel, Distraneurin, Kortison,

Asthmamittel, alkoholhaltige Flüssigarzneien, Stärkungs- und Verjüngungsmittel, selten Antiparkinsonmittel.
Nicht süchtig machen Neuroleptika und Antidepressiva (Tabelle 40).
Arzneimittelnebenwirkungen hat jeder 4. über 80jährige.
47 % der über 65jährigen nehmen täglich Arzneimittel ein. Der Anteil der Frauen unter den Medikamentenabhängigen steigt. Die Psychopharmakaverordnung in den Heimen ist rückläufig. Am häufigsten gekauft werden Schmerz-, Herz-, Schnupfen- und Beruhigungsmittel, deren Wirkung durch Alkohol erhöht wird. Arzneiwechselwirkungen sind kaum bekannt.

Häufigkeit der Verordnungen
Wechselwirkungen

Was ist Medikamentenabhängigkeit?

psychische Abhängigkeit

1. Psychische Abhängigkeit: Der Kranke ist unfähig, aufzuhören, abstinent zu leben, verliert die Kontrolle d. h. steigert die Dosis und hat einen unwiderstehlichen zwanghaften Drang.
2. Körperliche Abhängigkeit entwickelt sich nach längerem Mißbrauch. Entzugserscheinungen wie Zittern, Schwitzen, Unruhe verschwinden bei erneuter Einnahme des Mittels.

Merkmale der Abhängigkeit

Woran erkennen Pflegende die Medikamentenabhängigkeit?
Der Kranke kann die Einnahme nicht aus eigener Kraft aufgeben, muß eine bestimmte Menge nehmen, um sich wohl zu fühlen, verlangt bei Belastungen nach »seinem« Mittel, nimmt mehr, als ihm verordnet wird, läßt »sein« Mittel von mehreren Ärzten verschreiben, hört nicht auf, obwohl er sich und andere schädigt, fälscht Rezepte oder benutzt Angehörige zum Nachschub. Belügt Ärzte und Apotheker, um sein Mittel zu erhalten, nimmt soviel Mittel, daß er lallt, schwankt, stürzt, Filmrisse bekommt, enthemmt wird, nimmt mehrere Beruhigungs- und Schmerzmittel nebeneinander zur Anregung. Er wird aggressiv, wenn er sein Mittel nicht erhält, denkt ständig, wie er seinen Nachschub sichert. Wenn das Mittel ausgeht, zittert er, hört Stimmen, wird verwirrt und bekommt epileptische Anfälle. Er verheimlicht seinen Verbrauch, versteckt Packungen, erbettelt Mittel bei Mitbewohnern, wechselt die Ärzte, schluckt Schmerzmittel, ohne Schmerzen zu haben und Schlankmacher, um leistungsfähiger zu sein, obwohl er danach Trugwahrnehmungen hat. Der Abhängige zieht sich in sein Bett in einem

Tabelle 40
Nebenwirkungen von Psychopharmaka (durch Absetzen zu beseitigen)

Psychopharmaka – Stand 1992	*vegetative Störungen*	*Bewegungsstörungen (extrapyramidal-motorische)*	*Herzrhythmusstörungen*	*andere Störungen*
1. *Tranquilizer:* 1.1. Benzodiazepine: – *6–24 St. wirksam:* Adumbran = Azutranquil = durazepam = Uscan = Noctacepam = OxaPuren = Oxazepam = Praxiten = Sigacalm; Gityl = Bromazanil = durazanil = Lexotanil = Normoc = neoOPT; duralozam = Laubeel = ProDorm = Punktyl = Somagerol = Tavor = Tolid; Tafil; Talis; Trecalmo – *über 24 St.:* Contamex; Diazepam = Lamra = Stesolid = Tranquase = Tranquo-T. = Valaxona = Valiquid = Valium; Demetrin; Frisium; Librium = Multum; Rudotel; Tranquit; Tranxilium 1.2. Meprobamat = Dormilfo = Exphobin = Urbilat = Visano 1.3. andere: Distraneurin = Clomethiazol; Atarax; Bespar; Masmoran; Neuracen; Neuronika; Psicosoma; Psychoverlan; Vernelan; Euchon; Kavaform	Blutdruckabfall im Stehen – verwirrt Verstopfung			Müdigkeit, Muskelschwäche, Gang unsicher, ataktisch, Vergeßlichkeit, bei Absetzen verwirrt bis delirant! Suchtgefahr
2. *Neuroleptika:* wirken antipsychotisch 2.1. trizyklische: – Phenothiazine: Atosil = Eusedon = Promethazin = Promkiddi = Prothazin; Dapotum; Decentan; Esucos; Frenolon; Lyogen; Melleril; Neurocil = Tisercin; Omca; Protactyl; Psyquil; Taxilan; Theralene – andere: Ciatyl; Dominal; Fluanxol; Nipolept; Orbinamon; Sedanxol; Taractan; Truxal 2.2. Butyrophenone: Dipiperon; Eunerpan; Glianimon; Haldol = Haloperidol = Buteridol = duraperidol = Sigaperidol; Impromen; Tesoprel; Triperidol 2.3. andere: Arminol; Dogmatil = Meresa = Neogama; Jatroneural; Orap; Leponex; Roxiam 2.4. *Depot-N:* Ciatyl, Dapotum, Decentan, Fluanxol, Haldol, Imap, Lyogen, Lyorodin 2.5. Kombinationen: Longopax, Psyquil comp.	Blutdruckabfall im Stehen – verwirrt Verstopfung, Harnverhaltung, Thrombosen, trockener Mund – Durst	Frühdyskinesien (Bewegungsstörung) Zungen-, Schlund-, Blickkrämpfe, Schiefhals Parkinsonähnliche Bewegungsarmut bis Starre, kleine Schrift, geringes Zittern, Unruhe (kann nicht still sitzen) Spätdyskinesien (oft bei Frauen) Unruhe am Mund wie Kauen, Lippenschnalzen, Schluck- u. Sprachschwierigkeiten, Nackensteifigkeit, unruhige Hände und Füße wie bei Chorea nach jahrelanger Behandlung	Herzklopfen, Puls schnell	Sehen verschwommen, Austrocknung oder Wasseransammlung, Gewichtszunahme, Hautpigmentierung, Unter- oder subfebrile Temperatur, Blutzellschäden, allergische Reaktionen, Gallenstauung in der Leber, Unaufmerksamkeit, Vergeßlichkeit Verwirrtheit bei Demenz nach jahrelanger Behandlung

Psychopharmaka – Stand 1992	*vegetative Störungen*	*Bewegungsstörungen (extrapyramidal-motorische)*	*Herz-rhythmus-störungen*	*andere Störungen*
3. *Antidepressiva* 3.1. tryzyklische: – *aktivierende:* Anafranil; Gamonil; Nortrilen; Pertofran; Tofranil – *dämpfende:* Amineurin = Laroxyl = Novoprotect = Saroten; Aponal = Sinquan; Equilibrin; Idom; Insidon; Noveril; Stangyl – Kombinationen: Limbatril; Longopax	Blutdruckabfall im Stehen – verwirrt trockener Mund – Durst, appetitlos, Verstopfung, erschwertes Wasserlassen bis Harnverhaltung bei Prostata-Adenom!	Zittern	Herzklopfen	Erhöhung des Augeninnendruckes mit Verschwommensehen (Glaukomgefahr!). Gewichtsschwankungen, nächtliche Verwirrtheit!
3.2. nicht-trizyklische: – *aktivierende:* Vivalan; Fevarin; Fluctin – *dämpfende:* Aneural = Delgian = Depressase = Deprilept = Kanopan = Mirpan = Ludiomil = Mapro-Gry = Maprolu = Psymion; Thombran; Tolvin = Prisma	Haut rot und trocken	Zittern der Hände	Puls unregelmäßig	Schwächegefühl, Durchfälle unsicherer Gang
– MAO-Hemmer: Aurorix; Jatrosom = Parnate 3.3. Pflanzl.: Hyperforat = Johanniskraut; Hewepsychon Duo; Neurapas; Psychotonin 3.4. vorbeugend: Lithium = Li450 = Leukominerase = Hypnorex = Quilonum	Brechreiz, Durst, vermehrtes Wasserlassen			
4. *Psychostimulantien* = Psychoanaleptika = Weckamie: AN1; Aponeuron; Captagon; Katovit; Metrotonin; Reactivan; Ritalin; Senior 20; Tradon	Schweißausbrüche Nachlassen des Appetits	Zittern der Hände Unruhe	Herzklopfen	Verwirrt durch Trugwahrnehmungen, Angst-, Wutanfälle, Schlafstörung, Suchtgefahr!
5. *Neuro-/Nootropika:* Cavinton; Cerutil = Helfergin; Encephabol; Nimotop – Piracetam = Avigilen = Cerebroforte = Cerebrosteril = Cerepar = Cuxabrain = Nootrop = durapitrop = Encetrop = MemoPuren = Normabrain = Novocetam = Piracebral – Cinnarizin = Cinnacet = Stutgeron – DCCK = Circanol = Dacoren = Defluina = Enirant = Ergodesit = Ergoplus = Hydergin = Nehydrin = Novofluen = Orphol = Sponsin – Nicergolin = Circo-Maren = duracebral = Ergobel = Memoq = Nicerium = Sermion – Vincamin = Angiopac = Cetal = Equipur = Esberidin = Vinca				Erregbar, Schlafstörung, Allergie, Triebenthemmung, Depression, Schwindel, Allergie, Krämpfe, extrapyramidale Bewegungsstörung, Übelkeit, Schwindel, Nase zu. Allergie, Schlafstörung, Magen-Darmbeschwerden

dunklen überheizten Zimmer zurück, regrediert, schwankt zwischen abweisendem und anklammerndem Verhalten, ist oft überordentlich. Später erscheint er abwesend, vergißt. Medikamentenabhängige sind zu einer Entwöhnung schwerer zu motivieren als Alkoholiker, weil sie sich passiv einem Sinnlosigkeitsgefühl überlassen.

Gefährdungsmerkmale

Wer ist gefährdet, medikamentenabhängig zu werden?
Wer früher von Alkohol oder Arzneimitteln abhängig war, wer abhängige Angehörige hat, wer Angstneurose oder Soziallängste hat, wer sich nach solchen Mitteln frei und erleichtert fühlt.

Häufigkeit

Die Zahl der Medikamentenabhängigen in der BRD wird auf ¾ Million geschätzt. Frauen sind doppelt so häufig abhängig von Medikamenten und 4mal so häufig von Barbituraten als Männer. Die Medikamentenabhängigkeit ist eine angepaßte, unauffällige stille Sucht, sie macht keine Fahne, erleichtert die Vorratshaltung, ermöglicht Mitleid, weil Ärzte mit der Arzneiverordnung das Leiden anerkennen, auch wenn es Konflikte ausdrückt.

leichte Vergiftung

Woran erkennen Pflegende die leichte Vergiftung mit Schlaf- oder Beruhigungsmitteln?
Der Kranke spricht verwaschen, wirkt wie betrunken, schwankt, bewegt sich fahrig, wirkt benommen, schläfrig, ist auf lautes Zurufen oder Schmerzreize erweckbar oder wälzt sich unruhig im Bett. Die Pupillen sind verengt, reagieren auf Licht.

Sofortmaßnahmen

Pflegende verständigen den Hausarzt, reizen nur zum Erbrechen (z. B. 3 Teelöffel Kochsalz auf 1 Glas Wasser), wenn der Kranke noch erweckbar ist (sonst Aspirationsgefahr), legen ihn auf die Seite, überwachen Puls, Blutdruck, Atmung und Temperatur.

schwere Vergiftung

Woran erkennen Pflegende eine schwere Vergiftung?
Der Kranke ist tief bewußtlos, reagiert nicht auf Schmerzreiz oder Anruf, das Gesicht ist blaß-bläulich, die Atmung flach, unregelmäßig, beschleunigt, der Blutdruck niedrig, der Puls kaum tastbar und beschleunigt. Die Pupillen reagieren kaum.

Sofortmaßnahmen

Pflegende legen den Kranken auf die Seite und einen Tubus bereit, um absaugen zu können, wechseln jede Stunde die Lage, weil es leicht zu Dekubitus kommt, überwachen die Vitalwerte. Der Arzt weist sofort ein. Nach dem Erwachen drängt der Kranke nach Hause. Pflegende sorgen für Nachbetreuung mit Gesprächen und sozialen Hilfen.

Wie rechtfertigen Abhängige ihren Suchtmittelmißbrauch? Anfangs wissen es weder Kranke noch Ärzte. Weil das Suchtmittel die Kritikfähigkeit herabsetzt, sehen sie nicht ein, daß das so erleichternde Mittel schädlich sein soll. Sie glauben, daß Suchtfolgen für sie nicht zutreffen, die Tagesmenge kontrollieren und jederzeit aufhören zu können. Sie wollen später aufhören, nur nicht heute. Sie werden mißtrauisch gegen Ärzte. Es ist schwer einzusehen, warum ein Heilmittel zu Schlaflosigkeit, Depression und Unruhe führt, zumal es der Arzt verordnet hat. Mit dem Medikament demonstriert er, daß er krank ist. Die Arzneiwerbung verspricht, jedes Problem zu lösen.

Rationalisierung der Sucht

Wie sind die Heilungsaussichten? Bei zwei- bis vierwöchiger Entgiftung kommt es in 90%, nach mehrmonatiger Entwöhnung in 50 % zu Rückfällen (Tabelle 41).

Prognose

Wie kann Medikamentensucht behandelt werden? Die Entgiftung ist stationär durchzuführen, die Entwöhnung ambulant, wenn der Kranke motiviert ist, sich einer Selbsthilfegruppe anschließt, eine intakte Partnerbeziehung hat.

Behandlung

Tabelle 41
Folgen der Medikamentenabhängigkeit

	psychische Das ganze Interesse engt sich auf Medikamente ein	*körperliche*
barbiturathaltige Schmerzmittel	starke Gefühlsschwankungen, Eigensinn, Vielgeschäftigkeit, Verlust der Selbstkritik, Reizbarkeit bis Aggressivität, später Unzuverlässigkeit und Wesensveränderung bis zur Demenz	Magen-, Kopf- und Gliederschmerzen, Übelkeit, Erbrechen, Blutdruck- und Gewichtsabfall, Erschöpfung, Schlafstörungen, Nierenschäden, bei Entzug epileptische Anfälle oder Delir
Schlafmittel	dösige, lässige Müdigkeit mit Euphorie, verlangsamte Reaktionsfähigkeit, Verlust von Ausdauer, Interesse wie bei Demenz	Lallen, Schwanken bis zum Sturz mit Knochenbrüchen, Hirnblutung, bei Entzug Delir, bei Barbituratentzug epileptische Anfälle
Tranquilizer	Verlangsamung mit matter Euphorie, Abstumpfung, Depression	Erschlaffung, Schwindel, bei Entzug langdauerndes Delir
Appetitzügler	wenn Leistungsfähigkeit nachläßt, Depression, Sinnlosigkeitsgefühl, bei erneuter Dosissteigerung erscheint die Umwelt ängstigend und feindlich bis zum Verfolgungswahn	verminderter Hunger, Herzklopfen, Schlaflosigkeit, Unruhe, bei Blutdruckkrisen drohen Apoplexie und Kreislaufversagen

Wie lange muß der Abhängige auf Schlaf-, Beruhigungsmittel verzichten? Lebenslänglich! Es gibt keine kontrollierte Einnah-

lebenslängliche

Abstinenz
Einweisung

me. Wer im Tran mit Selbstmord oder Rache droht, ist zwangseinzuweisen.

Alkohol – Der alte Alkoholiker

Ein jetzt 68jähriger Geiger des Städtischen Orchesters, unverheiratet, der in fünf verschiedenen Städten angestellt gewesen war, von einer wenig älteren Tante ständig verwöhnt wurde, hatte mit 58 Jahren einen Unfall mit einer schweren Verletzung der rechten Hand erlitten, die ihn berufsunfähig machte. Danach fing er an zu trinken. Zwei längere Entziehungskuren im Abstand von zwei Jahren brachten keinen Dauererfolg. Solange seine Tante lebte, konnte er zu Hause bleiben, obwohl er zeitweilig nicht mehr wußte, wo er war und wer er war. Nach dem Tod der Tante gingen die Alkoholvorräte aus, er kam ins Delir und lebt heute in einem Pflegeheim, immer freundlich und höflich: »Guten Tag, mein Herr, geht's Ihnen gut?« Andere Worte scheint er nicht mehr zu finden. Er ist auf dauernde Pflege angewiesen, kann sich nicht mehr selbständig an- und ausziehen, sich nicht allein waschen, selten allein zur Toilette gehen, er läßt auch unter sich.

Häufigkeit

Alkoholabhängigkeit ist auffälliger (Fahne) als die Arzneimittelsucht. Nach der Bundeszentrale für gesundheitliche Aufklärung (1980) waren von den Männern über 60 13 % (Frauen 3 %) noch starke Alkoholiker, nach DILLING (1984) von den über 65jährigen 1,7 % Alkohol-/Medikamentenmißbraucher und 0,7 % -abhängige. In Heilstätten waren nach FEUERLEIN 1–2 % der Patienten über 50, in den Ambulanzen noch 22 %. SOEDER schätzt den Prozentsatz Älterer unter den Abhängigen auf 10–12 %. Weil die Lebenserwartung der Alkoholiker um zehn Jahre verkürzt und die Sterblichkeit 3mal höher ist, werden Alkoholiker nicht alt oder sie stabilisieren sich.

Suchtbeginn im Alter

Von den alternden, früher nicht besonders auffälligen Alkoholikern sind die zu unterscheiden, die erst im Alter süchtig werden bzw. sich aus einem früheren Gelegenheits- zu einem süchtigen Konflikttrinker entwickeln, weil sie hoffen, mit Alkohol vor Alternsbelastungen fliehen, Probleme betäuben zu können oder weil sie gewohnt sind, mit Alkohol einzuschlafen (Abbildung 42).

auslösende Faktoren

Auslösende Faktoren für die Verschlimmerung einer chronischen Sucht oder für den Suchtbeginn im Alter sind Verlust der

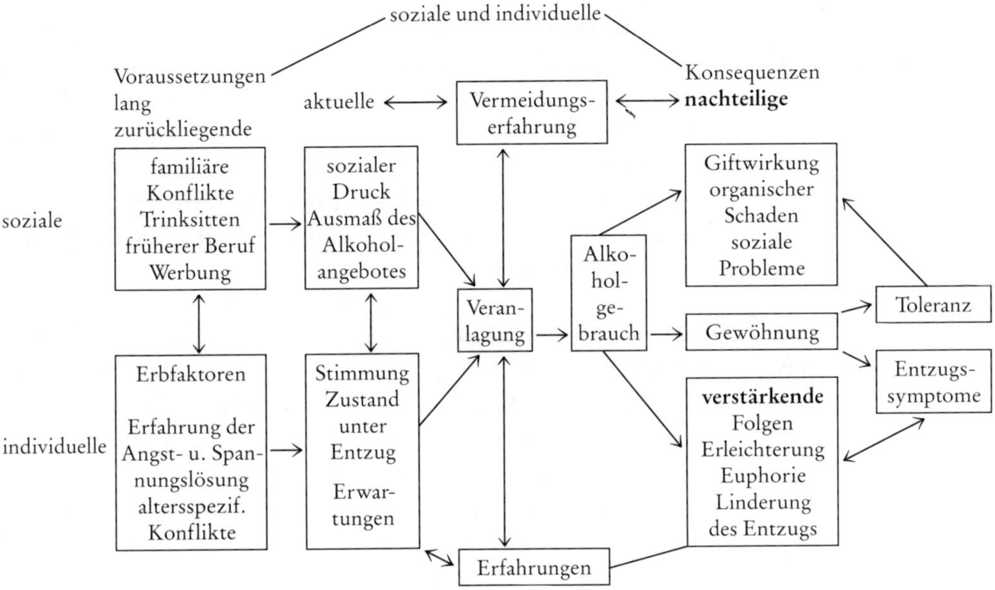

Abbildung 42
Psycho-psychologisch-soziale Bedingungsgefüge der Sucht (WHO 1982)

Bezugsperson oder von Freunden mit Vereinsamung, Pensionierung und Selbstwertprobleme bei Leistungseinbußen.

Erleichterungstrinken

Wie entwickelt sich der chronische Alkoholismus im Alter? JELLINEK (zit. nach FEUERLEIN 1976, 103) unterscheidet folgende Typen und Stadien (Abbildung 43):

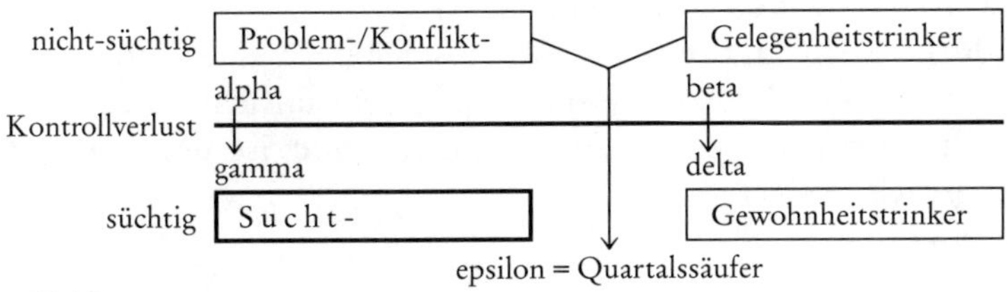

Abbildung 43
Fünf Alkoholikertypen nach JELLINEK

- *Vorstadium:*
  Der Alkoholiker trinkt heimlich, die ersten Gläser gierig, er denkt dauernd an Alkohol, vermeidet aber Anspielungen auf Alkohol. An den Rausch kann er sich nicht mehr erinnern.

Kontrollverlust

- *Kritisches Stadium:*
  Der Alkoholiker trinkt regelmäßig morgens und ist nur noch für wenige Tage abstinent. Er verliert die Kontrolle, er hat einen unwiderstehlichen Drang zu trinken. Er erfindet Gründe, warum er trinken müsse und bemitleidet sich selbst oder ist dauernd zerknirscht. Er benimmt sich großspurig, nicht selten aggressiv, läßt die Freunde fallen, vernachlässigt eine angemessene Ernährung und ist bestrebt, seinen Vorrat an Alkohol zu sichern.

zwanghaftes Trinken

- *Chronisches Stadium:*
  Der Rausch dauert oft tagelang. Der Alkoholiker denkt verlangsamt und kann nichts mehr behalten. Er trinkt alles (auch Haarwasser und Rheumamittel) und mit jedem. Er riecht ständig nach Alkohol aus dem Mund, bekommt immer wieder Angstzustände und zittert. Er sieht aber immer noch nicht ein, daß er krank ist.

Charakterisierung des Alkoholikers

Wer ist Alkoholiker?
Wer das Trinken von selbst nicht aufgeben kann.
Wer nach wenig Alkohol ein unbezähmbares Verlangen nach mehr verspürt.
Wer von schwachen auf stärkere Getränke übergeht.
Wer bei seelischen Spannungen nach Alkohol verlangt.
Wer anfängt, heimlich und allein zu trinken.
Wer durch Trinken seinen Körper und Charakter verändert.
Wer dadurch sich selbst und seine Beziehungen zerstört.
Worüber klagt der alte Alkoholiker?

Klagen des alten Alkoholikers

Morgens hat er Brechreiz, Magenschmerzen und Zittern. Er schwitzt viel. Er hat Wadenkrämpfe, geht unsicher, kann sich nicht konzentrieren, nicht einschlafen und ist unruhig und ängstlich.

Symptome

Welche Symptome können Angehörige und Pflegende beim alten Alkoholiker beobachten?

Körperliche Symptome

Die Finger zittern, er riecht nach Alkohol (»Fahne«), die Bindehäute sind gerötet und kleine Blutgefäße treten im Gesicht hervor. Haut und Bindehäute sind manchmal gelblich verfärbt.

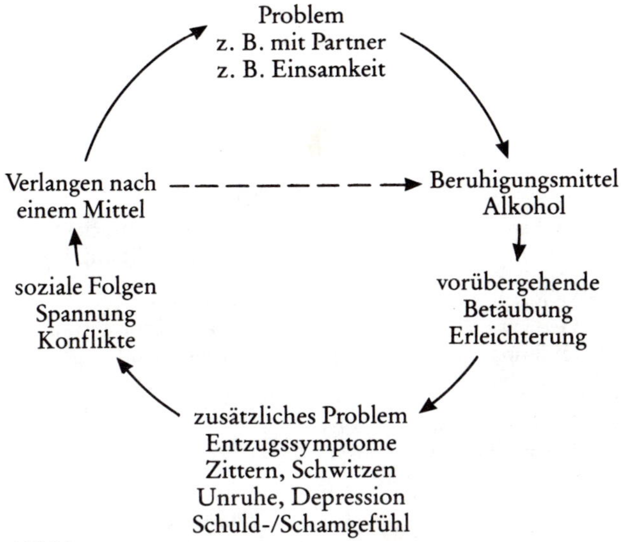

Abbildung 44
Teufelskreis der Abhängigkeit

Seelische Symptome
Der alte Alkoholiker ist depressiv verstimmt oder ängstlich, verhält sich häufig aggressiv und hat keine Krankheitseinsicht.

Soziale Symptome
Der alte Alkoholiker ist an Freunden und Angehörigen nicht mehr interessiert, macht dauernd Schulden oder verursacht Verkehrsunfälle.

Welche Folgen hat der chronische Alkoholismus? Folgen

Körperliche Folgen
Chronische Magenschleimhautentzündungen mit morgendlichem Erbrechen;
Alkohollebersyndrom mit Fettleber, mit Gelbsuchtschüben oder Leberzirrhose (bindegewebiger Umbau der Leber);
Herz- und Kreislaufstörungen: Herzschädigung, erhöhter Blutdruck;
Haut- und Schleimhautschäden: Rötung der Bindehäute, rote Zunge;
Nervenentzündungen: mit Kribbeln, Taubheitsgefühl, Muskelkrämpfen, Zittern, unsicherem Gang, bis zu Lähmungen.
Bei Alkoholikern, die erst im Alter anfangen zu trinken, sind die körperlichen Folgen nicht so schwerwiegend.

Speiseröhrenentzündung ≙ Ösophagitis

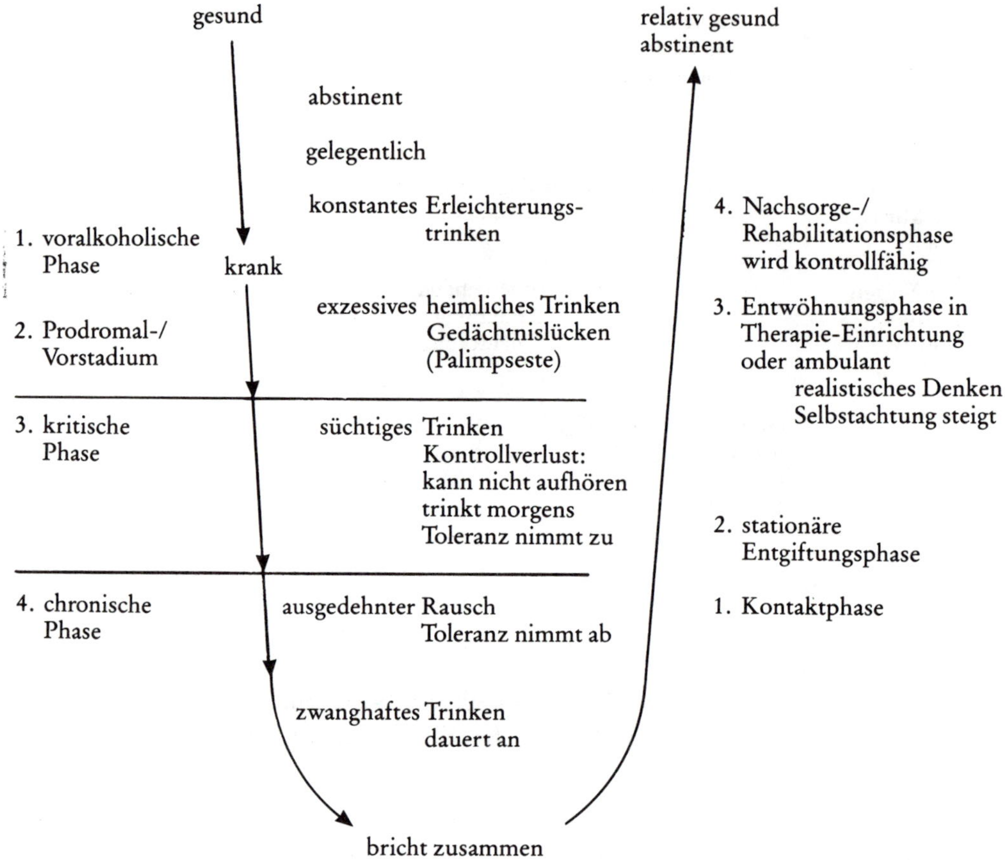

Abbildung 45
Verlaufskurven des Alkoholismus (nach FEUERLEIN *1976)*

Psychische Folgen

Enthemmung + hirnorganische Schädigung + Konfliktreaktionen

1. Die *alkoholische Wesensveränderung* tritt bei alternden Alkoholikern auf, wenn der Mißbrauch jahrzehntelang nicht aufgegeben wurde. Der alte Alkoholiker wird egoistisch, rücksichtslos, verschwenderisch, reizbar, vergeßlich, manchmal kriminell. Enthemmung verborgener Persönlichkeitsanlagen, hirnorganische Schädigung und Reaktionen auf Konflikte durch den Alkoholismus sind untrennbar miteinander verflochten.

2. *Alkoholbedingte Psychosen*

Bei chronischen Alkoholikern, die schon in jüngeren Jahren angefangen haben zu trinken, kommt es im Alter nicht selten zu alkoholbedingten Psychosen.

- Alkoholdelir:
  Das Alkoholdelir kann nach jahrelangem Mißbrauch besonders von Schnaps und Wermutwein dann auftreten, wenn der Alkoholiker körperlich krank wird, einen Unfall erleidet und plötzlich keinen Alkohol mehr trinken kann, weil er in ein Krankenhaus oder in ein Pflegeheim eingewiesen wird – Entzugs- oder Abstinenzdelir.

  Entstehungsbedingungen des Alkoholdelirs

  Entzugsdelir

  In den ersten Tagen nach dem Alkoholentzug kann der Alkoholiker nicht mehr schlafen, ist schreckhaft, unruhig, reizbar, fängt an, stark zu zittern und schließlich sieht er weiße Mäuse oder Käfer in seinem Zimmer und in seinem Bett hin- und herlaufen.

  Symptome

  Seit der Behandlungsmöglichkeit mit Distraneurin sterben nicht mehr so viele Delirkranke an einem Herz- und Kreislaufversagen. Angehörige und Pflegende sollten bei den beschriebenen Symptomen immer eine stationäre Behandlung des Delirkranken veranlassen.

  Behandlung

  Mit einem Delir beginnt nicht selten eine fortschreitende Demenz.

- Korsakow-Syndrom:
  Das Korsakow-Syndrom ist ein psychischer Defektzustand nach langjährigem Alkoholmißbrauch. Die Symptome sind Merkschwäche, Desorientierung und Konfabulationen (Ausfüllen der Gedächtnislücken mit Geschichten). Das organische Psychosyndrom wird durch Schädigung des Gehirns mittels Alkohols erklärt und geht allmählich in eine Alkoholdemenz im Alter über. Zum organischen Psychosyndrom kommen Nervenentzündungen mit Kribbeln und Gangunsicherheit.

  Merkschwäche + Desorientierung + Konfabulationen

- Eifersuchtswahn:
  Der Eifersuchtswahn ist auch bei alternden Alkoholikern möglich. Der Kranke ist vom Ehebruch seiner Frau überzeugt. Auch wenn er wieder nüchtern oder abstinent wird, bleibt er einsichtslos und mißtrauisch. Die absurden Verdächtigungen verraten die Kritiklosigkeit.

  Kritiklosigkeit

- Alkoholhalluzinose:
  Die Alkoholhalluzinose ist im Alter selten. Nach mehreren Trinkexzessen hört der Alkoholiker Stimmen mehrerer

  Stimmen hören

Personen, die abfällig über ihn reden, ihn bedrohen oder beschimpfen. Obwohl der Kranke oft noch bewußtseinsklar und orientiert ist, fühlt er sich den Stimmen hilflos ausgeliefert, so daß er sich schließlich in seinem Zimmer verbarrikadiert. Auch dieser Kranke muß stationär behandelt werden. Periodische Trinker neigen im Alter zu Selbstmordversuchen.

Schulden

Soziale Folgen

Der alte Alkoholiker macht nicht selten laufend Schulden, bricht mitmenschliche Beziehungen zu Verwandten und Freunden ab oder läßt sich noch im Alter scheiden, verursacht oft genug Verkehrsunfälle, vereinsamt, verwahrlost und neigt zu Sittlichkeitsdelikten und Diebstählen.

Vereinsamung
Kriminalität

Wie kann der alte Alkoholiker behandelt werden?
Bewährt hat sich auch beim alten Alkoholiker eine Behandlungskette:

Behandlungskette

1. Kontaktphase,
2. stationäre Entgiftungsphase,
3. Entwöhnungsphase,
4. Nachsorge- und Rehabilitationsphase.

Alte Alkoholiker sind schwieriger zu behandeln als jüngere, weil sie nicht mehr in einen Arbeitsprozeß und oft auch nicht mehr in eine Familie eingegliedert werden können. Psychotherapie ist selten erfolgreich. Kranke, die schon früher anfingen zu trinken, haben oft eine schwere Wesensveränderung und körperliche Schäden; sie können nicht mehr geheilt, sondern nur gering gebessert werden. Die 30 % Alkoholiker, die erst im Alter zu trinken begonnen haben, haben die besten Heilungsaussichten.

Heilungsaussichten

1. Kontaktphase

Klärung der sozialen Lage der Behandlungsbereitschaft

Angehörige und Pflegende sollten sich bemühen, die sozialen Verhältnisse des alten Alkoholikers und seine Behandlungsbereitschaft zu klären und eine ärztliche Untersuchung zur Feststellung der körperlichen Folgen veranlassen.

Alkohol nicht plötzlich wegnehmen

Einem alten Alkoholiker zu Hause kann ich nicht einfach den Alkohol wegnehmen, weil es dann zu quälenden Entzugserscheinungen (Zittern, Übelkeit, Erbrechen, Angst, Unruhe, Schwitzen) und zum Entzugsdelir kommen kann.

2. Stationäre Entgiftungsphase

Wenn auch Distraneurin die Entzugserscheinungen bessern kann, so kann es doch schon nach zwei bis drei Wochen zu einer Sucht nach Distraneurin kommen. Deshalb ist eine stationäre Entgiftung erforderlich.

Gefahr der Distraneurin-Sucht

Wann ist die Aufnahme eines alten Alkoholikers in eine geschlossene Abteilung in einem Psychiatrischen Krankenhaus erforderlich?

wann Einweisung?

Bei Alkoholdelir, bei Alkoholdemenz, Alkoholhalluzinose und Alkoholeifersuchtswahn, wenn der Kranke sich selbst oder andere gefährdet oder zu kriminellen Delikten neigt.
Pflegende und Sozialarbeiter erledigen die Formalitäten beim Ordnungsamt und Amtsgericht.

3. Entwöhnungsphase

An die Entgiftungsphase sollte sich eine sechs- bis achtmonatige Entziehungs- oder Entwöhnungskur in einer offenen Heilstätte anschließen, um die Abhängigkeit zu durchbrechen und zu verlernen. Ob eine sechswöchige Kurzzeit-Entwöhnung in entsprechenden Sanatorien auch für alte Alkoholiker erfolgreich sein wird, bleibt abzuwarten.

4. Nachsorge- oder Rehabilitationsphase

Nachbetreuung

Folgende in der Entwöhnungsbehandlung begonnenen Methoden sollten ambulant fortgesetzt werden:
a) psychotherapeutische Methoden:
Gesprächstherapie,
Entspannungsübungen,
Verhaltenstherapie mit Belohnung für Abstinenz.
b) sozialtherapeutische Methoden:
Gruppenarbeit, wie sie von folgenden Abstinenzverbänden durchgeführt wird:

Abstinenzverbände Gruppenarbeit

AA = Anonyme Alkoholiker,
Kreuzbund,
Blaues Kreuz,
Guttempler Orden.

Angehörige und Pflegende sollten sich um den Anschluß des alten Alkoholikers an eine solche Gruppe bemühen.

Gestaltungs-, Musik-, Beschäftigungs- und Arbeitstherapie ebenfalls in Gruppen ermöglichen Entfaltung und neue Kontakte.

Beschäftigung

Familientherapie

Familientherapie, um eine Familienatmosphäre des gegenseitigen Vertrauens und des guten Willens wieder aufzubauen.

Seelsorge

Seelsorge ist zur Beseitigung der Schuldgefühle und Selbstbestrafungstendenzen und zur Vermittlung höherer Lebensziele empfehlenswert.

c) Zusammenarbeit mit den Sucht-Beratungsstellen, mit den Abstinenzverbänden, mit den Gesundheits- und Sozialämtern und mit den örtlichen Wohlfahrtsverbänden.

Wie können Pflegende mit alten Alkoholikern umgehen?

Suchhaltung
Stärken des Alkoholikers
Normalisierung der Beziehung
Sucht ist apersonale Ersatzbefriedigung

Sie können sich Fragen zur Selbsterfahrung stellen: Wo habe ich meine eigenen abhängigen Anteile? z. B. Arbeits-, Geltungssucht. Wo hat der Alkoholiker Stärken? Gestaltet der Alkoholiker seine Beziehung zu mir so, daß er von mir abhängig wird? Glaube ich, nur ich könnte ihn verstehen? Oder garantiert die Höflichkeit gerade die Unverbindlichkeit? Alkohol sollte ich als apersonale Ersatzbefriedigung sehen, als Ersatz für mitmenschliche Begegnung. Die Beziehung des Alkoholikers ist von mir abhängig: ob ich ihn wohlwollend akzeptiere oder ihn ermahne, beschäme oder ihm Vorwürfe mache. Ich kann dem Alkoholiker helfen, einen Sinn zu suchen, sich selbst zu bestätigen und zu genießen. Ich kann ihn führen, verständig, aber konsequent, nicht mit »Diese verheerenden Folgen erwarten Sie!«, sondern z. B. »Den Alkohol brauchen Sie nicht mehr!« Ein klarer Plan für den nächsten Tag hilft dem Alkoholiker, sich an die Realität anzupassen.

konsequente Führung

Gruppenarbeit

Die Pflegenden können an den Gruppensitzungen teilnehmen oder sie leiten. Die Gruppenmitglieder dürfen den Alkoholiker aber nicht verachten, ihm keine Vorwürfe machen, sondern müssen ihn ernst nehmen und ihn akzeptieren. Wie sich der Pflegende dem Alkoholiker gegenüber benimmt, so werden sich auch die anderen Gruppenmitglieder verhalten. In der Gruppe kann sich der Alkoholiker selbst erfahren und neue mitmenschliche Beziehungen anknüpfen. In der Gruppe kann sich auch der alte Alkoholiker mit Gestaltungs- (künstlerisches Schaffen), Musik- und Beschäftigungstherapie wie Werken, Basteln, Nähen usw. selbst entfalten oder mit notwendigen Arbeitsaufgaben besser an die Realität anpassen.

Aufbau neuer Beziehungen

Beschäftigung

Wie können Angehörige und Pflegende in der Nachbetreuung mitwirken?

Nachbetreuung Eingliederung in der Gemeinschaft

Nach erreichter Abstinenz bedarf auch der alte Alkoholiker noch einer Gemeinschaft, in der er rückhaltlos über seine Probleme sprechen kann und in der er sich verstanden fühlt. Er braucht ein Gemeinschaftsleben, das die heute üblichen Trinksitten nicht pflegt.

Angehörige und Pflegende sollten den eigenen Kontakt mit dem alten Alkoholiker pflegen, sich aber auch um Kontakt mit anderen Verwandten, Nachbarn, Freunden und Mitbewohnern eines Hauses bemühen.

Wohnungswechsel

Manchmal muß eine andere Wohnung vermittelt werden. Ein Wohnungsaustausch erweist sich nicht selten als günstig, weil der alte Alkoholiker dann nicht wieder in eine Gruppe voller Vorurteile gegen ihn zurückkehrt. Nur so kann eine soziale Rehabilitation gelingen und einem Rückfall vorgebeugt werden. Pflegende können sich für soziale Hilfen nach dem BSHG einsetzen, wenn ein Sozialarbeiter nicht erreichbar ist. Auch Aufklärungsarbeit könnten Pflegende und Sozialarbeiter bei anderen alten Menschen in Gemeindezentren oder in Heimen übernehmen.

soziale Hilfen

Aufklärungsarbeit

Welche Schwierigkeiten stellen sich der Behandlung alter Alkoholiker in den Weg?

Schwierigkeiten

fehlende Krankheitseinsicht

Der alte Alkoholiker hat fast nie die Einsicht, daß er krank ist, besonders wenn er an einer Hirnarteriosklerose oder an einer beginnenden Demenz leidet.

Alkohol als Problemlösungsmittel

Der alte Alkoholiker bleibt auch nach einer längeren Abstinenz dann nicht fest, wenn er glaubt, Alkohol könne ihn entspannen und trösten.

mangelndes Vertrauen der Familie

Die Familie und die Angehörigen stören recht häufig die Behandlung, weil sie dem alten Alkoholiker nichts mehr zutrauen, ihm immer wieder Vorwürfe machen oder ihn sogar verachten, weil er dem Ansehen der Familie geschadet habe.

Verbindungsleute

In mancher Familie gibt es »stumme Helfer« oder Verbindungsleute, die dem Alkoholiker immer wieder heimlich Alkohol beschaffen, manchmal nur, um wieder etwas zum Lachen oder eine Abwechslung zu haben.

Resignation der Pflegenden

Manche Pflegende und Sozialarbeiter oder Ärzte resignieren und scheuen einen weiteren Zeitaufwand, da die alten Alkoholiker doch uneinsichtig und reizbar bleiben oder weil die Helfenden übergangen und in ihrer Helferrolle nicht bestätigt werden.

Was sollten Angehörige und Pflegende über Rückfälle wissen?

Rückfälle Ursachen

Ursachen der Rückfälle sind eine unveränderte Lebenssituation, unbewältigte familiäre Konflikte, mangelnder mitmenschlicher Kontakt und das Gefühl, auch bei Abstinenz verachtet zu bleiben.

Auslösung

Ausgelöst werden Rückfälle durch Weinbrandpralinen oder alkoholhaltige Medikamente.

Behandlung

Behandlung: Gerade im Rückfall braucht der alte Alkoholiker mitmenschlichen Kontakt und eine feste Bezugsperson, die seine Schwäche annimmt und ihn nicht verurteilt.

5. Neurosen, Persönlichkeitsstörungen, reaktive und psychosomatische Erkrankungen

häufigste psychische Alterskrankheit

Nach Cooper und Sosna (1983) bilden Neurosen und Persönlichkeitsstörungen mit 10,8 % aller Älteren nach den organischen Psychosyndromen die zweitgrößte, nach Dilling (1984) mit 10,2 % die größte Gruppe psychischer Erkrankungen im Alter.

5.1. Neurosen und Persönlichkeitsstörungen

Neurosen

Neurosen sind Erkrankungen, die auf unbewußten innerpsychischen, unverarbeiteten Konflikten in jüngeren Jahren beruhen und sich mehrfach manifestieren. Unterschieden werden Psychoneurosen von Organneurosen, die mit subjektiven Körperbeschwerden zunächst ohne objektiven Befund in psychosomatische Leiden übergehen können.

Zwangsneurosen
Phobien

Im Alter verändern sich Neurosen: Zwangsneurosen verringern sich. Phobien verschwinden ganz, hysterische Symptome zu ⅔, werden aber durch andere ersetzt: vielfache Beschwerden werden demonstrativ vorgebracht, um Geltung zu erlangen. Alte Hysterikerinnen können sich jugendlich aufputzen, um Schönheitsschwund aufmerksamkeitserheischend zu kompensieren.

hysterische Neurosen

Weniger günstig verlaufen depressive Neurosen: bei der Hälfte günstig, bei ¼ ungünstig und bei ¼ unsicher, vergleiche psychoreaktive Depression S. 152.

depressive Neurose

Warum verändern sich Neurosen im Alter? Weil anhaltende Konflikte mit Regression abgewehrt, in körperliche Leiden verschoben werden oder Beziehungs- und Triebkonflikte abnehmen. Die unbewußten Konflikte werden durch Belastungen des Alters wie Verluste, fehlende narzißtische Bestätigung und »zweite Abhängigkeit« (RADEBOLD) reaktiviert (vgl. Tabelle 6b Seite 27).

Gründe für Veränderungen im Alter

Bei den Persönlichkeitsstörungen (früher Psychopathien) werden selbstunsichere (sensitive), schizoide, depressive, zwanghafte, hysterische (diese fünf werden auch als Charakterneurosen bezeichnet), haltschwache, gemütsarme, erregbare und querulatorische unterschieden. Einige reifen nach, andere werden durch das organische Psychosyndrom zugespitzt oder karikiert, z. B. ein Schizoider kapselt sich ab, ein Erregbarer wird jähzornig. Persönlichkeitsgestörte neigen im Alter noch zur Sucht. Wer bisher in günstiger Umgebung lebte, kann im Alter erst zum auffälligen Sonderling werden.

Formen

Charakterneurosen

Neigung zur Sucht

Wie können Pflegende mit Persönlichkeitsgestörten umgehen? Sie sollten ruhig, freundlich und konsequent bleiben, wenn sie das Verhalten eines Persönlichkeitsgestörten unerträglich empfinden. Diese Gestörten versuchen, mit Nettsein, Schmeicheln oder Trotzen ihren Willen durchzusetzen und verdoppeln ihre Anstrengungen, sobald sie merken, daß Pflegende ärgerlich reagieren. Mit etwas Humor ist eine gespannte Atmosphäre zu entspannen. Manche wollen die Pflegenden gegeneinander ausspielen, um sich selbst in den Mittelpunkt zu rücken. Es gelingt ihnen, wenn Pflegende und Angehörige und Gestörte ungenügend zusammenarbeiten, anstatt zu besprechen, wie sie miteinander umgehen können.

Umgang mit Persönlichkeitsgestörten
ruhige Konsequenz

Humor

Zusammenarbeit

Beschäftigung Wertschätzung Vorurteile

Persönlichkeitsgestörte brauchen sinnvolle Beschäftigung, Lob, Zuwendung und Wertschätzung, um sich angenommen fühlen zu können, so wie sie sind. Wenn Pflegende diese Mitmenschen als gemütsarme oder dauernd nörgelnde Sonderlinge abwerten, können sie keine Beziehung aufbauen, ihnen menschlich nicht begegnen, wenn sie uns dringend brauchen, z. B. im Sterben.

5.2. Reaktive Erkrankungen

Nach RADEBOLD (in PLATT 1989, 321) ist zwischen abnormen psychischen Reaktionen und Entwicklungen zu unterscheiden.

abnorme Reaktion

- Abnorme Erlebnisreaktionen dauern kurz und werden durch psychische Verletzungen ausgelöst. KANOWSKI unterscheidet:

hypochondrisches Syndrom

- – Das hypochondrische Syndrom ist am häufigsten. Hypochonder reagieren auf ein Erlebnis mit Beschwerden in einem Organ, das früher erkrankt war. Sie beobachten dauernd ängstlich die Körperfunktionen. Bei jeder Mißempfindung fürchten sie, daß ein Organ nicht mehr arbeite oder Krebs entstehe. Hypochondrische Klagen beruhen auf mangelndem Selbstwertgefühl oder auf Interesseneinengung, auf Essen und Ausscheidungen oder auf einer Depression. Die skeptisch-mißtrauische Überbewertung körperlicher Vorgänge ist schwierig zu beeinflussen. Bloßes Zureden hilft nicht. Befürchtungen dürfen nicht als unsinnig abgewertet werden. Normale Befunde akzeptiert der Kranke selten, er erwartet vom nächsten Arzt Bestätigung seiner Ängste. Bei sorgfältiger Untersuchung fühlt er sich ernst genommen. Wenn er seine Befürchtungen äußern darf, fühlt er sich entlastet. Pflegende brauchen Geduld und Toleranz, wenn Hypochonder immer wieder quengeln. Medikamente helfen nicht, können Sucht fördern. Sinnvolle Beschäftigung lenkt ab.

nervöser Erschöpfungszustand

- – Im nervösen Erschöpfungszustand (neurasthenisches Syndrom) hat der Kranke verschiedene Mißempfindungen, ist geräusch- und lichtempfindlich, reizbar und erschöpft.

abnorme psychische Entwicklung

- Abnorme psychische Entwicklungen werden auch durch Konflikte oder Verluste ausgelöst. Im Sinne der pathologischen Trauerreaktion werden die Kranken depressiv oder klagen über körperliche Beschwerden (vgl. S. 150, larvierte Depression).

Radebold beschreibt folgende Entstehungsmöglichkeiten:

Entstehungsmöglichkeiten

- Bedrohungen, Verluste, Kränkungen können zu depressiver Reaktion mit Regression oder psychischer Dekompensation führen.
- Unbewältigte Konflikte in der Biographie summieren sich mit Verlusten im Alter zur pathologischen Trauerreaktion.
- Vorgeschädigte, regressiv reagierende Ältere können zusätzliche Verluste und Kränkungen nicht mehr bewältigen.
- Pflegebedürftige in der zweiten Abhängigkeit reagieren mit psychischer und körperlicher Dekompensation.
- Neurotiker in bisher stabilen Beziehungen erkranken erstmals nach Verlusten, Bedrohungen oder Kränkungen.

5.3. Psychosomatische Erkrankungen

Gründe für die Häufung im Alter

Psychosomatische Leiden sind im Alter häufiger als bei Jüngeren (Müller 1967), weil Alternde ihren Körper anders erleben, zu Hypochondrie neigen, die psychische Belastung zunimmt und Abnutzungsleiden vorhanden sind, in die sich psychische Probleme projizieren lassen.

Psychosomatische Leiden sind durch psychosoziale Faktoren mitbedingt, werden durch psychische Faktoren unterhalten und haben psychosoziale Auswirkungen. Als körperliche Antwort auf seelische Krisen können an die Stelle von früheren funktionellen Syndromen (= Organneurosen) psychosomatische Leiden treten. Diese beginnen zu 70–80 % vor dem 60. Jahr und verlaufen im Alter abgeschwächt mit weniger Symptomen.

funktionelle Syndrome = Organneurosen

Die funktionellen Syndrome nehmen im Alter zu: z. B. klagen 60 % der Älteren über Magenbeschwerden, Blähungen, Verstopfung, Schlafstörungen, 27–35 % der Männer über 70 über Impotenz. Funktionelle Syndrome und psychosomatische Leiden versucht man mit folgenden Theorien zu erklären:

Streßtheorien

- Streßtheorien: Ein Leben lang anhaltender übermäßiger Streß, z. B. dauernder Streit, erschöpft die Reservekräfte und macht krank. Krankheitsauslösend wirkt der psychosoziale Streß, der im Alter als bedrohlich erlebt wird (Lazarus). Gestreßt wird wer im Kommunikationsnetz der Familie oder des Heimes verstrickt bleibt, obwohl eigene Erfahrungen dem Konsens des Heimes widersprechen (Moss).

soziologische – Soziologische Theorien: Dauernde Fehlernährung oder Konsumgewohnheiten wie Rauchen, Genuß von Alkohol oder Süßigkeiten können wegen der damit verbundenen Schuldgefühle psychosomatisch krank machen (SCHÄFER). Nach FRESE wird psychosomatisch krank, wer sich im Alter als hilflos erlebt und seine Umweltbedingungen nicht mehr kontrollieren kann, nach ZEPF, wer schon als Kind zu Anpassung und zu einer entsubjektivierten Sprache ohne Gefühle erzogen wurde und nach BREDE, wer überangepaßt die Krankenrolle in einer Körperkrankheit sucht.

familiendynamische – Familiendynamische Konzepte:
Nach dem Familiensystemkonzept von MINUCHIN haben psychosomatische Leiden vier Kennzeichen in der Familie: 1. Die Angehörigen mischen sich ein, sie wissen, was gut ist für den Älteren, 2. sie sind überfürsorglich aus Schuldgefühlen, 3. sie befolgen starre, rigide familiäre Regeln und 4. sie vermeiden Konflikte durch feste Eltern-Kind-Koalitionen oder leiten die Konflikte auf den Älteren ab, damit er als Indexpatient das familiäre Gleichgewicht aufrechterhält.
Nach dem Mehrgenerationskonzept von STIERLIN sind psychosomatisch Kranke gebundene oder ausgestoßene Delegierte. Im Gewissen, auf der Vernunft- oder Gefühlsebene Gebundene werden noch im Alter süchtig oder Ausgestoßene krebskrank, z. B. um alte Schuldkonten der Großeltern auszugleichen.

In einer gemeinsamen Abwehr des gemeinsamen Unbewußten wird nach RICHTER der Symptomträger zum Sündenbock oder Star in der familiären Symptomneurose oder zum steuernden Zentrum in der familiären Charakterneurose, um gemeinsame Angst abzuwehren, z. B. Familie als Sanatorium, Festung oder Theater. Nach WILLI ist die Kollusion ein voreinander verheimlichtes Zusammenspiel, um den gleichartigen unbewältigten Grundkonflikt abzuwehren. Der eine Partner wird überkompensierend fortschrittlich, der andere regressiv, bis die in den Partner projizierten Anteile im eigenen Selbst wieder hochkommen, z. B. in der sogenannten oralen Kollusion Süchtiger. Bei Entfremdung der Ehepartner oder mangelnder kommunikativer Resonanz (LUBAN-PLOZZA 1978) drückt die körperliche Beschwerde aus, daß sich der Alternde nach mitmenschlicher Resonanz sehnt oder daß er krank werden muß, um überhaupt in Kontakt zum Partner zu kommen.

- Lerntheoretisch wird der Krankheitsgewinn als Lernen am Erfolg erklärt: Symptome, wie Verwirrtheit oder Inkontinenz, die Zuwendung bringen, sind schwer zu löschen. Asthma und Heuschnupfen kann durch Nachahmung ge- und verlernt werden. Lerntheorien

- Nach einer Persönlichkeitstheorie sind psychosomatisch Kranke unfähig, Gefühle in Worte zu fassen (Alexithymie). Persönlichkeitstheorie

- Tiefenpsychologische Theorien: Nach FREUD drücken die Symptome symbolisch den innerseelischen Konflikt aus. Nach ALEXANDER wirken die Konflikte krankheitsspezifisch: Hemmung regressiver Wünsche führt zu Magengeschwür, Dickdarmentzündung, Verstopfung, Asthma und Hemmung aggressiver Wünsche zu Migräne, Bluthochdruck, Gelenkentzündung und Schilddrüsenüberfunktion. Nach MITSCHERLICH wird psychosomatisch der krank, dessen Verdrängung in die Neurose nicht ausreicht, so daß er in der zweiten Phase ins Körperliche nachverdrängt. Psychosomatische Leiden drücken eine Regression oder die innere Haltung gegenüber einer Belastung aus. Nach AMMON füllt das psychosomatische Symptom ein Loch im Ich aus. tiefenpsychologische

- Nach der Logotherapie (FRANKL) hat jede Krankheit einen Sinn, nicht im Daß des Krankseins, sondern im Wie des Leidens. Wer ein Warum zu leben hat, erträgt fast jedes Wie (NIETZSCHE). Die Symptome sind verfehlte Sinnerfüllung. Logotherapie

Krankheit gehört zu Gesundheit, beide ergänzen sich zu einer Ganzheit. Symptome zwingen uns, im Körper abgelehnte Anteile in uns zu verwirklichen. Symptome entlarven unsere Abgründe und führen uns zu unserem Selbst. Der Körper offenbart, wer sich mit seinem Altwerden nicht abfinden will. Wer seinem Leiden am Altern ausweichen will, leidet um so lauter am Körper.

Klagen der psychosomatisch Kranken

Die psychosomatisch kranken alten Menschen klagen oft über Müdigkeit und Erschöpfung – als Folge ihrer Ziel- und Zwecklosigkeit –, über Nacken- (»oberes Kreuz«) und Kreuzschmerzen, Herzangst, hohen Blutdruck, Magen- und Darmbeschwerden, Juckreiz am After, Verstopfung, Alterszucker (Eßlust als Ersatz für mangelnde Kommunikation). Hoher Blutdruck und die sogenannten rheumatischen Beschwerden werden des öfteren durch nach innen gekehrte Aggressionen verschlimmert, weil diese nicht mitgeteilt werden.

Wie können Pflegende den psychosomatisch Kranken helfen? Sie können ermutigen, sich mit dem Altwerden zu versöhnen.

Bezugsperson als wichtigstes Medikament

Sie können zur festen Bezugsperson werden, dem »wichtigsten Medikament« (Balint 1965), zum Mittel der Wahl gegen Hoffnungslosigkeit, mangelnde Kommunikation und gegen die daraus entstehenden Beschwerden.

Übersetzung von Klagen

Sie können sich bemühen, die körperlichen Klagen des Kranken zu übersetzen, d. h. hinter den Klagen seine Lebensschwierigkeiten herauszuhören und sie anzusprechen.

Aufbau einer Beziehung

Sie können eine Beziehung zum Kranken durch Wertschätzung, Wärme, Einfühlungsvermögen und kommunikative Resonanz und nicht durch Ratschläge aufbauen. Diät und physikalische Therapie sind wichtig. Langfristig gegebene Tranquilizer führen zur Sucht, sind kein Ersatz für Bezugspersonen.

Beratungsstellen

Beratungsstellen informieren und berücksichtigen z. B. Pflegebedürftigkeit, familiäre und Wohnverhältnisse.

Vermittlung sozialer Aufgaben

Ziel der Betreuung ist, mit dem Kranken etwas zu finden, wo er sich nützlich und wertvoll fühlen kann. Soziale Tätigkeiten alter Menschen sind weitgehend ungenutzt, z. B. Beschäftigung als Babysitter, Märchen erzählende Großmutter oder ehrenamtlicher Besucher in Pflegeheimen oder bei Einsamen.

6. Der schlafgestörte alte Mensch

Schlafrhythmen werden zunehmend individuell verschieden, die meisten 70jährigen brauchen 5½ bis 7 Stunden Schlaf, sollen aber in manchen Heimen um 20 Uhr ins Bett und 10 bis 12 Stunden schlafen. Im Alter wird die Einschlafphase länger, der Schlaf flacher und kürzer, die Tiefschlafphasen seltener und zum Morgen hin verschoben. Schlafpausen oder flacher Schlaf werden oft als Schlaflosigkeit empfunden. Demente haben tagsüber Kurzschlafperioden und nachts sind sie hellwach (Schlafumkehr).

Klagen

Frauen klagen häufiger über Schlafstörungen als Männer. Fast 50 % der über 65jährigen nehmen Schlafmittel.

Welche Faktoren tragen zu Schlafstörungen bei?

Entstehungsbedingungen

1. Bei Einschlafstörungen
- Organische Faktoren wie Hirndurchblutungsstörungen, Herzschwäche, Angina pectoris, Asthma, Schilddrüsenüberfunktion, unruhige Beine, brennende Füße, Unruhe bei PARKINSON-Syndrom, Schmerzen, Altersjuckreiz, Schwitzen, Frieren, Völlegefühl und Blähungen nach schwerer Abendmahlzeit. Schlafmittel-, Alkohol- und Nikotinentzug.
- Psychische Faktoren wie Ärger, Konflikte vom Vortag, gestaute Wut, mangelnde körperliche und seelische Anspannung bei Langeweile, Erwartungsangst, wieder nicht schlafen zu können, Angst, nicht wieder aufzuwachen. Situative Faktoren wie Lärm, grelles Licht oder Unterbrechung der Schlafgewohnheiten, wie z. B. Verschiebung der Schlafzeiten, Störung der Schlafhaltung in einem anderen Bett, Unmöglichkeit, Einschlafrituale in fremder Umgebung einzuhalten, z. B. Lesen. Wer immer allein schlief, kann nicht plötzlich das Zimmer mit einem Fremden teilen, wer immer neben einem Partner einschlief, bleibt nach Partnerverlust lange schlaflos.

2. Bei Durchschlafstörungen sind es Depressionen, Wasserlassen mit Blutdruckabfall bei Herzschwäche und Prostatavergrößerung, Durchfälle, Hustenanfälle, behinderte Atmung, Schwitzen, Schmerzen, Wadenkrämpfe oder unruhige Beine.

3. Frühes Erwachen ist charakteristisch für Depression.

4. Schlafumkehr ist typisch für das organische Psychosyndrom.

Wie können Pflegende einem Schlafgestörten helfen?

Hilfen

Bewegung

Tagsüber ausreichend bewegen lassen, mit sinnvollen Aufgaben oder sozialen Kontakten anregen, spät ins Bett gehen lassen nach einem Spätspaziergang, nicht länger als eine halbe Stunde Mittagsruhe, Entspannung am Abend ermöglichen mit Lektüre, Unterhaltungssendung (kein Krimi), warmem Fußbad, Spätimbiß oder autogenem Training. Die Zimmertemperatur kühl halten, vor Lärm abschirmen, notfalls mit Oropax. Bei Angst vor Dunkelheit hilft eine Dämmerleuchte. Bei Erwartungsangst, wieder nicht schlafen zu können, sollte sich der Kranke vornehmen, möglichst lange wach zu bleiben. Liebevolle Zuwendung im Gespräch ermutigt, aufgestaute Gefühle auszusprechen, sich mit Sinnfragen auseinanderzusetzen.

Entspannung

autogenes Training

paradoxe Intention

Gespräche

Nächtliches Grübeln ist nicht sinnlos, sondern ermöglicht eine Zwischenbilanz, Probleme zu klären oder Pläne zu schmieden. Besucher dürfen bis zum Einschlafen bleiben.

Vorsicht mit Schlafmitteln!

Bevor Schlafmittel gegeben werden, sind die organischen Ursachen der Schlafstörungen zu klären und zu behandeln, sind hirnstoffwechsel- und hirndurchblutungsfördernde Mittel und bei niedrigem Blutdruck abends 1–2 Tassen Bohnenkaffee sinnvoll, um nächtlichem Blutdruckabfall mit Verwirrtheit vorzubeugen. Was schädigt mehr, Schlaflosigkeit oder Schlafmittel?

Barbiturate sind gefährlich

Barbiturate sind gefährlich, weil sie erregen oder süchtig machen können, weil sie nachts durch Blutdruckabfall oder am folgenden Tage durch Nachwirkung eine Verwirrtheit auslösen, weil sie die Träume unterdrücken oder schlechte Träume fördern, weil sie sich im Körper anhäufen, bei jahrelangem Gebrauch zu nicht mehr rückbildungsfähiger Demenz, bei geringen Alkoholmengen zur Vergiftung und bei Entzug zum Delir führen können. Barbiturathaltige Schlafmittel sind z. B. Cyclobarbital, Luminal, Mediox, Neodorm, Norkotral, Phenaemal, Repocal, Somnupan, Speda, Vesparax, Distraneurin und Methaqualon-haltige (Normi-Nox). Schlafmittel können süchtig machen.

7. Der psychisch kranke Alte als Rechtsbrecher

Ein 73jähriger früherer Postbeamter, ein unbescholtener, in seiner Umgebung sehr geachteter, großer starker Mann sollte abends auf die 10jährige Tochter der Nachbarn, die zu einer Party geladen waren, achten. Seine Frau war für eine Woche zu ihrem Sohn gefahren. Gegen 22 Uhr sieht er nach der 10jährigen, die er beim Fernsehen antrifft, nur mit einem halbdurchsichtigen Nachthemd bekleidet. »Dann habe ich durchgedreht.« Mit seiner sehr korpulenten Frau sei er glücklich verheiratet, aber sexuelle Beziehungen mit ihr habe er seit Jahren nicht mehr. »Das macht man doch im Alter nicht mehr«, sagte er. Die Untersuchung durch einen Psychiater ergab eine fortgeschrittene Hirnarteriosklerose mit Gedächtnisschwäche, schweren Augenhintergrundveränderungen und Reflexdifferenzen nach einem unbemerkten kleinen Schlaganfall. Er wurde als vermindert zurechnungsfähig freigesprochen.

Eine 69jährige Frau, die früher als Empfangsdame in einem größeren Industrieunternehmen gearbeitet hatte, wird in einem Kaufhaus auf frischer Tat ertappt, als sie verschiedene Lippenstifte und Nagellacke in ihrer Manteltasche verschwinden läßt. »Das weiß ich nicht mehr«, antwortete sie betroffen bei der Vernehmung. »Ich habe ja für solche Sachen sowieso kein Geld mehr, was kann ich schon in meinem Alter damit noch anfangen!« Aus der Vorgeschichte ist zu erfahren, daß sie nur kurze Zeit gearbeitet hatte, früh verwitwet und Sozialhilfeempfängerin war. Die psychiatrische Untersuchung ergab einen Verarmungswahn. Der Strafantrag wurde vom Kaufhaus zurückgezogen, nachdem sich die Sozialarbeiterin eingeschaltet hatte. Nach der Tat litt die Kranke unter schweren Selbstvorwürfen: »Wie konnte mir nur so etwas passieren?«

Wie häufig ist die Alterskriminalität?

Häufigkeit

Sie beträgt 5–9 % der Gesamtkriminalität. Nach Kreuzer und Hürlimann (1992) stehen Gewaltdelikte mit 21 % im Vordergrund, es folgen Betrug 19 %, Ladendiebstahl 15 %, Verkehrsdelikte 12 % (fahrlässige Körperverletzung, Trunkenheit), Sexualdelikte 11 % und Beleidigungen mit 5 %. Voll verantwortlich waren nur 32 %, 47 % waren vermindert schuldfähig und 21 % schuldunfähig wegen HOPS, Persönlichkeitsstörungen, Psychose, Sucht, sexueller Abweichung und wegen Neurosen.

Welche Deliktformen sind im Alter häufiger?

Formen der Delikte

Sittlichkeitsdelikte

Sittlichkeitsdelikte werden vorwiegend von älteren Männern begangen, achtmal häufiger als von jüngeren erwachsenen Männern.

Welche Formen der sexuellen Annäherung an Kinder werden beschrieben?

Verführung

Kontakte mit verführerischen Worten, Schaulust, Sichzeigen, Berührungen mit der Hand an den Geschlechtsteilen oder am After sind am häufigsten. Küsse, gewaltsame Sexualkontakte und gewerbliche Nutzung sind seltener.

Wie machen die Täter die Kinder gefügig?

Meist versprechen sie Geld oder Geschenke und Genußmittel oder sie locken mit Aufklärung, Spielen, Sport und Spaziergängen oder sie drohen mit Autorität und Gewalt oder sie nutzen Körperpflege, Kost, Logis oder ein Beschäftigungsverhältnis aus.

Welche Rolle spielt die Täter-Opfer-Beziehung?

Täter-Opfer-Beziehung

Nach Körner (1977) waren sich nur in 39 % beide fremd, meist sind es Nachbarn (»lieber Opa«) oder Bekannte aus dem

Berufsleben oder Verwandte (in 10%). Mit steigendem Bekanntschafts- oder Verwandtschaftsgrad nahm die Intensität der Sexualhandlungen zu.

Täterpersönlichkeit

Wie wird die Täterpersönlichkeit beschrieben? Die Täter entstammen oft der Unterschicht und nur in 43% aus einer harmonischen Familie. 63% haben keine weiterführende Schule besucht. Oberschichttäter können sich leichter der Verurteilung entziehen, die Akademiker waren Pädagogen, Künstler, Techniker oder Theologen. Fast 40% der Täter waren arbeitslos. Meist wohnten sie in schlechten oder bescheidenen Wohnverhältnissen, d. h. die Opfer schliefen in demselben Zimmer wie der Täter. Ledige alte Männer, die immer kontaktarm waren, und geschiedene Männer überwiegen. Gefährdet sind vernachlässigte, vereinsamte Männer. Viele Täter litten unter einer Hirnarteriosklerose oder unter einer altersbedingten Zuspitzung ihres Charakters. Sie fühlten sich nach der Pensionierung gesellschaftlich diskriminiert, so daß sie Anerkennung und Zuneigung nur noch von Kindern erfuhren. Bei verlangsamter sexueller Reaktion war die Potenz abgeschwächt, die Libido erhalten. Angst vor Blamage oder Minderwertigkeitsgefühle nach mißglückten Sexualkontaktversuchen zu Frauen motivierten alte Männer zu einer anspruchsloseren Sexualbefriedigung mit Kindern. Impotenz wurde oft vorgetäuscht, um einer Strafverfolgung zu entgehen. Schein-Impotenz war häufig, weil alte Frauen den Geschlechtsverkehr ablehnten und die Gesellschaft alten Menschen Sexualität nicht mehr zutraut. Bei einigen Tätern kamen andere Faktoren hinzu wie dauernder Ehestreit, Krankheit des Partners und Selbstwertprobleme infolge Erektionsschwäche.

Entstehungsbedingungen

Eigentumsdelikte

Eigentumsdelikte sind meist kleinere Warenhausdiebstähle, die mehr von älteren Frauen als von älteren Männern begangen werden, wenn sie eine geringe Rente haben oder zu verarmen fürchten.

Betrugsdelikte

Betrugsdelikte und Hehlereien sind bei Älteren nicht häufiger als bei Jüngeren, besonders wenn sie schon früher Betrügereien nicht scheuten.

Verkehrsunfälle

Verkehrsunfälle werden von alten Menschen am Steuer und von älteren Fußgängern verursacht, wenn Sehen, Hören und Reaktionsfähigkeit, oft unter Alkoholeinfluß, eingeschränkt sind.

Welche Faktoren fördern die Alterskriminalität? Entstehungsfaktoren

- Persönlichkeit: Vorbestrafte, Alkoholkranke und Persönlichkeitsgestörte neigen zu Straftaten. 1/3 der Delikte werden von psychisch Gesunden im Alter verübt. Persönlichkeit
- soziale Faktoren: Alte Straftäter kommen oft aus gestörten Familien, sind vereinsamt oder verwahrlost oder arm, wie über die Hälfte der Witwen. Sozial gestörte Täter neigen zu Betrug, Diebstählen und Mißhandlungen von Angehörigen. soziale

Rechtsfragen im Alter (nach Klie 1986, Mende/Rossnagel 1989)

Psychische Störungen können rechtliche Folgen haben.

Strafrecht

Schuldunfähigkeit und verminderte Schuldfähigkeit:

§ 20. Schuldunfähigkeit wegen seelischer Störungen. Ohne Schuld handelt, wer bei Begehung der Tat wegen einer krankhaften seelischen Störung, wegen einer tiefgreifenden Bewußtseinsstörung oder wegen Schwachsinns oder einer schweren anderen seelischen Abartigkeit unfähig ist, das Unrecht der Tat einzusehen oder nach dieser Einsicht zu handeln. Schuldunfähigkeit

§ 21. Verminderte Schuldfähigkeit. Ist die Fähigkeit des Täters, das Unrecht der Tat einzusehen oder nach dieser Einsicht zu handeln, aus einem der in § 20 bezeichneten Gründe bei Begehung der Tat erheblich vermindert, so kann die Strafe nach § 49 Abs. 1 gemildert werden. verminderte Schuldfähigkeit

Für die Beurteilung der Schuldfähigkeit gilt, daß als Schuldausschließungs- und Schuldminderungsgrund Psychosen (endogene und organische), Hirnkrankheiten und Hirnschäden in Betracht kommen, dagegen Persönlichkeitsabnormitäten (Psychopathien) und Neurosen nur in besonderen Ausnahmefällen.

Zwei Drittel der Straftaten Älterer wurden bei verminderter Schuldfähigkeit begangen.
Der alte juristische Begriff »Geisteskrankheit« bedeutet schwere psychische Erkrankung, und »Geistesschwäche« bedeutet eine leichtere psychische Erkrankung.

Tabelle 42
Schuldausschließung/Schuldminderungsgründe nach §§ 20, 21 StGB

juristisch	*psychiatrisch*
krankhafte seelische Störung	exogene Psychosen: akute Verwirrtheitszustände endogene Psychosen: affektive Psychosen, Wahn
tiefgreifende Bewußtseinsstörung	hochgradige Affektzustände, Schlaftrunkenheit Erschöpfung, Übermüdung
Schwachsinn	intellektuelle Minderbegabung unbekannter Ursache
schwere andere seelische Abartigkeit	Abhängigkeit von Alkohol oder Medikamenten Persönlichkeitsstörungen, Neurosen, abnorme Reaktionen

Kranke mit einer Hirnarteriosklerose oder Demenz können kritik- und hemmungslos sein, bei abgestumpfter ethischer Wertwelt oder geistig unbeweglich und leicht beeinflußbar oder sie haben die Übersicht über die finanziellen Verhältnisse verloren, so daß sie sinnlos Sachen aus dem Kaufhaus mitnehmen, die sie nicht gebrauchen können.
Wahnkranke können straffällig werden, wenn sie zu verarmen glauben oder überzeugt sind, sich gegen vermeintliche Verfolger wehren zu müssen oder wenn sie als alte Alkoholkranke unter Eifersuchtswahn leiden und die Ehefrau des Ehebruchs bezichtigen.
Maßregeln der Besserung und Sicherung sind (§ 61 StGB) die Unterbringung in einem Psychiatrischen Krankenhaus, einer Entziehungsanstalt, einer Sozialtherapeutischen Anstalt, in der Sicherungsverwahrung, die Führungsaufsicht, die Entziehung der Fahrerlaubnis und ein Berufsverbot.

Freiheitsentziehende Maßregeln:

Unterbringung in einem Psychiatrischen Krankenhaus

§ 63. Unterbringung in einem Psychiatrischen Krankenhaus.
(1) Hat jemand eine rechtswidrige Tat im Zustand der Schuldunfähigkeit (§ 20) oder der verminderten Schuldfähigkeit (§ 21) begangen, so ordnet das Gericht die Unterbringung in einem Psychiatrischen Krankenhaus an, wenn die Gesamtwürdigung des Täters und seiner Tat ergibt, daß von

ihm infolge seines Zustandes erhebliche rechtswidrige Taten zu erwarten sind und er deshalb für die Allgemeinheit gefährlich ist.

Unterbringung in einer Entziehungsanstalt

§ 64. Unterbringung in einer Entziehungsanstalt bei Alkohol- oder Medikamentenabhängigkeit.

Eingriff in die persönliche Freiheit

Eingriff in die Fortbewegungsfreiheit

jeder nicht gerechtfertigte Eingriff	von einigem Gewicht länger, intensiv nur mit richterlichem Beschluß	von geringem Gewicht kurz, einmalig ohne richterlichen Beschluß
Freiheitsberaubung	Freiheitsentziehung	Freiheitsbeschränkung

Abbildung 46
Einschränkung der Freiheitsrechte

Heimträger und Mitarbeiter haben zur Vermeidung von Schäden durch psychisch Kranke, besonders durch Verwirrte Aufsichts- und Betreuungspflicht (vgl. Tabellen 43 und 44, S. 209, 192, Rechtsgutachten von Dr. LINZBACH/NIEMANN, Düsseldorf 1982:

»Schädigungen sind Sachschäden an eigenen oder fremden Sachen oder Körperschäden an Leib und Leben von Dritten oder von sich selbst. Da eine Selbst- und Drittgefährdung durch Verwirrte wahrscheinlicher und schwerwiegender ist als durch Nichtverwirrte, haben die Heimträger und ihre Mitarbeiter gegenüber Verwirrten eine erhöhte Aufsichts- und Betreuungspflicht. Ein Verwirrter kann einer in Gang gesetzten verhängnisvollen Reihe von Ereignissen nicht gezielt entgegenwirken.

Aufsichts- und Betreuungspflicht

Die gesteigerte Aufsichts- und Betreuungspflicht entsteht nur, wenn konkrete Umstände die Verwirrtheit – mit der berufsüblichen Sorgfalt – erkennbar machen. Die berufsspezifische Voraussicht eines Psychiaters wird von den Mitarbeitern nicht verlangt. Bei schwerer Pflegebedürftigkeit ist die Verpflichtung zu dauernder Beaufsichtigung, um Selbstschädigung zu vermeiden, dann vereinbarte Vertragspflicht, wenn die schwere Pflegebedürftigkeit auch auf der Verwirrtheit beruht. Der höchste Pflegesatz wird für diese Beaufsichtigung geschuldet. Die Aufsichtspflicht bedeutet nicht, daß eine Pflegeperson rund um die Uhr in unmittelbarer Nähe des Heimbewohners sein muß.

Zur Erfüllung der Aufsichts- und Betreuungspflicht gibt es zur Abwendung von Schädigungen folgende Maßnahmen:

a) Beobachten, Notieren von Auffälligkeiten, Melden an Kollegen und Vorgesetzte, Aufklärung und Belehrung des Heimbewohners, gesteigerte Beobachtung bei erkennbarem Anlaß.

b) Freiheitsentziehende Maßnahmen im Heim, wie Festhalten im Heimbereich oder auf dem Zimmer oder Fixierung
- mit Zustimmung des Heimbewohners,
- mit Zustimmung des gesetzlichen Vertreters nur mit vormundschaftsrichterlicher Genehmigung.

c) Unterbringung nach dem »Psychischkrankengesetz«.

Selbstbestimmungsrecht des Bewohners

Nach diesem Rechtsgutachten müssen alle Maßnahmen dem Selbstbestimmungsrecht des Bewohners Rechnung tragen, d. h. die Maßnahmen müssen im konkreten Fall erforderlich, geeignet und verhältnismäßig sein, um die Gefahr einer Schädigung abzuwehren. Angehörige können nicht über das Selbstbestimmungsrecht des Heimbewohners verfügen. Wenn sie zum gesetzlichen Vertreter bestellt sind, können sie in freiheitsentziehende Maßnahmen nur mit vormundschaftsrichterlicher Genehmigung einwilligen. Nach KLIE sind gegen oder ohne den Willen des Bewohners vorgenommene Verabreichungen von Psychopharmaka, Fixierungen (Hand-, Fuß-, Körperfesseln, Bauch- oder Sicherheitsgurte am Stuhl, Bettgitter) und Einschließungen (Abschließen des Zimmers, der Station, Verriegelung der Ausgänge oder Vortäuschung von Einschließungen, Trickschlösser) Freiheitsberaubungen nach § 239 StGB, wenn und solange der Bewohner seinen Aufenthaltsort frei bestimmen kann. Freiheitsberaubung und Freiheitsentziehung (z. B. nicht nur kurzfristige Einschließung) werden nur durch richterlichen und nicht durch ärztlichen Beschluß zulässig. Kurzfristige Freiheitsbeschränkungen dagegen bedürfen keines richterlichen Beschlusses unter folgenden Voraussetzungen:

1. wenn der Betreute einwilligt, z. B. daß er nachts durch ein Bettgitter geschützt wird,
2. wenn ein aggressiver Bewohner deutliche Anzeichen unmittelbar drohender und erheblicher Gefahr für sich oder andere erkennen läßt und diese Gefahr nur durch Freiheitsbeschränkung abzuwenden ist,

Tabelle 43
Sorgfaltspflichten bei der Betreuung verwirrter Bewohner nach KLIE

Rechts-grundlage	*Aufsichtspflicht § 832 BGB*		*Verkehrssicherungspflicht § 823 Abs. 1 BGB*	*Betreuungspflicht Heimvertrag*
verantwortlich	*Betreuer*	Heimträger	Heimträger	Heimträger
gegenüber	*Betreuer*	Bewohnern, die wegen Verwirrtheit im Heim sind	pflegebedürftigen psychisch Kranken, die andere gefährden können	pflegebedürftigen Bewohnern mit erhöhtem Betreuungsbedarf
Schutz/ Vermeidung	von Schädigungen Dritter			von Selbst-/ Fremdschädigung
bei Pflicht-verletzung	Schadensersatz und Schmerzensgeld			Schadensersatz

3. wenn die Gefahr besteht, daß ein Bewohner im Zustand unkontrollierter krankhafter Bewegungsunruhe sich oder anderen einen nicht unerheblichen Schaden zufügt, z. B. bei akuter Verwirrtheit: Wer die Freiheit ohne Rechtfertigungsgrund beschränkt, kann wegen Freiheitsberaubung bestraft werden.
Das Selbstbestimmungsrecht des Bewohners ist vorrangig gegenüber der Betreuungs- und Aufsichtspflicht. Wenn trotz zumutbarer Betreuung etwas passiert, kann eine Pflegedokumentation den Schuldvorwurf widerlegen. Dazu dient die Checkliste zur Aufsichts- und Betreuungspflicht nach KLIE:

Tabelle 44
Checkliste zur Aufsichts- und Betreuungspflicht nach TH. KLIE*: Altenpflege 11 (1983) 546–550*

»Verlassen des Hauses«	*»Umtriebigkeit«*
Welche präventiven Maßnahmen wurden getroffen?	
Orientierungstraining mit Bewohnern (Zurechtfinden in der Nachbarschaft)	Für gehbehinderte Bewohner: Gehübungen, Hilfsmittel, Rollstuhl, Krankengymnastik
Zusammenarbeit mit der örtlichen Polizei, die die Bewohner zurückbringt (besser einige Male von der Polizei chauffiert als eingesperrt)	Ausreichende Bewegungs- und Kontaktangebote
	Organisation von Besuchsdiensten
Verkehrsberuhigende Maßnahmen (Ampel, Geschwindigkeitsbeschränkung, Hinweisschilder)	Einbeziehung von Mitbewohnern in die Betreuung
	Absprache mit Angehörigen
Therapeutisches Konzept, das zu bewußter Lockerung der Aufsicht führt	Fortbildung der Mitarbeiter im Umgang mit desorientierten Bewohnern
Einbeziehung und Aufklärung der Nachbarschaft	Milieutherapie
	Zuziehen eines Arztes für Psychiatrie

»Verlassen des Hauses«	*»Umtriebigkeit«*
Gespräche mit den Angehörigen (sie haben kein Recht, über die Bewohner zu bestimmen, aber als Bezugspersonen wichtigen Einfluß, sie beschweren sich gegebenenfalls über Vernachlässigung der Aufsichtspflicht)	
Beobachtung des Bewohners	
Läßt die gesundheitliche Situation ein Verbleiben im Haus unbedingt erforderlich erscheinen? Wurden Medikamente verordnet, deren Wirkweise eine ständige Betreuung erfordert? Kann sich der Bewohner allein außerhalb des Heimes zurechtfinden? Wie hat er sich in ähnlichen Situationen verhalten, ist er gut zurechtgekommen? Ist er ausreichend gekleidet für die Jahreszeit?	Macht die gesundheitliche Situation ein Verbleiben im Bett/Zimmer unbedingt erforderlich? Bestehen Gehbehinderungen/Gleichgewichtsstörungen, die unbedingt Unterstützung beim Aufstehen und Gehen erfordern? In welchen Situationen tritt die Umtriebigkeit auf? Welche Wünsche hat der Bewohner hinsichtlich Kontakt, Gespräch, Unterhaltung? Wie ist der Bewohner medikamentös eingestellt?
Einschätzung der Gefahren	
Besteht Suizidgefahr? Besteht akute Gefahr, daß sich der Bewohner erheblichen gesundheitlichen Schaden zufügt? Besteht akute Gefahr für eine durch den Bewohner verursachte Verkehrsgefährdung?	Besteht die akute Gefahr, daß der Bewohner gefährlich stürzt? Werden andere Bewohner gefährdet?
Maßnahmen im Einzelfall	
Warnung des Bewohners vor Gefahren Zettel mit Anschrift und Tel.-Nr. mitgeben Für geeignete Kleidung sorgen Geld für Taxi und Café mitgeben Angebot einer Begleitung Nach längerem Ausbleiben: Benachrichtigung der Polizei	Warnung des Bewohners vor Gefahren Erhöhte Beobachtung des Bewohners Beschäftigungsangebote Begleitung durch Mitbewohner, Personal, Besucher Begleitung in den Aufenthaltsräumen zu Mitbewohnern
Erforderlichkeit von Freiheitsbeschränkungen	
Besteht trotz obengenannter Maßnahmen und Überlegungen weiterhin die akute Gefahr erheblicher Selbst- oder Fremdgefährdung, dann sind kurzfristige Freiheitsbeschränkungen in Betracht zu ziehen.	

Heimträger und Vorgesetzte haben durch Anleitung und Überwachung dafür zu sorgen, daß Pflegende die vorstehenden Grundsätze befolgen. Zum Schutz aller Mitarbeiter ist eine Haftpflichtversicherung (für Pflegeheime eine Betriebshaftpflichtversicherung) abzuschließen. Unfallverhütungsvorschriften erhält man bei der Berufsgenossenschaft für Gesundheitsdienst und Wohlfahrtspflege, Schäferkampsallee 24, 2000 Hamburg 6.

Bürgerliches Recht

1. *Geschäftsunfähigkeit*

Der § 104 BGB lautet: Geschäftsunfähig ist, 1. wer nicht das 7. Lebensjahr vollendet hat, 2. wer sich in einem die freie Willensbestimmung ausschließenden Zustand krankhafter Störung der Geistestätigkeit befindet, sofern nicht der Zustand seiner Natur nach ein vorübergehender ist, 3. wer wegen Geisteskrankheit entmündigt ist.

Die *Prozeßfähigkeit* und *Testierfähigkeit* können als Sonderfälle der Geschäftsfähigkeit betrachtet werden.

Testierunfähigkeit:

Der § 2229 BGB lautet: Wer wegen krankhafter Störung der Geistestätigkeit, wegen Geistesschwäche oder wegen Bewußtseinsstörung nicht in der Lage ist, die Bedeutung einer von ihm abgegebenen Willenserklärung einzusehen und nach dieser Einsicht zu handeln, kann ein Testament nicht errichten.

2. *Vorübergehende Geschäftsunfähigkeit*

Der § 105 Abs. 2 BGB lautet: Nichtig ist auch eine Willenserklärung, die im Zustande der Bewußtlosigkeit oder vorübergehenden Störung der Geistestätigkeit abgegeben wird.

Als Zustände von »Bewußtlosigkeit« – gemeint sind Bewußtseinstrübungen – und vorübergehender Störung der Geistestätigkeit kommen vor allem depressive Phasen, Delirien und Dämmerzustände in Betracht. Alle länger dauernden – endogene oder körperlich begründbare Psychosen – Störungen wie organische Demenzen erfüllen dagegen die Voraussetzungen des § 104 Abs. 2 BGB.

3. Betreuung (bisher Vormundschaft nach Entmündigung)

Reform Betreuungsgesetz

Da die Entmündigung einen erheblichen Eingriff in die persönlichen Rechte und in die Entscheidungsfreiheit eines Volljährigen darstellt, gilt ab 1. 1. 1992 das Betreuungsgesetz (BtG).

Die wichtigsten Veränderungen seien kurz vorgestellt:

- Vormundschaften, §§ 1896 ff. BGB a. F., und Gebrechlichkeitspflegschaften, § 1910 BGB a. F., für Volljährige fallen weg. An ihre Stelle tritt das neue Rechtsinstitut der Betreuung, welches in den §§ 1896 bis 1908i BGB n. F. zusammenhängend geregelt ist.
- Die Entmündigung wird abgeschafft. Den beschränkt geschäftsfähigen Volljährigen wird es nicht mehr geben. Wohl aber kann die Wirksamkeit einer Erklärung des Betreuten in bestimmten Fällen von der Einwilligung des Betreuers abhängig gemacht werden, § 1903 BGB n. F. Die Einwilligung des Betreuers wiederum unterliegt bei schwerwiegenden Eingriffen in die Sphäre des Betreuten einem vormundschaftsgerichtlichen Genehmigungsvorbehalt, §§ 1904 ff. BGB n. F.
- Das neue Betreuungsrecht hat in besonderem Maße den Grundsatz der Verhältnismäßigkeit (Erforderlichkeit) in seinen Mittelpunkt gerückt. Insoweit stellt § 1896 Abs. 2 S. 2 BGB n. F. klar, *daß ein Betreuer nur bestellt werden darf, soweit die Angelegenheiten des Volljährigen nicht durch einen Bevollmächtigten oder durch andere Hilfen, bei denen kein gesetzlicher Vertreter bestellt wird, ebensogut erledigt werden können.* (Deutsche Krankenpflegezeitschrift 8/1991, S. 581).

Der bisherige § 1910 Gebrechlichkeitspflegschaft (Vermögens-, Aufenthalts-, Behandlungs- und Wohnungspflegschaft) und die Zwangspflegschaft sind aufgehoben. Der bisherige Vormund oder Pfleger wird Betreuer. Besteht eine Pflegschaft nach § 1910 so entspricht der Aufgabenkreis dem bisherigen Wirkungskreis. Im Betreuungsgesetz (BtG) wird im Artikel 1 (Änderung des Bürgerlichen Gesetzbuches in § 1906) und Artikel 5 (Änderung des Gesetzes über die Angelegenheiten der freiwilligen Gerichtsbarkeit im § 70) die Unterbringung neu geregelt:

Unterbringung

Artikel 1, Änderung des Bürgerlichen Gesetzbuchs

§ 1906

(1) Eine Unterbringung des Betreuten durch den Betreuer, die mit Freiheitsentziehung verbunden ist, ist nur zulässig, solange sie zum Wohl des Betreuten erforderlich ist, weil

1. auf Grund einer psychischen Krankheit oder geistigen oder seelischen Behinderung des Betreuten die Gefahr besteht, daß er sich selbst tötet oder erheblichen gesundheitlichen Schaden zufügt, oder
2. eine Untersuchung des Gesundheitszustandes, eine Heilbehandlung oder ein ärztlicher Eingriff notwendig ist, ohne die Unterbringung des Betreuten nicht durchgeführt werden kann und der Betreute auf Grund einer psychischen Krankheit oder geistigen oder seelischen Behinderung die Notwendigkeit der Unterbringung nicht erkennen oder nicht nach dieser Einsicht handeln kann.

(2) Die Unterbringung ist nur mit Genehmigung des Vormundschaftsgerichts zulässig. Ohne die Genehmigung ist die Unterbringung nur zulässig, wenn mit dem Aufschub Gefahr verbunden ist; die Genehmigung ist unverzüglich nachzuholen.

(3) Der Betreuer hat die Unterbringung zu beenden, wenn ihre Voraussetzungen wegfallen. Er hat die Beendigung der Unterbringung dem Vormundschaftsgericht anzuzeigen.

(4) Die Absätze 1 bis 3 gelten entsprechend, wenn dem Betreuten, der sich in einer Anstalt, einem Heim oder einer sonstigen Einrichtung aufhält, ohne untergebracht zu sein, durch mechanische Vorrichtungen, Medikamente oder auf andere Weise über einen längeren Zeitraum oder regelmäßig die Freiheit entzogen werden soll.

Artikel 5 Änderung des Gesetzes über die Angelegenheiten der freiwilligen Gerichtsbarkeit

IV. Unterbringungssachen

§ 70

(1) Die folgenden Vorschriften gelten für Verfahren über Unterbringungsmaßnahmen. Unterbringungsmaßnahmen sind

1. die Genehmigung einer Unterbringung, die mit Freiheitsentziehung verbunden ist
   a) eines Kindes (§§ 1631 b, 1705, 1800, 1915 des Bürgerlichen Gesetzbuches) und
   b) eines Betreuten (§ 1906 Abs. 1 bis 3 des Bürgerlichen Gesetzbuchs);
2. die Genehmigung einer Maßnahme nach § 1906 Abs. 4 des Bürgerlichen Gesetzbuches und
3. die Anordnung einer freiheitsentziehenden Unterbringung nach den Landesgesetzen über die Unterbringung psychisch Kranker.

Für die Unterbringungsmaßnahmen sind die Vormundschaftsgerichte zuständig.

(2) Für Unterbringungsmaßnahmen nach Absatz 1 Satz 2 Nr. 1 und 2 ist das Gericht zuständig, bei dem eine Vormundschaft oder eine Betreuung oder Pflegschaft, deren Aufgabenbereich die Unterbringung umfaßt, anhängig ist. Ist ein solches Verfahren nicht anhängig, so finden § 65 Abs. 1 bis 3, § 65 a Abs. 1 Satz 1, Abs. 2 Satz 1 entsprechende Anwendung. In den Fällen der Sätze 1 und 2 gilt für vorläufige Maßregeln § 65 Abs. 5 entsprechend.

(3) In den Fällen des Absatzes 2 Satz 1 kann das Vormundschaftsgericht das Verfahren über die Unterbringungsmaßnahme aus wichtigen Gründen mit Zustimmung des gesetzlichen Vertreters nach Anhörung des Betroffenen an das Gericht abgeben, in dessen Bezirk der Betroffene untergebracht ist, wenn sich das Gericht zur Übernahme des Verfahrens bereit erklärt hat; § 46 Abs. 2 gilt entsprechend. Wird das gemeinschaftliche obere Gericht angerufen, so ist das Gericht, an das das Verfahren abgegeben werden soll, von dem Eingang der Akten bei ihm an bis zu der Entscheidung des gemeinschaftlichen oberen Gerichts für eine vorläufige Maßregel zuständig. Eine weitere Abgabe ist zulässig. Das nach der Abgabe zuständige Gericht ist auch für die Verlängerung einer Unterbringungsmaßnahme zuständig.

(4) Für Unterbringungsmaßnahmen nach Absatz 1 Satz 2 Nr. 1 und 2 gelten die §§ 35b und 47 entsprechend.

(5) Für eine Unterbringungsmaßnahme nach Absatz 1 Satz 2 Nr. 3 ist das Gericht zuständig, in dessen Bezirk das Bedürfnis für die Unterbringung hervortritt. Das Gericht kann das Verfahren durch unanfechtbaren Beschluß an das Gericht abgeben, in dessen Bezirk der Betroffene untergebracht ist.

(6) Die Landesregierungen werden ermächtigt, zur sachdienlichen Förderung oder schnelleren Erledigung die Verfahren über Unterbringungsmaßnahmen nach Absatz 1 Satz 2 Nr. 3 durch Rechtsverordnung einem Amtsgericht für die Bezirke mehrerer Amtsgerichte zuzuweisen. Die Landesregierungen können die Ermächtigung auf die Landesjustizverwaltungen übertragen.

(7) Ist für die Unterbringungsmaßnahme ein anderes Gericht zuständig als dasjenige, bei dem eine Vormundschaft oder eine die Unterbringung erfassende Betreuung oder Pflegschaft anhängig ist, so teilt dieses Gericht dem für die Unterbringungsmaßnahme zuständigen Gericht die Aufhebung der Vormundschaft, Betreuung oder Pflegschaft, den Wegfall des Aufgabenbereiches Unterbringung und einen Wechsel in der Person des Vormunds, Betreuers oder Pflegers mit; das für die Unterbringungsmaßnahme zuständige Gericht teilt dem anderen Gericht die Unterbringungsmaßnahme, ihre Änderung, Verlängerung und Aufhebung mit.

C. Akute Notfälle

Erste Hilfe bei psychisch und neurologisch Akutkranken

Grundsätze

1. Bleiben Sie selbst ruhig, handeln Sie ohne Hektik und Angst! Fühlen Sie sich ein und versuchen Sie zu verstehen!
2. Bei Bewußtlosen klären Sie zuerst, ob Beatmung nötig ist! Wenn der Bewußtlose atmet, legen Sie ihn in Seitenlage!
3. Herzdruckmassage bei Herz-Kreislaufstillstand führen Sie nur durch, wenn Sie dazu ausgebildet sind!
4. Nach den Sofortmaßnahmen klären Sie die Vorgeschichte! Was ist wo und wann geschehen? Frühere Notfälle?
5. Welche besondere Situation liegt vor? Ist der Kranke gewalttätig, schädigt er sich selbst oder andere? Ist sofortige Unterbringung zum Schutz erforderlich? Wie sieht der Kranke selbst sein akutes Problem?
6. Wie ist die Bewußtseinslage? ist er benommen? umdämmert? verwirrt? delirant? stuporös?
7. Wie ist die Stimmung? ängstlich? reizbar, ärgerlich? aggressiv? depressiv bis suizidal?
8. Ist der Kranke kommunikationsfähig? aphasisch? erstarrt?
9. Welche körperlichen Symptome weisen auf organische Faktoren hin? Atemnot? Erbrechen? Austrocknung? Fieber? Schwitzen? Nackensteifigkeit? langsamer Puls? Paresen?
10. Wie reagieren Mitbewohner? Mitarbeiter? Angehörige?

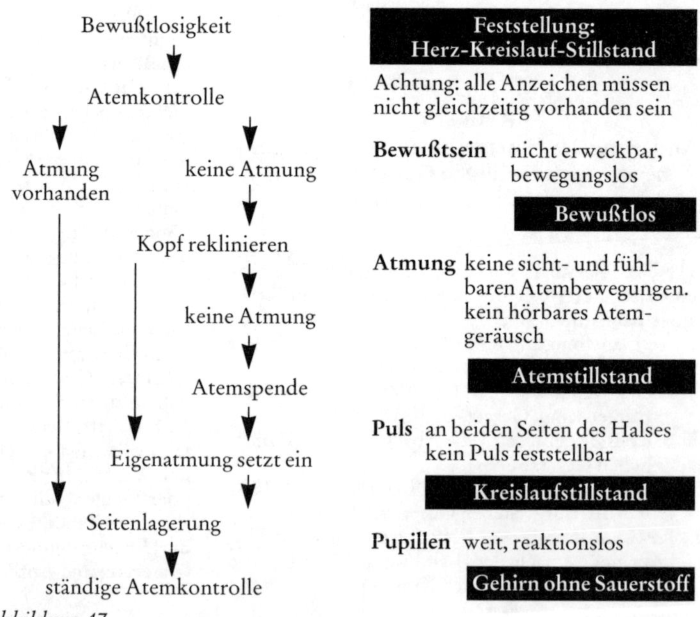

Abbildung 47
1. Maßnahmen bei Bewußtlosen:
Atemkontrolle + Atemwege frei halten, Beatmung, Circulation fördern

Tabelle 45
Erste Hilfe bei Notfällen

Notfall	*Begleitsymptome*	*Erste-Hilfe-Maßnahmen* *Ursache klären lassen*	*Notfall-* *Medikament*
Aggression Erregung	Blick, Fäuste, gereizt erregt, gespannt	ruhig bleiben, Sie sind nicht gemeint! einfühlen, verstehen, Ärger aussprechen lassen, anders bewerten, ignorieren Angreifer kurz allein lassen, Wut in Aktivitäten umleiten, nicht bestrafen!	Hopfen, Baldrian, Eunerpan Tegretal
akinetische Krise	PARKINSON-Patient kann sich nicht bewegen	ruhig bleiben Medikamente überprüfen	PK-Merz
Angst	zittert, schwitzt, Atemnot, Herzklopfen	beruhigen, Angst verstehen nicht allein lassen! berühren	Baldrian, evtl. Diazepam
Bewußtseins- störung	somnolent: erweckbar bewußtlos: nicht erweckbar komatös: reflexlos	*A*tmung kontrollieren: Atemwege frei halten: stabile Seitenlage *B*eatmen bei Atemstillstand *C*irculation fördern: z. B. Beine hoch Komplikationen vorbeugen	Infusion vorbereiten nach ärztlicher Verordnung
Delir	verwirrt, unruhig Halluzinationen	beruhigen, entspannen, entängstigen nicht allein lassen	Distraneurin
Katatonie	blockiert, erstarrt, reglos, stuporös	überwachen, nicht allein lassen siehe Bewußtseinsstörung	Haldol
Krämpfe	generalisiert oder lokal?	gefährdende Gegenstände entfernen Kissen unter Kopf, nicht festhalten nach dem Anfall Seitenlagerung	Diazepam-Zäpfchen nur bei Krampf über 5 Minuten
Lähmungen	schlaff	lagern, passiv durchbewegen	
Nackensteife	Fieber, Kopfschmerz bei Meningitis	Bettruhe, Fieber senken, viel trinken siehe Bewußtseinsstörung	Aspirin
Schädelhirntauma	Bewußtseinsstörung	siehe Bewußtseinsstörung	
Schlaganfall	Halbseitenlähmung Sprachstörung	Atemwege frei halten, Kopf hoch und gelähmte Seite richtig lagern, durchbewegen, überwachen	gegen Hirnödem Sorbit evtl. Aspirin
Schmerzen	Angst	Wärme, falls vertragen, entlastend lagern, nicht allein lassen	Aspirin benuron
Schwindel	Dreh-/Schwank-	hinsetzen, -legen, beruhigen	
Suiziddrohung	akute Trauer	Krisenintervention: zuhören, nicht allein lassen, evtl. Klinikeinweisung	Dipiperon
Vergiftung	Bewußtseinsstörung	Einweisung, Atemwege frei halten	
akute Verwirrth.		siehe Delir	
akuter Wahn	mit Halluzinationen	zuhören, zu verstehen suchen	Distraneurin
Zugen-Schlund-Krampf, Sitzunruhe		Neuroleptika absetzen	Akineton

Allgemeine Gesichtspunkte zur Pflege psychisch Alterskranker

Wer ist zuständig für die Pflege psychisch Alterskranker?

1. Die Familie = primäre Grundversorgung
2. Sozialstationen = sekundäre Grundversorgung
3. Pflegeheime = tertiäre Grundversorgung

ambulante Pflege überwiegt

86 % aller Pflegebedürftigen werden zu Hause gepflegt, nur 14 % in Einrichtungen der stationären Altenhilfe.

1. Zur primären Grundversorgung
   Von den über 60jährigen sind noch 80 % der Männer und nur 39 % der Frauen verheiratet, nur 14 % der Männer und 50 % der Frauen verwitwet. Weil Frauen überleben, werden Männer eher von ihren Ehefrauen als umgekehrt gepflegt. Ohne Kinder sind 19 % der über 60jährigen. Mit einem Kind zusammen leben 14 %, ein Kind lebt bei 29 % der über 60jährigen in der Umgebung, um die Pflege übernehmen zu können.
   Von Haushaltsmitgliedern werden 60 % der Älteren gepflegt, von Angehörigen außerhalb des Haushalts 24 %.

   Pflege als Frauenproblem

   Pflegezeitaufwand

   Alter der Pflegenden

   Wer übernimmt die Pflege? In 30 % der Partner, in 50 % die Tochter, in 10 % die Schwiegertochter und nur in 3 % der Sohn. Den Pflegezeitaufwand von bis zu 4 Stunden pro Tag leisten 40 %, von 5 bis 8 Stunden 58 % der Angehörigen. 35 % der 65–79jährigen und 42 % der über 80jährigen Pflegebedürftigen werden zu Hause seit 5 Jahren gepflegt. 32 % der Pflegenden sind selbst zwischen 50 und 64 Jahre alt, sind sie infolge der Überlastung die Pflegebedürftigen von morgen?

2. Zur sekundären oder ambulanten Grundversorgung:
   20 % der Pflegebedürftigen erhalten Hilfe von Sozialstationen, 40 % wünschen sich diese Hilfe, können sie aber nicht erhalten wegen des Pflegenotstandes.

   Pflegenotstand der Sozialstationen

3. Zur tertiären oder stationären Grundversorgung:
Nach MAGS* (1989) sank die Zahl der Heimplätze in NRW von 80 % (1969) auf 44,9 % im Jahre 1988, während die Zahl der Pflegeplätze von 19,9 % (1969) auf 55,1 % im Jahre 1988 anstieg. 1969 wurden 69,7 % der Heimplätze und 1989 nur noch 30,6 % von rüstigen Heimbewohnern belegt. Von »Pflegefällen« waren 1969 30,3 % und 1988 69,4 % der Heimplätze belegt. Sozialhilfeempfänger waren in NRW 1986 in den Heimen der freien Wohlfahrtspflege 62,9 % und 73,1 % der Schwerstpflegebedürftigen und 67,8 % der Schwerpflegebedürftigen.

Zunahme der »Pflegefälle«

Pflegebedürftige als Sozialhilfeempfänger

Primäre Grundversorgung durch die Familie

Die Reserven der Familie für die schwere Pflege von Alterskranken schwinden zunehmend durch den sozialen Wandel:

Reserven der Familie schwinden

- Mehrgenerationenhaushalte nehmen ab. In den unteren sozialen Schichten bleiben die Großeltern in der Familie. Da manche schon mit 50 Großeltern werden, ist eine Viergenerationenfamilie keine Ausnahme. In Großfamilien sind psychisch Alterskranke besser integriert als in Kleinfamilien.

Integration in die Familie

- Produktionsfamilien gibt es nur noch in der Landwirtschaft.
- In der Kernfamilie haben Alte keine Funktion mehr. Rat, Erfahrung und Hausarbeit zählen nicht mehr.
- Wer in der Kleinfamilie für Kranke sorgt, beeinträchtigt seine berufliche Konkurrenzfähigkeit.
- Politiker nutzen Familienpflege als billigste aus.
- 1/3 der Älteren wehrt sich gegen Beaufsichtigung der Enkelkinder und will nicht mit den Kindern zusammenziehen: Intimität auf Abstand oder innere Nähe durch äußere Distanz, weil unterschiedliche Wertvorstellungen zu Konfklikten führen.

innere Nähe durch äußere Distanz

- Die Familien sind bereit zur Pflege, aber die Voraussetzungen fehlen (größere Wohnung, Zeit, Ausbildung, Hilfe usw.).
- Welche Familie die Pflege Älterer übernimmt, hängt von der Haushaltsgröße ab: Ledige mit Kindern sind kaum, Ehepaare mit nur einem Kind am ehesten zur Pflege bereit.

Die häusliche Pflege wird der Tochter-Schwiegertochter zugemutet. Diese Frauen in den mittleren Jahren sind überlastet:

Überlastung der Frauen

- weil sie gerade die Ablösung der eigenen Kinder verarbeiten,
- weil sie die eigene Großmutterrolle übernehmen,

* MAGS: Minister für Arbeit, Gesundheit und Soziales: Ältere Menschen in Nordrhein-Westfalen, April 1989

- weil sie als ideale Hausfrau den Haushalt weiterführen,
- weil sie die Midlife-crisis des Ehemannes verkraften,
- weil sie auf Berufserfolg verzichten müssen,
- weil sie durch Geburtenrückgang allein für Eltern und Schwiegereltern oder sogar für zwei Generationen zuständig sind: Eltern und einen hochbetagten Großelternteil.

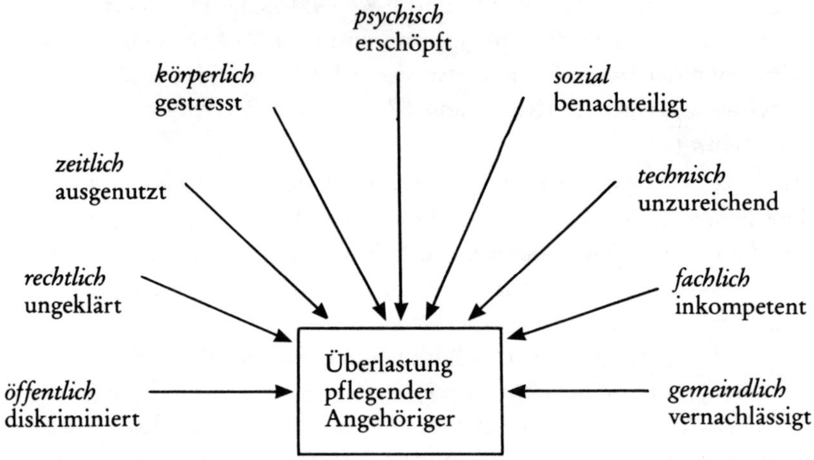

Abbildung 48
Erdrückende Überlastung pflegender Angehöriger

Die familienzentrierte Frau zeigt nach Lehr eher Abbauerscheinungen als außerhäuslich orientierte.
Welche Folgen kann psychische Alterskrankheit auf die Familie haben?

Krise
1. Das familiäre Gleichgewicht kann bis zu einer Krise gestört werden. Ob die Familie die Krise bewältigt, hängt ab vom Krankheitsverlauf, von Kommunikationsmustern, Stellung des Kranken in der Familie, von Integrations-, Kooperationsfähigkeiten der Angehörigen und ihrer wirtschaftlichen Lage.

Belastung
2. Die Identitätskrise des Kranken belastet die Beziehungen, verunsichert die Identitätsgewißheit der Familie, weil psychisch krank zu sein als Schande für die Familie gilt.

Macht des Kranken
3. Psychisch Kranke können unbewußt Macht ausüben: Sie glauben, narrenfrei, unkontrolliert Sonderrechte zu haben.

Rollenwechsel
Verunsicherung
4. Rollenwechsel und -verunsicherung: Wenn ein Elternteil erkrankt, wird er zum Sündenbock, auf den andere ungute Gefühle projizieren. Die Patientenrolle hat Konsequenzen:
- Für den Kranken: Er wird von Schuld, Verantwortung und Rollenverpflichtungen befreit, wird hilflos wie ein Kind. Je

mehr Rollen er aufgibt, um so mehr verliert er seine Identität.

- Für die pflegende Tochter: sie wechselt von der Kind- in die Elternrolle und von der Verwandten- in eine berufsähnliche Pflegerrolle. Das verunsichert, weil sie Macht über eine Person erhält, an die sie sich bisher vertrauensvoll wandte. Ein Dementer, der ein Leben lang Autorität war, muß einmal eingeschlossen werden. Die daraus folgenden Schuldgefühle der Tochter kann der Kranke ausnutzen. Viele Angehörige haben Angst vor unberechenbarer Verwirrtheit. Nach starrer Familientradition ist festgelegt, wer die Pflege zu überneh-

Tabelle 46
Problematisches Verhalten, Reaktion der Angehörigen und Hilfen

Problematisches Verhalten eines Dementen	*Reaktion der Angehörigen*	*Hilfen*
Fähigkeiten und Stimmung schwanken, darauf angesprochen, wird er aggressiv; fragt dauernd dieselben Fragen, erzählt dieselben Geschichten, sagt ungewöhnliche, lächerliche Dinge, kommt mit Geld nicht zurecht oder sucht Gegenstände, beschuldigt andere, sie ihm gestohlen zu haben; klagt an: »Du liebst mich nicht mehr!« leidet unter Halluzinationen, Wahnideen	unsicher ärgerlich aggressiv ungeduldig ambivalent enttäuscht deuten es als »Schikane« Schuldgefühl ratlos	akzeptieren als Hirnschädigung! beruhigen, Streß vermeiden! beruhigen, ablenken, aufschreiben! mit Fotos Erinnerung korrigieren! einfühlen, klären, beruhigen! Bargeld geben, Betreuer bestellen! nicht widersprechen, beruhigen! suchen helfen, Wertsachen sichern! ihn der Sorge für ihn versichern! nicht widersprechen, ablenken!
läuft ziellos weg, besonders nachts, geht schlurfend, stolpert, fällt ist ruhelos, bleibt nicht sitzen, zittert	veranlassen Einweisung besorgt	Dämmerleuchte, mehr bewegen! Gefahren beseitigen, Brille! beruhigen, beschäftigen!
erkennt Partner/Kinder nicht mehr, verleugnet seine Vergeßlichkeit, überschätzt eigene Fähigkeiten: will sofort oder auf einmal Autofahren, Sex, kann nicht warten	traurig ärgerlich wütend schämen sich ratlos	ruhig erklären, nicht schimpfen! akzeptieren, Erinnerungshilfen! liebevoll autoritär Grenzen setzen! Auto verkaufen, zärtlich sein! ruhig bleiben, etwas mit ihm tun!
weigert sich zu baden, zu waschen, zu essen, zu trinken, gefährdet sich; beherrscht Harndrang nicht: inkontinent	ärgerlich ängstlich wütend	zu fester Zeit, angenehm machen! öfter mit ihm essen! beliebte Speise Weg verkürzen, lockere Kleidung!
braucht Hilfe, schafft es nicht allein; wird ärgerlich, wenn ihm einer hilft, wird abhängig, folgt oder beobachtet dauernd, unterbricht Tätigkeiten, tut nicht, was er versprach	besorgt rat-, hilflos nervös ungeduldig wütend	Gewohnheiten aktivieren! Erfolge loben, Hilfe anbieten! Sicherheit geben, ablenken! Gedächtnishilfen! fester Tagesablauf anleiten, Tag strukturieren!
verliert Interesse, zieht sich zurück, sitzt apathisch herum, döst am Tage, schläft nachts nicht, geistert herum	erschöpft mutlos schlaflos	leichte Beschäftigung suchen! entspannen! zum Gehen ermutigen Dämmerleuchte, Tür sichern!

men hat. Weigert sich z. B. die Schwiegertochter, so trägt die enttäuschte Erwartung zur Verwirrtheit bei.

- Für die anderen Familienmitglieder: Wenn die pflegende Tochter überfordert ist, müssen andere ihre Aufgaben übernehmen. Die neue Rollenverteilung stört das familiäre Gleichgewicht. Der Ehemann kann eifersüchtig auf die Zuwendung werden und mit den Kindern gegen die pflegende Frau koalieren, die sich mehr mit der Herkunftsfamilie identifiziert, oder der Ehemann kompensiert seine Frustration durch Flucht in Alkohol, Arbeit.

5. Verunsicherung der Pflegenden: Unbewußt halten auch Verwirrte trotz Hilflosigkeit ihre Elternrolle bei und können z. B. mit einem bestimmten Blick Macht ausüben, tyrannisieren.

Gründe für überfürsorgliche Pflege

Wie verarbeitet die Familie die psychische Alterskrankheit?

1. Durch überfürsorgliche, aufopfernde Pflege: Warum werden alte Kranke in der Familie bemuttert (Abbildung 49, S. 221)?

- weil die Angehörigen Schuldgefühle haben, etwas versäumt zu haben, oder glauben, eigene Aggressionen sühnen zu müssen,
- weil sie sich mit Mutter-Vater innig verbunden fühlen,
- weil sie sich zu Dankbarkeit verpflichtet fühlen. Das Fordern zur Förderung wird dann als Undankbarkeit empfunden,
- weil sie Mitleid haben oder Nächstenliebe üben wollen,
- weil sie als ehemals ungeliebte Kinder Liebesbedürfnisse nachholen. Wut des Kranken aktualisiert Ablehnungsgefühle,
- weil sie endlich Macht über einen Elternteil haben, um Minderwertigkeitsgefühle zu kompensieren oder sich überlegen zu fühlen gegenüber den nicht-pflegenden Geschwistern, um sich am Kranken zu rächen, denn Pflege kann ihn beschämen,
- um Angst vor eigener Hilflosigkeit abzuwehren,
- um sich in der Helfer-/Mutterrolle zu bestätigen,
- um sich die Erbschaft zu verdienen.

Folgen der Überfürsorglichkeit

Überfürsorgliche Pflege macht den Kranken unselbständig, erlahmt seine Eigeninitiative, verstärkt regressives Verhalten, so daß der Kranke Hilflosigkeit erlernt bis zur Depression. Bei überfürsorglicher Pflege können Partnerschaft oder Familie zerbrechen. Wenn die Familie die Pflege vernachlässigt, ist sie eher zu korrigieren als eine sich aufopfernde Familie.

2. Welche Gefühle löst die psychische Krankheit bei den Angehörigen aus (Tabelle 47, S. 222)?

Gefühle der Angehörigen

- Angst, im Alter selbst verwirrt, schwachsinnig, verlassen (alte Trennungsängste leben auf) oder ausgelacht zu werden.
- Scham, Trauer, Enttäuschung, daß der geschätzte Vater an einem gesellschaftlich diffamierten Leiden erkrankt.
- Wunsch nach Anerkennung und Stolz, eine so schwere Pflege zu leisten: »Ich wachse über mich selbst hinaus!«
- Wut gegen das anklammernde oder unvorhersehbare Verhalten des Kranken. Wegen seiner Hilflosigkeit wird die Aggression gegen sich selbst gerichtet bis zur Depression. Die Wut kann zu gegenseitigen Beschimpfungen eskalieren.

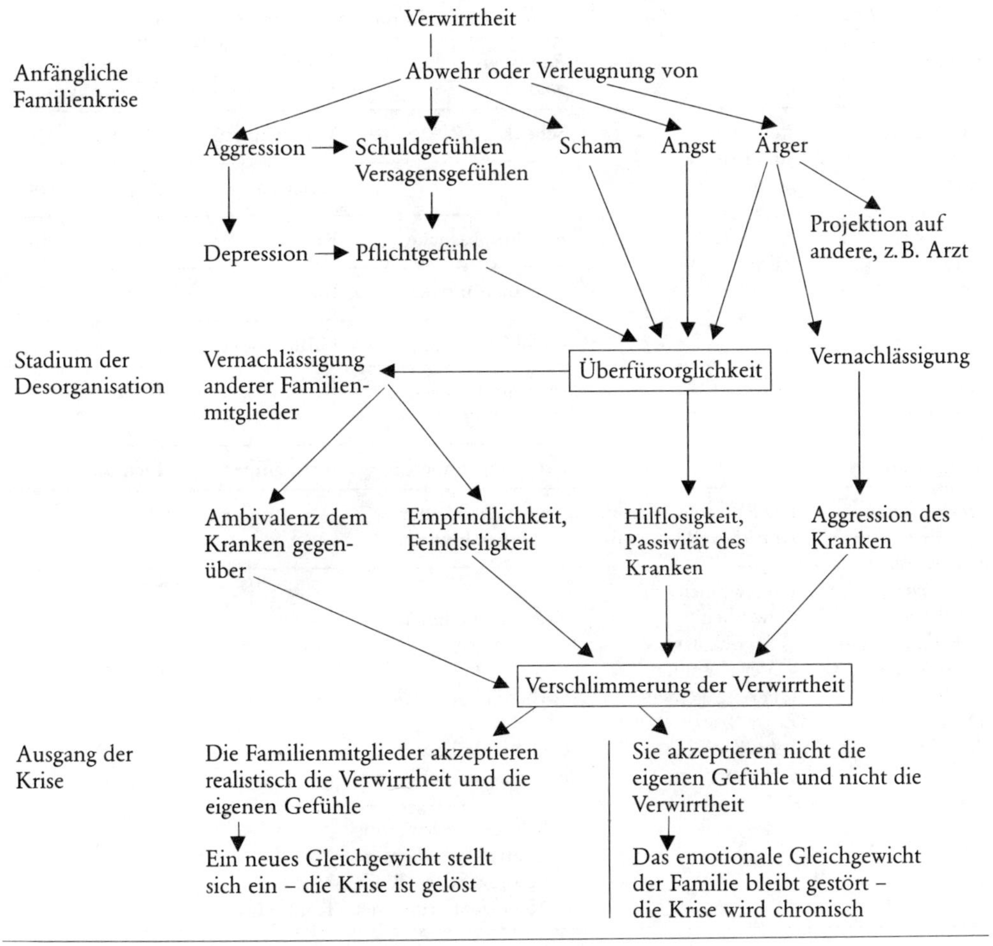

Abbildung 49
Reaktion der Familie auf psychische Krankheit, z. B. Verwirrtheit

- Ungewißheit: »Was kommt noch auf uns zu?«
- Ambivalenz: Einerseits fühlt sich die Tochter verpflichtet, andererseits wirken ungelöste Kindheitsprobleme, z. B. Ablehnungsgefühle nach, was Schuldgefühle verstärkt.
- Hoffnungslosigkeit, weil Besserung auf sich warten läßt.

Versagensgefühle bei Überlastung

- Versagensgefühle: 75 % der in der Familie Pflegenden fühlen sich körperlich, 70 % psychisch überlastet, wenn z. B. der Verwirrte wegläuft, schreit, den Herd abzuschalten vergißt, die Nachtruhe stört oder unter sich läßt. Außenstehende merken die Überlastung zuerst, die Angehörige verleugnen.

Schuldgefühle

- Schuldgefühle äußern Angehörige selten. Sie fühlen sich zu Dankbarkeit verpflichtet, weil sie fürchten, etwas verkehrt

Tabelle 47
Familäre Reaktionsphasen, Hindernisse und Maßnahmen
(nach P. W. Power und A. E. Dell Orto: Role of the Family, Baltimore 1980 und Kübler-Ross)

Kranker	*Reaktion der Familie*	*Reaktionsphasen*	*familiäre Hindernisse*	*Maßnahmen – Förderung von*
wird sich seines Abbaus bewußt, depressiv, später verwirrt	stellt sich auf Hirnleistungsschwäche ein – lebt damit	Schock	Verzweiflung	Hoffnung
		Spaltung	Isolation	Zusammenhalt
		Bedeutungssuche	Kränkbarkeit	Selbstwertgefühl
		Informationssuche	Rückzug	Mut, Zuversicht
		Gefühlsbetonung	Hilflosigkeit	Problemlösung
verliert seine Rollen, wird pflegebedürftig	Rollenübernahme	Organisationserneuerung	Rivalität	Kooperation
		Leben in Erinnerung	Anonymität	Identität
Sterbephasen	Die Phasen wechseln, laufen nebeneinander ***Familiäre Reaktionsphasen hinken hinterher***			
Ungewißheit Gewißheit – Schock – Verleugnung Zorn, Wut Vorhandlung Depression Annahme	Ungewißheit Gewißheit – Schock, Krise – Verleugnung Überengagement Zorn, Wut ***Schuldgefühle*** evtl. Annahme	Trennungsschmerz vorbereitende Trauer begleitende Trauer nachbereitende Trauer		
Tod		– Schock, Verleugnung – kontrollierte Trauer – desorganisierte Regression – Neuorientierung, neue Kontakte		

zu machen oder Vorwürfe des Kranken zu hören, wenn sie sich z. B. mit ihm über verlegte Sachen streiten. Werden sie selbst ungehalten oder aggressiv, so fühlen sie sich schuldig, weil der Kranke nicht dafür könne. Der Kranke kann auch alte Schuldgefühle ausnutzen, um alte Schuldkonten auszugleichen. Pflegende Angehörige beruhigen ihre Schuldgefühle, indem sie z. B. Hilfe von außen ablehnen, sich über ambulante Hilfsdienste nicht informieren oder sie nicht in Anspruch nehmen (Autarkie-Ideologie nach BRUDER). Deshalb erhält nur jeder achte Pflegebedürftige in der Familie Hilfe von ambulanten Diensten.

Tabelle 48 Krisen und Konflikte in familiären Pflegebeziehungen (nach URLAUB 1988)

Pflegephasen	*Problem*	*Erlebnisse*	*Reaktion*	*Hilfen*
1. Orientierungsphase	Orientierungsdefizit	Angst vor Konflikten	Verdrängung	Information
2. Entscheidungsphase delegations-, rollenbezogen	wer soll pflegen? System aus dem Gleichgewicht Lösungen versagen	Konflikte in der Beziehung unsicher, ob richtig	Ängste	Beratung Vorbereitung in Gruppen
3. Anfangsphase der Pflegebeziehung	überfordert, weil Kompetenz fehlt Handlungsdruck pflegt allein Zeitmangel	aufopferungsbereit, hilflos Nachtruhe gestört	psychosomatisch krank Depression Zusammenbruch	Krisenintervention Dauerpflegeentlastung
4. Umstellungsphase	Rollen-Umstellung in Familie, Beruf in Tagesstruktur und Ressourcen	überfordert durch Krisen, Konflikte, Verlusterleben	Angst vor Kontrollverlust Erschöpfung	Familienberatung Gruppe für Pflegende
5. Phase der neuen Struktur	Bedürfniseinengung Entbehrung von Kontakten Beziehungen Erlebnissen Isolierung	Entbehrung Konflikte um Pflegestatus, Tagesrhythmus, Ressourcenverteilung	Identitätskrise psychosomatisch krank Depression Aggression	Einzelberatung Helfergruppe Therapie
6. Bewältigungsphase	eventuell Schädigung	dauernd beeinträchtigt	kritische Bewältigung	Beratung und Therapie

Wie wehrt die Familie psychische Krankheit ab?

– Pflegende Angehörige wehren ähnlich ab wie Sterbende. Täglich z. B. eine bisher tatkräftige Mutter verworren zu erleben, kann einen größeren Verlust als der Tod selbst bedeuten, weil der Körper noch funktioniert, die Persönlichkeit aber nicht wiederzuerkennen ist. SPORKEN hat einen Bejahungsprozeß für die Annahme von Behinderung beschrieben in den Phasen:

Bejahungsprozeß

Ungewißheit: Die Angehörigen ahnen die Krankheit.
Implizite Leugnung: »Das ist nicht so schlimm!«
Wahrheitsmitteilung: Wird eine Demenz festgestellt, so wird das Vorurteil vom aussichtslosen Leiden übernommen.
Explizite Leugnung: »Das darf doch nicht wahr sein!«
Auflehnung: »Warum gerade meine Mutter?«
Verhandeln mit dem Schicksal: »Wenn es meiner Mutter noch einmal besser geht, dann mache ich . . .«
Gram und Depression sind gegen sich selbst gerichtete Aggression und vorweggenommene Trauer über den Verlust.
Rückzug und Resignation: »Es hilft nichts mehr«.
Bejahung: die Angehörigen nehmen den Kranken an, wie er ist.

Abwehr in der Beziehung

- Abwehr in der Beziehung zum psychisch Kranken:
  Projektion: eigene Versagensgefühle werden dem Kranken zugeschrieben: »Er ist schuld, daß ich wütend wurde.«
  Abwertung: Wenn der Kranke konfabuliert, wird er als Lügner, wenn er sich anbiedert als sexuell abartig, wenn er gereizt reagiert, als bösartig oder verrückt abgewertet.
  Abhängigkeit: Der Kranke bestätigt den Pflegenden in seiner selbstlosen Helferrolle.

Abwehr in der Gesamtfamilie

- Abwehr in der Gesamtfamilie:
  - Die perfektionistische Familie macht alle Verordnungen zum Ritual, drillt ihn. Er könne, wenn er nur wolle.
  - Die indolente Familie unterschätzt den Kranken, vernachlässigt ihn, gibt ihn auf, braucht fachliche Hilfe.
  - Die am Sozialprestige orientierte Familie fühlt sich im Selbstwertgefühl gekränkt, sucht immer neue Spezialisten auf oder versteckt den Kranken, weil sie sich schämt.
  - Die überbehütete Familie opfert sich aus eigenen Schuldgefühlen auf und macht den Kranken immer hilfloser.
  - Die einverleibende Familie isoliert sich nach außen, vermeidet alle Konflikte, hält daran fest: »Unsere Oma kommt nicht ins Heim!« Der Kranke bleibt steuerndes Familienzentrum im Sinne der familiären Charakterneurose nach RICHTER.
  - Die intellektualisierende Familie ist medizinisch vorgebildet, spaltet Gefühle ab und weiß alles besser.
  - Die ambivalente Familie ist launisch wechselhaft, erlaubt heute, was sie morgen verbietet, macht ihn verwirrter.
- Gesellschaftliche Abwehr: Psychische Krankheit gilt als abweichendes Verhalten, Verwirrte z. B. werden diffamiert, für verrückt erklärt, abgesondert, bestenfalls erhalten sie die

Krankenrolle, die sie von Verantwortlichkeit befreit. Von vergeßlichen Älteren wird erwartet, daß sie dement und immer schlimmer werden. Die Familie hat es schwer, sich gegen gesellschaftliche Vorurteile zu wehren. Sie braucht Hilfe von außen, z. B. von sozialarbeiterischer Öffentlichkeitsarbeit. Bruder u. a. untersuchten die Umgangsformen mit dementen Störungen bei 140 Familien, von denen 45 einen über 70jährigen verwitweten dementen Angehörigen betreuten. In 70 % pflegten die Töchter, in 22 % die Schwiegertöchter. 43 % der Dementen handelten verwirrt, 93 % waren mittel bis schwer hilfebedürftig. Die tägliche Pflegezeit betrug mehr als zwei Stunden. Reaktionsweisen der Angehörigen waren:

Vorurteile

Umgangsformen der Angehörigen mit Dementen

1. Verwöhnungsbereitschaft hatten 62 % der Familien, 40 % waren außer Haus aktiv, besuchten z. B. Verwandte.
2. 71 % aktivierten den Dementen noch körperlich, d. h. sie holten ihn zu Spaziergängen aus dem Bett.
3. 65 % bezogen die Kinder in Kontakt und Betreuung mit ein.
4. 60 % zeigten Einfühlungsbereitschaft in das Erleben des Leistungsverlustes, d. h. sie bemühten sich um Sympathie.
5. 57 % akzeptierten die Anwesenheit der Alten beim abendlichen Zusammensitzen, 40 % lehnten es ab, 31 % mieden es.
6. 52 % zeigten erregte Verzweiflungsreaktionen auf die Verwirrtheit, d. h. sie verloren ihre Beherrschung und fühlten sich am Ende ihrer Geduld mit nachträglichem Bedauern.
7. Demente, die »aggressiv-bekümmerte« Zuwendung erhielten, lösten in 38 % neurotische Reaktionen bei den Angehörigen aus, die zwischen erregter Verletzlichkeit und Ratlosigkeit schwankten. Dementes Verhalten und familiäre Reaktion sind verhakt.
8. 29 % bemühten sich pädagogisch, die Fähigkeiten Dementer zu verbessern. Sie korrigierten Fehler, übten das Gedächtnis.

Keiner der Untersuchten war vernachlässigt. Familien pflegen Demente mit viel Energie und Verzicht, ohne sie abzuschieben! Bruder (1984) unterscheidet in der Pflege autonome Familien, kindlich abhängige (Pflegende erkranken oft psychosomatisch), unersetzliche (sich aufopfernde Pflege), ambivalente häufig mit Heimunterbringung und Pflege bei chronischen Zerwürfnissen (oft Schwiegertochter-Pflege).

Engagement der Familien

Formen familiärer Pflege

Gespräche

1. psychisch-emotional durch Gespräche in Beratungsstellen, bei Hausbesuchen und in Selbsthilfegruppen. Gespräche

Informationen

- informieren über die Krankheit, Entlastungsmöglichkeiten, Heime, finanzielle, technische, rechtliche Hilfen;
- ermöglichen, sich auszusprechen, daß die pflegende Tochter sich unersetzlich fühlt, sich überfordert, Schuld, Scham, Angst und Wut verdrängt, sich fürchtet, versagt zu haben, Kinder und Partner zu vernachlässigen, resigniert und selbst Anerkennung, Lob und Erholung braucht;

zum Schutz vor Überlastung

Hilfe zur Annahme von Hilfe

- motivieren, Selbstaufopferung und Überfürsorglichkeit zu korrigieren, die Gehorsamserwartungen der Mutter und die Beziehung zu klären, den Kranken in seiner Undankbarkeit und Unberechenbarkeit genauso zu akzeptieren wie die eigenen Grenzen, die eigene Scham, Hilfe annehmen zu müssen und selbst Macht und Autorität auszuüben;

Ermutigung filiale Reife

gelassene Distanz

- ermutigen zu filialer Reife, ohne Schuldgefühl liebevoll-konsequent zu sein, zu sich selbst zu finden, für seine eigenen Bedürfnisse zu sorgen, sich zu entspannen, um dem Kranken in gelassener Distanz begegnen zu können, d. h. sich emotional endgültig aus der Abhängigkeit von der Mutter/dem Vater zu lösen;

Selbsthilfegruppen zum Austausch

- Selbsthilfegruppen dienen dem Austausch, wie Angehörige mit der Enttäuschung umgehen, nicht mehr erkannt oder beschimpft zu werden. Berichte, »was unsere Oma wieder angestellt hat« beruhigen, machen betroffen, stolz auf das Einmalige, zuversichtlich, von anderen Tips zu erhalten, auch verzweifelt, was noch alles kommen kann;

zur Hilfe im Heim

- Selbsthilfegruppen helfen, die Beziehung zum Kranken kontinuierlich nach Krankenhaus- oder endgültiger Heimaufnahme fortzusetzen, ihn regelmäßig zu besuchen, die Pflegenden im Heim zu unterstützen;

zur Solidarität zur Schuldentlastung

- Angehörigengruppen sind Kraftquellen, sich als hilflose Helfer zu solidarisieren, sich von Schuld frei zu sprechen, etwas versäumt, verkehrt gemacht oder versagt zu haben. In der Gruppe können sie die Möglichkeit einer Heimaufnahme angstfrei ansprechen. Infolge der Schuldgefühle leiden sie mehr als der Kranke, der seine Selbstkritik verlor. In der Gruppe erfahren sie Sinn im Leid und in der Pflege, was sie z. B. allein dadurch leisten, daß sie dem Kranken seine natürliche Umgebung erhalten. Sie erfahren die Pflege als Prozeß mit Entwicklungsmöglichkeiten, auch wenn der Tod sie vollendet.

2. fachlich durch Informationen, Kurse in häuslicher Krankenpflege, durch Sozialstationen, durch Krisenintervention, durch Trainingsmöglichkeiten (Aktivitäten des täglichen Lebens, Sprache, Gedächtnis, ROT), durch mobile Therapien, Gymnastik, Fuß-, Zahn- oder Haarpflegedienste, durch Zusammenarbeit mit dem Krankenhaussozialdienst vor einer Krankenhausentlassung und durch Fortbildung. fachliche Entlastung

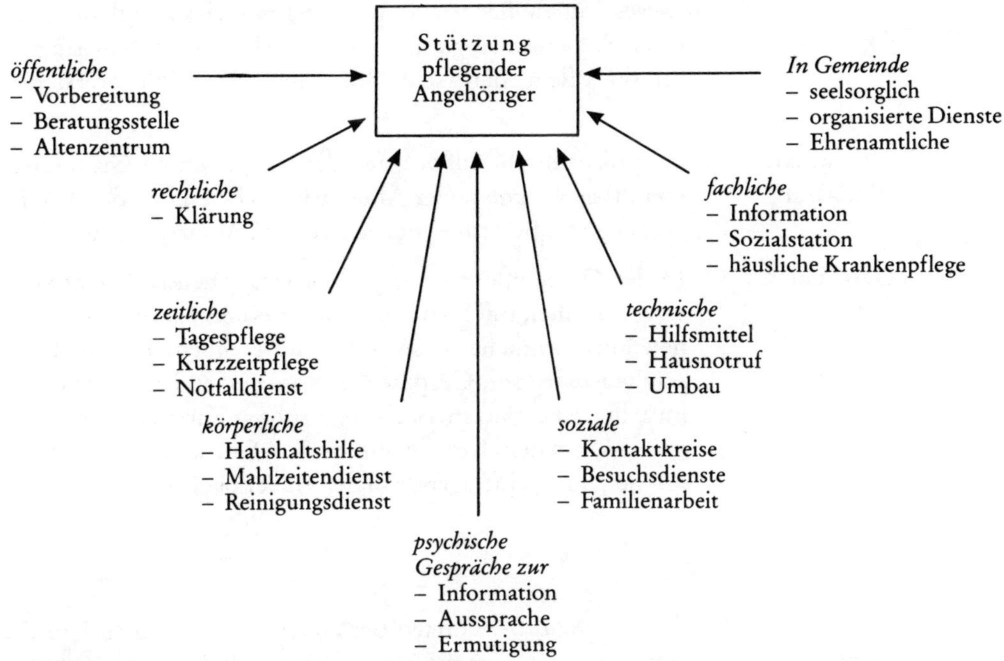

Abbildung 50
Entlastung für pflegende Angehörige

3. zeitlich durch Familien-Entlastungsringe, stundenweise durch Ehrenamtliche, durch Pflegenotfalldienste, durch Kurzzeit- und Tagespflege oder Urlaub von der Pflege. zeitliche

4. körperlich durch Haushaltshilfen, Mahlzeiten-, Wäsche-, Reinigungs-, Reparatur-, Einkaufsdienste. körperliche

5. technisch durch Geh-, Hebehilfen, Rollstuhl, Krankenbett, Umbau von Bad, WC, Zimmer und Hausnotrufsysteme. technische

soziale

6. sozial durch Kontakt- und Gesprächskreise, Telefonketten, Besuchs- und mobile soziale Hilfsdienste, sozialpädagogische Familienhilfe auch durch Gemeinde-Sozialarbeiter.

rechtliche

7. rechtlich durch Klärung der Geschäftsfähigkeit und Einrichtung einer Pflegschaft.

finanzielle Entlastung

8. finanziell durch Beanspruchen von häuslicher Krankenpflege nach § 37 SGB V, von Urlaubspflege nach § 56, von häuslicher Pflegehilfe nach § 53 SGB V, von Hilfe zur Pflege nach §§ 68 f BSHG, von Haushaltshilfe nach § 70 BSHG, von Eingliederungshilfe und eines Schwerbehinderten-Ausweises, durch Beantragung eines Familienzusatzdarlehens, einer Steuerermäßigung und von Altersvorsorgebeiträgen für die Pflegenden, schließlich durch eine Pflegeversicherung.

öffentliche Entlastung

9. öffentlich durch Aufwertung der Pflege, durch Gründung von Pflegevereinen oder Alternativprojekten und durch Vernetzung von Beratungsstellen in einem Altenzentrum.

in Gemeinden

10. In der Gemeinde können organisierte Dienste Verantwortung verteilen, mit Sozialstationen zusammenarbeiten, können Ehrenamtliche persönliche und sachliche Hilfen, Lotsendienste leisten, Gespräche führen und andere Hilfen vermitteln und ergänzen. Seelsorger sollten Ehrenamtliche motivieren, mit dem Kranken beten, ihm Sinn aufzeigen, ihn im Sterben und Leidtragende in der Trauer begleiten.

Hilfen durch psychiatrischen Konsiliardienst

ERLANGER (1984) berichtete über einen psychiatrischen Konsiliardienst, der in Zürich die Maßnahmen koordiniert:

1. Direkte wie Sprechstunden mit Einzel-, Paar- und Gruppengesprächen, Beratung in Krankenhäusern, Besuche in Heimen und zu Hause und Versorgung einer Altentagesklinik.

2. Indirekte: Betreuung der Angehörigengruppe, des Personals in Heimen und BALINT-Gruppen für Gemeindeschwestern.

3. Flankierende wie Zusammenarbeit mit den sozialen Diensten, Wohlfahrtsverbänden, Ämtern, Ärzten usw.

Sekundäre Grundversorgung durch ambulante Pflege in Gemeindepflege- oder Sozialstationen

Die Kernfamilie ist mit der Pflege psychisch Kranker überfordert. Sozialstationen ermöglichen ganzheitliche psychosoziale Pflege, die Orientierung in gewohnter Umgebung bleibt länger erhalten.

Bedeutung der Sozialstation

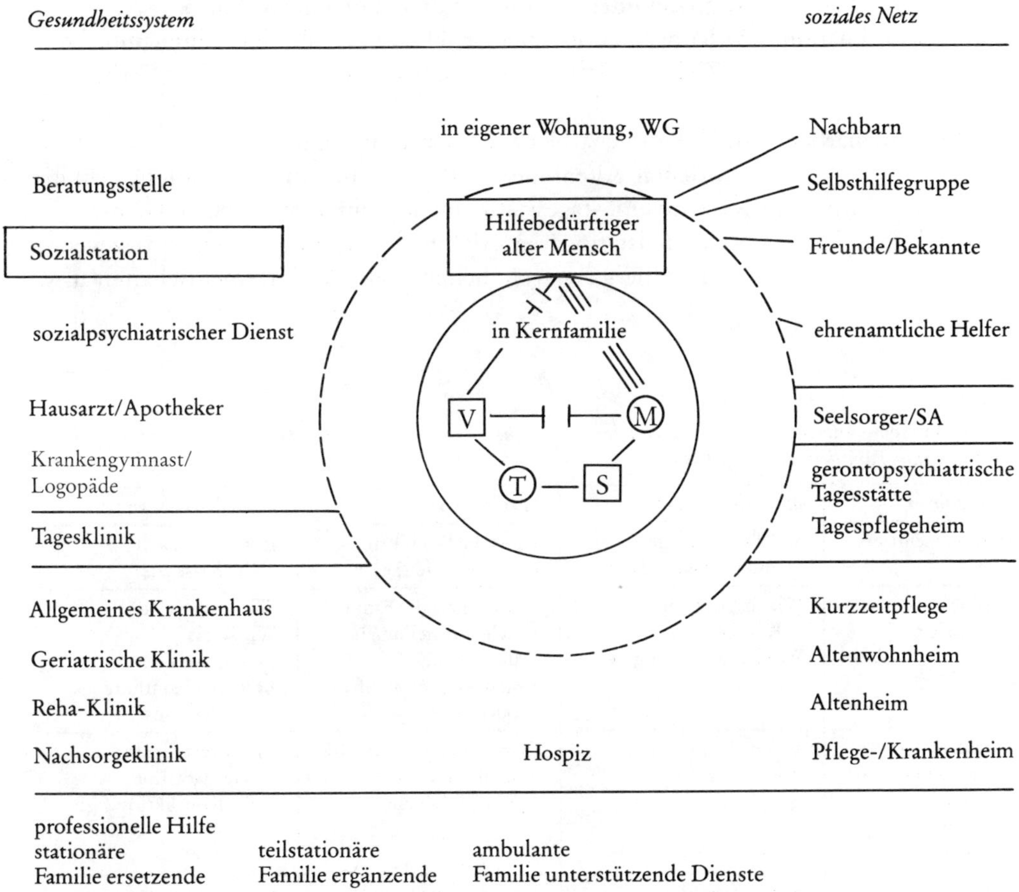

Abbildung 51
Das soziale Netz von Familie und Gemeinde hält Pflegebedürftige

Kranken-, Alten- und Familienpflege mobile Hilfsdienste

Aufgaben der Sozialstation sind:
1. Ambulante Dienste
- häusliche Kranken-, Alten- und Familienpflege.
- ambulante mobile Hilfsdienste wie Bring-, Abhol-, Mahlzeiten-, Besuchs-, Wäsche-, Handwerks-, Reparaturdienste.
- stationäre Dienste wie Mittagstisch, Beschäftigungs-, Bewegungstherapie, Fußpflege, Massagen, Gymnastik, Tagesstätte.

Organisation

- Organisation wie Verleih von Pflege- und Hilfsmitteln.
2. Anregung und Organisation von Nachbarschaftshilfe.
3. Beratung in Gesundheits-, Ernährungs-, psychosozialen, finanziellen, Rechts-, Wohnungs- und Pflegefragen usw.
4. Krisenintervention und Erste Hilfe in Notfällen.

Koordination

5. Koordination anderer Helfer, z. B. der Ehrenamtlichen, Zivis, Praktikanten im freiwilligen sozialen Jahr, Arbeitslosen.

Zusammenarbeit

6. Zusammenarbeit mit Einrichtungen der
- offenen Altenhilfe, z. B. Altenberatung, -erholung, -klub, -zentrum, -tagesstätte, mit sozialpsychiatrischem Dienst.
- der teilstationären Altenhilfe: Tagesheim, Tagespflegeheim, mit Übergangswohnheimen oder Wohngemeinschaften usw.

Tabelle 49
Arbeit der Gemeindeschwester mit verschiedenen Systemen (verändert nach OSWALD/MÜLLENSIEFEN, Psychosoziale Familienberatung, 1985)

Arbeitsform	*individuelles System*	*familiäres System*	*Umwelt-System*
1. krisenzentriert	Welche Konflikte lösen die Krise aus?	wirkt die Familie mit? ist sie betroffen?	löst die Umwelt die Krise aus?
2. problem-zentriert	Wie reagiert der Kranke? Welche Einstellung hat er?	Wie reagiert die Familie? Welche Einstellung hat die Familie? Sind die Grenzen diffus oder klar?	Wie reagiert sie? Wie ist sie eingestellt? Bestehen Konflikte mit der Umwelt?
3. stützender Langzeit-Kontakt – defizit-orientiert	Welche Konflikte hat der Kranke?	Erschweren Familien-strukturen die Konfliktlösung?	Erschwert Geldnot oder Isolation die Konfliktlösung?
– Ressourcen-orientiert	Kann er sich selbst helfen?	Kann sich die Familie selbst helfen?	Kann die Familie Hilfe annehmen?
– beziehungs-orientiert	Welche Gefühle löst der Kranke aus?	Wie gehen Pflegende mit Angehörigen um?	Was erwarten Träger und Nachbarn?

- der stationären Altenhilfe wie Altenheim, Alten-Pflege- oder -Krankenheim, Rehabilitationszentrum.
- Krankenkassen, Ämtern, Wohlfahrtsverbänden.

7. Vermittlung an Kranken-/Angehörigenselbsthilfegruppen. Vermittlung
8. Lehre: Kurse in häuslicher Krankenpflege und Anleitung von Praktikantinnen im Umgang mit psychisch Kranken. Lehre

Von Sozialstationen Betreute konnten nach OESTERREICH in 50% aus der Betreuung entlassen werden. Etwa die Hälfte der Bewohner sind nur im Heim, weil ambulante Hilfen fehlen (vgl. Tabelle 50).

Tabelle 50
Zusammenhänge zwischen Pflegebedürftigkeit und Haushaltsstruktur

Haushaltsstruktur	*Pflegegrad*	*Anteil an der Gesamtheit aller Hilfsbedürftigen*	*Anteil an den zu Hause lebenden Älteren*	*Pflegende Angehörige*	*Mängel*	*Maßnahmen*
allein lebend	leicht bis schwer	25%	32%	Verwandte (Frauen) Freunde, Bekannte	emotional unterversorgt, vereinsamen	Sozialarbeiter vermitteln Kontakte, ehrenamtliche Helfer besuchen
2-Personen Partnerhaushalt	leicht	3%	40%	überwiegend Ehefrauen	Scheu, Hilfe anzunehmen	Sozialarbeiter vermitteln Pflegegeld, Umzug, Nachbarschaftshilfe
	schwer	6%	8%	überwiegend Ehefrauen	Überforderung den Pflegenden in der Grundpflege	die pflegende Ehefrau braucht Entlastung in der Grundpflege
Mehrgenerationenhaushalt	leicht	2%	11%	Töchter, Schwiegertöchter	Pflegende überfordert	Sozialarbeiter regeln Kosten, Sozialstation, freiwillige Helfer, Selbsthilfegruppen
	schwer		2%	Töchter, Schwiegertöchter	drohen zusammenzubrechen	

Häusliche Krankenpflege

Nach dem Gesundheitsreformgesetzt (GRG) erhalten Versicherte

(1) nach § 37, 1 Vermeidungspflege, d. h. für 4 Wochen Grund-, Behandlungspflege und hauswirtschaftliche Versorgung, wenn

AOK	LKK	BKK	IKK	VdAK	AEV	Knappsch.	M	F	R
							Versichertengruppe laut Krankenschein kennzeichnen		

Verordnung häuslicher Krankenpflege

Name des Versicherten	Vorname	geb. am
Ehegatte/Kind/Sonst. Angeh.	Vorname	geb. am
Arbeitgeber [Dienststelle]/Mitgl.-Nr./Freiw./Rentner		
Wohnung des Patienten		

Diagnose/Befund: ______

voraussichtliche Dauer vom ______ bis ______
Bei Verlängerung
voraussichtlich weiterhin notwendig bis ______

MUSTER

Häusliche Krankenpflege ist notwendig,
a) weil
- ☐ Krankenhauspflege geboten, aber **nicht ausführbar** ist
- ☐ Krankenhauspflege **dadurch nicht erforderlich** wird
- ☐ Krankenhauspflege **dadurch abgekürzt werden** kann

b) weil
- ☐ die ärztliche Behandlung dadurch gesichert wird.

☐ Arbeitsunfall, Arbeitsunfallfolgen, Berufskrankheit
☐ Sonstiger Unfall, sonst. Unfallfolgen
☐ Versorgungsleiden

Liegt Hilflosigkeit für notwendige tägliche Verrichtungen vor? nein ☐ ja ☐

Folgende Leistungen sind neben der ärztlichen Behandlung notwendig:
- ☐ Verbandswechsel, ggf. einschl. Wundpflege / ____ x wöchentl.
- ☐ Katheterwechsel einschl. Spülung ____ x tägl. / ____ x wöchentl.
- ☐ Einläufe nach Bedarf / ____ x wöchentl.
- ☐ Wickel ____ x tägl. / ____ x wöchentl.
- ☐ Dekubitusversorgung
- ☐ Injektionen ☐ im. ☐ sc. ____ x tägl. / ____ x wöchentl.
  Präparat: ______ Dosierung: ______
- ☐ ______
- ☐ ______

Besondere Anweisungen/Bemerkungen (z. B. Injektionen): ______

Datum: ______ ______ Unterschrift des Arztes

Kassenarztstempel

Ausfertigung für den Leistungserbringer

Muster 12 b (1. 1980)

Abbildung 52
Verordnungsvordruck für häusliche Krankenpflege

Krankenhausbehandlung geboten, aber durch die häusliche Krankenpflege vermieden oder verkürzt wird.
(2) Nach § 37,2 erhalten Versicherte Sicherungspflege, d. h. zeitlich unbegrezte Behandlungspflege als Regelleistung, wenn die Behandlungspflege zur Sicherung der ärztlichen Behandlung erforderlich ist.
Urlaubspflege und häusliche Pflegehilfe wird von den gesetzlichen Krankenkassen (GKV) nur gewährt, wenn Schwerpflegebedürftigkeit, d. h. Hilflosigkeit vorliegt, vgl. folgende Tabelle

Tabelle 51
Schwerpflegebedürftigkeitskriterien der Spitzenverbände der GKV

Grad der Funktionsbeeinträchtigung	*Kategorien der Hilflosigkeit in den Bereichen*			
	Mobilität	*Hygiene*	*Ernährung*	*Kommunikation*
0 Personen, die	ohne Hilfe aufstehen, zu Bett gehen, Treppen steigen	Hausarbeit verrichten sich waschen an-/ausziehen Toilette benutzen	Nahrung selbständig zubereiten und essen	mittelmäßig hören und lesen können
1 Personen, die	nicht Treppen steigen	Hausarbeit nicht ohne Hilfe verrichten	Hilfe beim Essenzubereiten brauchen	fast taub sind nur mit viel Mühe lesen
2 Personen, die	nicht ohne Hilfe aufstehen zu Bett gehen sich bewegen	Hilfe beim Waschen, An-, Ausziehen, Toilette brauchen	nicht selbständig essen können	fast blind sind

Tabelle 52
Übersicht über ambulante pflegerische Hilfen (nach KLIE 1986)

Häusliche Krankenpflege	*Häusliche Pflege*	*Haushaltshilfe*	*Putzhilfe*
§ 37 SGB V	§§ 68/69 BSHG	§ 70 BSHG	§ 11,3 BSHG
Behandlungspflege (Injektionen, Verbände, Packungen, Katheterwechsel, Dekubitusbehandlung usw.) unter Umständen auch Maßnahmen der Grundpflege	Grundpflege (Betten, Waschen, Baden, Dekubitusvorsorge usw.) Hilfe beim Hinlegen und Anziehen, Anleitung von Angehörigen zur Übernahme von Hilfen, Verabreichen von Mahlzeiten	Säubern von Wohnung, Fenstern, Wäsche; Hilfe beim Heizen, Einkaufen, Reparaturen, Begleitung zu Behörden, Arzt, bei Spaziergängen	Grobe Hausarbeiten, wenn keine umfassende Haushaltshilfe erforderlich
	Bereitung von Mahlzeiten Haushalts- und Gesprächsführung		

1. Urlaubs- oder Verhinderungspflege nach § 56 SGB V: Für 4 Wochen Erholungsurlaub pro Jahr wird für die Pflegeperson von der Krankenkasse eine Ersatzkraft für 1800,– DM bezahlt.

2. Häusliche Pflegehilfe nach § 53 SGB V: Pflegende Angehörige werden monatlich bis 25 Stunden durch eine Ersatzkraft entlastet bei einer Kostenbegrenzung auf 750,– DM pro Monat. Wer auf diese Sachleistung verzichtet, weil sich mehrere in der Pflege ablösen, kann wahlweise 400,– DM Pflegegeld beanspruchen. Es wird mit Pflegegeld nach §§ 68 f verrechnet.
3. Nach § 40 SGB V besteht Anspruch auf medizinische Rehabilitation.

Teilstationäre Einrichtungen der Altenhilfe

Tagesheime
Tageskliniken

Tageseinrichtungen wie Tagesheime und Tagespflegeheime sind wie Tageskliniken Übergangseinrichtungen der therapeutischen Kette für die Kranken, die stationär nicht mehr und zu Hause noch nicht ausreichend überwacht werden. Sie sind gemeindenah einzurichten.

Vorteile

Sie könnten die Familie entlasten, psychisch Alterskranke im Frühstadium wieder herstellen, eine vorzeitige Krankenhaus- oder Heimeinweisung verhindern, einen Krankenhausaufenthalt kostensenkend abkürzen, die in einer gerontopsychiatrischen Station begonnenen Rehabilitationsmaßnahmen durch Nachbetreuung verstärken und damit eine erneute soziale Isolation verhindern.

Die Anreise sollte eine halbe Stunde nicht überschreiten, der Kranke ist abends, nachts und am Wochenende in seinem gewohnten familiären Milieu und braucht nicht täglich in die Einrichtung zu kommen.

Der psychisch Alterskranke wird im Tagespflegeheim überwacht, durch neue Kontakte sozial angeregt, durch einen Tagesplan und durch Realitätsorientierungstraining in der Orientierung verbessert, in Alltagsfertigkeiten, z. B. An- und Ausziehen, Waschen, Kochen und Bettenmachen, in Kontinenz, Bewegung in Gymnastikgruppen, in Gedächtnis und Kommunikation geübt, um Selbstachtung und Lebenswillen zu fördern. Wenn Pflegende nicht zwingen, sondern geduldig anteilnehmend und individuell ermutigen, können sich noch Demente bessern. Kleinste Schritte ermöglichen Erfolgserlebnisse, wenn Restfähigkeiten verstärkt und nicht verlorene angegangen werden. Gruppenarbeit ist durch gegenseitige Anerkennung erfolgreicher als Einzeltraining.

Trainingsmöglichkeiten

Angehörige sollten die Trainingsmethoden kennen und am Wochenende kontinuierlich fortsetzen.

Festgefahrene Beziehungsstörungen mit dem Partner können im Tagespflegeheim auf Pflegende übertragen werden und so die Betreuung erschweren. Bei Ablösung vom Tagespflegeheim kann der Verlust der stützenden Gruppe als existentielle Bedrohung im Sinne eines ambulanten Hospitalismus erlebt werden. Ältere meiden Tagesheime, weil sie dafür nicht zum Sozialhilfeempfänger werden wollen, denn die Krankenkassen übernehmen die Pflegekosten nicht.

ambulanter Hospitalismus

Wenn gleichzeitig Beratung, psychotherapeutische Gespräche und psychiatrische medikamentöse Behandlung möglich sind, ist ein Tagespflegeheim von einer Tagesklinik kaum zu unterscheiden. Eine therapeutische Kette von der gerontopsychiatrischen Abteilung über Tageskliniken bzw. Tagespflegeheime zu Tageszentren bis zur ambulanten Betreuung in Sozialstationen fehlen in vielen Gemeinden zur Rehabilitation psychisch Kranker. Bei Aussicht auf Nachsorge in der therapeutischen Kette lebt der Kranke nicht in ständiger Angst, in eine Anstalt abgeschoben zu werden (Abbildung 53).

therapeutische Kette

Nachsorge

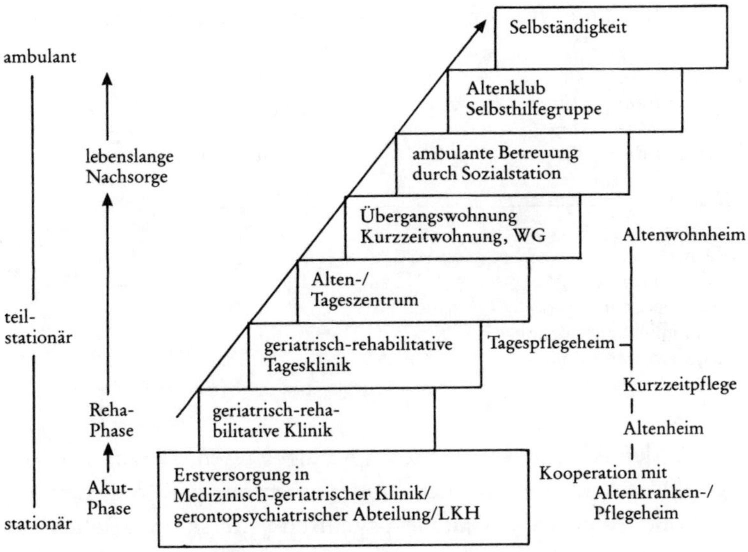

Abbildung 53
Therapeutische Kette oder Stufenplan der Rehabilitation

Tertiäre oder stationäre Grundversorgung in Heimen

Häufigkeit psychischer Leiden in Heimen

Nach Cooper (in Platt 1989) sind 42% der Heimbewohner psychisch beeinträchtigt, in einem ländlichen Gebiet in NRW 62% und in Berlin 69%. Nach Cooper sind 30% der alten Patienten in Allgemeinkrankenhäusern psychisch krank. Der Anteil über 60jähriger an der allgemeinen Krankenhauspflege betrug 1983 45%, während der entsprechende Anteil an der Gesamtbevölkerung noch knapp unter 20% lag. Die Verlegungsquote von psychisch Alterskranken in Einrichtungen der geschlossenen Altenhilfe beträgt etwa 25%. Die Unterbringung und Versorgung psychisch Alterskranker ist zunehmend an gerontopsychiatrische Stationen in Heimen übertragen worden. Der Anteil psychisch Alterskranker ist in kommunalen Heimen höher als in privaten. 80% der Pflegeheimbewohner haben ein hirnorganisches Psychosyndrom, nach Kanowski in LKH's 33%. Nach Kelleher und Benner überwiegen in Heimen Demenz und Depression (vgl. Tabelle 53).

Gründe für die Heimaufnahme

Es werden immer mehr Heimplätze benötigt, weil die Zahl der alleinstehenden Hochbetagten zu- und die der Familien abnimmt. Gründe für die Heimaufnahme sind schlechter Gesundheitszustand, schlechte Wohnverhältnisse, Familienkrise, fehlende Unterstützung der Familie durch ambulante Dienste oder fehlende Versorgung Alleinstehender durch Angehörige.

Tabelle 53
Verbreitung psychischer Leiden in Heimen

Diagnosen	*Pflegeheime*	*Altenheime*	*Altenwohnheime*
Demenz	57%	38%	7%
Depression	12%	16%	23%
Alkoholismus	5%	1%	–
Schizophrenie	1%	1%	–
Persönlichkeitsstörung	5%	4%	2%
psychiatrisch krank	81,9%	61,8%	38,5%

Reaktion auf die Heimaufnahme

60% der Älteren werden zwangseingewiesen, darauf reagiert ein Drittel mit Verwirrtheit, andere werden apathisch, depressiv oder aggressiv. Manche psychisch Alterskranke leben im Heim neu auf, weil sie neue Kontakte finden oder sich akzeptiert fühlen (vgl. Tabelle 55, S. 240).

Tabelle 54
Gegenüberstellung der gestzlichen Kriterien der Pflegebedürftigkeit, des Personalschlüssels in Heimen und der Pflegegradgruppen in der ambulanten Pflege

Pflegebedürftigkeit	Kriterien des Gesetzgebers nach der Allgemeinen Vereinbarung der Pflegesatzkommission des Landes NRW – Nach § 69 BSHG wird unterschieden zwischen hilflos, erheblicher und außergewöhnlicher Pflege	Personalschlüssel in den Heimen zur Zeit (1981)	Personalschlüssel nach der Krankenpflege-Enquête	Pflegegradgruppen nach der Socialdata-Erhebung 1978 in der ambulanten Pflege: Pflegegrad		Anteil in %
Nicht erhöht		1:19				
Erhöht pflegebedürftig ist,	wer über die übliche Versorgung hinaus wegen körperl. oder geistiger Behinderung nicht nur vorübergehend bei Verrichtungen des täglichen Lebens wie beim Ankleiden, Frisieren, Waschen, Baden, Essen, Toilette-Benutzen, Anlegen von Körperersatzstücken fremder Hilfe bedarf	1:4,8	1:3,1 bis 1:3,7	C	Einige sind in Teilbereichen auf leichte Pflege angewiesen, andere vollständig auf hauswirtschaftliche Versorgung und im Aktionsradius stark eingeschränkt	31 %
				D	Intensive Betreuung ist nötig oder Hilfe bei der hauswirtschaftlichen Versorgung oder Hilfe wegen sehr reduziertem Aktionsradius	42 %
Schwer pflegebedürftig ist,	wer infolge seiner körperlichen oder geistigen Behinderung so hilflos ist, daß er dauernder Hilfe bedarf, weil er – beim Gehen geführt oder im Krankenfahrstuhl gefahren werden muß, – dauernd bettlägerig ist, – nicht allein essen kann, – dauernder Aufsicht oder einer Nachtwache bedarf, – die Funktionen der Blase und des Darmes nicht unter Kontrolle hat, oder wer wegen anderer erschwerender Umstände eine über die unter erhöht pflegebedürftig genannten Fälle hinausgehende Hilfe benötigt, vorausgesetzt, daß die Hilfe nicht von anderen Pfleglingen geleistet wird.	1:3,3	1:1,6 bis 1:1,9	A	Ständig oder fast immer bettlägerig, ununterbrochener Pflegebedarf, hauswirtschaftliche Versorgung, Betreuung	9 %
				B	In mehreren Bereichen nicht mehr in der Lage, sich selbst zu helfen, angewiesen auf hauswirtschaftliche Versorgung und Betreuung, in Teilbereichen noch selbst aktiv	18 %

Hospitalismus *Hospitalismus in Heimen*

Symptome Welche Symptome deuten auf Hospitalisierungsschäden?
Die Heimbewohner werden apathisch, interesselos, unterwürfig, vernachlässigen Körper- und Kleiderpflege, resignieren und vegetieren nur wie eine nutzlose, aber gut gepflegte Pflanze: Stumm sitzen sie tagein und tagaus auf dem gleichen Stuhl, sehen in die gleiche Richtung und überlassen alles der Institution. Manchmal fehlt jeder Ärger über unfaire Behandlung. Andere genießen den Komfort und wehren sich, wenn sie etwas unternehmen sollen. Gelegentlich wird das »hat sich gut eingelebt« durch Wutausbrüche unterbrochen, die dann als psychische Störung erklärt werden. Hospitalisierte werden nach Jahren depressiv oder dement, weil sie schon früh für abgebaut erklärt werden und weil es von ihnen erwartet wird.

Bedingungen Welche Faktoren tragen zum Hospitalismus bei?
- Die Erwartung Älterer, im Heim bequem versorgt zu werden.
- Der fehlende Kontakt zur Außenwelt: Besuche und Briefe werden immer seltener: sozialer Tod!
- Der Tagesablauf ist oft erzwungene Langeweile. Nur Privilegierte dürfen beim Tischdecken oder Wegräumen helfen. Individuelle Aktivitäten lösen bei Pflegenden Angst aus.
- Autoritäres Verhalten (Kommandoton) der Pflegenden, die entscheiden, was ein Bewohner z. B. anziehen soll.
- Verlust von Freunden, persönlichem Besitz und Privatleben.
- Beruhigungs- und Schlafmittel lähmen Eigeninitiative.
- Heimatmosphäre: einheitliche Möbel, Vorhänge, schlechte Beleuchtung, immer derselbe Lärm und Geruch, Hetze usw.
- Mangelnde Zukunftsaussichten und Sinnlosigkeitsgefühle.

Vorbeugüng Wie sind Hospitalisierungsschäden zu vermeiden?
- Kontakte zur Außenwelt herstellen, z. B. Telefon, Zeitung.
- Tagesablauf zu sinnvoller Tätigkeit strukturieren.
- Autoritäre Einstellung ist durch Selbsterfahrung abzubauen.
- Raum für persönlichen Besitz und für Privatleben schaffen.
- Beruhigungs- und Schlafmittel durch Zuwendung ersetzen!
- Freundliche, individuelle Atmosphäre ermöglichen!

Pflegemängel in Heimen (vgl. Tabelle 56), die sich auch in gut geführten Pflegeheimen vereinzelt einstellen können:

Pflegemängel in Heimen

- Personal- und Zeitmangel werden durch Beruhigungsmittel ausgeglichen. Bei einem Personalschlüssel von 1 : 3 entfallen auf jeden Pflegebedürftigen 90 Pflegeminuten, bei 1 : 4 69 und bei 1 : 5 nur 55 Minuten täglich.
- Qualifikationsmängel: Frei werdende Altenpflegerstellen werden nicht oder durch Aushilfskräfte besetzt.
- Sicherheit, Ordnung, Ruhe und Sauberkeit (Pfleger als Putzkolonne) sind wichtiger als menschliche Nähe.
- Zeit ist nur für körperliche Pflege, nicht für Gespräche. Wenn ein Bewohner Zuwendung wünscht, muß er hilflos werden.
- Die Kommunikation ist verkindlichend (Duzen), unpersönlich (er, man), vereinnahmend (wir), ausweichend (Fachsprache), einseitig oder wird aufgegeben: »Die kriegt nichts mit!«
- Gespannte Atmosphäre zwischen den Mitarbeitern überträgt sich auf den Kranken, weil er fürchtet, daran schuld zu sein.
- Autoritärer und Laissez-faire-Führungsstil können verwirren wie Zielkonflikte: Der Heimleiter vertritt Trägerziele wie reibungslosen Betriebsablauf mit Konfliktvermeidung, erfahrene Pflegende resignieren, Anfänger wollen aktivieren.
- Vorurteile: z. B. Verwirrten ist nicht mehr zu helfen, sie sind wie »böse Jungen oder ungezogene Mädchen«.
- Totalversorgung erzieht zu Unselbständigkeit.
- Verstärkung der Inkontinenz: »Lassen Sie es laufen!«
- Fixieren von Kranken, weil sie weglaufen, andere belästigen, aus dem Bett fallen, den Katheter ziehen, sich beschmutzen oder sich selbst befriedigen könnten oder weil sie wund sind.
- Einsperren ins Zimmer zum Schutz des oder vor dem Verwirrten?
- Lange Nächte mit einer unausgebildeten Nachtwache für 50 Bewohner, so daß mit Schlafmitteln Ruhe erzwungen wird.
- Unbedingte Ruhe von 19 bis 7 Uhr bei einem Schlafbedarf von sechs Stunden oder Wecken um 4 Uhr oder Abendessen um 17 und Frühstück um 8 Uhr, obwohl Unterzuckerung verwirren kann.
- Bettlägerigkeit: Nach Tews sind in deutschen Pflegeheimen 28 % bettlägerig (in holländischen 5 %) und nicht-bettlägerig 49% (94% in den Niederlanden), Tabelle 54, S. 237.

- Mangel an Sozialarbeitern, Psychologen und psychiatrischem Konsiliardienst für Krisenintervention und Nachsorge.
- Je gestresster die Pflegenden, umso größer der Beruhigungsmittelmißbrauch in der Abfertigungsmaschinerie: Kranke werden »fertiggemacht«, abgetopft, durchgefüttert usw.
- Persönliche Kontakte wie Umarmen lösen Eifersucht bei Mitbewohnern und Mitarbeitern aus. Beziehungspflege fehlt.

Tabelle 55
Vor- und Nachteile der häuslichen und der Heimpflege

Häusliche Krankenpflege mit Unterstützung durch die Sozialstation	*Pflege im Pflegeheim*
Individuelle Pflege braucht viel Zeit, verhindert Bettlägerigkeit, vorwiegend Beziehungspflege	Routine- oder Einheitspflege braucht weniger Zeit, leistet Bettlägerigkeit Vorschub, vorwiegend körperliche Pflege
Konstante Bezugspersonen erhalten Orientierung	Wechselnde Bezugspersonen erschweren Orientierung
Umgebung vertraut	Umgebung fremd, steril
Kontakte zu Nachbarn und Bekannten bleiben erhalten	Absonderung fördert Verwirrtheit
Der Kranke bleibt selbstbestimmt, unabhängig	Der Kranke ist fremdbestimmt, wird abhängig
Er kann Bedürfnisse individuell befriedigen	Er muß sich der Heimordnung fügen
Intimität bleibt berücksichtigt	Fremde Pflegende und Mitbewohner dringen in die Privatsphäre ein
Ambulante Dienste und Sozialstationen reichen nicht aus, um die pflegende Tochter zu entlasten	Pflegende arbeiten im Dauerstreß Altenpflegerstellen bleiben unbesetzt oder Aushilfskräfte übernehmen die Pflege
Ambulante Dienste können täglich nur 1–2mal stundenweise die Pflege übernehmen und überwachen	Verwirrte werden 24 Stunden versorgt und überwacht
Die Angehörigen pflegen unentgeltlich aus Verpflichtungsgefühl	Der »Job« wird entlohnt
Die Rente reicht. Angehörige verhindern manchmal eine notwendige Heimeinweisung aus finanziellen Gründen	Die Rente reicht nicht, viele Pflegeheimbewohner werden Sozialhilfeempfänger
Ambulante Dienste werden benachteiligt: sie erhalten nur 1/7 der Ausgaben bei Hilfe zur Pflege	Stationäre Pflege wird von der Hilfe zur Pflege (§ 68 f BSHG) bevorzugt: erhält 6/7
Krankenkassen bezahlen häusliche Krankenpflege, außer bei Hilflosigkeit	Krankenkassen bezahlen nur ärztliche Leistungen
Altenselbsthilfe erwünscht zur Erhaltung der Identität	Altenselbsthilfe unerwünscht

Gedanken zum therapeutischen Milieu im Heim:

Teamgespräche können den Umgang mit jedem Kranken individualisieren. Der Kranke wird hinzugezogen, um Schwierigkeiten und Vorschläge gemeinsam mit ihm zu bearbeiten. Wenn psychisch Alterskranke spüren, daß ihre Wünsche ernst genommen werden, sind sie zu anderen Aktivitäten zu motivieren. In Stationsversammlungen werden neue Kranke vorgestellt, Veränderungen besprochen, Ärger und Streit geklärt, Pläne für die nächste Woche geschmiedet, Aufgaben wie z. B. Blumengießen oder Besorgungen für Bettlägerige neu verteilt, um die Hackordnung abzubauen. Gestresste Pflegende haben leicht den Eindruck, an allem werde herumgemeckert, sie könnten keinem etwas recht machen. Für sie ist es schwer, für Kritik offen zu bleiben. Das Klima in einem Team beeinflußt den Kranken: Wenn Konkurrenzkampf, Mißgunst, Neid zwischen Pflegenden, Angehörigen und Hausärzten zu »dicker Luft«, Hetze und Spannung führen, wird der Kranke verunsichert. Pflegende können sich in die Rolle der anderen Berufsgruppen einfühlen, durch offene Gespräche Mißverständnisse klären, zu hohe Erwartungen aneinander abbauen, um Schuldgefühlen vorzubeugen.

Team-
besprechung

Stations-
versammlung

für Kritik
offen bleiben
therapeutisches
Klima

Erwartungen

Pflegende stützen den Kranken, wenn er von Mitbewohnern einmal fertig gemacht werden sollte, ermutigen ihn, sich zu äußern. Wenn Pflegende nur erwarten, daß Kranke ruhig sind, sich anpassen und keinen Kummer machen, werden sich die Kranken so verhalten wie durch Hospitalismus geschädigte Kranke.

Die therapeutische Beziehung ist nie Sache des einzelnen Pflegenden, sondern Aufgabe des Teams: Alle müssen mit dem Kranken zusammenarbeiten. Die berufliche Hierarchie hindert, zu überlegen, was dem Kranken hilft, z. B. Informationsaustausch an den Kranken, die Berufskollegen, die Angehörigen, andere Berufsgruppen, Verbände, Ämter, Altentagesstätten und -klubs. Manche Kranke wollen nicht, daß ihre Wahn- oder Selbstmordideen anderen mitgeteilt werden. Zur Selbstmordverhütung kann es im Interesse des Kranken sein, andere zu informieren.

therapeutische
Beziehung

Informations-
austausch

Wenn der Heimleiter den Umgang mit Kranken als geringwertige Arbeit den Praktikanten zuteilt, werden es Pflegende als Aufstieg erleben, sich zurückzuziehen. Wenn er aber Verantwortungsbereiche wie z. B. Wäsche an Kranke überträgt, wer-

Heimleiter
als Vorbild

Tabelle 56
Stufen der Pflegequalität bei der Pflege Verwirrter in Heimen
(verändert nach N. F. EXCHAQUET, L. ZÜBLIN und F. BUCH, Frankfurt, Hufeland-Haus)

Qualitätsstufen Rehabilitation und Pflege	Optimale Pflege Verwirrter bestimmt mit	Angemessene, gute Pflege Dem Verwirrten angepaßt	Sichere, ausreichende Pflege Routineversorgung	Mangelhafte, gefährliche Pflege Verwahrende Pflege
Materielle Voraussetzungen Möblierung	Pflegehilfsmittel ausreichend optimal für Pflegende und Verwirrte, z. B. Farbsysteme	ebenso entspricht individuellen Bedürfnissen, Kalender, Uhr	Wäsche, Einwegartikel zuwenig einheitlich, erschwert Orientierung, keine Uhr	Einwegartikel fehlen, zuwenig Pflegehilfsmittel einheitlich, weiß, glänzend, keine Uhr
Organisation und Pflegeplanung	alle Mitarbeiter, Verwirrter u. Angehörige planen	nur Pflegende planen systematisch alle Maßnahmen	Pflege nach Routine, ärztlicher Verordnung, schnell	jeder pflegt nach seinem Stil, möglichst rationell
Grundpflege	Verwirrter entscheidet mit, ist aktiviert, darf gehen	wird informiert, es wird etwas getan an ihm	Information = Anweisung, er hat tun zu lassen	Information = Befehl, er hat sich anzupassen
Mitarbeiter	Angelernte unter Aufsicht	Angelernte ohne Aufsicht	Unausgebildete	Unqualifizierte
Behandlungspflege	Verwirrter kooperiert, ist motiviert, kennt den Sinn der Maßnahmen	patientenbezogen, Verwirrter ist informiert, berücksichtigt Hygiene	stationsbezogene Pflege sichert Versorgung und peinliche Sauberkeit	sicherheitsbezogen, Behandlung fehlerhaft, Schäden sind möglich
Berücksichtigung psychischer und sozialer Bedürfnisse	beachtet Selbstwert- und Schamgefühle, Gewohnheiten, Wünsche	beachtet Schamgefühl und Sicherheitsbedürfnis, Gewohnheiten	beachtet Sicherheit, Wünsche nur, wenn sie die Routine nicht stören	keine Zeit für Bedürfnisse, nur für Sicherheit
Außenkontakte Ehrenamtliche	werden gefördert besuchen regelmäßig	werden ermöglicht sporadisch Alleinstehende	werden nicht gefördert fehlen	werden erschwert unerwünscht
Kommunikation Beantwortung von Fragen	achtet auf Beziehung »Ich« achtet auf Gefühle	»Ich«-Botschaften sachliche Antwort	vereinnahmendes »Wir« stereotype Antwort	Duzen, oder in 3. Person abweichende oder keine Antwort

Wertschätzung des Verwirrten	als Person	als Patient	als »Fall«	als »Verrückter«
Selbständigkeit	wird gefördert	wird erhalten	ist gefährdet	stört die Pflege
Vertrauen	wird gestärkt	wird erhalten	ist gefährdet	ist gestört
Gefühle des Verwirrten	frei, integriert, zufrieden	akzeptiert	abhängig, als Last	vernachlässigt, ängstlich
Realitätsorientierung	bei jeder Pflege	täglich	gelegentlich	nie, aus Zeitmangel
Sozialarbeiter	Einzelgespräche, Gruppen- und Öffentlichkeitsarbeit	ebenso	überlastet, allein für mehrere Heime	unbekannt, unerwünscht
Ärzte	nehmen am Team teil	zur Zufriedenheit des Kranken	Vertrag zwischen Arzt und Heim	erfüllen Rezeptwünsche
Beruhigungsmittel	überflüssig, weil Kontakt	nur bei Bedarf	nach Verordnung	reichlich, auf Wunsch der Pflegenden

	Fördernde Pflege	*Routine-Pflege*	*Verwahrende Pflege*
Pflegeziele	Wiederherstellung	Besserung	rationelle Arbeit
Deutung der Verwirrtheit	psychosozial und körperlich	körperlich	körperlich
Annahme über Heilung	veränderbar	besserungsfähig	unheilbar
Behandlung	ergänzend	zentral	sporadisch
Krankenrolle	zwischenzeitlich	vorübergehend	dauernd
Motivation des Kranken	selbstverant-wortlich	will gesund werden	gehorcht
Institution	Rehabilitations-zentrum	Akutkranken-haus	Pflegeheim
Erwartung des Pflegenden	Kranker ist aktiv	Bettruhe	Ruhe, Sauberkeit
Beziehung	persönlich	vorübergehend	fehlt oder gering

Aufgaben des Heimleiters

tet er sie auf. Der Heimleiter ist nicht aufsichtsführendes Organ und Pflegende sind nicht verwahrende Irrenwärter, die Zwischenfälle (Weglaufen, Selbstmord) verhindern, sondern alle versuchen, den Kranken durch eine gute Beziehung zu fördern. Der Heimleiter lobt die Pflegenden, ermöglicht Fortbildung, setzt sich für Supervision ein, greift Anregungen jüngerer Mitarbeiter auf, beseitigt Ausstattungsmängel, sorgt für Zimmerpflege, erlaubt abends Besuche, fördert Wohngemeinschaften, stützt die Angehörigen und hilft, Vorurteile abzubauen.

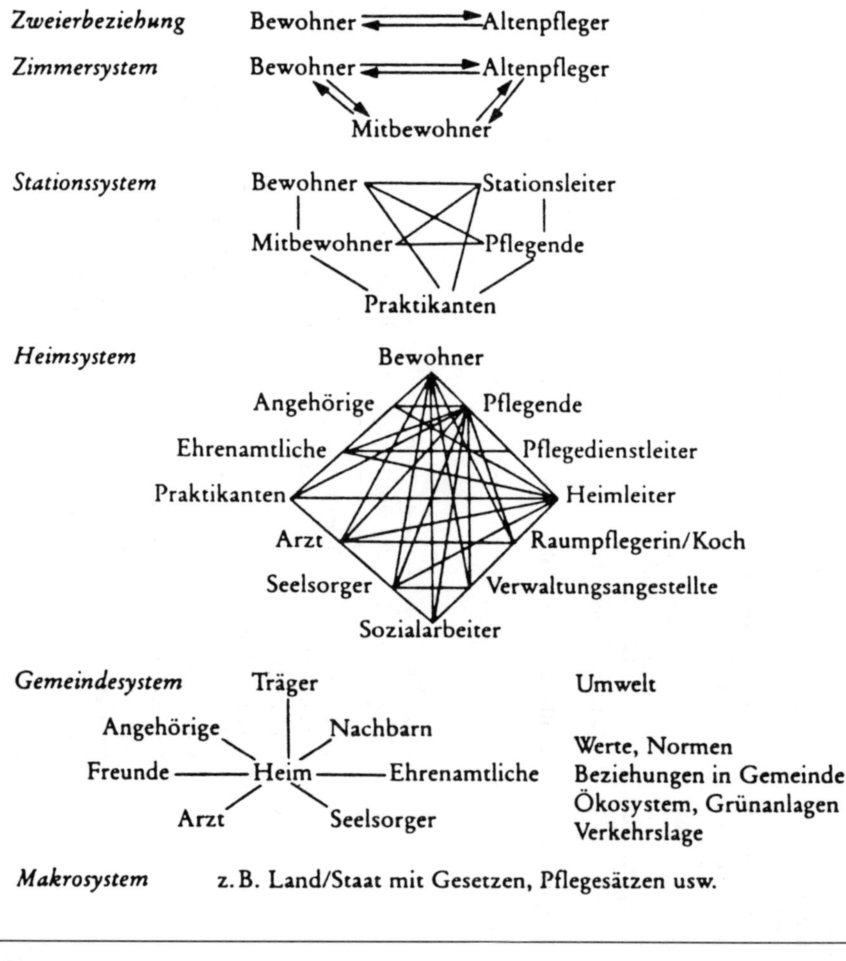

Abbildung 54
Das Heim als Kooperationssystem

Individualisierung der Altenpflege

A. Einstellungs- und Verhaltensänderung der Pflegenden

Übersicht: Individualisierung der Altenpflege durch Einstellungs- und Verhaltensänderung.

A. der Pflegenden:
   1. durch Berücksichtigung der Pflegeprozeßphasen,
   2. durch Selbsterfahrung.

B. der psychisch Alterskranken durch Interventionsgerontologie:
   1. vorwiegend körperliche Methoden,
   2. vorwiegend psychosoziale Methoden,
   3. soziale Hilfen.

1. durch Berücksichtigung der Pflegeprozeßphasen

Jede Pflegebehandlung ist Teil eines Pflegeprozesses, der sich wie ein Regelsystem steuert (Abbildung 55). Regelsystem

Der Pflegeprozeß umfaßt fünf Phasen, die sich dokumentieren lassen: Pflegephasen

1. Eingangsphase = Ist-Bestimmung		
1.1. Pflegeanamnese	–	Pflegeerhebungsbogen
1.2. Pflegediagnose		
2. Pflegeziele = Soll-Bestimmung		
3. Pflegeplanung (Abbildung 58 und 59)	–	Pflegeplanungsbogen
4. Ausführung	–	Pflegeverlaufsprotokoll (Abbildung 60)
5. Auswertung	–	Pflegebericht

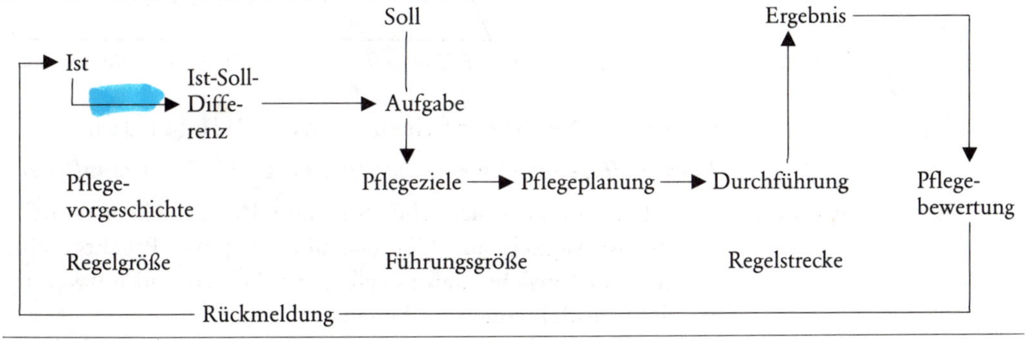

Abbildung 55
Der Pflegeprozeß als Regelsystem

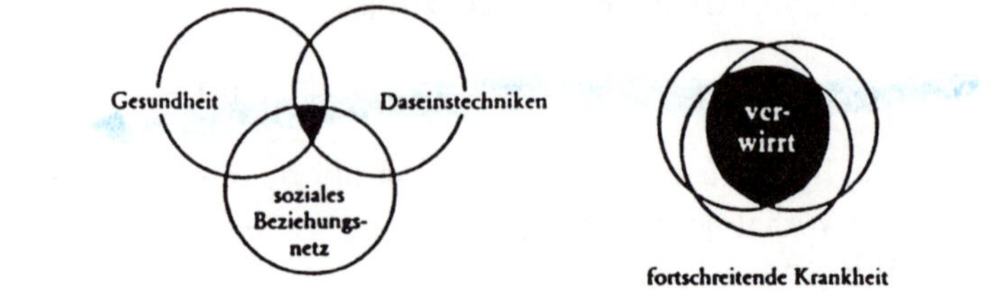

Abbildung 56
Die Wechselwirkung zwischen Krankheitsverlauf und Ressourcen

Jeder Pflegeprozeß hat drei Aspekte:

Wechselwirkungsprozeß
1. Der Pflegeprozeß ist ein Wechselwirkungsprozeß zwischen Krankheitsverlauf und Ressourcen (Abbildung 56).

Problemlösungsprozeß
2. Der Pflegeprozeß ist ein Problemlösungsprozeß, der offen ist und immer wieder neu anfängt in der Hoffnung, daß noch etwas zu bessern ist (Abbildung 57 und 60).

Beziehungsprozeß
3. Jeder Pflegeprozeß ist ein Beziehungsprozeß.

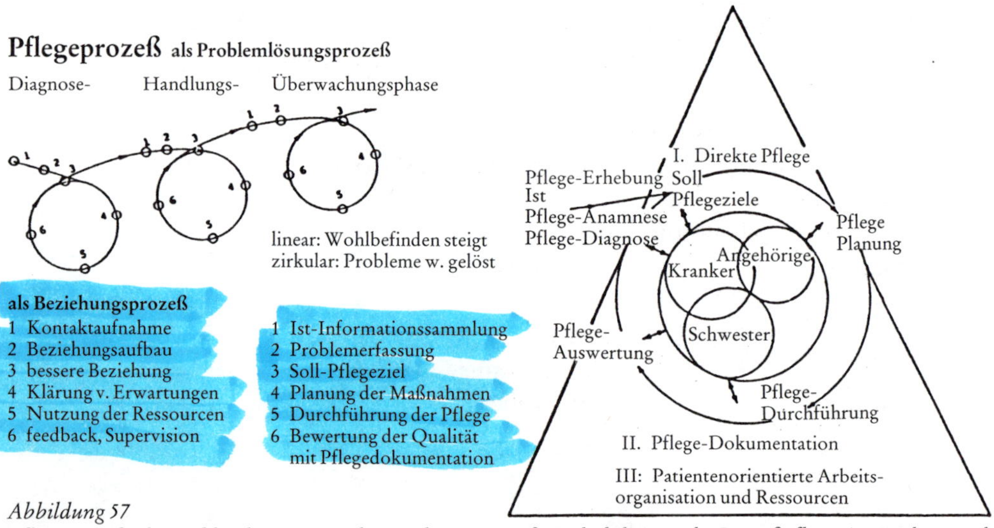

Abbildung 57
Pflegeprozeß als Problemlösungs- und Beziehungsprozeß: Rehabilitierende Prozeßpflege (verändert nach KROHWINKEL*)*

2. durch Selbsterfahrung der Pflegenden

Warum pflege ich alte Kranke? Warum wurde ich Altenpfleger?

Berufsmotivation ideale

– Ich kann mich freuen über folgende *Motive:* Nächstenliebe und Selbstlosigkeit aus Glaubensüberzeugung, Pflichtgefühl, Mitleid und Einsicht, daß es selbstverständlich und notwendig ist, alten Notleidenden zu helfen.

allzu menschliche

– Ich sollte mich nicht scheuen, auch andere Motive bei mir wahrzunehmen: um Geltungs- und Machtbedürfnisse zu be-

Abbildung 58
Pflegeplanung
(*aus* V. FIECHTER und M. MEIER: Pflegeplanung. Hoffmann-La-Roche, Basel 1981)

Name	Grad der Pflegebedürftigkeit	Selbständig	Teilweise hilfebedürftig	Vollständig hilfebedürftig	Kontrolle	Häufigkeit	Grenzen >	Grenzen <
Alter	Mobilisation				Gewicht			
	Körperpflege				Wasserlassen			
Konfession	Ankleiden				Blutdruck			
	Nahrungsaufnahme				Atmung			
	Ausscheidung				Puls			
Angehörige (Tel.-Nr.)					Temperatur			
	Prophylaxen							

Datum	**Probleme und Ressourcen** des Patienten	Stopp	Datum	**Pflegeziele**	Stopp	Datum	**Pflegeplan**	Stopp

Abbildung 59
Pflegeplanbogen
(*aus* A. HUNZIKER: Gesundheitspolitik: Tyrolia, Innsbruck 1983, 125)

Datum	Nr.	Problem/Bedürfnis	Ziel	Pflegeplan/Maßnahme	überprüfen am	Erfolgskontrolle	Unterschrift
1. 3.	1.	kann nicht ohne Hilfe – aufsitzen und aufstehen (Ehefrau hat Wirbelsäulenschaden) →	soll sich aufsetzen im Bett und aufstehen, auf Stuhl neben Bett sitzen können →	üben; mit gesunder Seite abstützen und aufrichten Ehefrau Hilfsgriffe einüben	8. 3.	kann im Bett aufsitzen braucht aber noch viel Hilfe zum Aufstehen	
		– essen und trinken →	soll mit Schnabeltasse allein trinken können, mit Löffel essen →	Hilfsmittel (z. B. rutschfeste Tellerunterlage) beschaffen, üben	8. 3.	trinkt allein mit Schnabeltasse, Löffelbenutzung etwas mühsam	
		– sich waschen →	soll mit gesunder Hand Gesicht und Hände waschen →	beim Waschen nur helfen, wo nötig	8. 3.	wäscht Gesicht, Brust, Hände allein, putzt auch Zähne selbst	
		– sich aus- oder anziehen →	soll Schlafanzugjacke und Hemd allein ausziehen und mithelfen beim Anziehen →	richtige Reihenfolge und Griffe beibringen, üben	15. 3.	Ausziehen sehr gut, Anziehen nur manchmal und mit Hilfe	
		– zur Toilette →	soll mit Hilfe von Ehefrau Nachtstuhl nutzen, dazu einige Schritte gehen →	Ehefrau beibringen, wie sie ihn beim Stehen und Gehen stützen kann	29. 3.	steht gut, schafft schon 3 Schritte zum Nachtstuhl	
	2.	Kontrakturen an der linken Hand →	soll Kontrakturen vermindern, teilweise Hilfsfunktion erfüllen (z. B. Teller festhalten) →	passive Übungen, Ehefrau soll diese 4mal täglich mit ihm machen, Greifübungen mit Ball	15. 3.	Kontrakturen kaum besser Patient vernachlässigt Übungen	
		usw.	usw.	usw.		usw.	

Abbildung 60
Pflegeverlaufsprotokoll
(*aus* A. HUNZIKER: Gesundheitspolitik: Tyrolia, Innsbruck 1983, XXXIV)

Jahr: Monat:	1	2	3	4	5	6	29	30	31	Summe	
Vorm.											
Nachm.											
Nachts											
Ambulanz											
A. Maßnahmen auf Grund ärztl. Anordnung										Leist.	Std.
1. Großer Verband											
2. Kleiner Verband											
3. Dekubitusbehandlung											
4. Elastischer Verband											
5. Injektion											
6. Katheterisierung, Blasenspülung, Restharnentnahme											
7. Spülung, med. Einlauf, Klysma											
8. Blutdruckmessung											
9. Infrarotbestrahlung/Inhalation											
10. med. Einreibung											
11. med. Bäder, Teilbäder, Packung											
12. Sonstige Maßnahmen (z.B. Augen- und Ohrentropfen, Medikamentenüberwachung)											
B. Hauspflege nach Einsatzstunden											
C. Pflegemaßnahmen											
13. Große Pflege (Körperpflege oder Vollbad und Betten und prophylaktische Maßnahmen)											
14. Kleine Pflege (Teilpflege oder Teilbad und Betten und prophylaktische Maßnahmen)											
15. Umschlag/Wickel											
16. Bewegungsübung											
17. Nachtwache und -besuch nach Stunden											
18. Tagwache nach Stunden											
19. Sonstige Maßnahmen, z.B. Krankenbegleitung, Essensbereitung, Zimmerreinigung u.ä. n. Std.											
20. Pflegerische Beratung (Vor- und Nachsorge) Vermittlungen											
21. Begleitende Lebenshilfe (z.B. Gespräche, Seelsorgehilfe, Sterbebegleitung)											
D. Ausleihe von Pflegegeräten											
22. Bett (B), Rollstuhl (R), Heber (H), Nachtstuhl (N)											

Erläuterungen: Leistungen sind durch einen Schrägstrich, Stunden durch Zahlen in der Tagesspalte zu kennzeichnen.

friedigen und Minderwertigkeitsgefühle zu kompensieren? Um persönliche Vorteile (Erbschaftswünsche) zu erlangen? Um Klarheit in eigenen Problemen zu gewinnen? Um den Mangel an Anerkennung (z. B. als Hausfrau) wettzumachen? Um die Mutterrolle weiter spielen zu können? Um mich mit einer angesehenen Tätigkeit zu identifizieren? Um ungestillte Liebesbedürfnisse (Partnerersatz) zu erfüllen? Um verdrängte Aggressionen zu sublimieren? Um Schuldgefühle zu sühnen, mich selbst zu bestrafen und aufzuopfern: Um familiäre und berufliche Enttäuschungen zu überwinden? Um die Richtigkeit der eigenen Weltanschauung zu beweisen? (nach THOMAS 1976).

Helfersyndrom

– Habe ich ein *Helfersyndrom?* Habe ich mich als Kind abgelehnt gefühlt, so daß ich jetzt helfe, weil ich dann nicht abgelehnt werden kann? Fühle ich mich schlecht, wenn ich die mein Gewissen überfordernden Normen, immer einsatzbereit, freundlich, akzeptierend zu sein, nicht immer erfüllen kann? Gestalte ich meine Beziehungen nur als Helfer, nicht in Gegenseitigkeit? Opfere ich mich bedürfnislos für andere, um verdeckt dankbare Bestätigung zu ernten, z. B. »Ich tue alles für Sie (und verlange nichts für mich)!« Lasse ich meine Aggressionen indirekt am Kranken aus, wenn ich sage »Es gibt Schlimmeres!« oder »Andere haben auch Schmerzen«, anstatt sie mir zuzugestehen. Mit dem Helfersyndrom kann ich innere Leere, eigene Ängste und Wünsche zudecken. Solche Helfer wehren frühe Ablehnung ab und engen ihr Leben aufs Helfen ein.

Helferleiden oder Burnout-Syndrom

Burnout-Syndrom
Helferleiden

Helferleiden oder Burnout-Syndrom wird bedingt durch:

Persönlichkeit

– Persönlichkeitsfaktoren: wie emotionale Überlastung durch ständige Konfrontation mit Leiden und Sterben, Mangel an Bedürfnisbefriedigung und Coping (Streßbewältigungstechnik) und der erlebte Widerspruch zwischen Idealen und Realität.

Umwelt

– Umweltfaktoren sind Hetze, mangelnde Anerkennung, Pflegenotstand, Rollen- und Mitarbeiter-Konflikte.

Symptome

Symptome des Burnout sind: Der Pflegende fühlt sich
– emotional ausgehöhlt, immer unzufriedener, nervös, reizbar, hilflos, resigniert, leer, verzweifelt.
– geistig: unzulänglich, als Versager, schuldig, entmenschlicht, sinnlos, negativ zu sich, zur Arbeit und zur Zukunft.
– körperlich krank: schlaflos, erkältet, Kopfschmerzen usw.

Das Burnout entwickelt sich in folgenden Stadien:

Studien des Burnout

1. Begeisterung: »Feuer + Flamme«: selbstlos opfert er sich auf.
2. Stagnation: Erfolge, Freuden, Anerkennung bleiben aus.
3. Frustration: er glaubt, nichts mehr zu beeinflussen.
4. Rückzug in eine gleichgültige oder angepaßte Routine.

Wie finden ausgebrannte Pflegende im Beruf wieder Freude?

Verbesserung der Arbeitsbedingungen

BALINT-Gruppen

Supervision

1. Durch Veränderung der Umwelt (Heim, Sozialstation): Die Arbeitsbedingungen sollten verbessert, Arbeitspausen zum Abschalten verlängert, Belastungszeiten verkürzt, Lohn erhöht, Möglichkeit zur Fort- und Weiterbildung, zu Teambesprechungen, zu kollegialer (BALINT-Gruppen) oder zu geleiteter Fall- oder Team-bezogener Supervision gegeben werden.

Selbsterfahrung

2. Persönliche Einstellungsänderung und Selbsterfahrung, um die Sichtweise zu ändern, neue Lösungen zu suchen, sich realistische Ziele zu setzen, Arbeit und Freizeit abzugrenzen,

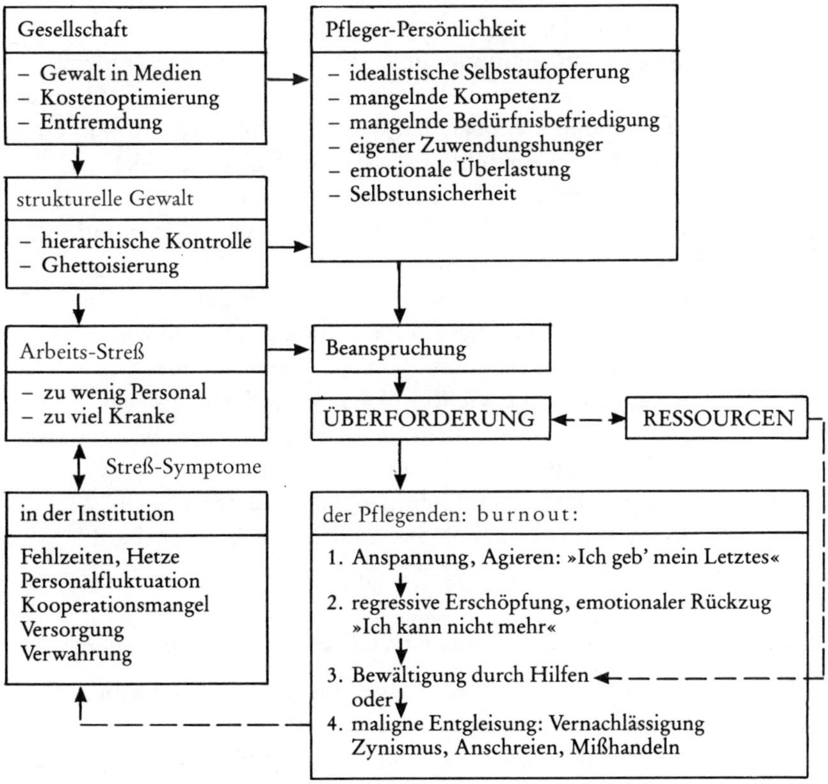

Abbildung 61
Bedingungsfaktoren und Folgen des Burnout

Beziehungspflege

sich zu entspannen, sich kreativ zu betätigen, Ausgleich, Kontakte und Hilfe zu suchen und humorvoll zu sein.

3. Durch Beziehungspflege: Der Pflegende kann als konstante Bezugsperson mit dem Kranken statt für ihn arbeiten, von ihm lernen und in der Begegnung einen Sinn finden. Beziehungspflege beruht auf Gegenseitigkeit: Kranker und Pflegender geben/nehmen, sind führend/abhängig, aktiv/passiv, stark/schwach, fürsorglich/hilflos. Pflegende klären, ob sie im Kranken das bekämpfen, was sie in sich als bedrohlich verspüren. Wenn sie andere vernachlässigen, ist die Beziehung zu eng symbiotisch.

Gefahren

Gebote pflegerischen Verhaltens

Mit welchen Gewissensforderungen (Gebote pflegerischen Verhaltens nach REST) *sollte ich mich auseinandersetzen?*

- stelle Dir den Kranken ohne seine Krankheit vor, identifiziere ihn nie mit seiner Krankheit oder seinem Zustand!
- beachte die Folgen seines jetzigen Zustandes!
- laß den Kranken immer über seine Veränderungen reden!
- versuche, bedeutende Personen aus seinem Leben in Deinen Umgang miteinzubeziehen, seine Persönlichkeit zu wahren!
- sei objektiv, nie gefühllos, korrigiere Deine Gefühle!
- laß den Kranken soviel entscheiden wie möglich!
- hilf ihm, sein Leben und seinen Tod zu akzeptieren und so zu leben und zu sterben, wie er es sich vorstellt!
- beachte seine Souveränität und Deine Gleichheit mit ihm!
- der Kranke ist abhängig von uns, unser Ansehen von ihm!
- achte seine Integrität und Freiheit, drohe ihm nie!
- der Kranke ist die wichtigste Person für Deinen Beruf!
- er unterbricht Dich nicht, er ist Deine Arbeit. Wir erweisen ihm keine Gunst, wenn wir ihm dienen.
- er ist ein Mensch mit Gefühlen, Sehnsüchten wie Du.
- mische Dich nicht ein in persönliche Angelegenheiten!

Rollenerwartungen an die Pflegenden

Welche Rollenerwartungen haben Kranke an die Pflegenden?

- sie sollen ihn verstehen, sich einfühlen, sachlich bleiben,
- sie sollen den Kranken psychisch unterstützen,
- sie sollen den Kranken körperlich gut pflegen,
- sie sollen alle Kranken gleich behandeln,
- sie sollen selbstlos und immer erreichbar sein,

– sie sollen schweigen können,
– sie sollen den Kranken wie eine Mutter versorgen,
– sie sollen vermitteln zwischen ihm und Helfern.

Welche Rückwirkungen haben die gesellschaftlichen Erwartungen an alte Kranke und Pflegende?

Altenfeindlichkeit der Gesellschaft

Was erwartet die Gesellschaft vom alten Menschen? (nach BURGESS zit. nach TEWS 1971, 8)

– der Alte soll sich passiv verhalten, er soll sich nur ausruhen.
– er soll abhängig werden von Unterstützung und dem Rat anderer.
– er muß bei Krankheit in Institutionen, nicht zu Hause betreut werden.
– er soll sich nach der Berufsaufgabe aus sozialer Teilnahme zurückziehen.
– eine Vorbereitung auf das Alter sei nicht erforderlich, dazu habe man im Alter noch genug Zeit.
– eine frühzeitige Pensionierung sei richtig, weil ältere Arbeitnehmer nicht mehr lernen könnten, mehr Unfälle erlitten und häufiger fehlten.

Pflegende sollten sich hüten, jedem Alten die Krankenrolle zuzuschreiben.

Krankenrolle

Was erwartet die Gesellschaft vom Kranken? (= Krankenrolle nach PARSONS, zit. nach SIEGRIST 1974, 115)

– der Kranke ist von täglichen Rollenverpflichtungen befreit,
– der Kranke ist von Verantwortlichkeit befreit; manche alte Neurotiker sind befriedigt, wenn ihre Beschwerden als Krankheit anerkannt werden,
– der Kranke ist zum Gesundungswillen verpflichtet; Kranke, denen die Krankheitseinsicht fehlt (z. B. Demente, Wahnkranke), fühlen sich gesund; alte Kranke haben nach jahrelangem chronischen Leiden oft jede Hoffnung und jeden Gesundungswillen verloren, sie bedürfen besonderer psychischer Betreuung,
– der Kranke ist verpflichtet, mit dem Arzt zusammenzuarbeiten.

Was erwarten Pflegende vom Kranken, auch vom alten Kranken?

der »ideale Patient«

Der ideale Patient stellt sich aus der Sicht der Pflegenden wie folgt dar:

Der ideale Patient muß nicht gewaschen, gefüttert und mit der Pfanne versorgt werden, macht nie sein Bett schmutzig, hilft beim Betten. Er ißt das ihm vorgesetzte Essen ohne Sonderwünsche restlos auf, bleibt im Bett (läuft nicht herum), pflegt sich selbst, ist freundlich, hoffnungs- und vertrauensvoll, auch wenn sich sein Zustand verschlechtert. Er ist dankbar, er ruft oder klingelt nicht ohne triftigen Grund, läßt sich nicht durch den Wechsel der Pflegenden beirren, er vertraut sich den Pflegenden an, wenn sie selber Zeit und Lust dazu haben.

Der ideale Patient ist nicht anspruchsvoll, ist gebildet und trotzdem bescheiden, projiziert auf jeden Pflegenden Muttergefühle, fragt nicht viel, sondern vertraut sich bedingungslos an. Er reagiert sofort auf die gegebenen Anweisungen, hat selten Besuch, und dieser will nicht viel wissen. Der ideale Patient hat keine Verhaltensstörung. Der ideale Patient stirbt nicht gerade zur Zeit der pflegerischen Verrichtungen.

»schlechte Patienten«

Schlechte Patienten werden von den Pflegenden wie folgt beschrieben: Sie sind wehleidig, sie glauben, daß die Pflegenden nur für sie da sind. Sie machen Vorschriften, wollen über alles Bescheid wissen und sich in den Vordergrund spielen.

Rollenerwartungen an alte Kranke

Welche Rollenerwartungen haben Pflegende an alte Kranke?
- der alte Kranke muß sich einordnen.
- der alte Kranke ist auf fremde Hilfe angewiesen.
- der alte Kranke soll aktiv mitarbeiten, wieder gesund zu werden.

Sanktionen gegen Patienten

Kranke, die sich nicht einordnen oder anpassen, müssen mit Sanktionen (Schikanen) rechnen: Die Pflegenden lehnen den Kranken ab, schlagen ihm Sonderwünsche ab, entziehen ihm die liebevolle Zuwendung und bevorzugen andere Kranke. Dem Kranken sagen die verärgerten Pflegenden dann z. B. »Wenn Sie so weitermachen, können Sie nicht gesund werden!« Hinter dieser Aussage verbirgt sich der Groll des Pflegenden, daß sich der Kranke nicht einfügt. Der Kranke reagiert auf diese Druckmittel mit Trotz und wird deshalb als psychisch gestört abgewertet und mit Sanktionen bestraft.

Selbstbild des Kranken ist abhängig von der Fremdeinschätzung

Welches Selbstbild hat der alte Kranke und Pflegebedürftige?
- Ist schon die Selbsteinschätzung jedes alten Menschen von Gesundheitszustand, Schicht und Fremdeinschätzung abhängig (vgl. S. 35), so wird das *Selbstwertgefühl* psychisch Alterskranker besonders von der *Fremdeinschätzung durch die Umgebung* beeinflußt. Im Sinne der Sich-selbst-erfüllenden Prophezeiung wird sich der alte Kranke genauso verhal-

ten, wie es von ihm erwartet wird, z. B. leicht erregbar, aggressiv oder gefügig, Eigenschaften, die zuweilen als Zeichen psychischer Störung gelten.

– In beschützender, geschlossener Abteilung fühlen sich Abgesonderte verachteter als »Pflegefälle«. Heimleiter begründen geschlossene Stationen damit, daß sie einen besseren Personalschlüssel mit rationelleren Arbeitsabläufen erreichen, Verwirrte vor Weglaufen und Unfällen, die Rüstigen vor Belästigung schützen und Pflegende entlasten könnten. In einigen Heimen sind 80 % verwirrt, sollen sie wie früher zu »Insassen« werden? Nur sich und/oder andere gefährdende Kranke sind vorübergehend zu schützen. Wenn mehr als 25 % der Bewohner psychisch gestört sind, sehen Rüstige ihre Belastungsgrenze als überschritten an. Die Integration Gestörter erhält Identität, Kontinuität, Selbstbestimmung, Kompetenz und nimmt den Rüstigen die Angst vor Stigmatisierung.

geschlossene Abteilung?

Integration

– Ein »Pflegefall« kann uns bereichern mit Freundlichkeit, Wohlwollen, Liebe und Güte, wenn wir es von ihm erwarten. Er kann herrschsüchtig, nörglerisch sein, wenn wir es ihm zuschreiben. Pflegebedürftige wurden aus ihrer Umgebung (zu Hause, Krankenhaus, Altenheim) herausgerissen. Sie haben die letzten Kontakte verloren, fühlen sich auf der Wartestation vor dem Tode, müssen um jede Kleinigkeit bitten. Das vermindert ihr Selbstwertgefühl, läßt Wut aufkommen, die nicht den Pflegenden meint. Wenn ich dem »Pflegefall« sinnvolle Tätigkeiten für andere zumute, kann er Lebensfreude wiedergewinnen.
Durch unterschiedliche Verhaltenserwartungen von Kranken und Pflegenden kommt es zu Mißverständnissen, die zu bereinigen sind, wenn sie darüber miteinander sprechen.
Auch *unterschiedliche Verhaltenserwartungen* unter den Pflegenden und mit dem Leiter der Sozialstation oder des Heimes sind in einer sachlichen Aussprache zu klären. So können Pflegende selbstkritisch lernen, daß manche Schwierigkeiten durch eigenes Verhalten und eigene Erwartungen verursacht werden.

Hilfe von einem »Pflegefall«?

sinnvolle Tätigkeit für andere

unterschiedliche Verhaltenserwartungen

Die nachfolgende Tabelle 57 zeigt, wie abhängig der Kranke vom Pflegenden ist und umgekehrt.

Tabelle 57
Gegenseitige Abhängigkeit von Kranken und Pflegenden

Der Kranke	*Der Pflegende*
ist herausgerissen aus der Umgebung und Aktivität,	ist stark beansprucht durch die Hilflosigkeit des Kranken und durch die Auseinandersetzung mit dem eigenen Altern,
ist eingeschränkt in der Bewegungs- und Verhaltensfreiheit,	ist eingeengt durch die Abhängigkeit des alten Kranken,
fühlt sich ohnmächtig, ausgeliefert,	fühlt sich mächtig,
erlebt sich in der Rolle des hilflosen Kindes,	erlebt sich als fürsorgende Mutter,
braucht den Altenpfleger als Hauptbezugsperson,	fühlt sich überfordert,
ist im Selbstgefühl gekränkt	fühlt sich minderwertig

gegenseitige Abhängigkeit von Kranken und Pflegenden
Rückwirkung der negativen Vorurteile gegen Alte auf Pflegende

Die *negativen Erwartungen der Gesellschaft* an alte Kranke wirken auf das Selbstwertgefühl der Pflegenden zurück. Ich habe oft gehört »Hätten Sie nicht einen besseren Job gefunden, als alte verwirrte und unter sich lassende Pflegefälle zu versorgen!« So wird mancher Pflegende im Selbstwertgefühl gekränkt, abhängig von der negativen Fremd- und Selbsteinschätzung psychisch Alterskranker.

Durch welche Grundhaltungen der Pflegenden kann die Pflege psychisch Alterskranker individualisiert und persönlicher werden (nach Dörner und Plog 1978)?

Suchhaltung

- Durch Selbstwahrnehmung: Kann ich bei mir selbst wahrnehmen und suchen, ob ich ähnliche Gefühle und Erlebnisse wie der Kranke auch bei mir kenne? Die *Suchhaltung* macht mich freier, dem Kranken als Menschen zu begegnen, schützt mich, weggeschwemmt zu werden von Mitgefühl, Hilflosigkeit, Verzweiflung, Ablehnung oder Verachtung, ist Anregung und Vorbild für den Kranken, sich um sich selbst zu bemühen, bei sich zu suchen. Die Suchhaltung verhindert eine zu starke Abhängigkeit des Kranken von mir, so daß ich ihn nicht manipuliere oder bevormunde. Durch mein Suchen fühlt sich der Kranke verstanden.

Wahrnehmung der Stärken des Kranken

- Durch Wahrnehmung der gesunden Anteile, der *Stärken des Kranken*: Kann ich den Kranken als vorwiegend Gesunden sehen, der nur in einzelnen Bereichen abweicht, kann ich mit seinen Stärken zusammenarbeiten? Kann ich akzeptieren, daß der Kranke nicht schicksalhaft krank wurde, sondern daß auch äußere Bedingungen, wie z. B. Beziehungsstörungen zu seinen Mitmenschen, vielleicht zu mir, die Symptome unterhalten? Haben die Symptome für den Kranken einen Sinn?, z. B. um auf sich aufmerksam zu machen, um mit mir ins Gespräch zu kommen, um Widersprüche in sich abzuwehren oder um Probleme zu lösen?

Sinn der Symptome

- Durch Verbesserung der Beziehung: Welche Gefühle löst der Kranke in mir aus? Kann ich ihm diese Gefühle mitteilen? Kann ich statt Du-Botschaften, z. B. »Sie sind verwirrt!« Ich-Aussagen machen: z. B. »Ich fühle mich unsicher, hilflos bei Ihnen!« Der Kranke wiederholt unbewußt mit mir die Beziehung zu seinen früheren Bezugspersonen, er behandelt mich wie eine von diesen *(Übertragung)*. So wie er mir begegnet, löst er in mir Empfindungen aus, so daß ich ihn auch wie eine Person aus meinem Leben behandle *(Gegenübertragung)*.

Beziehungspflege

Übertragung und Gegenübertragung

Die Beziehungspflege ist Voraussetzung, um jeden Kranken individuell und persönlich, nicht schematisch zu betreuen.

Beziehungspflege

Die Beziehungspflege ist in der Betreuung psychisch Alterskranker die wirksamste Behandlungsmethode! Die Art, wie ich dem psychisch Kranken begegne, wie ich ihn körperlich pflege, ist das wichtigste Mittel meiner Pflege. Wie kann ich meine Beziehung zum psychisch Alterskranken verbessern (Tabelle 58)?

Klärung der Beziehung

Umgang mit Verwirrten offenbart meine Beziehung

Ob meine Beziehung zum Kranken stimmt, zeigt sich wie ich mit den verachtetsten der psychisch Alterskranken, d. h. mit Verwirrten und Dementen umgehe. Achte und schätze ich noch einen Dementen als Mitmenschen, wende ich mich ihm zu oder verrichte ich die körperliche Pflege mechanisch? Nutze ich meine überlegene Position, den psychisch Kranken zu ignorieren, zu belehren, zu ermahnen, ihm Ratschläge zu erteilen oder gar zu befehlen. Kann ich übersehen, wenn der Kranke immer wieder vergißt, was ich ihm sage. Der Kranke spürt, ob er für voll genommen oder belächelt wird, auch wenn er sich nicht äußern kann.

Tabelle 58
Gegenüberstellung der krankheitsbezogenen Pflege und der Beziehungspflege, z. B. bei Verwirrten

Krankheitsbezogene Pflege	*Personenbezogene Pflege*
Heilende Grund- und Behandlungspflege	Zusätzlich vorbeugende Pflege
Vorbeugung nur gegen Krankheitskomplikationen (z. B. Dekubitus)	Vorbeugung gegen psychosoziale Folgen ebenso wichtig
Gesucht wird nach körperlichen Ursachen	Gesucht wird außerdem nach psychischen, sozialen Ursachen
Ziel ist Linderung oder Beseitigung des Symptoms Verwirrtheit	Ziel ist langfristiges Wohlbefinden
Grundwert ist körperliche Gesundheit und Leistungsfähigkeit	Grundwert ist Menschlichkeit, auch mit Gebrechen
Methoden: rationell, vorwiegend körperliche Pflege Medikamente sind die wichtigste Hilfe	Methoden: rationell und emotional Beziehungspflege Außer Medikamenten, Diät, Bewegung sind seelische und soziale Hilfen wichtig
Der Kranke gilt als abgebaut, defizitär	Der Kranke hat Restfähigkeiten und gesunde Anteile, Stärken, Entwicklungsmöglichkeiten
Symptom der Verwirrtheit wird als Versagen von Funktionen gesehen	Verwirrtheit ist ein sinnvolles Notsignal
Verwirrtheit wird als biochemische Störung oder Hirnerkrankung bewertet	Verwirrtheit ist durch gegenseitige Verstärkung körperlicher, seelischer und sozialer Faktoren erklärbar
Quantitative Labordaten werden überbewertet	Qualitative Befunde im körperlichen und psychosozialen Bereich sind wichtig
Körperliche Befunde stehen im Vordergrund	Seelisches Befinden, soziale Beziehungen und körperliche Befunde zählen
Von der Umwelt ist nur die Ruhe wichtig	Orientierungserleichterung der Umwelt und mitmenschliche Beziehungen
Der Kranke allein braucht Hilfe	Pflegende brauchen auch Hilfe
Pflegende bleiben gefühlsmäßig neutral, sie wissen, was gut für den Kranken ist (Fremdbestimmung)	Gefühlsbeziehung ist ein Heilungsfaktor, Selbstbestimmung und Selbstverwirklichung des Kranken werden erstrebt
Der Kranke ist passiv, abhängig	Pflegende und Kranke sind aktiv und passiv
Die Pflege wird spezialisiert	Pflege wird integriert
Pflegende identifizieren sich mit der Institution, konkurrieren, haben keine Zeit	Pflegende identifizieren sich mit dem Kranken, arbeiten zusammen und haben Zeit
Verwirrte werden in Pflegeheime verlegt	Verwirrte werden solange wie möglich zu Hause mit Hilfe der Familie gepflegt

Ärgere ich mich über den nörgelnden, sturen oder »widerspenstigen« Alten, so daß ich ihn mit der Scheinbegründung bestrafe, ich sei ganz verantwortlich für ihn? Bemuttere und bevormunde ich den Kranken voll Mitleid wie ein unmündiges Kind? Werte ich es als Starrsinn oder Besserwisserei ab, wenn sich ein Kranker durchsetzen und seine Lebenserfahrung beachtet wissen möchte (»Was will mir eine so junge Schwester schon sagen?«), um besser mit seiner schmerzlich empfundenen Hilflosigkeit fertig zu werden?

Bevormundung

Sind meine Bemühungen mehr symptom- oder krankheitszentriert oder kann ich den ganzen Menschen sehen als leidenden Mitmenschen, dem ich patientenzentriert, personenbezogen zu begegnen versuche? Dabei ist die Lebensgeschichte wichtiger als bei körperlich Kranken. Ein alter Kranker, der durch Schicksalsschläge und Gleichgültigkeit seiner Mitmenschen depressiv wurde, ist nicht nur durch Medikamente und Psychotherapie zu bessern, sondern vor allem durch eine positive Beziehung, die er von mir und seinen Betreuern erfährt.

patientenzentrierte Pflege

Bin ich zu ehrgeizig, daß ich immer Erfolge, Dankbarkeit und Anerkennung für meine Pflege erwarte? Die Pflege jüngerer psychisch Kranker kann interessanter sein. Auch wenn ich als Pflegender immer wieder enttäuscht bin, ist die gute Beziehung nicht nur Nächstenliebe, sondern oft die einzige noch mögliche menschliche Hilfe für Dahinsiechende!

Erwartung von Dankbarkeit

Setze ich mich mit den gesellschaftlichen Vorurteilen, die gegen psychisch Alterskranke intoleranter sind als gegenüber anderen Kranken, auseinander? Wenn ich Rollen- oder Statusverlust, Benachteiligung und negative Fremdeinschätzung selbst erlebt habe, die Lebensgeschichte des Kranken zu erfahren versuche, mich in ihn einfühle und mich fortbilde, kann ich echte mitmenschliche Teilnahme mit Gefühlsneutralität und sachlicher Distanz verbinden.

Einfühlung und Fortbildung

Kann ich aus der Begegnung mit alten Kranken für mein eigenes Altern lernen? Der alte Mensch hat mir gegenüber etwas voraus, er durchlebt vorwegnehmend etwas, was auf mich zukommt: zu leiden.

lernen vom Kranken

eigene Gefühle dem Kranken gegenüber

Wahrnehmung der eigenen Gefühle dem Kranken gegenüber:

Welche Gefühle löst der Kranke in mir aus? Der Umgang mit meinen eigenen Gefühlen ist so wichtig wie die Beherrschung pflegerischer Techniken. Wie ich auf den Kranken wirke, wie ich mit ihm spreche, wie ich ihn pflege, wohlwollend und zugewandt oder abweisend und distanziert oder routinemäßig oder echt und ohne Fassade, kann das Befinden des Kranken verbessern oder verschlimmern.

Sympathie und Antipathie bewußt machen

Sympathie und Antipathie können mich verleiten, einen netten Kranken vorzuziehen und andere zu benachteiligen. Niemand braucht sich dieser Gefühle zu schämen. Uneingestandene Abneigung ist für den Kranken schädlicher als durchdachte. Wenn ich über meine Gefühle der Antipathie nachdenke, gewinne ich an Selbsterkenntnis und werde diese Gefühle nicht mehr am Schwächsten, dem Kranken, abreagieren.

Gründe für meine Antipathie können sein:

- der Kranke erinnert mich an jemanden, mit dem ich früher Schwierigkeiten hatte,
- er besitzt Eigenschaften, die ich selbst auch habe, die ich aber in mir zu unterdrücken suche,
- er hat Vorzüge, um die ich ihn beneide,
- er gestattet sich Verhaltensweisen, die ich mir nie erlauben würde, obwohl ich es eigentlich möchte,
- ich projiziere in ihn Einstellungen, die ich unbewußt leidenschaftlich bekämpfe. Ich mache also den mir unsympathischen Kranken zum Sündenbock für meine eigenen Schattenseiten, die ich bei mir ablehne oder nicht wahrhaben kann.

eigene unverarbeitete Probleme

Die Antipathie gilt nicht dem Kranken, sondern zeigt meine eigenen unverarbeiteten Probleme auf. Wenn ich mir meine Gefühle bewußt mache, kann ich auch schwierige Kranke anders sehen, z. B. daß der inkontinente Demente auch positive Eigenschaften hat. Der bisher von mir abgelehnte Kranke wird anders reagieren, wenn er spürt, daß er sich von mir angenommen fühlen darf.

Ablehnung und Lob als »Geheimrezept« der Pflege

Wenn ich als Pflegender den Kranken laut, ärgerlich ermahne, kritisiere, gereizt bemängele, kann ich ihn dann motivieren, mitzumachen? Wenn ich ihn heiter, gelassen, fröhlich lobe und anerkenne, kann ich Unerwartetes erreichen. So können Kritik (Ablehnung) oder Lob und Anerkennung zum »Geheimrezept« meiner Pflege werden.

Welche Gefühle löst der Kranke im Pflegenden aus?
1. Die Einstellung des jüngeren Pflegenden oder Sozialarbeiters:

Die Einstellung des jüngeren zum älteren Menschen ist durch eigene Kindheitserfahrungen geprägt. Die jüngeren erleben unbewußt die Problematik mit den eigenen Eltern. Frühere Konflikte scheinen sich zu wiederholen. Jetzt bietet sich eine Chance, über den Älteren zu triumphieren. Die jüngeren Pflegenden lassen sich von älteren Menschen nicht wieder in Frage stellen. So wird dem Dementen von vornherein die Rolle des abgebauten, uneinsichtigen, pflege- und bewahrungsbedürftigen Kranken zugewiesen, um selbst ausweichen zu können. Unbewußte Feindseligkeiten werden sichtbar hinter folgendem Verhalten:

Auseinandersetzung mit den eigenen Eltern

unbewußte Feindseligkeit

- Verkindlichung, Duzen, joviales Schulterklopfen und Betonen der greisenhaften Auffälligkeiten;
- unfreundlicher Umgang: langes Wartenlassen, Betonung der eigenen Autorität oder Erfahrung. Aufforderung, »sich zusammenzureißen«, verärgertes Reagieren auf das langsame Verhalten des Älteren;
- unrealistische Idealisierung und Überschätzung im Sinne einer Verkehrung ins Gegenteil, wenn die Pflegenden noch unbewußt die dominierende, schützende Elternfigur erwarten,
- rationale Argumente, wie z. B. »Dieser Alte ist soweit abgebaut, daß eine Beschäftigung mit ihm zwecklos ist«;
- Mitgefühl mit jüngeren Angehörigen;
- Bereitschaft, den Dementen in ein Heim oder Krankenhaus abzuschieben.

Bei sehr jungen Pflegenden kann die gerade erfolgte Loslösung vom Elternhaus die Selbständigkeit gegenüber älteren Kranken verunsichern. Sowenig es dem Kind bei den eigenen Eltern möglich ist, ihre libidinösen Bedürfnisse zu ertragen, so schwer kann es dem Pflegenden werden, dem alten Kranken Bedürfnisse nach Zuneigung und Liebe zuzugestehen. Damit fehlt der Zugang zu einer wichtigen Quelle von Konflikten auch im Alter.

annehmen der Zuneigung

Die Pflegenden sollten sich mit einem Teil der Schwierigkeiten des alten Kranken identifizieren können, sonst können sie ihn kaum aktivieren. Damit werden die Pflegenden und Angehörigen mit den Ängsten alternder Kranker, wie z. B. sozialem Abstieg, Krankheit, Einsamkeit und Tod konfrontiert.

Konfrontation mit den Ängsten der Alternden

Bewußtmachen eigener Gefühlsübertragungen

Wenn sich die Pflegenden nicht der eigenen Gefühlsübertragungen bewußt werden, tun sie »dieser netten Oma« aus Mitleid besonders viel Gutes, ohne zu bemerken, daß sie die alte Frau dadurch einengen und bevormunden. Oder die Pflegenden und Angehörigen werden von einem »griesgrämigen mürrischen« Alten so bedrängt, daß sie sich betont sachlich und distanziert verhalten. Je mehr der psychisch gestörte Alte glaubt, von den Angehörigen und Pflegenden angenommen zu sein, desto mehr wird er ermutigt, über seine Schwierigkeiten zu sprechen.

Da der Pflegende oft der einzige Mensch ist, den der vereinsamte Kranke noch gern haben kann, wird dieser die Ablehnung eines Geschenkes als Ablehnung der eigenen Person erleben.

unnötige Enttäuschungen vermeiden

Wenn der Pflegende ein Versprechen nicht einhält oder unpünktlich ist, wird der Kranke so enttäuscht, daß er zunächst nicht mehr mitarbeitet.

überlegene Position der Pflegenden

Angehörige und Pflegende sind dem Alten gegenüber im Vorteil oder in einer überlegenen Stellung, weil sie z. B. über Hilfsmittel verfügen können, und weil der alte Kranke infolge früherer autoritärer Erziehung dazu neigt, Pflegende als mächtig anzusehen. Langsamkeit und Umständlichkeit der alten Kranken verleiten die Pflegenden leicht, die nötigen Arbeiten schnell selbst zu verrichten und dadurch den Alten abhängig und unselbständig zu machen.

nicht überreden

Wenn Pflegende oder Sozialarbeiter den alten Kranken mit eigenen Vorschlägen überfahren, die jener nicht mehr einsehen und deshalb auch nicht annehmen kann, nützt auch energisch-freundliches Zureden nichts, beispielsweise die notwendigen Formulare zu unterschreiben. Wenn der Kranke die angebotene Hilfe ablehnt, wird er nicht selten als undankbar, uneinsichtig und abgebaut bezeichnet und einer weiteren Bemühung nicht für wert erachtet.

Ablehnung angebotener Hilfe

Warum lehnt ein Älterer oft die angebotene Hilfe ab?
Er fürchtet, der Kontrolle einer Behörde ausgesetzt und von ihr abhängig zu werden. Oder er hat Angst, das eigene Versagen eingestehen zu müssen, wenn er die Hilfe annimmt. Oder er versteht die Hilfe als weiteren sozialen Abstieg: »Ich kann doch nicht von der Fürsorge leben!« sagt er. Oder der alte Mensch hat Befürchtungen, sein jahrelang gehütetes Sparguthaben verbrauchen zu müssen und bald völlig mittellos dazustehen.

Manche fürchten, daß die Behörde einen Ersatz von den Angehörigen verlangt habe oder fordere, er möge sein erspartes Geld den Angehörigen vererben, um bei ihnen in einem guten Andenken zu stehen.
Eine selbst schon gebrechliche Frau kann sich scheuen, eine fremde Pflegerin zur Pflege ihres bettlägerigen Mannes zu beanspruchen, weil sie fürchtet, ihr Mann könne es als Weigerung verstehen, ihn weiterhin selbst zu betreuen.

2. Die Einstellung des älteren Pflegenden:

Furcht vor dem eigenen Altern

Die Einstellung älterer Pflegender ist oft durch Furcht vor dem eigenen Altern gekennzeichnet. Wie kann ein Angehöriger oder Pflegender zu Aktivierung, Eigeninitiative und Selbsthilfe ermuntern, wenn er selbst von einem Alter in Ruhe und Verwöhnung träumt?

Einstellung alter Kranker zu jüngeren Pflegenden:

Ältere erleben Jüngere als Rivalen

Ältere lehnen unbewußt Jüngere oft ab, weil sie sich von ihnen in Rivalität weggedrängt, abgeschoben und entmachtet fühlen, zumal sie sich infolge der nachlassenden Leistungsfähigkeit nicht mehr imstande fühlen, zu konkurrieren. Ältere kennen auch die zwiespältigen Gefühle gegenüber Älteren aus der eigenen Jugend und befürchten, daß die heutige Jugend genauso reagiert.

Bedürfnis nach Achtung

Argwöhnisch achtet der alte Kranke darauf, daß er geziemend respektvoll behandelt wird, daß die Jüngeren seine Ansichten und Ratschläge annehmen. Wenn eigene Kinder fehlen oder enttäuschten, kann der Ältere die Pflegenden mit Geschenken überhäufen oder sogar als Erben einsetzen. Auch Vater-Tochter- oder Mutter-Sohn-Gefühle können wieder aufleben; so kann die jüngere Pflegende in die Rolle der Tochter gewünscht oder als Gefährtin phantasiert werden, besonders wenn sie die einzige Bezugsperson darstellt.

Übertragungen

Ältere Frauen haben einen besseren und längeren Kontakt zu jüngeren Pflegern und Sozialarbeitern als zu jüngeren weiblichen Betreuern. Abwesenheit des »Schutzpatrons« durch Urlaub oder Erkrankung des Pflegenden kann bei dem Alterskranken, der nur noch den Pflegenden als Bezugsperson hat, depressive Verstimmungen oder Verwirrung auslösen.

Folgen der Abwesenheit der Bezugsperson

Die alten Kranken können auch negative Eigenschaften der eigenen Kinder auf jüngere Pflegende übertragen. Die Ablehnung gilt dann nicht dem Pflegenden, sondern eigenen Verwandten. Pflegende sollten es ertragen lernen, von bestimmten Kranken nicht anerkannt und geschätzt zu werden. Sie dürfen nicht mit der gleichen Ablehnung reagieren. Sie sollten Starrsinn, Ungeduld und manchmal harte und ungerechte Kritik übersehen können, ohne sich am Kranken zu rächen.

Ich-Botschaften

Verbesserung der Kommunikation durch Gesprächsführung:

- Spreche ich mit Ich-Botschaften oder mit Du-Aussagen (»Sie müssen aber«)? Verkindliche ich den Kranken durch Duzen? Vereinnahme ich den Kranken mit Wir-Anreden: »Jetzt wollen wir essen!« Mache ich ihn zum Pflegeobjekt, indem ich in seiner Gegenwart über ihn (»hat er sich beschmutzt?«) statt mit ihm rede?

Bedeutung des Gesprächs

- Gerade für den psychisch Kranken ist das Gespräch bedeutsam. Es kommt nicht darauf an, was, sondern wie ich rede. Der Kranke ist dankbar, wenn ich ihm schweigend, aber aufmerksam, aktiv zuhöre und wird traurig, wenn ich weggehe, weil er immer dasselbe sagt, das Gespräch betulich oder herablassend führe. Belästige ich ihn mit einem programmgemäßen Gespräch, wenn er gerade seine Ruhe haben will?
  Kranke, die sich nicht ansprechen lassen oder absonderliche Dinge äußern, können in diesem Augenblick kein wechselseitiges Gespräch führen. Kann ich ihn trotzdem akzeptieren, ihm offen, ruhig und ohne Vorwurf sagen, daß ich ihn beim besten Willen nicht verstehen kann? Das hilft mehr als ein vorgetäuschtes Verstehen.

akzeptieren

wahrnehmen des Non-Verbalen

- Kann ich das nicht-sprachliche Verhalten des Kranken, was er nicht sagt, wahrnehmen? Wenn der Kranke hilfsbereit mitmacht oder mir zulächelt, zeigt er mir ohne Worte, daß er sich in meiner Nähe wohlfühlt. Es belastet mich, wenn ein Kranker, der allgemein beliebt ist, mich ablehnt, indem er wegschaut. Kann ich offen mit ihm die Situation klären? Halte ich das Gespräch zur Familie, zu den Mitbewohnern, Mitarbeitern, Freunden offen, so daß sich die anderen nicht ausgeschlossen fühlen? Gespräche schaffen eine therapeutische Atmosphäre, die das Grundbedürfnis nach Kommunikation auch beim psychisch Alterskranken befriedigt (Tabelle 59).

Öffnung des Gesprächs

Tabelle 59
Was kann ich tun, um Angst im Gespräch zu vermeiden?
(verändert *aus* H. und J. DAHMER: Gesprächsführung. Thieme Verlag, Stuttgart 1984, 31)

Das Gespräch erwartungsfrei eröffnen	statt	schwer erfüllbare Erwartungen auszusprechen,
Rollenwechsel anbieten	statt	direkte Fragen zu stellen,
eigenes Urteil erklären lassen	statt	Fremdbeurteilung anzufordern,
Stärken schildern lassen	statt	Schwächen und Fehler zu nennen,
mit Sachfragen Gefühle ansteuern	statt	Schuld- oder Schamgefühle auszulösen,
das Problem entwickeln lassen	statt	zu bewerten,
Widersprüche erläutern lassen	statt	Konfrontation zu provozieren,
alternative Themen anbieten	statt	gefühlsmäßig aufzuschaukeln,
behutsam vorgehen	statt	mit Tabus zu überrumpeln,
auf das Individuelle eingehen	statt	negative Vorurteile anzubieten.

– Wie führe ich hilfreiche einfühlende Gespräche im Alltag?

– – durch einfühlendes, nicht wertendes Verstehen: Ich teile dem anderen mit, was ich von seiner inneren Welt verstanden habe. Ich helfe dem anderen, die von ihm gefühlte Bedeutung dessen zu sehen, was er geäußert hat. Ich bin dem anderen in dem nahe, was dieser fühlt, denkt oder sagt. Ich zeige in meiner Äußerung das Ausmaß an, inwieweit ich die Welt des anderen mit seinen Augen sehe. Ich drücke die vom anderen gefühlten Inhalte und Bedeutungen tiefgreifender aus, als dieser es selbst konnte. Meine Äußerungen und mein Verhalten sind dem persönlichen Erleben des anderen angemessen. Ich erfasse vollständig die geäußerten Gefühle und gefühlten Bedeutungen. Ich werde gewahr, was die Äußerungen für den anderen bedeuten. Ich verstehe den anderen so, wie dieser sich im Augenblick sieht. Ich suche »unter die Haut des anderen zu gelangen«, mich »in seine Schuhe zu stellen«, mit ihm »auf einer Wellenlänge« zu sein.

einfühlend, nicht wertend

– – durch achtendes, sorgendes, warmherziges Verhalten: Ich achte und wertschätze den anderen, ich akzeptiere ihn. Ich nehme Anteil, beachte ihn. Ich lasse ihn gelten und anerkenne ihn. Ich lasse ihn erfahren, daß er mir willkommen ist, daß ich ihm zugeneigt bin. Ich gehe mit ihm herzlich und freundlich um. Ich bin nachsichtig ihm gegenüber. Ich behandle ihn rücksichts- und liebevoll, sorgend um ihn bemüht, wohlwollend. Ich ermutige ihn. Ich vertraue ihm, ich halte zu ihm, ich stehe ihm bei, ich beschütze ihn, umsorge ihn, helfe ihm, tröste ihn. Ich sorge dafür, daß er sich wohlfühlt. Ich bin ihm nahe, ich öffne mich ihm gegenüber. Ich gebe Persönliches von mir preis.

achtend, sorgend, warmherzig

echtsein — – durch Echt- oder Ohne-Fassade-Sein: Ich äußere mich, wie ich denke und fühle. Ich gebe mich so, wie ich bin. Ich verhalte mich ungekünstelt, natürlich, spiele keine Rolle, kein routinemäßiges Gehabe. Ich bin ich selbst, ohne Fassade, ohne Panzer. Ich verhalte mich individuell, originell. Ich bin vertraut mit dem, was in mir vorgeht und setze mich damit auseinander. Ich drücke gefühlsmäßige Erlebnisse aus, ich bin aufrichtig und heuchle nicht. Ich bin ehrlich mir selbst gegenüber und mache mir nichts vor. Ich bin bereit, das zu sein, was ich bin. Ich verleugne mich nicht selbst, ich offenbare mich den anderen, ich bin durchschaubar (nach TAUSCH 1979).

Merkmale der Gesprächsführung

Übersicht über die Merkmale der Gesprächsführung:

- *Aussprechen der Gefühle und Erlebnisse des Patienten:*
  Nicht belehren, nicht bewerten, nicht ermahnen!
  Nicht äußere Sachverhalte ansprechen!
  Einfühlen und versuchen, die Gefühle des Patienten auszusprechen:
- *Innere Anteilnahme* – Interesse – Sorge – positive Wertschätzung – gefühlsmäßige Wärme – Zuwendung und nicht an Bedingungen gebundene Akzeptierung mitteilen:
  Keine negativen Äußerungen, keine Ratschläge erteilen!
  Nicht passiv, nicht mechanisch oder ignorierend auf die Äußerungen des Patienten reagieren!
  Dem Patienten positive Gefühle mitteilen!
- *Echtheit in Gespräch und Verhalten:*
  Keinen Widerspruch zwischen sprachlichem und nichtsprachlichem Verhalten aufkommen lassen!
  Unpersönliches Rollen- oder Berufsverhalten vermeiden!
  Beziehung zum Patienten offen zur Sprache bringen!

Ermutigung des Kranken durch den Pflegenden.
Diese Grundsätze der Gesprächstherapie sollten Pflegende und Angehörige einüben, um den alten Kranken zu fördern, daß er sich selbst besser akzeptieren kann und lernt, sich intensiver zu erleben und zu verwirklichen.

Gefahren des direktiven Gesprächs

Welche Gefahren eines direktiven Gesprächs sind zu vermeiden?
Moralisieren: »Sie sollten sich anders verhalten! Das ist nicht gut so!« Der Pflegende legt damit eigene Wertmaßstäbe an den alten Kranken an.

Dogmatisieren: »Es ist so und nicht anders, das sind doch Tatsachen!« Mit dieser Äußerung fühlt sich der Kranke belehrt.

Diagnostizieren: »Sie haben eine Durchblutungsstörung!« Der Kranke fühlt sich dadurch wie bei einer ärztlichen Untersuchung zu einem Objekt der Pflege herabgesetzt, nicht ernst genommen.

Interpretieren: »Sie haben diese Beschwerden, weil . . .« Diese Deutung erhebt den Pflegenden zum Sachverständigen.

Generalisieren oder Verallgemeinern: »Das haben alle Alten!«

Identifizieren: »Das habe ich auch!« Diese verallgemeinernden Äußerungen bagatellisieren die Schwierigkeiten des Patienten.

Ratschläge geben und drängen: »Dann machen Sie es doch so, wie ich es Ihnen gesagt habe!« Ein vorschneller Rat bedrängt den Patienten (geändert nach SCHMID 1973).

Verbesserung der Kommunikation durch Beachten kommunikativer Grundregeln:

Kommunikation ist gegenseitiger Austausch, Dialog mit einem Du, kommunikative Resonanz, d. h. den anderen verstehen, ihm eine Rückmeldung geben und sich selbst verständlich machen.

1. Die Kommunikationsgesetze nach WATZLAWICK u. a. (1969):

– In jeder zwischenmenschlichen Situation besteht ein Zwang zur Kommunikation. Ich kann nicht nicht-kommunizieren. Auch Schweigen des Taubstummen ist Kommunikation.

Zwang zur Kommunikation

– In jeder Kommunikation werden Inhalte vermittelt und Beziehungen gestiftet. Der Beziehungsaspekt bestimmt, wie der Inhalt gemeint ist (Metakommunikation).

Inhalts- und Beziehungsaspekt

– Die Interpunktion (Setzen des Satzanfanges oder -endes) der Kommunikationsabläufe drückt Beziehung aus: Jeder sieht das Verhalten des anderen als ursächlich und sein eigenes als Reaktion auf den anderen an, z. B. »Sie haben angefangen – Nein Sie!« Aus dem Kreisprozeß verfestigter Kommunikation kann nur Metakommunikation herausführen (Abbildung 62).

Interpunktionsregel

– Der Inhalt einer Kommunikation wird gewöhnlich sprachlich, die Beziehung nicht-sprachlich (non-verbal) ausgedrückt: Sprache wird durch Wort, Schrift oder Zahlen vermittelt. Non-verbale Ausdrucksmöglichkeiten sind:

Beziehung wird non-verbal ausgedrückt

– – Redeweise: Stimmqualität, Tonfall, Lautstärke, Stimmlage, Sprechtempo, Pausen und Sprechmelodie.

– – Mimik: Der Gesichtsausdruck zeigt feinste seelische Regungen wie traurig, unsicher, ängstlich usw. an.
– – Gestik: Handbewegungen drücken Gefühle und Inhalte aus.

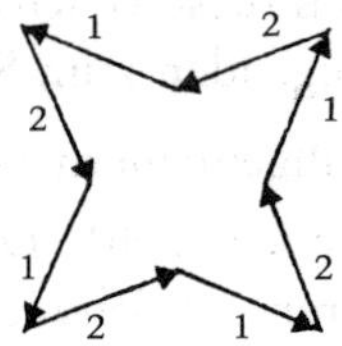

Abbildung 62
Kreisprozeß verfestigter Kommunikation: (1 »Ich nörgle nur, weil Sie mich ablehnen«, 2 »Ich lehne Sie ab, weil Sie ... «)

– – Körperhaltung und Körperbewegungen, besonders des Kopfes sind durch Gefühlszustände bedingt.
– – Blickkontakt sagt mehr über Nähe/Distanz aus als Worte.
– – Körpergeruch kann den Pflegenden so abstoßen, daß er den Kranken unsympathisch findet: »Ich kann dich nicht riechen.«
– – Körperkontakt, z. B. Händedruck, Unterstützen, Umarmen, Streicheln. Berührungen bei jeder Pflege lassen den Kranken spüren, ob er abgelehnt oder gemocht wird. Vier Kontakt- oder Distanzzonen werden unterschieden: Intime-, persönliche, soziale (1 m) und öffentliche (4 m) Distanz.
– Die Kommunikation ist symmetrisch oder komplementär, je nach der Beziehung. Vier Interaktionsformen sind möglich:

partnerschaftliche Kommunikation

– – wechselseitige, symmetrische oder partnerschaftliche,
– – reaktive: beide reagieren nur aufeinander, nicht eigenständig.
– – asymmetrische oder komplementäre Interaktion ist Einbahn-Kommunikation: Wenn Pflegende dem »Gestörten« befehlen, vor sich hin sprechen oder mit Floskeln (»ist ja gut«) beruhigen.
– – Pseudo-Interaktion ist rituell, z. B. Gruß oder Höflichkeitsfloskeln.

Bedeutung für die Pflege

Auch der psychisch Alterskranke kann aus einer scheinbar sachlichen Information des Pflegenden eine gereizte Stimme oder einen ärgerlichen Unterton wahrnehmen und dadurch ängstlich werden. Sorgfältig beobachtende Pflegende bemerken, wie nuanciert, wie ausdrucksvoll sich z. B. ein Sprachgestörter in Mimik und Gestik mitteilen kann. Auch PARKINSON-Kranke, die scheinbar automatenhaft ohne Mimik und Gestik und mit monotoner Stimme antworten, lassen am lebhaften Augenausdruck erkennen, wie ihre Beziehung zum Pflegenden ist.

2. Nur echte Kommunikation ist eindeutig. Kongruent oder echt kommuniziert, wer auf den sprachlichen und nichtsprachlichen Kanälen in sich stimmige Botschaften sendet. Eine Kanaldiskrepanz oder inkongruente Kommunikation vermittelt jemand, der sprachlich etwas anderes mitteilt als non-verbal, weil er in einem Konflikt steht, den er nicht offen zu zeigen wagt.

echte Kommunikation

3. Metakommunikation ist das Sprechen über die Kommunikation, um eine inkongruente Kommunikation zu klären, z. B. »Was haben Sie damit gemeint?« Im »double bind«, Beziehungsfalle oder Zwickmühle sind die Gesprächspartner voneinander abhängig, so daß Metakommunikation nicht zugelassen wird.

Metakommunikation

4. Geeichte Kommunikation beruht auf starren und verallgemeinerten Kommunikationsregeln ohne Rückkoppelung in einem geschlossenen Kommunikationssystem und setzt Gedankenlesen voraus. Die rückgekoppelte Kommunikation dagegen ist flexibel und überprüft nicht stimmige Botschaften durch Feedback in einem offenen Kommunikationssystem, ohne Gedankenlesen zu erwarten.

rückgekoppelte Kommunikation

5. Kommunikation ist ein Informationsaustausch mit vier Anteilen (Abbildung 63):

Informationsaustausch

- Der Sender, z. B. der Kranke verschlüsselt seine Mitteilung.
- Die Mitteilung, Botschaft oder Nachricht hat vier Aspekte:
- – inhaltliche Sachebene, was gesendet wird,
- – Beziehungsebene, wie etwas mitgeteilt wird,
- – Appell, was der Sender beim Empfänger bewirken will,
- – Selbstoffenbarung der Gefühle und Identität des Senders.
- Der Empfänger, z. B. Pflegender entschlüsselt die Botschaft.
- Die Rückmeldung = Feedback verhindert Mißverständnisse.

Psychische Krankheit kann verschlimmert werden, wenn der Informationsaustausch erschwert ist:

- Der Empfang oder die Informationsaufnahme kann gestört sein. Ein Kranker mit totaler Aphasie versteht die Sprache nicht, aber die non-verbalen Äußerungen des Pflegenden,

Störungen der Informationsaufnahme

nimmt also wahr, wie der Pflegende mit ihm umgeht und nicht, was er ihm sagt. Ängstliche sind in der Wahrnehmung eingeengt, so daß sie die Umgebung verfälscht aufnehmen.

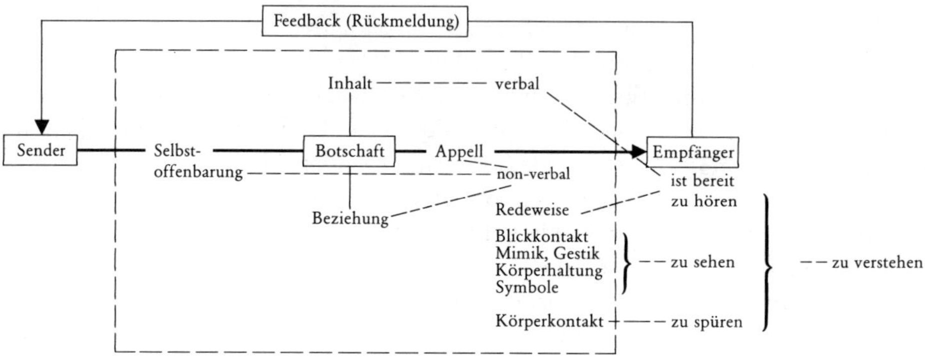

Abbildung 63
Kommunikation als Informationsaustausch

Wer schlecht sieht oder hört, kann nur einen Teil von dem wahrnehmen, was und wie es mitgeteilt wird.

Störungen der Informationsverarbeitung

– Die Informationsverarbeitung ist gestört bei Dementen, die eine Nachricht schwerfällig oder kritiklos verarbeiten, bei Wahnkranken, die auch im Pflegenden einen Verfolger fürchten können, und bei alten Neurotikern, die z. B. aus Angst eine Botschaft nur gehemmt überdenken können.

der Rückmeldung

– Die Informationsweitergabe, d. h. Rückmeldung und Aussendung einer neuen Mitteilung ist z. B. gestört bei Dementen, die die passenden Worte nicht finden, so daß sie sich anders ausdrücken, als sie es meinen, oder anfangen zu konfabulieren, Geschichten zu erzählen, weil sie sich nicht genau erinnern können. Unausgebildete Pflegende halten die Dementen dann für Lügner.

Verbesserung der Kommunikation durch Beachten des Kommunikationsablaufes (verändert nach HEINERTH *1979):*

Jede Kommunikation läßt sich aufgliedern: *Wer* (Sender) *sagt was* (Inhalt) *zu wem* (Empfänger) *in welcher Situation* (wo, wann) *wie* (Beziehungsaspekt), *warum* (Motivation) *und mit welcher Wirkung*. Für die Beziehung des Pflegenden zum Kranken ist es wichtiger, nach dem Wie statt nach dem Warum zu fragen (Kommunikationsmodell Abbildung 63).

gegenseitiges Verstehen wichtiger als Übereinstimmung

Gegenseitiges Verstehen und genaue Wahrnehmung ist hilfreicher als Übereinstimmung oder Durchsetzen der eigenen Meinung, d. h. Manipulieren oder Überzeugungsversuche. Der Bewußtheitskreis nach Miller et al. (zit. nach Heinerth 1979, 253) hilft, eigenes und fremdes Verhalten im Informationsablauf wahrzunehmen (Abbildung 64):

unvollständiger Informationsablauf

Werden nicht alle Phasen bewußt gemacht, kann die Kommunikation gestört sein. Wenn z. B. Gefühle ausgespart bleiben, so wird ausagiert. Unvollständige Abläufe lassen den Partner über die eigenen Absichten im Unklaren, verleugnen die eigene Verantwortung oder lasten sie dem anderen an, dieser verfährt genauso, um sein Image zu wahren. »Möchten Sie heute fernsehen?« – »Wenn Sie es möchten, ja.« – »Ich schalte nur ein, wenn Sie wirklich wollen!« Die beiden Sprecher beziehen sich nur auf ihre Absichten, nicht auf ihre Gefühle, sie sind auf Unterstellungen angewiesen (Pfleger: »Sie können sich nie entscheiden!«). Was als unvollständiger Informationsablauf begann, endet als Vorwurf gegen den Kranken. Diese Schwierigkeiten sind vermeidbar, wenn jeder für sich (in »Ich«-Form)

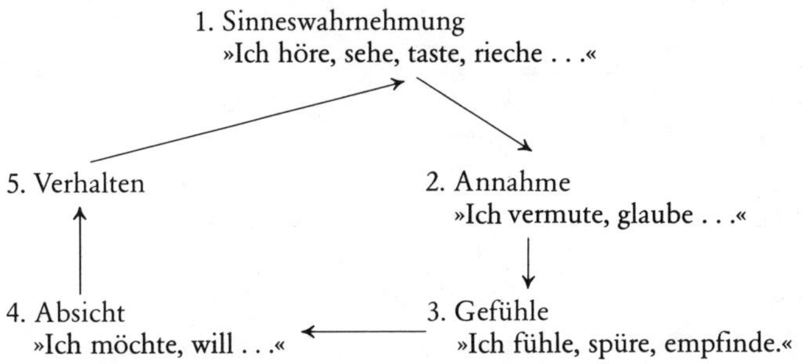

Abbildung 64
Bewußtheitskreis im Informationsablauf der Kommunikation

spricht statt andere zu deuten, und Gefühle und Absichten genauso mitteilt wie das, was er wahrgenommen hat.

Verbesserung der Kommunikation durch Aufdecken von Kommunikationsmustern (Transaktionsanalyse):

Ich-Zustände

Nach der Transaktionsanalyse setzt sich die Persönlichkeit aus verschiedenen Ich-Zuständen zusammen:
El = Eltern-Ich, das wertet, bestraft oder schützt, betreut,

Er = Erwachsenen-Ich, das die Realität prüft, Folgen bedenkt, Verantwortung trägt, situationsbezogen reagiert,
K = Kindheits-Ich, das spielt, genießt, spontan angepaßt oder trotzig reagiert.

Zwischenmenschliche Konflikte entstehen, wenn Menschen auf unterschiedlichen Ich-Ebenen kommunizieren. Folgende Kommunikationsmuster sind möglich:

parallele – Paralleltransaktion, um Streicheleinheiten (Grundbedürfnisse nach Zuwendung, Anerkennung, Berührung) oder Arbeitsbündnisse auszutauschen:
– – horizontal: Er – Er
Kranker: »Wo ist mein Geld?«, Pfleger: »In der Schublade.«
– – diagonal: K/El und El/K
z. B. Kranker: »Ich bin so müde«, Pfleger: »Ruhen Sie sich aus« (vgl. Abbildung 65).

durchkreuzte – Durchkreuzte Transaktionen hemmen die Kommunikation: z. B. Kranker: »Wie spät ist es?«, Pfleger: »Wo ist Ihre Uhr?« (vgl. Abbildung 65).

verdeckte Transaktion – Verdeckte Transaktionen sind wirksamer als offene: z. B. Kranker: (offen) »Ist das Essen fertig?« (verdeckt: »Ich warte schon so lange, nie kommt es pünktlich« – Vorwurf).

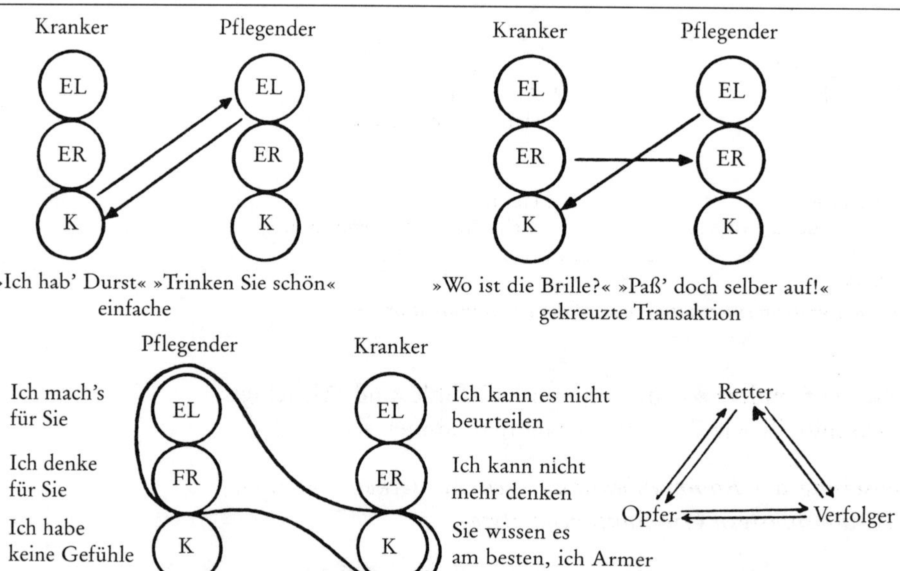

Abbildung 65
Zu enge, symbiotische Beziehung

- Spiele sind Gefühlsmaschen oder Manöver, um sich zu bestätigen: »Ich bin nicht o. k.« (Opfer) oder »Du bist nicht o. k.« (Retter oder Verfolger), z. B. Hilflosigkeitsspiel eines Depressiven: »Mir geht es heute so schlecht, ich ärmster« (Opfer), worauf der Pflegende als Retter antworten kann: »Ich mach' Ihnen einen Tee, ich will Ihnen doch nur helfen!« Oder die Auseinandersetzung zweier Pflegender kann folgendem Spiel gleichen: »Das kann ich nicht, ich bin völlig überlastet« (Opfer). Die Kollegin kann als Retter (»Versuchs doch mal so!«) oder als Verfolger (»Auch nicht besser« oder »Jetzt hab' ich dich endlich«) eigene Bestätigung finden.

Gefühlsmaschen

Verbesserung der Kommunikation durch Abbau von Widerständen und Steigerung der Erlebnisfähigkeit nach HOPPE *1974:*

Abbau von Widerständen

Die Widerstände sind erlernt durch vergangene Verwöhnungs- oder Härte-Erfahrungen, durch Vorurteile oder Projektion eigener Wünsche auf andere. Es sind Mitteilungswiderstände beim Sender (z. B. Pfleger) oder Wahrnehmungswiderstände beim Empfänger (z. B. Kranker) oder innere Kommunikationswiderstände bei beiden, wenn das Unbewußte blockiert ist.

Die Erlebnisfähigkeit wird gesteigert durch Wahrnehmung unserer Gefühle, Wünsche und Vorstellungen. HOPPE stellte zehn Regeln zur Verbesserung der Kommunikation auf:

Steigerung der Erlebnisfähigkeit

- Teile dem anderen so viel wie möglich mit, was dich bewegt;
- konzentriere dich auf die Beziehung und teile das mit;
- konzentriere dich auf das Hier und Jetzt;
- konzentriere dich auf Gefühle statt auf Vorstellungen;
- teile Gefühle ohne Worte mit;
- konzentriere dich auf deine Wünsche, die du in bezug auf deinen Partner hast, und teile sie ihm mit;
- laß dir eine Rückmeldung geben, was er verstanden hat;
- laß dir sagen, wie er deine Worte erlebt hat;
- überlege mit dem anderen, welche Wünsche zu erfüllen sind;
- konzentriere dich auf dein Erleben und entfalte es!

Kommunikationsregeln

Verbesserung der Kommunikation durch Beachten der nonverbalen Äußerungen:

Pflegende können den psychisch Alterskranken um so weniger verstehen, je mehr sie auf seine sprachlichen und je weniger sie auf seine non-verbalen Äußerungen achten. Sie antworten anders als es der Kranke erwartet, so daß er sich unverstanden

mangelnde Beachtung der non-verbalen Kommunikation

fühlt. Da der Kranke eine ungewohnte Reaktion des Pflegenden wahrnimmt, verarbeitet er die neue Information falsch.

Teufelskreis gegenseitiger Mißverständnisse

Vorurteile des Kranken einerseits und der Pflegenden andererseits verschlimmern den Teufelskreis gegenseitig verstärkter Mißverständnisse.

Bei Urlaub eines Pflegenden kann mangelnde Information an die Vertretung zu Verwirrtheit führen, wenn sich der Kranke von dem Vertreter nicht verstanden fühlt.

einseitige Kommunikation

Kommunikationsschwierigkeiten erschweren den Umgang mit dem Kranken. Ein schwer Depressiver braucht einseitige wohlwollende Ansprache, auch wenn er keine Rückmeldung gibt. Ein Wahnkranker reagiert für Pflegende unverständlich, wenn sie den Wahn nicht kennen. Sie können zum Wahnkranken Gefühlskontakt aufbauen, wenn sie sich um Verständnis bemühen.

Bedeutung des non-verbalen Kontaktes

Kranke mit totaler Aphasie und Demente verstehen den Inhalt der Worte oft nicht, aber non-verbale Äußerungen und geben Rückmeldung durch Mimik und Gestik. Wahrnehmung von Körperkontakt und Lächeln gehen als zuerst erworbene Fähigkeiten zuletzt verloren, d. h. Berühren und Blickkontakt fördern das Wohlbefinden des Kranken.

Schwierigkeiten im Team

Verständnisschwierigkeiten im Pflegeteam oder mit Angehörigen, Ehrenamtlichen, Heimleitern, Ärzten, Sozialarbeitern beruhen oft auf Rivalitäten und werden auf dem Schwächsten, dem Kranken, ausgetragen.

Fehler im Umgang – Verhaltensweisen von Pflegenden, die sich für den psychisch Alterskranken nachteilig auswirken

– *Nicht-ernst-Nehmen*

Macht des Pflegenden

ironisches Verhalten

Die Pflegenden erleben sich als überlegen, erlauben sich Scherze mit der Ausrede »Der merkt es nicht mehr!« Selbst Demente spüren aus dem non-verbalen Verhalten, ob sich Pflegende über sie lustig machen. Nicht ernst genommen fühlt sich der Kranke, wenn er unzureichend informiert, vertröstet oder bei Schmerzen aufgefordert wird, er solle sich nicht so anstellen. Mißachtet fühlt sich der Kranke, wenn er vor anderen nackt gewaschen wird, seine Waschlappen für »unten« und »oben« verwechselt werden oder das Essen gereicht wird, während andere topfen.

– *Überfürsorglichkeit*

Aufopferung

Übereifrige Pfleger wollen für den Kranken alles tun, sind

immer zur Stelle, wachen eifersüchtig darüber, daß kein anderer die Pflege übernimmt. Bei Urlaubsantritt wird es für den Vertreter schwer, weil er vom Kranken als lieblos abgelehnt wird, wenn er ihn aktiviert statt zu verwöhnen. Gründe für die Überbehütung sind Schuld- oder Haßgefühle, oder sogar Todeswünsche, die sich Pflegende nicht zugestehen und wiedergutmachen wollen, oder Mitleid oder Angst vor der eigenen Hilflosigkeit oder das Bedürfnis, sich Liebe und Dankbarkeit zu verdienen und als Helfer zu bestätigen. Überfürsorglichkeit macht den Kranken passiv, unselbständig, abhängig, regressiv und depressiv. Er fühlt sich bevormundet und zum Bemitleidenswerten abgewertet.

Gründe der Überbehütung

Folgen

- *Vernachlässigung*
  Desinteresse am Kranken ist selten. Kranke fühlen sich vernachlässigt, wenn Pflegende nicht pünktlich sind, Versprechungen nicht einhalten, etwas vergessen, zuerst andere pflegen oder während der Pflege mit anderen sprechen.

Vernachlässigung ist selten

- *Zu große Distanz*
  Oft erledigen Pflegende stumm und korrekt ihre Pflicht, erfüllen ihre Berufsrolle ohne liebevolle Geste (Zulächeln, Streicheln), ohne ein persönliches Wort. Die pflegerische Dominanz oder Ausschließlichkeit (Altenpflege als Job) mit zügiger, reibungsloser, rein körperlicher Pflege ohne patientenzentrierte Kommunikation wird mit Zeit-, Personalmangel und Aufgabenfülle zu rechtfertigen versucht. »Pflegefälle« werden wie ein Arbeitsobjekt gereinigt, umgedreht und gefüttert. Diese Kranken fühlen sich als Last, hilflos an eine technisch perfekte, aber gefühllose und gleichgültige Pflege ausgeliefert, so daß sie die Nahrung verweigern.

unpersönliches Rollenverhalten

- *Distanzlosigkeit*
  Verkindlichung wie Duzen ist von vielen gut gemeint, verschlechtert die Selbsteinschätzung wie Nachsehen im Nachtschränkchen, ohne zu fragen.

Verkindlichung

- *Nervosität und hektische Betriebsamkeit*
  Hektik kann den Kranken anstecken, der fürchtet, er werde abgelehnt oder sei schuld an der Nervosität, so daß er nicht mehr wagt, mit besonderen Anliegen an überlastete Pflegende heranzutreten. Beruhigungsmittel für unbeliebte Kranke sind keine Lösung. Oft wissen Pflegende nicht, wie nervös sie wirken, bis es ihnen andere sagen.

Folgen der Hektik

Schwierigkeiten im Umgang mit psychisch Alterskranken – Fehlende Krankheitseinsicht

Verlust der Kritikfähigkeit

Demente verlieren ihre Kritikfähigkeit und Wahnkranke kommen nie zur Einsicht, krank zu sein. Angehörige sollten über die Krankheit informiert werden, weil sie dazu neigen, unerklärliches Verhalten als bösartig anzusehen, und Altersdepressive auffordern, sich zusammenzureißen.
Verleugnung psychischer Krankheit:
Psychische Altersleiden, besonders Demenz, werden von Angehörigen gern verleugnet, weil sie die Schande oder Diffamierung fürchten, in der Familie einen Schwachsinnigen zu haben oder weil sie Angst haben, versagt zu haben oder selbst einmal dement zu werden. Pflegende können bestimmte Verrichtungen vergessen, wenn ihnen der Kranke unsympathisch ist.

Angst vor Diffamierung

Angst

Unangepaßte Verhaltensweisen des Kranken:

– *Der unruhige und erregte Kranke*

gespannte Atmosphäre

Kranke sind unruhig oder erregt, wenn sie sich körperlich nicht wohl fühlen oder Angst haben, weil Pflegende, Mitbewohner und Angehörige uneinig, gespannt oder versteckt feindselig sind. Die Stimmung überträgt sich auf den Kranken. Erregte bedürfen einer sorgfältigen Beobachtung. Entspannte Atmosphäre in Familie oder Heim beugt einer Unruhe besser vor als Beruhigungsmittel. Erregung wird manchmal mit Gemeingefährlichkeit gleichgesetzt, um einen unliebsamen Kranken abzuschieben. Zwangseinweisung wird unumgänglich, wenn der Kranke sich selbst oder andere gefährdet, z. B. wenn er sich an »Verfolgern« rächen will.

Beobachtung

– *Der mißtrauische Kranke*

Schwerhörige und Wahnkranke, die sich verfolgt oder belästigt fühlen, sind mißtrauisch. Pflegende können sich bemühen, den Kranken zu verstehen, die Befürchtungen anzuhören, ohne zu lächeln oder zu widersprechen, und können Kontakte vermitteln.

– *Der aggressive Kranke*

Gründe für aggressives Verhalten

Warum kann ein alter Kranker aggressiv werden?
Überträgt er auf den Pflegenden den Ärger, der einem Angehörigen gilt? Regt er sich über die Trennung von der Bezugsperson auf? Fürchtet er, eingewiesen zu werden? Hat er

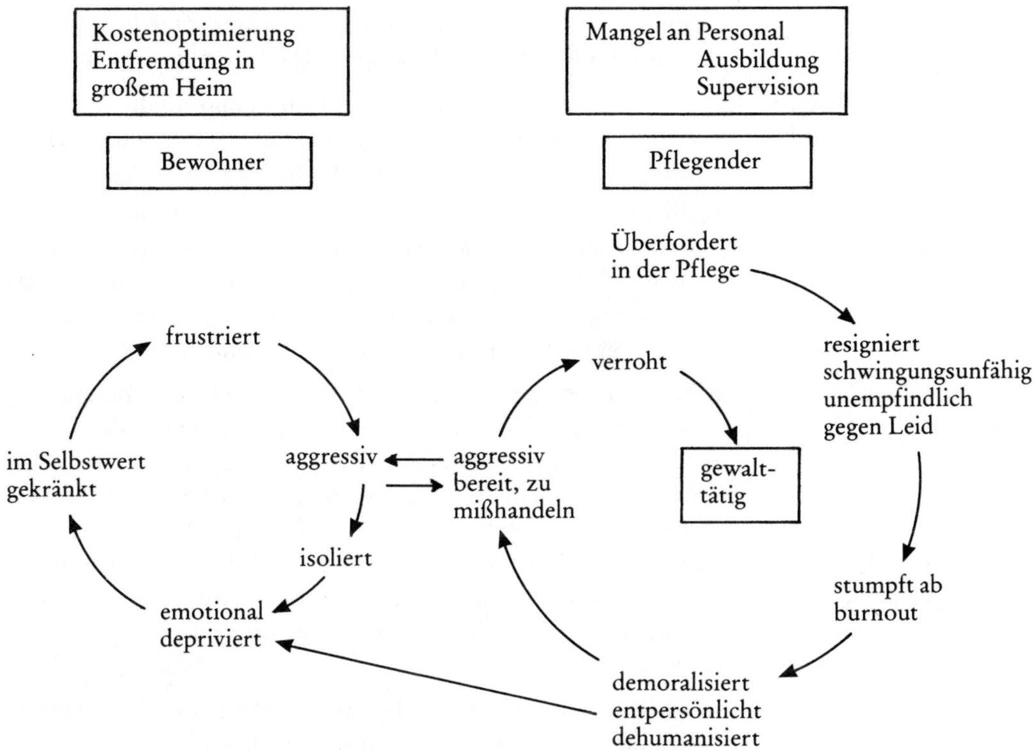

Abbildung 66
Gewaltspirale zwischen Bewohnern und Pflegenden

Angst vor einer unheilbaren Krankheit oder vor dem Sterben? Ist er verwirrt? Werden seine Schmerzen und Beschwerden nicht ernst genommen? Fühlt er sich von Gesprächen ausgeschlossen oder in seinen Wahnideen unverstanden und lächerlich gemacht? Fühlt er sich im Selbstwertgefühl gekränkt oder völlig hilflos, ausweg- und hoffnungslos?

Kontrollverlust

Ein aggressiver Kranker ist selten böswillig. Er reagiert aus Angst mehr gefühlsbetont als sachlich, weil er Affekte oft infolge einer Stirnhirnschädigung nicht mehr steuern kann.

Eskalation strukturelle Gewalt

Psychisch Alterskranke werden immer wieder handgreiflich, weil sie von Mitbewohnern oder Pflegenden provoziert werden oder die Einengung im Heim als Gefängnis erleben. Pflegende sollten beide Seiten anhören, ehe sie den Kranken als gemeingefährlich abwerten oder zwangseinweisen lassen.

Umgang

Wie können Pflegende mit aggressiven Kranken umgehen?

1. Sie können sich fragen, warum sie sich durch die Aggression des Kranken provozieren lassen, wie sie mit eigener Wut

umgehen. Sie können sich sagen: »Ich ärgere mich« statt »Sie sind schuld!« oder »Ich beachte das Nörgeln nicht mehr!«

absolute Güte und Milde

2. Pflegende bemühen sich, absolut gütig und milde zu reagieren, den Kranken zu akzeptieren, statt ihn mit verächtlichen Blicken zu strafen. Gute Beziehung verhindert Aggression.

Nichtbeachten

3. Pflegende strafen nicht, sondern löschen aggressives Verhalten durch Nichtbeachten. Strafe kann zur Falle werden: Wenn Pflegende schimpfen, so bekommt der Kranke wenigstens negative Zuwendung. Kranke reagieren um so gereizter, je gereizter die Pflegenden als Vorbild sind.

Konfliktlösung ohne Niederlage

4. Pflegende ermutigen die Mitbewohner zur Nichtbeachtung, unterbrechen Eskalationen, trennen Streitende oder halten den Angreifer fest und beruhigen ihn, begünstigen das Opfer, helfen, aggressives Verhalten zu verstehen und anders zu bewerten, Wut in Bewegung umzuleiten, Gefühle auszusprechen, Konflikte ohne Niederlage zu lösen, konstruktiv zu handeln oder zu reden, Schaden wiedergutzumachen, trotz Bedrohung freundlich zu reagieren und humorvoll zu entspannen.

Vorbeugung

5. Vorbeugend versuchen Pflegende, die Selbstbestimmung des Kranken zu erhalten, Enttäuschungen und Langeweile zu vermeiden, den Kranken für erwünschtes, nicht-aggressives Verhalten zu loben, Schimpfen oder Auslachen anderer nicht zu dulden, Ärger anders zu bewerten, Wut durch Bewegung abzureagieren, Beziehungen, Betriebsklima zu verbessern.

– Der weglaufende oder »wandernde« Kranke:

Beobachtungen dokumentieren

Gründe des Weglaufens

Pflegende können Beobachtungen dokumentieren: wie weit läuft er im Flur, im Haus, draußen? Wohin läuft er? Wie oft wandert er: gelegentlich, täglich, dauernd? In welcher Situation, aus welchen Gründen läuft er weg? Ist er verwirrt, erregt, ärgerlich, schlaflos, ängstlich, einsam, kontaktbedürftig, dranghaft gespannt, naß oder friert er? Erhält er Neuroleptika, Nootrop = Piracetam oder antriebssteigernde Antidepressiva? Will er aus Langeweile nach Hause, hat er etwas verloren? Wozu soll er im Bett, im Zimmer, im Haus bleiben?

Gefährdungen erkennen

Pflegende erkennen Gefährdungen (Aufsichtspflicht): fällt oder stürzt er infolge von Schwindel, Hinken? Kann er sich mit leichter Kleidung erkälten? Kann er sich umbringen, weil er verzweifelt? Gefährdet er andere?

Wie helfen Pflegende vorbeugend? Sie sorgen für familiäre Atmosphäre und Kontakte, berühren, umarmen, entspannen ihn und sprechen ruhig mit ihm. Sie trinken mit ihm eine Tasse Tee. Sie loben erwünschtes Verhalten und ignorieren unerwünschtes Weglaufen. Sie beseitigen störende Umweltreize, z. B. Lärm, Unruhe anderer. Sie sorgen für Bewegungsraum im Garten, für Orientierungshilfen und strukturieren die Zeit z. B. für Spazier- oder Friedhofsgänge, für Beschäftigung z. B. mit Haustieren. Sie ermöglichen Abfuhr der Unruhe durch Gymnastik, Tanz, Gehübungen oder Schaukelstuhl. Sie trainieren das Zurechtfinden in der Umgebung. Sie bitten Angehörige, Mitbewohner oder Besuchsdienste zum Mitgehen. Sie geben Kleingeld für Kaffee, Telefon oder Taxi mit. Sie trainieren ROT und dokumentieren, daß sie vor Gefahren gewarnt haben. Sie sorgen für technische Hilfsmittel, z. B. Erkennungsmarke an Armband, Halskette oder Zettel mit Ratschlägen, Anschrift, Tel.-Nr. erleichtern die Suchaktion. Sie informieren Nachbarn und Polizei (Datenschutz), regen Hinweisschilder und Verkehrsberuhigung an. Die Amerikaner empfehlen Gittermuster (6 bis 8 waagerechte Klebestreifen) an Tür und Umgebung (den Straßensperren vergleichbar).
Freiheitsentzug über 24 Stunden bedarf der Zustimmung des Kranken oder des Vormundschaftsgerichts. Das Selbstbestimmungsrecht hat Vorrang.

Vorbeugung familiäre Atmosphäre

Sorge für Bewegungsraum

Tanz, Schaukelstuhl

Besuchsdienste zum Mitgehen

Erkennungsmarke

Grenzmarkierung

Freiheitsentzug

– Der antriebsarme, apathische Kranke:
Depressive, Erschöpfte, Demente und Kranke nach einem Schlaganfall appellieren an uns, auch wenn sie auf Zuwendung gleichgültig, mißmutig oder nörgelnd reagieren oder kein Interesse zeigen. Jahrelang hospitalisierte Kranke werden apathisch, wenn sie nicht angeregt oder keine Kommunikation mehr (sozialer Tod) von ihnen erwartet wurde. Wenn Pflegende die Biographie des Kranken kennen, können sie zu Aktivitäten motivieren. Vorwürfe aktivieren nicht.

Ursachen der Apathie

– Der Nahrung verweigernde Kranke:
Warum verweigert ein Kranker die Nahrung? Weil er eine Mundentzündung, Schluckschmerzen, Übelkeit hat, sich ekelt, weil neben ihm einer getopft wird, weil Mitbewohner oder Pflegende unsauber erscheinen, weil er bestimmte Speisen nicht mag oder schlecht verträgt, weil er bei Vergiftungswahn das Essen als ungenießbar verdächtigt, weil er beachtet

Ursachen der Nahrungsverweigerung

werden will, Pflegende oder sich selbst bestrafen will, weil er nicht mehr leben will. Ißt er nur, wenn er sich unbeobachtet fühlt? Das Öffnen des Mundes durch Zuhalten der Nase zu erzwingen ist unmenschlich. Pflegende klären die Ursache, reden ihm zu und lassen ihn gewähren.

– Der inkontinente Kranke:

Urin-inkontinenz Formen

FÜSGEN unterscheidet folgende Urininkontinenz-Gründe:

1. Störung der Miktionskontrolle oder neurogene Blase:
– autonome Blase bei Metastasen im Rückenmark,
– atonische Blase bei diabetischer Nervenschädigung,
– reflektorische Blase bei Querschnittslähmung,
– ungehemmt neurogene Blase oder motorische Drang- oder Urge-Inkontinenz bei ALZHEIMER-, Multi-Infarkt-Demenz.

2. Lokale Ursachen:
– Harnverhaltung durch Prostata-Vergrößerung, Kotsteine.
– Streß-, Anstrengungsinkontinenz bei Beckenbodenschwäche,
– bei Scheiden-, Blaseninfekten, -karzinom, -steinen.

3. Inkontinenz durch Medikamente: Diuretika, Anticholinergika und Psychopharmaka.

psychische Faktoren

4. Psychische Inkontinenz ist bei familiärer Pflegebelastung, Krankenhaus- oder Heimeinweisung Ausdruck von Regression oder resignativer Reaktion auf Verluste oder Suche nach Zuwendung oder Provokation der Pflegenden oder Rache. Inkontinenz ist häufig bei einsamen, unterstimulierten, inaktiven und apathischen Kranken.

Stuhl-inkontinenz

Stuhlinkontinenz wird verursacht durch Abführmittelmißbrauch, Durchfälle, Kotsteine, Verstopfung, Schließmuskelschwäche bei Querschnittslähmung und im Demenz-Endstadium. Ob ein Älterer mit häufigem Harndrang inkontinent wird, hängt ab vom Dringlichkeitsgrad, der Wegstrecke bis zur

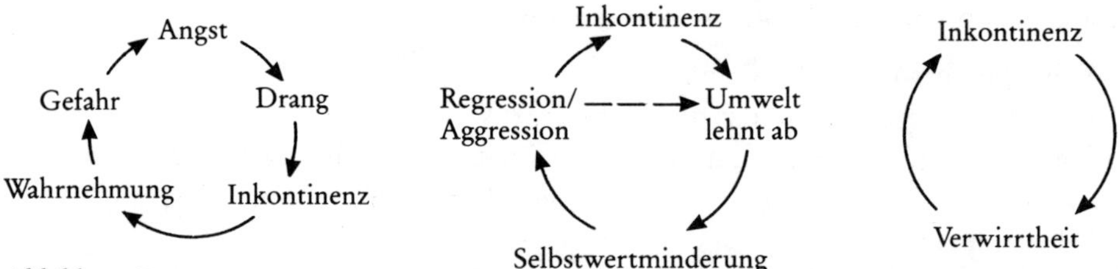

Abbildung 67
Teufelskreise der Inkontinenz

Toilette und der Geschwindigkeit, mit der er sich bewegt. Inkontinenz ist der häufigste Grund für eine Pflegeheimeinweisung, Verwirrte werden inkontinent, weil sie den Weg zur Toilette vergessen, viele Inkontinente werden verwirrt.

Teufelskreis der Inkontinenz und Verwirrtheit

Was erlebt ein Inkontinenter? Er fühlt sich unsauber, unfähig, sich zu kontrollieren, abhängig von Pflegenden, fürchtet ihren Ekel oder ihnen zur Last zu fallen, erlebt sich als Versager, entwürdigt, weil er gewindelt oder den Blicken Fremder ausgesetzt wird. Manche verleugnen die Inkontinenz aus Scham, fühlen sich im Bett sicherer, aber ausgeschlossen, entmutigt durch das Mitleid anderer oder bekommen Schuldgefühle.

Gefühle der Inkontinenten

Wie reagieren die Angehörigen oder Mitbewohner? Sie bedauern ihn, schämen sich, jemanden einzuladen, fühlen sich überfordert mit schlechtem Gewissen, weil er nicht dafür kann. Mitbewohner fühlen sich belästigt oder benachteiligt, weil sich die Pflegenden mehr um den Inkontinenten kümmern.

Reaktion der anderen

Wie fühlen sich die Pflegenden? Überfordert, den Widerwillen zu unterdrücken, dauernd sich zu bücken und zu heben, hilflos. Sie resignieren, bekommen Schuldgefühle, wenn sie ärgerlich reagieren, meiden den Kranken, verleugnen: »Das ist mein Beruf!« oder fühlen sich abgewertet, kontrolliert vom Heimleiter, von Ärzten im Stich gelassen und ausgenutzt.

Gefühle der Pflegenden

Welche Faktoren tragen zur Inkontinenz bei?
Ausstattungsmängel, wenn Sanitärzelle, Nachtstuhl fehlen, der Weg zur Toilette zu weit, nicht gesichert, unzureichend markiert oder beleuchtet ist, die Toilette zu eng, der Sitz zu tief ist und das billige harte Papier den After einreißt. Ungeeignete, zu schwer zu öffnende Kleidung, Personal- und Pflegematerialmangel mit seltenem Vorlagenwechsel. Zu häufiges Katheterisieren und Dauerkatheter.

mitbedingende Faktoren

Wie können Pflegende einem Inkontinenten helfen?

Hilfen

1. Behandlungspflege bedeutet Beckenbodengymnastik bei Streß-, Kontinenz- und Blasentraining bei Dranginkontinenz, Blasentraining bei atonisch neurogener Blase und Katheter bei Überlaufblase und autonom neurogener Blase.

2. Sie wenden Kontinenztraining an: Jeder hält den Kontinenzplan konsequent ein, führt alle zwei, später alle drei bis vier Stunden zur Toilette und wechselt nasse Vorlagen. Blasentraining nach Katheterentfernung bedeutet Anhalte- und Entleerungstraining durch Beklopfen oder Druck. Sie sorgen für Vorlagen und Slips. Dursten fördert Austrocknung!
3. Inkontinente brauchen 2- bis 6fache Zuwendung, Annahme, Schutz der Intimsphäre, Ansprechen von Schuld, Scham, Angst und Aktivierung mit Wahrnehmungs-, Gedächtnis-, Realitätsorientierungstraining und Vermittlung von Sinn.

B. Einstellungs- und Verhaltensänderung der psychisch Alterskranken durch Interventionsgerontologie

Definition der Intervention

Was bedeutet Intervention? *Intervention umfaßt alle Maßnahmen, um körperlich-seelisches und psychosoziales Wohlbefinden im höheren Alter zu sichern,* d. h. zu ermöglichen, zu erhalten oder wiederherzustellen (nach LEHR 1979).

Aufgaben der Intervention sind

Optimierung

– Optimierung, d. h. günstige Entwicklungsbedingungen zu schaffen zur geistigen Entwicklung durch Anregung zu Interessen und zur körperlichen Entwicklung durch Sport.

Vorbeugung

– Vorbeugung eines Altersabbaus durch Erhaltung der körperlichen, geistigen und sozialen Fähigkeit durch lebenslanges Training, Interessenpflege und richtige Ernährung.

Behandlung und Rehabilitation

– Behandlung, Korrektur und Rehabilitation, indem Störungen oder bereits eingetretene Schäden und Abbauerscheinungen rückgängig gemacht, Fähigkeiten in den verschiedenen Lebensbereichen wiedergewonnen und körperliche, geistige und soziale Fähigkeiten durch gezieltes Neu-Einüben, Trainieren und Fördern durch Fordern reaktiviert werden.

Zurechtkommen

– Zurechtkommen mit nicht mehr zu verändernden Problemsituationen und Sicherung des Erreichten durch Einsatz von Hilfsmitteln, Einüben von Daseinstechniken, Auseinandersetzung mit Problemsituationen, Umdenken, Veränderung der inneren Einstellung und der ökologischen Bedingungen.

Ziel der Interventionsgerontologie ist Verbesserung der Lebensqualität:

Verbesserung der Lebensqualität

- körperliche Gesundheit, um sich selbst zu versorgen, um die Beweglichkeit zu erhalten, um sich im Haushalt und in der Freizeit beschäftigen zu können, um Hobbies nachzugehen und Sport zu treiben;
- psychische Gesundheit, um ausgeglichen zu sein, d. h. frei zu sein von Angst und Depression, um sich zufrieden und wohlauf zu fühlen und um sich in Gefühlen und Verhalten kontrollieren zu können;
- soziale Gesundheit, um Rollenidentität und soziale Integration zu erhalten in familiären und freundschaftlichen Beziehungen, im Arbeits- und Freizeitbereich und in Vereins- und politischen Aktivitäten.

1. Vorwiegend körperliche Interventionsmethoden

Körperliche Pflege, vgl. Tabelle 61

Sie ist auch für jeden psychisch Alterskranken Kernstück jeder Betreuung, läßt sie doch hautnah spüren, wie echt der Pflegende mit dem Kranken umgeht. In jeder Pflegesituation ist persönliche Zuwendung zum Kranken möglich (Tabelle 60 verändert nach VOGEL und WODRASCHKE 1974).

Tabelle 60
Möglichkeiten der persönlichen Zuwendung (individualisierte Pflege)

Pflegesituation	*Formen der Zuwendung*	*Verhalten der Pflegenden*
beim Gespräch	anteilnehmend	zuhören
bei Angst und Erregung	beruhigend	zureden
bei Niedergeschlagenheit	mitfühlend	trösten
bei hygienischen Maßnahmen	gewissenhaft	reinigen
bei Krankheitszeichen	aufmerksam	beobachten
beim Betten	vorausplanend	Pflegemittel bereitstellen, zulächeln
beim Lagern	sachgerecht	Hilfsmittel anwenden vorsichtig auf die Schmerzen achtend
beim Erbrechen	behutsam	den Kopf stützen, zureden

Tabelle 61
Komplikationen bei längerer Bettlägerigkeit und Vorbeugung

Dekubitus	Gefährdete Stellen (z. B. Kreuz-Steißbein, Fersen, Hinterkopf) täglich kontrollieren, von Druck entlasten durch Umlagern oder durch Hilfsmittel (Luft-, Wasserkissen, Schaumstoff), Haut trocken halten, Hautfalten pudern, Inkontinenten regelmäßig neue Vorlage geben, Haut mit Franzbranntwein einreiben, Silicon-Hautspray
1. Grad: Rötung	Druck entlasten, trocken halten, fönen, Rotlicht
2. Grad: Geschwür	Fönen, Actihaemyl- oder Bepanthen-Salbe
3. Grad: tiefes Loch	Reinigung mit Leukase, Rivanol-Umschläge, Peru-Balsam oder Granugenol-Öl, Wundränder mit Zinkpaste abdecken
Bett- oder Liege-Lungenentzündung (Pneumonie)	Atemluft anfeuchten, auffordern, tief durchzuatmen, abzuhusten, abklatschen, abklopfen, mit Franzbranntwein oder Pinimenthol einreiben, umlagern, aufsitzen lassen!
Thrombosen	Aktive Bewegungsübungen der Beine, 2mal täglich in den Sessel setzen, Atemübungen, Wickeln der Beine mit Elastoplastverbänden vor dem Aufstehen, Bürstenmassagen
Gelenkkontrakturen (Versteifungen), bei Dementen, nach Apoplexie	Passive und aktive Bewegungsübungen, Gehübungen, Lagerung in Mittelstellung, Fußaktivstütze Lagerung von Schlaganfallkranken siehe Seite 71
Inkontinenz	Siehe Seite 280
Mundentzündungen wie Soor, Aphthen, Ohrspeicheldrüsenentzündung	Vorsichtig (sehr schmerzhaft!) auswischen mit Boraxglycerin, Hexoral, Mund spülen mit Kamillentee, Anregung der Kautätigkeit mit Brotrinde, Nase frei halten mit Tropfen

Psychisch Alterskranke sind von der körperlichen Pflege besonders abhängig, weil sie seelische Probleme körperlich auszudrücken gelernt haben, in körperliche Krankheit flüchten, regredieren und fast nur noch körperliche Veränderungen bei sich wahrnehmen. Körperpflege ist für viele Bettlägerige die letzte noch mögliche Chance zu wohlwollender Zuwendung.

Fachliche Kompetenz im Umgang mit Psychopharmaka

Weil Pflegende Mitverantwortung bei der Medikamentengabe tragen (vgl. Seite 96) und mit Ärzten über die Wirkungen sprechen sollten, brauchen sie Grundkenntnisse von Neurotransmittern, Medikamentenindikation und -nebenwirkungen: Alle Mittel werden einschleichend in $\frac{1}{3}$ – $\frac{1}{2}$ der Erwachsenendosis gegeben.

Indikation

einschleichend
$\frac{1}{3}$– $\frac{1}{2}$ der Dosis

Welchen Einfluß haben Psychopharmaka auf die Pflege?
Positiv machen sie den Kranken zugänglicher, weil sie Angst mindern, Sprache, Aufmerksamkeit und Gedächtnis stärken und eine symbolische Zuwendung bedeuten. Negativ können sie Konfliktlösung verhindern, Abhängigkeit von Medikamenten oder Arzt fördern und dem Kranken bestätigen, krank zu sein.

Einfluß der Psychopharmaka auf die Pflege

Regeln für den Umgang mit Psychopharmaka in der Altenpflege:

Regeln für den Umgang mit Psychopharmaka

1. Neuroleptika so zurückhaltend wie möglich einsetzen!
2. Indikation und Zielsymptome in Gesamtbehandlung einordnen!
3. Alle Leiden klären, subjektiven Leidensdruck behandeln!
4. Niedrig dosiert einschleichen, Dosis langsam steigern!
5. $\frac{1}{3}$ – $\frac{1}{2}$ der Erwachsenendosis immer wieder neu anpassen!
6. Nie mehr als drei Mittel täglich! Einnahme-Schema aufhängen!
7. Nebenwirkungen dokumentieren, Beipackzettel sammeln!
8. Nutzen und Risiken im Gespräch mit dem Arzt abwägen!
9. Suchtgefahr von Tranquilizern und Distraneurin beachten!
10. Selbstmedikation berücksichtigen!
11. Monatlich überprüfen, ob Behandlung noch unerläßlich ist!
11. Bei Delir und Demenz keine Anticholinergika!
12. Langsam und schrittweise absetzen!
13. Psychopharmaka sind kein Ersatz für Fixiergurte, für Pflegende, für Zuwendung oder für psychosoziale Maßnahmen!

Pflegende suchen das Gespräch mit den Ärzten, weil sie die Therapiewilligkeit, Behandlungstreue und zuverlässige Einnahme (Compliance) mitbeeinflussen. Bei vergeßlichen und verwirrten Kranken überwachen Angehörige oder Pflegende die

Gespräch mit dem Arzt

Tabelle 62
Vor- und Nachteile, Nutzen und Risiken von Psychopharmaka (vgl. Seite 180)

	Indikation	*Nebenwirkungen*	*Wechselwirkungen*
Tranquilizer	Angst, Spannung, Erregung, Aggressivität, Schlafstörungen bei Neurosen Depression + Wahn: kurz! Demenz	1. Paradoxe Reaktion: Panik, Erregung, Aggression, Schlafumkehr 2. Bewußtseinsminderung Verwirrtheit, Delir 3. Niedrig-Dosis-Abhängigkeit 4. Schwindel, Ohnmacht, Gangstörung – Sturz 5. Inkontinenz, Atemstörung 6. »Wurstigkeit«, Muskelschwäche	verstärken Wirkung von Neuroleptika Antidepressiva Alkohol Tagamet Barbiturate Antihistaminika
Distraneurin	Delir	Sucht, RR-Abfall, Atmenstörung	verst. Neuroleptika
Neuroleptika	Halluzinationen, starke Unruhe, Aggressivität bei Delir Alterswahn Manie Schuld-, Verar- mungs-, Krank- heitswahn bei Depression Suizidgefahr	1. extrapyramidal-motorische – PARKINSON-Syndrom: Tremor, steif, unbeweglich – Sturz – Frühdyskinesien: Blinzel-, Zungen-, Schlundkrämpfe – Spätdyskinesien: Kau-, Schmatz-, Schluckstörung, Sitzunruhe 2. Delir, Verwirrtheitszustände 3. Apathie + Depression – Rückzug 4. anticholinergische Wirkung 5. Herz-Schädigung: Arrhythmie, Blutdruckabfall – Sturz 6. Agranulozytose-Tod, Allergie	verstärken Wirkung von Digitalis, Blut- drucksenkern Beruhigungsmittel Alkohol schwächen Wirkung von Marcumar Insulin Antidiabetika
Antidepressiva	organische + endogene Depr. Antriebsmangel bei Demenz chronische Schmerzen	Trizyklisch wirken anticholinergisch 1. Herz-Kreislauf: Tachykardie, Arrhythmie, Blutdruckabfall – Sturz- und Kollapsgefahr 2. Harnverhalt bei Prostata-Adenom 3. Verstopfung 4. Akkomodationsstörung: Glaukom 5. Delir, Verwirrtheitszustände	verstärken Wirkung von Neuroleptika Alkohol Barbiturate Antihistaminika
Lithium	Manie, Prophylaxe	Nierenschädigung, Austrocknung	Diuretika gefährlich
Nootropika	Hirnleistungs- störung bei Demenz, Depression	1. Piracetam: Unruhe, Enthemmung 2. Encephabol: Übelkeit, Durchfall 3. z. B. Decme: Übelkeit, RR-Abfall	

Aufklärung

Medikamenteneinnahme. Sie brauchen Aufklärung durch den behandelnden Arzt.

Aktivierende Pflege und Rehabilitationsmaßnahmen

Hilfe zur Selbsthilfe und zur Selbstverwirklichung

Der psychisch Alterskranke braucht nicht nur fürsorgerisch betreuende, sondern auch aktivierende Hilfe zur Selbsthilfe. Alternde werden nach der Pensionierung am besten mit dem Altern fertig, wenn sie sich einer neuen Aufgabe zuwenden

Aufgaben vermitteln

können. Als Pflegender kann ich mich bemühen, neue Aufgaben zu vermitteln, weil es zu den unerträglichsten Gefühlen des Alternden gehört, sich überflüssig, zu nichts zu gebrauchen vorzukommen (vgl. Tabelle 63).

Tabelle 63
Psychisch Alterskranke als vielfach Hilfebedürftige (vgl. Multimorbidität)

Hilfebedürftigengruppen	*Hilfemöglichkeiten*
Alterskranke sind	
1. Kranke (körperlich und psychisch)	optimale Pflege mit Zuwendung
2. Behinderte	Aktivierung und Rehabilitation
3. Einsame (Getrennte, Verlassene, Geschiedene, Verwitwete)	Förderung der Kommunikation durch Wertschätzung, Gespräche
4. Kontaktgestörte	Eingliederung in eine Gemeinschaft
5. Depressive und Lebensmüde	aufmunternde, umfassende Betreuung
6. Beschäftigungslose	Vermittlung einer sinnvollen Beschäftigung

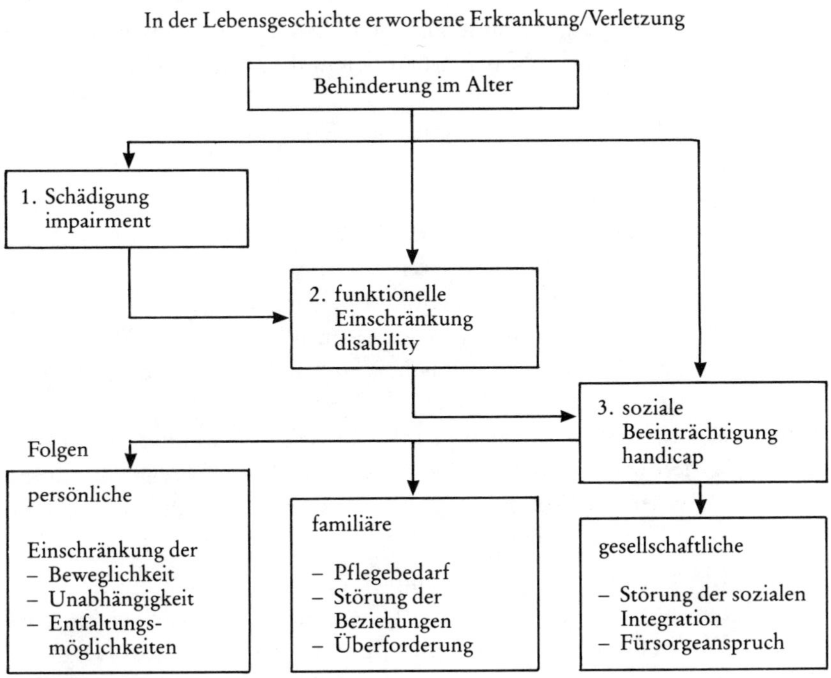
In der Lebensgeschichte erworbene Erkrankung/Verletzung
Behinderung im Alter
1. Schädigung impairment
2. funktionelle Einschränkung disability
3. soziale Beeinträchtigung handicap
Folgen
persönliche
Einschränkung der
– Beweglichkeit
– Unabhängigkeit
– Entfaltungsmöglichkeiten
familiäre
– Pflegebedarf
– Störung der Beziehungen
– Überforderung
gesellschaftliche
– Störung der sozialen Integration
– Fürsorgeanspruch

Abbildung 68
Behinderung und Folgen im Alter

Rehabilitation — Rehabilitation im Alter (nach der »Arbeitshilfe zur Rehabilitation bei älteren Menschen«, BAG für Rehabilitation 1990, Frankfurt)

Gründe der Rehabilitationsbedürftigkeit — Alterserkrankungen beeinträchtigen Herz-Kreislauf- und Atemreserven, durch Gelenkdegeneration und Abnahme der Muskelkraft lassen Geschicklichkeit und Beweglichkeit nach, Sinnesbehinderung fördert über die Wahrnehmungseinengung intellektuelle Defizite. Chronische Infekte oder Krebs deprimieren und verstärken die soziale Isolation.

Reha-Maßnahmen widersprechen dem therapeutischen Nihilismus — Rehabilitation ist nicht auf Jüngere begrenzt, § 10 SGB I unterscheidet nicht mehr nach Lebensalter. Eine vollständige Wiederherstellung durch Rehabilitation ist im Alter nicht mehr möglich. Reha-Maßnahmen widersprechen dem therapeutischen Nihilismus, daß nichts mehr zu machen, der »Pflegefall« irreversibel sei.

Früh-Reha — Reha-Maßnahmen müssen frühestmöglich schon bei drohender Behinderung einsetzen und sind Teil eines umfassenden Altenplanes:

Prävention
1. Prävention ist Vorbeugung gegen Altersabbau (vgl. Seite 317):
   - Primärprävention gegen psychische Alterskrankheiten bedeutet auch gesund zu leben, z. B. durch viel Bewegung.
   - Sekundärprävention heißt, Krankheiten früh zu erkennen und zu behandeln.
   - Tertiärprävention verhindert Komplikationen.

Rehabilitation
2. Rehabilitation ist
   - (medizinische) medizinische Reha, um Krankheiten vorwiegend von Herz, Kreislauf, Lunge, Bewegungsapparat, Stoffwechsel, Nervensystem und Krebs zu bessern.
   - (psychosoziale) psychosoziale Rehabilitation, um soziale Auswirkungen dieser Erkrankungen zu vermindern, soziale Wiedereingliederung zu ermöglichen und so die Selbständigkeit lange zu erhalten.

lebenslange Nachsorge
3. Lebenslange Nachsorge im Alter wird notwendig, wenn Leiden wie die ALZHEIMER-Demenz nicht mehr reversibel sind. In der Nachsorge lernt der Kranke, sein Leiden anzunehmen und damit zu leben.

Reha-Team — Ein Rehabilitationsteam kann interdisziplinär zusammenarbeiten, aktivierende Pflege und Therapie in körperlichen, psychischen und sozialen Problemen durchführen. Zum Reha-Team gehören: Krankenschwestern, Altenpfleger, Ärzte, Gymnastin, Ergo- und Logotherapeuten, Psychologen und Sozialarbeiter.

Die Bundesarbeitsgemeinschaft für Rehabilitation hat einen Stufenplan der Reha vorgeschlagen (vgl. Abb. 53, S. 235):

Stufenplan der Reha

1. Die Erstversorgung im Allgemeinkrankenhaus zur diagnostischen Klärung und kurzer Verweildauer

Erstversorgung

2. Die Rehabilitationsphase mit Therapie und langer Verweildauer in einer geriatrisch-rehabilitativen Klinik oder Tagesklinik, bei der der Kranke nachts in seiner gewohnten Umgebung bleiben kann. Bei koronarer Herzkrankheit, nach Schlaganfall oder bei Altersrheuma kann der Krankenhaus-Sozialdienst ein Anschlußbehandlungs-(AHB)-Verfahren in einer ortsfernen Rehabilitationsklinik bei der gesetzlichen Krankenkasse oder Rentenversicherung beantragen.

Reha-Phase Tagesklinik

AHB-Verfahren

3. Die lebenslange Nachsorge übernehmen ambulant niedergelassene Ärzte, Sozialstationen oder soziale Dienste für häusliche Krankenpflege, teilstationär die Tagesklinik, Tagespflegeheime und Kurzzeitpflegeeinrichtungen und schließlich stationär das Alten- und Pflegeheim.

Nachsorge

Sozialrechtlicher Anspruch auf Rehabilitation für Ältere:
Nach §§ 27 ff SGB V umfaßt die Krankenbehandlung Älterer ärztliche Behandlung als Maßnahme zum Erkennen, Verhüten oder Lindern von Krankheitsbeschwerden, medizinische und ergänzende Leistungen der Rehabilitation.

Rechtsanspruch auf Reha

Anspruch besteht auf:

1. Häusliche Krankenpflege nach § 37 SGB V.
2. Krankenhausbehandlung nach § 39 SGB V.
3. Leistungen bei Schwerpflegebedürftigkeit (entfallen, soweit Anspruch auf häusliche Krankenpflege besteht).
   - Häusliche Pflegehilfe nach § 53 SGB V (vgl. S. 223).
   - Urlaubs- oder Verhinderungspflege nach § 56 SGB V.
4. Medizinische Rehabilitationsmaßnahmen nach § 40 SGB V für ambulante Rehabilitationskuren und für stationäre Rehabilitationsmaßnahmen in einer Vertragseinrichtung.

an Krankenkassen

5. Heilbehandlung für Beschädigte nach dem Bundesversorgungsgesetz.
6. Eingliederungshilfe nach § 39 BSHG für behinderte Ältere.
7. Hilfe zur Pflege nach §§ 68 f BSHG.
8. Anerkennung als Schwerbehinderter für Steuerermäßigung.

an Versorgungsamt
an Sozialamt

Fragen zur Beurteilung der Rehabilitationsfähigkeit?

Beurteilung der Reha-Fähigkeit

- droht ein Schaden, eine Behinderung?
- liegt bereits eine Schädigung vor?
- welche Funktion ist eingeschränkt?

– ist der Kranke sozial beeinträchtigt (handicap)?
– welche medizinischen, sozialen Maßnahmen sind angezeigt?
– ist der Kranke motiviert oder wie ist er zu motivieren?
– wozu soll er rehabilitiert werden? z. B. zu unabhängigem Wohnen, zum Aufstehen oder zur Pflegeerleichterung.

Tabelle 64
Hindernisse der Rehabilitation alter Kranker und ihre Überwindung

gesellschaftliche Vorurteile	*Möglichkeiten der Überwindung*
1. Das Alter beginnt mit 65!	Auf das Altern sollten sich schon junge Menschen vorbereiten.
2. Altern bedeutet Rückgang, Abbau und Defizit.	Das Defizitmodell ist überholt. Der Alternde kann sich noch entfalten, neue Fähigkeiten erwerben.
3. Altsein heißt Einsamkeit und soziale Isolation.	Durch Untersuchungen ist nachgewiesen, daß die geistige Aktivität um so größer ist, je mehr Sozialkontakte der alte Mensch hat. Höhere geistige Aktivität verstärkt und intensiviert wiederum die sozialen Kontakte.
4. Altsein bedeutet Sichausruhen und Passivität. Fehlende Leistungserwartung von seiten der Umwelt und die Einstellung der Alten, daß Aktivität schädlich sei: »Ausruhen ist gesünder!«	Förderung durch Forderung. Gefördert wird der alte Mensch, wenn von ihm erwartet wird, daß er noch etwas leistet. Durch Aktivität und Bewegung wird der Verschleiß der Gelenke aufgehalten.
5. Alte Menschen lernen schlechter.	Alte Menschen lernen genauso gut wie jüngere, wenn sie nicht unter Zeitdruck stehen, den Zweck einsehen, motiviert werden können und Sinnzusammenhänge erkennen.
6. Alte Menschen sind zur Aktivität nicht mehr zu motivieren.	Die Motivation wird durch Ermutigen zu kleinen Fortschritten verbessert.
7. Dem alten Menschen fehlt die Möglichkeit zur Aktivität.	Die Aktivität kann durch Bewegungsübungen, Beschäftigungstherapie, geistiges Training und anregende Umgebung gefördert werden.
8. Alte Menschen sind oft depressiv und resignieren.	Die Stimmung wird gehoben durch positive Selbsteinschätzung, durch Akzeptieren der Lebenssituation und durch Aufzeigen naheliegender Zukunftsziele.

Reha-Hürden
Ängste

Rehabilitationshürden sind Ängste, Vorurteile (vgl. Tabelle 64)
– Angst vor Neuem, weil sich Ältere schwer umstellen können.

- Angst vor Verantwortung, ein mühsam errungenes Sich-Bedienenlassen könnte in Frage gestellt werden.
- Angst, den Anforderungen nicht zu genügen, zu versagen.
- Angst vor Kraftlosigkeit und neuen Beschwerden.
- Angst, die verdiente Ruhe nicht genießen zu können, weil er jahrelang hoffte, von Leistungszwang befreit zu werden.

Das Regressionsbedürfnis alter Menschen erklärt die Hartnäkkigkeit, mit der sie geregelte Tätigkeit ablehnen, um ihre Zeit spielerisch zu vertun, obwohl sie es vor Langeweile nicht aushalten. Angehörige der Unterschicht sind weniger zu körperlichem und geistigem Training zu motivieren als die der Mittel- und Oberschicht.

Regressionsbedürfnis

Schichtabhängigkeit

Maßnahmen der Rehabilitation sind

- *Physikalische Therapie* wie Massagen, Bäder, Bewegungsbäder, Fangopackungen, Reizstromtherapie, Bestrahlungen, Inhalationen und andere, die manchmal Abhängigkeit und Passivität verstärken können.
- *Physiotherapie* wie Gymnastik, Bewegungstherapie z. B. an der Sprossenwand, am Steuerrad, am Fahrrad, Rollstuhltraining und Gehschule z. B. im Gehbarren und andere.
- *Ergotherapie* trainiert vorrangig die Selbständigkeit
  1) in den Aktivitäten des täglichen Lebens (ATL, vgl. Abb. 69)
  2) Erlebens-Reaktivierung und
  3) therapeutische Aktivierung.

physikalische Therapie

Bewegung

Ergotherapie
ATL

Reaktivierende Pflege ist wichtiger Teil der Rehabilitation.
Voraussetzung einer reaktivierenden Pflege sind
- konstante Bezugspersonen und eine konstante Kleingruppe
- Kontinuität in der Tages-/Wochenstruktur

reaktivierende Pflege
Voraussetzungen

Ziele der reaktivierenden Pflege sind
- eigen- und selbständiges Tun und Lassen des Kranken
- körperliches und soziales Wohlbefinden
- bessere Lebensqualität, Annahme von Gebrechlichkeit.

Ziele

Was ist reaktivierende Pflege?
- sie belebt die Biographie statt zu Neuem zu aktivieren,
- sie ist eine begrenzte psychosoziale Reha statt Heilung,
- sie ist Pflegehaltung des Zutrauens, keine neue Technik,
- Pflegende werden passiver, geduldiger in gelassener Distanz statt aktiver noch mehr zu leisten,
- jeder arbeitet mit statt Spezialisierung,

Merkmale der reaktivierenden Pflege

gelassene Distanz

Hilfe zur Selbsthilfe — Erholung — nicht schematisch

- Pflegende überlegen mit dem Kranken statt für ihn,
- sie loben, anerkennen ihn, wenn er selbständiger handelt, sie helfen ihm sich selbst zu helfen, sie tun nicht Gutes, sondern bewirken Gutes (BÖHM), statt seine Hilflosigkeit zur eigenen Bestätigung zu unterstützen,
- sie ist Aktivierung durch eine klare Tagesstruktur mit eingeplanten Erholungspausen nach jeder Anstrengung,
- sie fördert individuelle Bedürfnisse für jeden anders.

Tabelle 65
Motivation zur reaktivierenden Pflege nach MATTHES

Motivationswiderstände	*Motivationsverstärker*
Defizitmodell, therapeut. Nihilismus	Prinzip Hoffnung, Lob, Ermutigung
wenn Pflegende Tradition konservieren	wenn sie neue Perspektiven annehmen
wenn sie hektisch, ungeduldig sind	wenn sie sich Zeit lassen
wenn sie die Biographie vernachlässigen	wenn sie an Interessen anknüpfen
wenn sie sich nicht absprechen	wenn sie zusammenarbeiten
wenn sie verschiedene Ziele vertreten	wenn sie die Pflege einheitlich planen
wenn sie bevormunden	wenn sie dem Kranken etwas zutrauen
wenn sie den Kranken nicht ernst nehmen	wenn sie ihn achten
wenn sie sich ehrgeizig überfordern	wenn sie eigene Grenzen akzeptieren
wenn sie ungünstige Zeit auswählen	wenn sie zur rechten Zeit motivieren
wenn die Bezugspersonen oft wechseln	wenn die Bezugspersonen konstant bleiben
wenn Kranke Zuwendungsentzug fürchten	wenn Pflegende Sicherheit geben

Reaktivierung der ATL

Die Reaktivierung der ATL und des Erlebens trainiert gesunde Anteile, die therapeutische Reaktivierung kranke Anteile.

1. Reaktivierung der Aktivitäten des täglichen Lebens, ATL.

existentielle Bedürfnisse

1.1. zur Befriedigung existenzieller Bedürfnisse dienen:
- Sich bewegen beginnt mit Einzelgymnastik im Bett. Gruppengymnastik bringt Freude. Bewegungsübungen an der Sprossenwand, am Steuerrad oder Fahrrad, im Rollstuhl, am Barren leiten die Gehschule mit Hilfsmitteln ein. Bewegung regt den Kreislauf, besonders die Hirndurchblutung an, stärkt Muskeln, schützt Gelenke vor Versteifung. (Bewegung)
- Körperpflege wie selbständiges Waschen, sich Frisieren. (Körperpflege)
- sich Aus-/Anziehen, Wäsche versorgen, das Bett richten.
- selbständiges Trinken und Essen.
- Benutzung der Toilette, Umgang mit Inkontinenzmaterial. (Toilette)
- Sorge für Sicherheit, z. B. durch Gleichgewichtstraining.
- sinnvolle Beschäftigung z. B. mit Haushaltsarbeiten.

1.2. zur Erhaltung sozialer Kompetenzen, Bedürfnisse durch
   – Aufrechterhalten alter oder Knüpfen neuer Kontakte.
   – Kommunikation wie zuhören, Rückmeldung geben, besuchen, telefonieren, um Hilfe bitten, fordern, nein sagen.

soziale Kompetenzen

1.3. zur Erhaltung der Selbstbestimmung und Selbständigkeit durch eigene Entscheidung für eigene Wünsche.

Selbständigkeit

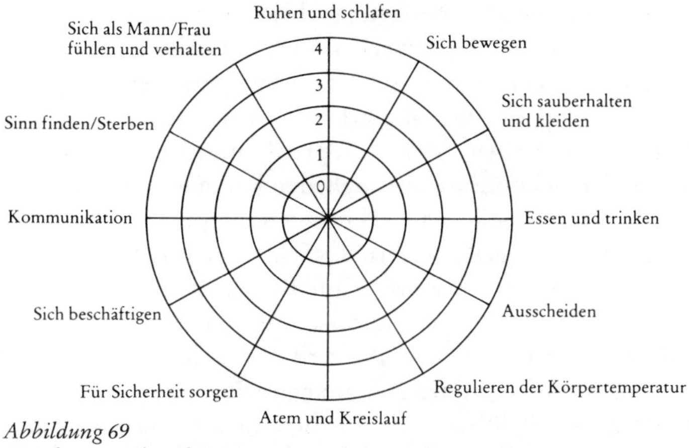

Abbildung 69
Einschätzung der Aktivitäten des täglichen Lebens nach WITTENSÖLDNER: 4 = selbständig, 0 = abhängig

Frau KROHWINKEL hat das ATL-Pflegemodell von ROPER um die Aspekte »Soziale Bereiche des Lebens sichern« und »Mit existentiellen Erfahrungen des Lebens umgehen« erweitert zum AEDL-Konzept: 1. Kommunizieren, 2. sich bewegen, 3. vitale Funktionen des Lebens aufrechterhalten, 4. sich pflegen, 5. essen und trinken, 6. ausscheiden, 7. sich kleiden, 8. ruhen und schlafen, 9. sich beschäftigen, 10. sich als Frau oder Mann fühlen und verhalten, 11. für sichere Umgebung sorgen, 12. soziale Bereiche des Lebens sichern, 13. mit existentiellen Erfahrungen des Leben umgehen bedeutet:

AEDL-Konzept

mit existentiellen Erfahrungen umgehen

– die Existenz gefährdende Erfahrungen wie Verluste von Unabhängigkeit, Sorge, Angst, Trennung, Schmerzen, Sterben,
– die Existenz fördernde Erfahrungen wie Wiedergewinnung von Unabhängigkeit, Vertrauen, Freude, Sicherheit, Hoffnung,
– Erfahrungen, welche die Existenz fördern oder gefährden wie Weltanschauung, Religion, lebensgeschichtliche Erfahrungen.

2. Erlebnisreaktivierung entspannt, regt an gegen Langeweile, erfreut, fördert Geborgenheit in der Gruppe. Angebote sind
– Singen von Volksliedern, Musik hören. MUNRO beschreibt Musiktherapie im Heimpflegedienst und bei Sterbenden.

Revitalisierung durch Musik

Die Teilnehmer singen notfalls mit »la, la« und schlagen den Takt. Bewegungstraining wird mit Musik erleichtert. Musik fördert Bewegungsempfinden, Konzentration, Gedächtnis, Hörfähigkeit und Selbstdisziplin auch bei Dementen.

Seniorentanz – Seniorentanz erfreut, fördert Bewegung und Kontakte.

Spiele – Spiele wie Brett-, Karten-, Gesellschafts-, Ball- und Tanzspiele erfreuen und ermutigen psychisch Alterskranke.

Vorlesen – Vorlesen von Märchen erwecken Kindheitserinnerungen.

– Kaffeekränzchen, Stammtisch lassen Integration erleben,

Gesprächsgruppe – Gesprächsgruppen über alte Erlebnisse reaktivieren

schöpferische Tätigkeit – Basteln, Handarbeit, Malen, Töpfern, Stoffdrucken, Weben oder andere schöpferische Tätigkeiten knüpfen an frühere berufliche oder künstlerische Fähigkeiten an, fördern die Fingerfertigkeit, ermutigen, steigern das Selbstwertgefühl

Haushaltstätigkeit – Haushaltsarbeiten wie Kochen und Backen zunächst unter sozialpädagogischer Anleitung lassen auch Demente erleben, daß sie nicht nur verachtet oder verlacht werden.

Feste – Feste vorbereiten und feiern können revitalisieren.

Spaziergänge – Spaziergänge, Stadtbummel, Ausflüge dienen dem erlebnisbezogenen Gedächtnistraining ebenso wie der Besuch von Theater, Filmen, Konzerten oder Diareiseberichten.

Gottesdienste – Gottesdienste mit alten Liedern reaktivieren Gefühle, Gewissen und Orientierung auch verwirrter Dementer.

Resensibilisierung = basale Stimulation – In der Resensibilisierung werden die 5 Sinne angeregt wie z. B. konstante Bezugspersonen Apalliker basal stimulieren.
Sehen wird angeregt durch Farbgebung, Bilderwechsel, fröhliche Ausstattung der Räume z. B. mit Mobiles.
Hören wird gefördert durch selbsterzeugte Töne im Singen, Flüstern, Summen, Pfeifen usw. oder durch Kassetten.
Geruch kann durch duftende Blumen, Seifen, Parfums, Geschmack durch Gewürze wiederbelebt werden.
Tasten fördert Oberflächen-, Tiefensensibilität, Druck-, Temperaturempfindung, erfüllt Zärtlichkeitsbedürfnisse.

Reaktivierung 3. Therapeutische Reaktivierung verbessert kranke Anteile:

körperliche – Körperlich kann Pflege reaktivieren mit BOBATH-Übungen, Gymnastik, Schwimmen, Koordinations-, Kontinenztraining,

psychische – psychische Reaktivierung ist Musik-, Sprachtherapie, Aussprache bei Dementen, Erfolgsvermittlung bei Depressiven,

geistige – geistige Reaktivierung ist Hirnfunktionstraining mit ROT, mit Wahrnehmungs- und Gedächtnistraining z. B. nach STENGEL oder mit Gehirntraining nach FISCHER; LEHRL.

- religiöse Reaktivierung bedeutet Sinn suchen z. B. im Gebet, religiöse
- Sozialtraining baut Kommunikation, Kooperation, Kontakte auf, um Aufgaben, leichte Pflege für andere zu übernehmen, soziale
- ökologische Reaktivierung heißt, die Wohnung vor der Krankenhausentlassung zu prüfen, ob z. B. Waschbecken, Badewanne, WC die richtige Höhe, Sitz-, Haltemöglichkeit haben. ökologische

Im Heim verbessert anregende Umgebung das Wohlbefinden: Familienfotos, Wandschmuck, Zeitung im Großdruck, Küche und Wohnzimmer für 6–8 Bewohner, Farbsysteme für Türen, schöne Kleidung und Frisur, tägliches Musikprogramm usw.

Bei über 75jährigen wurden in den USA verbessert: Sprache, Intelligenz, Initiative und Einstellung zu sich und anderen.

Rehabilitationsgrundsätze für psychisch Alterskranke: Reha-Grundsätze

1. Auf Besserung hoffen, Fremdantrieb wird zum Eigenantrieb.
2. Gesunde Aktivitäten statt passive Konsumhaltung fördern.
3. Sich einfühlen, um subjektives Leiden zu verstehen.
4. Angehörige schützen vor Überfürsorglichkeit, Überlastung.

Spezielle Reha-Grundsätze:

1) für akut Verwirrte für akut Verwirrte
- eine konstante Bezugsperson beruhigt mit Berührung
- Herz-Kreislauf, Stoffwechsel, Flüssigkeit regulieren
- in gewohnter Umgebung Tag überschaubar strukturieren

2) für Demente für Demente
- Verstehen von Angst, Scham, Leistungsschwankungen, Verlangsamung, Argwohn (geht an verschlossene Türen)
- Bewegen; ATL, Erleben, Gedächtnis, Kontinenz trainieren
- im Altgedächtnis sinnvoll beschäftigen z. B. im Haushalt, Arbeit entlohnen und loben, nicht überfordern.
- Blickkontakt, freundlich ansprechen, berühren, Zeit lassen
- zunächst nachgeben, liebevoll-konsequent führen
- Tag mit Ruhepausen strukturieren, übersichtliche Umgebung

3) für Depressive und Wahnkranke für Depressive und Wahnkranke
- Psychisches Leiden als Teil der Biographie akzeptieren
- Sensibel werden für Anzeichen von Verschlechterung
- Verständnis für Schuldgefühle, Verfolgungs-/Bestehlungswahn.

2. Vorwiegend psychosoziale Interventionsmethoden oder Altenpflege als psychotherapeutische Intervention

Einzelbehandlung

Realitätsorientierung

Realitätsorientierung für Verwirrte

– *Realitätsorientierung* dient den Kranken, die sehr vergeßlich oder zeitlich und örtlich verwirrt sind. Die Umgebung der Kranken wird so organisiert, daß sie ermuntert werden, sich orientierter zu verhalten und Sozialkontakte zu erweitern. Unterschieden werden Einstellungstherapie, 24-Stunden-Programm und ergänzende Gruppensitzungen. Zuerst wird die Einstellung der Pflegenden in einem Kurs geändert, damit die Kranken sich nicht verwirrt verhalten, weil es die Pflegenden so erwarten. Die Pflegenden werden angehalten, dem Kranken bei jeder Gelegenheit Zeit- und Rauminformationen zu geben: z. B. »Guten Morgen, Frau Müller! Heute ist Freitag, die Sonne scheint. Heute ist wieder Beschäftigungstherapie. Ich bin der Pfleger X, und ich möchte Sie jetzt waschen und betten!« Dieses Grundverhalten der Pflegenden erfährt der Kranke über 24 Stunden, ergänzt durch Hilfsmittel, z. B. große Abreiß-, Steck- oder Drehkalender, große Uhren, eine Orientierungstafel mit wichtigen Angaben über Ort und Raum, Spiegel, große Poster mit realistisch abgebildeten Gegenständen aus dem Alltag. Jeder Pflegende trägt ebenso wie die Kranken ein Namensschildchen. Jede Zimmertür ist mit Großbuchstaben gekennzeichnet.

Einstellung der Pflegenden

Hilfsmittel

In Gruppensitzungen mit vier bis acht Kranken für je 30 bis 60 Minuten werden die Grundinformationen wiederholt. Der Pflegende begrüßt jeden mit Handschlag und Namen, erwähnt wieder Datum, Zeit und Wetter und verweist auf die Orientierungstafel. Jeder wird gebeten, diese Angaben zu wiederholen. Nach 10 Minuten Erfrischungspause folgen zwei 15minütige Gruppendiskussionen über konkrete Themen, z. B. über das Essen, möglichst mit Anschauungsmaterial. Zum täglichen Zeitungslesen wird ermuntert.

Gruppendiskussionen

Die Erfolge sind um so besser, je kürzer die Kranken in einer Einrichtung sind, je länger in Gruppen trainiert wird und je besser die Pflegenden ausgebildet sind, die Kranken nicht wie Kinder zu behandeln. Besonders überzeugend waren die

Erfolge, wenn die Kranken in den Gruppensitzungen etwas für andere tun konnten – zur Sinnerfüllung! Sinnerfüllung

Remotivierung

– *Remotivierung:* Nach erfolgreicher Realitätsorientierung wird der Kranke zu Gedanken, Plänen und Aktionen mit der realen Umwelt und zu Interaktionen mit anderen (Resozialisierung) motiviert, ermuntert: 12 Wochen lang werden in einer wöchentlichen einstündigen Gruppensitzung von fünf bis zwölf Teilnehmern in einem Klima des gegenseitigen Akzeptierens Beobachtungen, Erlebnisse oder Zeitungsartikel diskutiert und mit der Wirklichkeit in Einklang gebracht. Durch Anschauungsmaterial wird der Kranke motiviert, sich für seine Umwelt zu interessieren, Arbeiten und Aufgaben für sich und andere zu übernehmen. Remotivierung

Selbstbildtherapie

– *Selbstbildtherapie:* Ziel ist, die Einstellung zu sich selbst, die Selbsteinschätzung zu verbessern, weil Selbstbild, Wohlbefinden und soziale Beziehungen sich gegenseitig beeinflussen. OBERLEDER (zit. nach LEHR 1979, 31) wandte die Selbstbildtherapie in Krisen an: der Kranke wird aufgefordert, in einen Spiegel zu sehen und zu beschreiben, wie er sich sieht. Er soll das Äußere und die innere Situation real sehen lernen. Die Gruppe korrigiert Fehler und tröstet, ähnliche Gebrechen zu haben. Dann soll der Kranke 5 Minuten die Umgebung beobachten, die Augen schließen und alle Gegenstände, an die er sich erinnern kann, beschreiben. Bei Erinnerungslücken soll sich der Kranke damit auseinandersetzen, ob er die vergessenen Personen der Umgebung ablehnt und aus der Realität flieht. So kann er die Krise aktiv verarbeiten und der schicksalsergebenen passiven Einstellung (»das Alter ist so!«) entgegenwirken. Selbstbildtherapie zur Verbesserung der Selbsteinschätzung

POWER (zit. nach LEHR 1979, 32) erreichte eine positive Selbsteinschätzung bei Depressiven mit folgendem Vorgehen: 15 Wochen lang erhielt der Depressive täglich eine halbe Stunde individuelle Zuwendung, die mit Körperkontakt begann (Streicheln, die Hand fest umschlossen halten, liebevolles Auf-die-Schulter-Klopfen). Im Laufe des Gespräches fragte der Pflegende den Kranken vorsichtig: »Können Sie individuelle Zuwendung mit Körperkontakt

Wertschätzung

etwas für mich tun?« (z. B. beim Betten helfen) und bedankte sich. Bitten wie »Lassen Sie mich Ihre schönen Augen sehen!« drücken Anerkennung und Wertschätzung aus. Betont wird gemeinsames Tun, wie z. B. gemeinsames aus dem Fenster Schauen, gemeinsames Blättern in einer Zeitschrift. Dadurch fühlt sich der Kranke geschätzt und nicht abhängig.

Kombination verschiedener Interventionstechniken

- Andere Autoren wandten *mehrere Interventionstechniken* gleichzeitig an, um das Selbstwertgefühl der Kranken zu stärken, wie Realitätsorientierung, Einstellungsänderung der Pflegenden, Orientierungshilfen (z. B. Markierung des Weges zur Toilette), Bilder von Alltagsgegenständen und Plakate, die zu ansprechenden Abbildungen passende Beschriftungen zeigen, z. B.: »Gehen ist die beste Übung« oder »Laßt uns alles selbständig machen, auch wenn es länger dauert!« Daneben wurde Selbständigkeit z. B. in Ankleiden, Körperpflege, Essen, Toilettenbenutzung mit Verstärkungstechniken trainiert und Wert auf Entspannung mit Sing- und Spielgruppen, Kino, Handarbeiten, Spaziergängen usw. gelegt. Durch *Kombination verschiedener Interventionstechniken* wurden die Kranken selbstsicherer, selbständiger und weniger verwirrt.

Verstärkungstechniken

Verstärkungslernen

unerwünschtes Verhalten erlischt durch Nichtbeachten

- *Verstärkungstechniken: Verstärkungslernen* ist für Einzelbehandlung, nicht für Gruppen geeignet, um ein konkret zu umschreibendes Verhalten zu verändern. Der Erfolg ist am stärksten, wenn dauernd belohnt (z. B. mit Bonbons, Wertmarken) wird, und am dauerhaftesten, wenn mit Pausen verstärkt wird. Wenn keine Reaktion erfolgt, erlischt das Verhalten wieder, d. h. es ist falsch, auf unerwünschtes Verhalten zu reagieren, es zu bestrafen. Zum Verstärkungslernen sind folgende Fragen zu klären: Wie oft und in welcher Situation tritt das unerwünschte Verhalten auf? Welche Belohnung (positiver Verstärker) bedeutet dem Kranken viel?, z. B. Getränke, Wertmarken, die dem Kranken Wahlfreiheit, Verantwortung und Aktivität zumuten. Was soll mit der Verhaltensänderung erreicht werden und welche Folgen hat diese? Wird das unerwünschte Verhalten durch Pflegende verstärkt und dadurch aufrechterhalten, z. B. wenn der Kranke

im Rollstuhl mehr Zuwendung erhält, als wenn er geht. Wie kann das erwünschte Verhalten in Teilschritten, die jeweils zu belohnen sind, erreicht werden?
Verstärkungslernen war erfolgreich bei Kranken, die sich nicht ankleiden, nicht gehen wollten, das Essen verweigerten, unter sich ließen, schrien oder sich isolierten. Belohnt wurde nicht nur mit Wertmarken, sondern auch mit persönlicher Zuwendung, z. B. Zuhören oder längere Gespräche. *Direkte Belohnung* und *Ermunterung* wirken nachhaltiger als Angebote. Belohnungen wirken stabilisierend, wenn sie gewechselt werden. Die Aufstellung von Verstärkungsprogrammen obliegt Verhaltenstherapeuten. Sie brauchen aber die Beobachtung und Mitwirkung der Pflegenden, z. B. um die für den Kranken bedeutsamen Belohnungen einzusetzen und das Programm in kleinste Schritte aufzugliedern. *Erwünschtes Verhalten soll sofort belohnt, unerwünschtes nicht beachtet werden.* Angehörige müssen informiert werden, damit sie den Kranken nicht anders beeinflussen. Unter der Leitung eines Psychologen ist die Gefahr einer Manipulation des alten Kranken durch Verstärkungslernen gering. Kranke mit einem hirnorganischen Psychosyndrom, Depressive und Wahnkranke können Alltagsfertigkeiten (Reality training) lernen, aber auch soziale Verhaltensweisen, wenn der Pflegende als Vorbild oder Modell z. B. morgens herzlich grüßt, wird der Kranke dieses Verhalten nachahmen. Kranke können auch unerwünschte Verhaltensweisen von Pflegenden lernen, z. B. sich bei Schwierigkeiten zurückzuziehen.

Belohnung mit persönlicher Zuwendung

Angehörige informieren

soziale Verhaltensweisen werden durch Nachahmung gelernt

– *Sinnorientierung:* Jeder von uns stellt sich immer wieder die Frage »Wozu das alles?« »Was hat das für einen Sinn?« Die *Suche nach Sinn* wird besonders für den leidenden alten Menschen angesichts des Todes wichtig. Die Werte unserer Konsum- und Leistungsgesellschaft verblassen in der Not einer schweren Krankheit. Im Leiden kann ich reifen oder zerbrechen, zu mir selbst finden und über mich hinauswachsen oder verzweifeln. Die letzte Entscheidung, was für diesen Kranken hier und heute sinn- und wertvoll ist, liegt nicht beim Betreuer, sondern beim Kranken, z. B. ob er eine Rehabilitations- oder Interventionsmaßnahme für sinnvoll hält oder nicht. Der Kranke kann von mir lernen, wenn ich mich selbst immer wieder hinterfrage, wozu wende ich diese Methode bei diesem Kranken an oder welchem Schicksal kann

Sinnorientierung

Sinnsuche

ich trotzen, welches Leid verändern, welche eigenen Bereiche aktivieren und was muß ich dulden, als unveränderlich akzeptieren? Pflegende und Kranke sollten gemeinsam in jeder Not und Tätigkeit einen Sinn suchen! »Herr, gib mir Gelassenheit, Dinge hinzunehmen, die ich nicht ändern kann, den Mut, Dinge zu ändern, die ich ändern kann, und die Weisheit, das eine vom anderen zu unterscheiden!« (Vergleiche Sinnfragen, Seite 28).
- Gesprächsführung (vergleiche Verbesserung der Kommunikation, Seite 265),
- Krisenintervention (vergleiche Selbstmord, Seite 167),
- Beratung (vergleiche Beratungsdienste, Seite 308).

Familien- und Partnertherapie im Alter (zit. nach HEINERTH 1979):

Anpassungsstörung weist auf gestörte Familienbeziehung hin

Familien- und Partnertherapie ist nach RADEBOLD (zit. nach PETZOLD und BUBOLZ 1980, 106) auch mit alten Menschen sinnvoll. Die Anpassungsstörung eines Mitgliedes der Familie wird nicht als behandlungsbedürftige Schwäche des Erkrankten angesehen, sondern als Hinweis auf eine gestörte Familienbeziehung. Die Familientherapie konzentriert sich weniger auf die Symptome einzelner, sondern auf die Überwindung von familiären Kommunikations- und Funktionsstörungen wie festgefahrenen Interaktionsmustern, starren Rollenzuweisungen, sich wiederholenden Gefühlsreaktionen und Verklammerung zwischen einzelnen Familienmitgliedern. Im Gegensatz zu diesem Strukturmodell richtet sich das Konfliktverarbeitungsmodell auch auf unbewußte Konflikte in der Familiengeschichte. Wichtige Kräfte in den Familienbeziehungen sind unsichtbare Verdienstkonten und Aufträge, Schuld- und Schamverstrickungen (nach STIERLIN zit. nach HEINERTH 1979, 294), Projektionen der Familienmitglieder aufeinander (RICHTER 1966) und Kollusionen (unbewußtes Zusammenspiel zweier Partner in einem gemeinsamen, unbewältigten Grundkonflikt nach WILLI 1976). Eine Familientherapie unter Einbeziehung der Großeltern ist angezeigt bei familiären Symptomneurosen, wenn ein Familienmitglied erkrankt. Der Erkrankte ist oft der alte Mensch, auf den unbewußt so lange Druck ausgeübt wird, bis er z. B. *psychisch krank* wird. Er wird zum Sündenbock oder Prügelknaben isoliert, in die Außenseiterposition

Familienneurose
1. Symptomneurose

manövriert. Die Familienmitglieder sind darauf bedacht, ihn in der Rolle des wehrlosen schwarzen Schafes zu erhalten, um auf ihn eigene verleugnete Schuld- und Ohnmachtsgefühle abzuladen. In der familiären *Charakterneurose* wird der psychisch Alterskranke zum steuernden Zentrum der Familie, die sich auffällig einig ist, weil sich die Angehörigen mit dem Kranken identifizieren. Unter dem Druck des Kranken opfert die ganze Familie den Realitätsbezug zugunsten eines spannungsfreien *Scheinfriedens*, um einen unbewältigten Familienkonflikt nicht austragen zu müssen.

2. Charakterneurose

Die Partnertherapie im Alter setzt sich mit der *Sexualität* im Alter auseinander. Wann beenden Alternde ihr Sexualleben?

Sexualität in der Partnerbeziehung im Alter

Gründe für die Aufgabe des Sexuallebens

- Wenn alternde Frauen Sexualität als »schmutzige« eheliche Pflicht empfinden, sind die Wechseljahre ein willkommener Vorwand, sich dem Mann zu verweigern,
- wenn Alternde überanstrengt oder krank sind,
- wenn der Mann Angst vor sexuellem Versagen hat,
- wenn Langeweile sexuelles Interesse abstumpfen läßt,
- wenn der Partner fehlt: Nach dem Statistischen Jahrbuch 1988 sind 64 % der Männer über 74 und 16 % der Frauen verheiratet, verwitwet 30 % der Männer, 71 % der Frauen über 74,
- wenn sich Ältere an die gesellschaftlichen Vorurteile anpassen, daß Alternde sexuell neutral zu sein hätten (sich-selbsterfüllende-Prophezeiung). Wir scheuen uns anzunehmen, daß körperliche Liebe im Alter nicht unästhetisch ist.

Physiologische Sexualreaktionen sind im Alter bei Männern und Frauen weniger intensiv, langsamer. Eine unelastische trockene Vagina kann durch Schmerzen den Verkehr erschweren.

Nach SCHNEIDER ist Harmonie der ehelichen Beziehung mit mehr Sexualverkehr verbunden. Sexualverhalten und Zufriedenheit, gegenseitige Achtung und Bindung hängen im Alter zusammen. Mit zunehmendem Alter wird Zärtlichkeit wichtiger als Verkehr. Sexuelles Interesse schwindet bei Frauen stärker, ihre Einstellung wird negativer. Sexuelle Aktivität kann, muß aber nicht im Alter abnehmen. Nach BRECHER (1984 zitiert nach SCHNEIDER 1989, 447) sind 79 % aller Männer und 65 % aller Frauen über 70 sexuell aktiv. Nach SCHNEIDER üben Verheiratete am häufigsten, Geschiedene, dann Verwitwete weniger und Ledige am wenigsten Sexualverkehr aus. Onanie wird nach Partnerverlust oft Ersatzhandlung. Nach TÜMMERS (1979) halten alte Frauen Sexualität für abartig, sündhaft, gesundheitsgefährdend und jede zweite traut sexuell aktiven alten Männern se-

Zufriedenheit und Sexualverhalten hängen zusammen

Abnahme der sexuellen Aktivität

Einstellung der älteren Frauen zur Sexualität

xuelles Vergehen an Kindern zu und jede dritte schlägt vor, ein älterer Mann mit sexuellen Wünschen solle sich ärztlich behandeln lassen (hält ihn also für psychisch krank), statt seine Frau zu belästigen! Denn Triebhaftigkeit sei mit dem Bild einer »anständigen« Frau nicht zu vereinbaren. 42 % der Befragten halten Selbstbefriedigung bei Älteren für ein Zeichen von Abartigkeit! Die Hälfte der Befragten behauptet, Ältere interessieren sich nicht mehr für Sexualität, sexuelles Begehren äußere sich nur in Wunschträumen und im Alter gebe es nur seelische Zuneigung, keine körperliche Liebe. Als Gründe für das Aufhören der sexuellen Aktivität gaben Männer Krankheit und Frauen Partnerverlust an. Diese Gründe werden erst wirksam, wenn sie mit der *negativen normativen Bewertung der Alterssexualität* verbunden sind, denn bei Gesundheit und noch bestehender Ehe sind Ältere sexuell aktiv trotz Abwertung der Alterssexualität. Die Ehe im Alter wirkt sich stabilisierend für das Selbstverständnis Älterer aus, so daß der Widerstand gegen den gesellschaftlich geforderten Triebverzicht leichter fällt.

negative normative Bewertung der Alterssexualität

verdrängte Triebbedürfnisse

Verdrängte Triebbedürfnisse werden in regressivem Verhalten sichtbar, das als psychisch gestört abgewertet wird. Es kommt zu Teilbefriedigungen, wie z. B. zu sexuellen Tagesphantasien, zur Schaulust alter Männer, die sich hinter Sträuchern verstekken, um Liebespärchen zu beobachten, oder zu Exhibitionismus, zur gehäuften Onanie, manchmal zu Sittlichkeitsdelikten mit Kindern. Triebwünsche werden auch auf verwöhnte Haustiere verlagert, die gleichsam ein Kind ersetzen.

nicht verurteilen!

Pflegende sind nicht berechtigt, Ältere, die Bedürfnis nach intimer Umarmung oder nach Selbstbefriedigung bei Fehlen eines Partners haben, zu verurteilen, zu entmutigen oder auszuschließen *(soziale Kastration)* oder den Hausarzt um triebdämpfende Mittel *(medikamentöse Kastration)* zu bitten. Weibliche Erlebnisfähigkeit kann bis ins hohe Alter erhalten bleiben. Männern, die wie früher Sexualität zur Selbstbestätigung brauchen, kann geholfen werden, die nachlassende Potenz zu verarbeiten oder zu erhalten durch Behandlung von Depression, Diabetes, Durchblutungsstörungen, Verstopfung, Alkohol- oder Tablettenmißbrauch, Bluthochdruck oder Prostata-Operation. Frauen verkehren seltener nach Mamma- oder Eierstockverlust. Körperliche Erregungen, Kokettieren und sexuelle Phantasien sind bis ins hohe Alter bekannt und kein Symptom

Behandlung nachlassender Potenz

einer psychischen Störung. Auch Sterbende haben ein Recht, sexuelle Wünsche zu äußern, Herr des eigenen Körpers zu bleiben.

Wie reagieren Ältere auf Erkrankung oder Tod des Partners?

Reaktion auf Erkrankung des Partners

Wenn ein Partner krank wird, fühlt sich der andere enttäuscht, bedroht oder verunsichert. Wenn er sich bisher umsorgen ließ, muß er jetzt die Rolle des Stärkeren übernehmen, muß den Kranken körperlich pflegen. Wenn der Kranke klagt und resigniert, ist der gesunde Partner enttäuscht, er reagiert nicht selten mit Vorwürfen. Aus Angst, den kranken Partner zu verlieren, wird der gesunde depressiv, weil er so auch an die eigene Gebrechlichkeit und an den eigenen Tod erinnert wird.

Reaktionen auf den Tod des Partners

Der Tod des Partners kann zu Verwirrung, Depression, Selbstmord, Feindseligkeit, Apathie oder zur Verschlimmerung einer körperlichen Krankheit führen. Der »im Stich gelassene« Partner kann die Trauer nur verarbeiten, wenn er neben Gefühlen der Dankbarkeit auch Wut, Ärger und Enttäuschung äußern kann. Da negative Gefühle dem Verstorbenen gegenüber vom Gewissen und von anderen abgelehnt werden, braucht der alleingelassene alte Mensch dringend eine mitmenschliche Hilfe, die ihn zum offenen Gespräch ermutigt. Dann erst kann er den Verlust annehmen, neue Beziehungen aufbauen oder alte zu Kindern, Verwandten oder Freunden wieder aktivieren. Nicht selten stirbt der zweite Partner bald nach dem ersten, weil er infolge einer schweren reaktiven Depression krank wird und einfach nicht weiterleben will. So verweigert er Medikamente und Nahrung, wenn die Bindung an den verstorbenen Partner zu eng war.
Selten wird der Tod des Partners als Erlösung empfunden, so daß der Hinterbliebene auflebt und aktiv wird. Im Alter sind doppelt so viele Männer wie Frauen verheiratet.

Situation der alten Frauen

Die verheirateten Frauen sind rund fünf Jahre jünger, so daß alte Männer leichter Betreuung finden. Frauen, die ihre Lebensaufgabe in den Kindern sahen, vereinsamen, werden depressiv oder psychosomatisch krank, wenn die Kinder aus dem Hause gehen (*»Leeres-Nest-Syndrom«*), andere betonen überkompensierend ihre Jugendlichkeit in Frisur, Kleidung und Reisen, andere glauben, etwas versäumt zu haben, andere verbittern, weil sie den Rest ihres Lebens für sinnlos halten, wenige freuen sich, endlich unabhängig zu werden. Alleinstehende

Benachteiligung der alleinstehenden alten Frau

ältere Frauen sind gegenüber den Männern benachteiligt: Ledige haben früher weniger verdient, geschiedene sind durch das frühere Scheidungsrecht übervorteilt, Witwen müssen mit einer geringeren Witwenrente auskommen als Witwer. 1977 hatten über 30 % der alleinstehenden alten Frauen weniger als 600,– DM monatlich, d. h. sie gehören zur Randgruppe der Armen. Frauen fühlen sich durch zu niedrige Rente dafür bestraft, daß sie Kinder erzogen und auf Berufstätigkeit verzichtet haben. Wenn eine Frau nicht vor dem Tode ihres Ehemannes gelernt hat, sich aktiv und selbständig durchzusetzen, wird sie als Witwe hilflos, wenn ihr Sozialkontakte, geistige Interessen und Gesundheit fehlen. Ihre Hilflosigkeit wird verstärkt, wenn sie den Tod des Partners als Schicksal erlebt, wenn sie Erfolge nicht eigenen Leistungen, sondern dem Glück zuschreibt und wenn sie mit Depressionen nicht umgehen kann. Neue Partner zu finden wird erschwert durch *moralisierende Kommentare* der Kinder oder Pflegenden, durch Schuldgefühle und Renteneinbuße. Alleinstehende Nur-Hausfrauen sind gegenüber Männern benachteiligt in Fähigkeiten, Interessen und Sozialkontakten. Berufstätigkeit ist die beste Vorbeugung für das Altern einer Frau.

Gruppenarbeit

Ziele der Gruppenarbeit

Sie hat das Ziel, zu Gesprächen und sozialer Interaktion anzuregen, das Selbstgefühl zu stärken, Geborgenheit zu vermitteln. Gruppenarbeit mit Älteren baut realistisch auf noch vorhandenen Fähigkeiten auf. Wenn die Teilnehmer selbst entscheiden können, in welcher Gruppe sie mitmachen, steigt die Selbstachtung und das Gefühl, fremdbestimmt und abhängig zu sein, läßt nach. Jede Gruppenbildung kann therapeutisch wirken, von der Gruppenpsychotherapie über Diskussionsgruppen, Tanz, Spiel, Beschäftigung bis zu gemeinsamen Unternehmungen, z. B. Besichtigungen, Kochgruppen usw. Je nach Engagement der Leiter und je nach Zusammensetzung der Gruppe können Kranke aktiviert, Lebenszufriedenheit und Selbständigkeit gefördert werden. Was bieten Gruppen für die Bedürfnisse Älterer?

Erfolge der Gruppenarbeit

Sie unterstützen durch Gleichaltrige, erneuern Freundschaften oder ersetzen alte, vermitteln eine neue Identität durch neuen Status und neues Zugehörigkeitsgefühl, verhelfen zu Ansehen und Selbstwertgefühl und bestimmen neue Verhaltenserwartungen. In der Gruppe fühlen sich Betagte angenommen und erfahren, wie andere mit Altersschwierigkeiten fertig werden. In Gruppen können Gefühle ausgetauscht, Verhalten reguliert, Normen, Werte und Ziele ausgehandelt werden. Gruppen entwickeln sich über eine Anschluß- oder Orientierungsphase in einer Machtkampf- und Kontrollphase, die sich in Vertrautheit und einem Wir-Gefühl differenziert und schließlich Trennungsängste auflöst. Vergleiche die Entwicklungsstufen der Gruppenarbeit nach ARGYLE 1975 (Tabelle 66).

Entwicklungsphasen

Die *Gruppentherapie* ist für jene psychisch Alterskranken angezeigt, die sich regressiv verhalten, Ängste und Versagungen kaum ertragen. In der Gruppe kann der Kranke unerfreuliche Erfahrungen leichter verarbeiten. Die Gruppentherapie bei psychotischen und hirnorganisch veränderten alten Kranken kommt dem Kontaktbedürfnis und dem Wunsch nach gegenseitiger Stützung und Hilfeleistung entgegen. Über Gruppenarbeit mit psychisch Alterskranken wird wenig berichtet, weil hirnorganische Störungen als unveränderbar gelten, die Kranken sozial unterprivilegiert und die Therapieziele begrenzt sind. Sozialarbeiter, Sozialpädagogen und geeignete Altenpfleger können Gruppen auch mit psychisch Kranken leiten (lesenswert sind: GOEKEN 1971, RADEBOLD 1973 u. a.).

Indikationen zur Gruppentherapie

- *Resozialisierung* hat zum Ziel, den Kranken in eine Gemeinschaft wieder einzugliedern, die vorhandenen Sozialkontakte zu verstärken, neue zu finden und Anteil an der Umwelt zu nehmen. Gruppentherapien, Diskussionen über gegenwärtige Alltagsereignisse, Verstärkungslernen werden eingesetzt. ARTHUR (zit. nach LEHR 1979) untersuchte die Wirkung von Besuchen bei Kranken, die besonders passiv waren, keine Interessen hatten, sich für keine Aktivitäten begeistern konnten, unkooperativ waren und nur geringen Lebenswillen hatten. Kam zehn Wochen lang immer derselbe Besucher, so zeigten sie schon geringe Besserungen, erhielten sie 10mal verschiedene Besucher, so wurde ihre Stimmungslage, Anpassung, Interaktion, Aufgeschlossenheit und Motivierung deutlich gebessert, weil sie von mehreren Menschen Beachtung und Wertschätzung erfahren durften. Die Wiedereingliederung fängt in der Familie an, sollte in Altenklubs in der Gemeinde und in Heimen fortgesetzt werden. Der Kranke braucht auch bei der Wiedereingliederung Erfolgserlebnisse.

Ziele der Resozialisierung

Bedeutung von Beachtung und Wertschätzung

Tabelle 66
Entwicklungsstufen in der Gruppenarbeit (nach ARGYLE 1975)

Phasen	*Gruppenstruktur*	*Aufgabenaktivität*	*Reaktion eines neuen Mitglieds*
Formierungsphase	Es besteht Angst, Abhängigkeit von einem Führer, man prüft die Situation und die Frage nach dem angemessenen Verhalten	Die Gruppenmitglieder erkennen die Aufgabe, die Regeln und die angemessenen Methoden	Er schließt sich der Gruppe an, weil er an der Befriedigung grundlegender Bedürfnisse interessiert ist
Konfliktphase	Konflikt zwischen Untergruppen, Rebellion gegen den Führer, gegensätzliche Meinungen, Widerstand gegen Kontrolle durch die Gruppe	Emotionaler Widerstand gegen die Anforderungen der Gruppenaufgabe	Er paßt sich den Gruppennormen an
Normierungsphase	Gruppenzusammenhalt entwickelt sich, Normen kommen auf, Widerstand ist überwunden, Konflikte sind beigelegt, gegenseitige Unterstützung und Entwicklung von Gruppengefühl	Offener Austausch von Ansichten und Gefühlen, Zusammenarbeit entwickelt sich	Er interessiert sich für die Kommunikationsform in der Gruppe und für die Gruppenziele
Arbeitsphase	Zwischenmenschliche Probleme sind gelöst, sie stehen im Dienst der Gruppenaktivität, die Rollen verändern sich	Auftauchen von Lösungen für Probleme; Anstrengung, die Aufgabe zu beenden, die Energie ist für die Arbeit verfügbar	Er nimmt an der Leitung der Gruppe teil und erwägt ihre langfristigen Ziele

- Altenpfleger sollten wissen, daß verschiedene psychotherapeutische Verfahren (existentialpsychologische, analytische, psychoanalytische, individualpsychologische Methoden, Psychodrama, Gestalttherapie, Gesprächspsychotherapie, Verhaltenstherapie, Musiktherapie, integrative Bewegungstherapie und autogenes Training) alten Kranken helfen können (Petzold und Bubolz 1980).

psychotherapeutische Verfahren

Sozio- oder Milieutherapie

Soziotherapie ist die Organisation zum therapeutischen Milieu (Rave-Schwank und Winter von Lersner 1974, 10), nicht eine therapeutische Gemeinschaft. Weil psychisch Alterskranke empfindlich auf Störungen der Umwelt reagieren, ist sie in die Behandlung einzubeziehen. Auch der Kranke hat das Bedürfnis, mal allein, mal in der Gruppe geborgen zu sein. Er wirkt mit, einen Tages- und Wochenplan in einem Altenzentrum oder Heim zu erstellen, das Freizeit und Alltagspflichten berücksichtigt. Milieutherapie bedeutet nicht, daß Pflegende alles erlauben, sondern daß sie die Führung behalten, z. B. Kranke nicht im Bett bleiben. Pflegende sprechen sich untereinander und mit den Angehörigen ab, damit nicht der eine gegen den anderen vom Kranken ausgespielt wird.

Einbeziehung der Umgebung

Mitwirkung des Kranken

Verantwortung der Pflegenden

Einweisung in ein Landeskrankenhaus (LKH)

Einweisungsgründe

Die Einweisung in ein LKH ist ein Notbehelf. Einweisungsgründe für Ältere waren nach Bergener (1973): in 26 % psychische Störungen, in 33 % körperliche und in 40 % soziale Gründe. LKHs müssen jeden Notfall, z. B. auch Verwirrte aufnehmen. 4/5 der wegen einer psychischen Alterskrankheit Eingewiesenen leiden gleichzeitig an körperlichen Krankheiten und bleiben im LKH, weil sie zum Pflegefall erklärt werden, obwohl eine Unterscheidung zum Behandlungsfall nach dem Bundessozialgericht nicht zulässig ist. Jeder Dritte, der in ein Psychiatrisches Krankenhaus kommt, ist über 65. 38 % konnten wegen geistigen Abbaus, 27 % wegen Verwirrtheit und 13 %, weil ein Heim fehlt, nicht entlassen werden. Die Fehlplazierung (Misplacement) hat schwerwiegende Folgen: Viele sterben nach wenigen Monaten, die sozialen Bindungen werden abgebrochen, ein noch besserungsfähiger organischer Prozeß

Fehlplazierung

Folgen

wird durch Hospitalismus zum Siechtum. LKHs kämpfen um andere Lösungsmöglichkeiten, um nicht zu einem Wartesaal des Todes zu werden. Die Einweisung in ein LKH kann nötig werden bei schwer Altersdepressiven, bei Selbstmordgefährdeten und stark erregten Dementen. Pflegende, Angehörige, Ärzte und Sozialarbeiter neigen kurzschlußartig zur Zwangseinweisung, die nur durch richterlichen Beschluß möglich wird, wenn sich der Kranke selbst oder andere gefährdet (Psych-KG-Gesetz in NRW). Gerontopsychiatrischer Konsiliardienst und nervenärztliche ambulante Behandlung könnten manche Einweisung verhindern. Die Einweisung in psychiatrische Abteilungen an allgemeinen Krankenhäusern wird weniger als Schande empfunden. Solange an Bezahlung und Stellenplan für psychiatrische Pflegekräfte gespart wird, kann die aufopferungsvolle Pflege psychisch Alterskranker nicht optimiert werden.

Indikation

Zwangseinweisung

3. Intervention durch soziale Hilfen

Welche sozialen Hilfen können Sozialarbeiter und Altenpfleger vermitteln?

Beratungsdienste

1. *Beratungsdienste* sind in Beratungsstellen, bei Hausbesuchen und in Heimen durchführbar, um z. B. soziale, wirtschaftliche, rechtliche oder Behördenhilfen zu vermitteln, oder als Fachberatung oder Beratung als Lebenshilfe.

soziale Rechte des alten Bürgers

2. *Hilfen, um die sozialen Rechte auch des alten Bürgers zu realisieren:*

   Der Bürger hat nach dem Sozialgesetzbuch (SGB) Recht auf:
- Bildungs- und Arbeitsförderung (§ 3 SGB),
- Sozialversicherung (§ 4 SGB),
- soziale Entschädigung bei Gesundheitsschäden (§ 5 SGB),
- Minderung des Familienaufwands (§ 6 SGB),
- Zuschuß für eine angemessene Wohnung (§ 7 SGB),
- Sozialhilfe (§ 9 SGB) und
- Eingliederung Behinderter (§ 10 SGB).

Sozialhilfe nach dem Bundessozialhilfegesetz (BSHG)

a) Hilfe in besonderen Lebenslagen:
vorbeugende Gesundheitshilfe (§ 36 BSHG),
Krankenhilfe (§ 27 BSHG),
Hilfe zur Pflege (§§ 68, 69 BSHG),
Altenhilfe (§ 72 BSHG),
eventuell Blindenhilfe, Eingliederungshilfe und Hilfe zur Weiterführung des Haushaltes;
b) Hilfe zum Lebensunterhalt (§§ 12–24 BSHG),
notwendiger Lebensunterhalt (§ 12 BSHG),
Übernahme von Krankenversicherungsbeiträgen (§ 13 BSHG),
Alterssicherung (§ 14 BSHG),
Bestattungskosten (§ 15 BSHG),
Hilfe zum Lebensunterhalt in Sonderfällen (§ 15 a BSHG),
Haushaltsgemeinschaft (§ 16 BSHG),
laufende und einmalige Leistungen, Taschengeld (§ 21 BSHG),
Regelbedarf (Richtsätze); (§ 22 BSHG),
Mehrbedarf für Blinde und Behinderte (§ 24 BSHG).

3. *Vermittlung der Leistungen der gesetzlichen Kranken-, Renten- und Unfallversicherung:*

a) Leistungen der Krankenversicherungen: z. B.
Krankenhilfe für Mitglieder und Familienangehörige in Form von Leistungen für Krankenpflege, Krankenhauspflege und Sterbegeld. Die Krankenkassen übernehmen die Kosten für die notwendigen Heil- und Hilfsmittel zur Rehabilitation der behinderten Alten, wenn eine ärztliche Verordnung vorgelegt wird;
b) Leistungen der Rentenversicherung: Sie zahlt außer der Berufs- und Erwerbsunfähigkeitsrente auch das Altersruhegeld, Witwen- und Waisenrente;
c) Leistungen der Unfallversicherung: Manche Berufskrankheit und die Folgen von Betriebs- und Wegeunfällen verschlimmern sich im Alter. Bei den Berufsgenossenschaften sollten entsprechende Anträge gestellt werden.

4. *Vermittlung eines Schwerbehinderten-Ausweises beim zuständigen Versorgungsamt:*

Damit erreicht der alte Behinderte folgende Vergünstigungen:

Steuervergünstigungen bei der Vermögens-, Einkommens- und Kraftfahrzeugsteuer, Freibetrag bei der Beschäftigung einer Hausgehilfin;
Beitragsnachlaß bei der Kraftfahrzeug-Haftpflichtversicherung;
Befreiung von der Rundfunkgebührenpflicht;
Ermäßigung der Telefoneinrichtungs- und Telefongrundgebühren;
ermäßigte Beförderung im Nahverkehr.

praktische Behinderungen

Fragen zur Ermittlung der praktischen Behinderung (nach Neubauer et al. 1979)
fünf Antworten sind möglich: mühelos – mühsam – mit Hilfsmitteln – mit Hilfspersonen – gar nicht.

- Haushaltsarbeit:
  Können Sie allein abwaschen? das Frühstück oder eine Hauptmahlzeit zubereiten? betten? einen Knopf annähen? Handwäsche besorgen? mit der Waschmaschine waschen? können Sie aufwischen? eine Konservenbüchse öffnen?
- Körperliche Selbstversorgung:
  Können Sie sich Essen zuführen? ein Kotelett oder Brot schneiden? aufstehen? allein gelassen werden? zur Toilette gehen? das Gesicht waschen? die Tür öffnen? können Sie sich baden?
- Beweglichkeit:
  Können Sie zwei (zehn) Stufen steigen? einen Fleck vom Boden aufwischen? einkaufen? können Sie eine Stunde spazierengehen? einen Schlüssel auflesen? können Sie sich in der Wohnung bewegen?
- Rüstigkeit:
  Können Sie allein aus dem Bett aufstehen? können Sie sich selbst waschen, kämmen, aus- und anziehen? können Sie leichte Hausarbeit wie Staubwischen, Fegen, Geschirr spülen selbst erledigen? können Sie alle Zimmer ohne Halt und Stock erreichen? können Sie eine Treppe mit Geländer hoch- und hinuntergehen? können Sie den täglichen Bedarf einkaufen und nach Hause tragen? können Sie eine halbe Stunde spazierengehen? können Sie öffentliche Verkehrsmittel mit Umsteigen selbständig benutzen? können Sie 20 Minuten stehen? können Sie einen zweistündigen Einkauf im Stadtzentrum unternehmen? können Sie zwei Stunden eine vielbesuchte Ausstellung besichtigen? können Sie eine halbtägige Wanderung im bergigen Gelände unternehmen?

– Kontaktbereitschaft:
Grüßen Sie Nachbarn, wenn Sie sie zu Hause, auf der Straße treffen? wechseln Sie persönliche Worte mit dem Nachbarn? sind Sie bereit, mit dem Nachbarn kleine Hilfeleistungen auszutauschen? nutzen Sie die Gelegenheit zu einem ausführlichen Gespräch, wenn Sie den Nachbarn treffen? sind Sie bereit, mit Unbekannten ein Gespräch zu führen, wenn Sie angesprochen werden? sorgen Sie selbst dafür, daß Kontakt zu alten Bekannten aufrechterhalten wird? lassen Sie sich beim Einkauf auf einige verbindliche Worte mit Fremden ein? knüpfen Sie selbst neue Bekanntschaften an? haben Sie einen festen Kreis von Bekannten?

5. *Vermittlung eines verstärkten Versicherungsschutzes* für alte Menschen.

6. *Vermittlung von Steuerermäßigungen* für Mehraufwand, z. B. für Zuckerdiät, Haushaltshilfe usw.

7. Hilfe bei der *Vermittlung einer anderen Wohnung*, die nicht so groß ist, die in der Nähe der Kinder gelegen ist und die möglichst ebenerdig oder im 1. Stock das Treppensteigen erspart.

8. *Vermittlung von Erholungsaufenthalten* und von Kurmaßnahmen, um dem alten Menschen in schöner Umgebung Abwechslung, Erholung und Rehabilitationsmöglichkeiten zu eröffnen. Die Kosten werden zum Teil von den Krankenkassen, von der Kriegsopferfürsorge und von den *Wohlfahrtsverbänden* getragen:
Deutscher Caritasverband,
Deutsches Rotes Kreuz,
Evangelisches Hilfswerk (Diakonisches Werk, Innere Mission),
Arbeiterwohlfahrt (AWO),
Deutscher Paritätischer Wohlfahrtsverband,
Zentralwohlfahrtsstelle der Juden in Deutschland.

9. *Vermittlung von Freizeitaktivitäten,* z. B. am Wochenende, in Form gemeinsamer Wanderungen, im Turnverein, in Tanzklubs, in Diskussionsrunden, in der Volkshochschule. Werkstätten für ältere Menschen, vergleichbar den Werkstätten für Behinderte, sollten geschaffen werden, nicht nur um zu basteln, zu nähen, zu kochen, sondern auch um

künstlerische Betätigung des alten Menschen zu fördern.

10. *Vermittlung eines vorübergehenden Haushilfedienstes* bei kurzfristigen Erkrankungen.

Hausbesuche

Durch regelmäßige Hausbesuche sollten Pflegende, Gemeindeschwestern und Sozialarbeiter oder Altenpfleger sich von der Situation ein Bild machen: Wie fühlt sich der alte Mensch? Hat er Schwierigkeiten mit seinen Mitmenschen? Wie sind die Bezugspersonen eingestellt? Droht der Kranke zu verwahrlosen? Droht ein Suizidversuch oder ein neuer Krankheitsschub? Nimmt er regelmäßig seine Medikamente, vor allem seine Herz- und Kreislaufmittel?
Die Pflegenden sollten ohne besonderen Anlaß, regelmäßig, nicht erst bei Krisen, Hausbesuche machen, um den Kontakt nicht abreißen zu lassen. Dadurch gewinnt der Pflegende eine Übersicht, nicht nur über die notwendigen sozialen Hilfen, sondern auch über den Verlauf der psychischen Störungen. So kann er z. B. die Angehörigen, die ihre Alten nur selten besuchen, beruhigen, daß solche psychischen Störungen nur vorübergehend sind und keine Aufnahme in eine Anstalt erforderlich machen; denn der alte Mensch, vor allem der psychisch Alterskranke, muß so lange wie möglich in seiner vertrauten Umgebung bleiben. Manche alten Menschen wollen eher einen Gesprächspartner als eine Haushaltshilfe oder Heimhilfe. Regelmäßige Besuchsdienste sollten organisiert werden, auch Vorlesedienste für Schwerkranke.

11. *Vermittlung einer Hauskrankenpflege,* deren Kosten die Krankenkassen auch dann übernehmen müssen, wenn diese keine gelernte Fachkraft leistet, wenn dadurch ein Krankenhausaufenthalt vermieden wird (Urteil des Bundessozialgerichtes 3 RK 47/79). Training der Alltagsfertigkeiten (Reality training) wird nach vielen Erkrankungen notwendig und ist zu Hause am besten durchführbar, wenn menschliche Zuwendung die Motivation verstärkt. Erschwert werden die Übungen, wenn der Kranke durch Medikamente zu stark beruhigt ist.

12. *Organisation eines Mahlzeitendienstes:* Ein psychisch gestörter alter Mensch, der sich nichts mehr kochen kann und sich nichts mehr zu essen macht, muß nicht sofort eingewiesen werden; denn die Einweisung in eine psychiatrische

Abteilung oder in ein Pflegeheim ist lediglich eine Notlösung dieses Problems. Zunächst kann mit »Essen auf Rädern«, mit einer Haushaltshilfe und vor allem mit einem verständnisvollen Gespräch versucht werden, den psychisch Gestörten zu stabilisieren. Die Pflegenden werden bald den Hausarzt benachrichtigen, um die Ursache der Veränderung zu klären, um ihn möglichst zu Hause zu behandeln; Ernährungsberatung kann einer Anfälligkeit vorbeugen.

13. *Organisation eines Wäschedienstes,* um den Kranken vor Verwahrlosung zu schützen. Ein psychisch Alterskranker, der verschmutzte Wäsche und Kleidung trägt, darf nicht sofort als Verwahrloster eingewiesen werden. Wäsche-Abhol- und Reparaturdienst haben sich bewährt.

14. *Organisation eines Transport-, Fahrten- und Begleitdienstes:* Gehbehinderte Alte sollten für wichtige Gänge zu Freunden, zu Veranstaltungen, zur Kirche, zum Altenklub, zum Arzt, zum Friseur oder zum Einkaufen die Möglichkeit zu einem Transport haben, den sie nicht teuer bezahlen müssen. Einkaufshilfen entlasten den behinderten alten Menschen.

15. *Organisation eines Telefondienstes:* Der alte Mensch, besonders der psychisch Kranke, braucht ein Telefon, um sich nicht verlassen zu fühlen, um in einer Telefonkette Kontakt mit anderen Alten zu jeder Zeit aufnehmen zu können, um im Notfall den Pflegenden, den Hausarzt, die Telefonseelsorge oder die Bezugsperson um Hilfe rufen zu können.

16. *Beschaffung von Hilfsmitteln* z. B. bei Bewegungseinschränkungen der Hüft- und Kniegelenke einen Gehstock, bei Lähmungen einen Gehwagen und einen Nachtstuhl, bei dauernder Bettruhe ein Dekubitusbett oder wenigstens ein Luft- oder Wasserkissen. Angehörige und Pflegende sollten sich auch bemühen, bei Schwerhörigkeit einen Hörapparat, bei Sehverschlechterung eine Brille, bei Kauschwierigkeiten ein neues Gebiß durch Vorstellung bei entsprechenden Fachärzten zu vermitteln.

17. *Organisation praktischer Nachbarschaftshilfe* z. B. für kleine Gefälligkeiten wie Putzen des Treppenflurs.

18. *Organisation von Angehörigengruppen,* um die Probleme, die im Umgang mit alten Kranken auftreten, zu besprechen.

19. *Unterstützung der Familie,* damit der meist überlastete Pflegende zeitweilig entlastet werden kann.

20. *Förderung und Unterstützung der Selbsthilfe* alter Menschen in Altenzentren, Altentagesstätten, Altenklubs, Mittagsklubs, Altenkreisen und Beschäftigungsgruppen. Eine fahrbare Buchausleihe kann Anregungen, Unterhaltung und Entspannung vermitteln.

21. *Information der Familienangehörigen und der Öffentlichkeit,* um die Vorurteile gegen psychisch Alterskranke und ihre gesellschaftliche Benachteiligung abzubauen, um Freiwillige zum Helfen zu motivieren und aufs Alter vorzubereiten, z. B. in Wochenendseminaren, um über die Armut der Alten zu informieren: nach BUJARD (1977) leben 20 % der Alten in der BRD am Rande oder unterhalb der durch staatliche Sozialhilfe markierten Armutsgrenze, wobei nur 15 % der Alten Sozialhilfe als Rechtsanspruch betrachten. Niedrige Renten, besonders der Frauen und z. B. Taschengeld der Sozialhilfeempfänger in Altenheimen sind diskriminierende soziale Faktoren, die seelisch krank machen.

Selbständigkeit erhalten

Zuviel Sozialservice fördert die Abhängigkeit. Betagte, die am meisten Sozialservice erhielten, wurden öfter in Heime aufgenommen und starben früher, als diejenigen, die weniger erhielten.

Bitten der Alten an die Behörden

Auf die Frage, was die Behörden für ältere Menschen ändern sollten, werden von alten Menschen in der Reihenfolge der Antworthäufigkeiten gewünscht (Schriftenreihe des Bundesministers für Jugend, Familie und Gesundheit, Band 28, 1975)
verständnisvollere Behandlung,
verständliches Amtsdeutsch,
bessere Information zum jeweiligen Verwaltungsvorgang,
mehr und bessere Alten- und Pflegeheime,
mehr Interesse und Verständnis für die Altersproblematik,
Bau von Kleinwohnungen für ältere Menschen,
höhere Renten,
Schaffung von Altentagesstätten und Zentren für Kontakte,
finanzielle Vergünstigungen bei kulturellen Veranstaltungen, bei Fahrten mit der Bundesbahn und im öffentlichen Nahverkehr,

Übersicht über die möglichen sozialen Interventionen und Hilfen:

– Beratungsdienste, Altenwegweiser, Altenzeitschriften u. a.
– Vermittlung
– – von Sozialhilfe (Hilfe in besonderen Lebenslagen und Hilfe zum Lebensunterhalt),
– – der Leistungen der gesetzlichen Kranken-, Renten- und Unfallversicherung,
– – eines Schwerbehinderten-Ausweises für Vergünstigungen im Nahverkehr, bei Steuern, Rundfunk- und Telefongebühren,
– – eines Versicherungsschutzes,
– – einer Steuerermäßigung für Mehraufwand,
– – einer Wohnung und von Wohnungsgeld,
– – von Stadtranderholung, Erholungsaufenthalten, Altenkuren,
– – von Beschäftigungen, Freizeitaktivitäten, von kulturellen und Bildungsangeboten,
– – von Hilfen zur Haushaltsführung und von Haushilfediensten,
– – von Besuchsdienst, z. B. mobiler Bücher-, Vorlese- oder Schreibdienst,
– – einer Hauspflege,
– – eines Mahlzeitendienstes (Essen auf Rädern),
– – eines Wäschedienstes,
– – eines Transport- oder Begleitdienstes für Therapie- oder Facharzt-, Gottesdienstfahrten, Rollstuhldienst mit Behindertentaxi,
– – eines Telefondienstes, einer Telefonkette als Kommunikationshilfe,
– – von Hilfsmitteln, Pflegegeräten (z. B. Bettpfanne, Rollstuhl, Betten) aus einem Depot von Pflegehilfsmitteln,
– – praktischer Nachbarschaftshilfe,
– Organisation von Angehörigen-, von Sport- und Selbsthilfegruppen,
– Unterstützung der Familie,
– Information von Familie und Öffentlichkeit, um Vorurteile abzubauen.

kürzere Wartezeiten bei den Behörden durch besondere Sprechstunden für alte Menschen,
Erlaß der Telefongrundgebühren,
mehr Bildungsmöglichkeiten, z. B. durch Vormittagskurse an der Volkshochschule.

Aufgaben der Sozialarbeiter und Sozialpädagogen

Sozialarbeiter und Sozialpädagogen haben folgende Aufgaben in der Altenarbeit

I. In Heimen (nach Mitteilungen zur Altenhilfe, 4, 1990, 22–28)

Tabelle 67
Gruppenübergreifender sozialer Dienst

1. Bewohnerorientierte Aufgaben	*2. Mitarbeiterorientierte Aufgaben*
a) Individuelle Beratung und Begleitung – Vorbereitung zur Heimaufnahme – Integrationshilfen – Vermittlungsdienste zu spezifischen Hilfsangeboten – Aufbau und Erhalt tragfähiger Beziehungen – Konfliktberatung – Begleitung des Alterungsprozesses b) Arbeit mit Gruppen – soziale Gruppenarbeit – therapeutisch orientierte Gruppenarbeit – kreativ, musisch-kulturelle Gruppenarbeit c) Angehörigenarbeit – Information – Begleitung und Beratung – Kooperation	a) Individuelle Begleitung und Beratung – durch Hilfen zur Integration und Identifikation – in persönlichen Belastungssituationen – bei Klärung des persönlichen Arbeitsansatzes – bei Vermittlung von externer Beratung b) Begleitung und Beratung von Teams und Gruppen – bei Fallbesprechungen – in konzeptionellen Fragen – Information/Vernetzung/Kommunikation/Koordination c) Fortbildung – Planung, Organisation, Durchführung von hausinterner Fortbildung – Information und Vermittlung von externer Fortbildung
3. Haus- u. milieuorientierte Aufgaben	*4. Umfeldorientierte Aufgaben*
a) Informations- und Vernetzungsarbeit – Informationsstrukturen initiieren – Kommunikations- bzw. Kooperationssysteme wie Teams und Gremien miteinander in Beziehung und Austausch bringen oder neue schaffen b) Zusammenarbeit mit Leitungsebenen – Beratung in sozialen Fragen – Mitverantwortung bei konzeptionellen Entwicklungen und Fortschreibungen	a) Vernetzung mit Diensten und Einrichtungen der Altenhilfe – stationäre und teilstationäre Einrichtungen – Altentagesstätten – ambulante Dienste – Krankenhäuser – Selbsthilfegruppen – sozial-caritative Verbände b) Kontakt und Zusammenarbeit mit dem Gemeinwesen – Kirchengemeinden – kommunale Gremien

– Förderung der Kommunikation und Kooperation
c) Veranstaltungen und Angebote
– Mitplanung
– Mitdurchführung
d) Entwicklung und Förderung von Formen der Mitbestimmung
– Heimbeirat
– Bewohnerforum
– Angehörigenbeirat
– Behörden
– Vereine/Verbände
– Nachbarschaften
– Kindergärten
– Schulen
c) Ehrenamtliche Mitglieder
– Gewinnung
– Begleitung
– Qualifikation
d) Informations- und Öffentlichkeitsarbeit

II. In der offenen Altenhilfe
- Erstellen einer psychosozialen Diagnose
- Erarbeiten praktischer Lösungen, Vermitteln von Hilfen
- Beratung von einzelnen und Gruppen bei Konflikten
- Information über Vorbeugung und Rehabilitation
- Koordination von Beratungsstellen, Altentagesstätten, -Klub, Seelsorgern, Hausärzten, Sozialstationen, Ämtern, Versicherungsträgern, Wohlfahrtsverbänden.
- Bildungsarbeit mit älteren Menschen
- Vermittlung von Vergünstigungen für Senioren, z. B. – Paß

Vorbeugungsmöglichkeiten gegen psychische Altersstörungen

Wie können Angehörige und Pflegende psychischen Alterskrankheiten vorbeugen?
Die Aufklärungsarbeit muß schon in jungen Jahren, auf der Hauptschule, einsetzen. *Altern läßt sich lernen*, auch das bewußte Verarbeiten seelischer Spannungen und Konflikte, auch das Vermeiden von Scheinlösungen, als ob es Altern und Tod nicht gebe, auch der Verzicht auf das Leistungsstreben, um sich verinnerlichen und als Mensch entfalten zu können.

Akzeptierung der Leistungseinbuße

Die eigene, immer mehr zunehmende Leistungseinbuße richtig zu verarbeiten, ohne zu verbittern oder zu verzagen, zu verzweifeln oder zum Ankläger zu werden, gehört zu den schwersten Lebensaufgaben. Psychotherapie kann die Leistungseinbuße nicht aufhalten, aber helfen, sie besser zu verarbeiten, die Endlichkeit zu akzeptieren, ohne hoffnungslos zu werden und sich selbst aufzugeben.

Verinnerlichung

Der alte Mensch kann noch reifen, sich menschlich vollenden, zumal er die Sinnfrage im Angesicht des Todes anders stellt als ein jüngerer.

Ausweitung der Interessen

Der alte Mensch braucht einen eigenen Tätigkeitsbereich, in dem er seine Interessen ausweiten, sich entfalten kann. Diesen Bereich kann er sich nicht erst nach der Berentung oder Pensionierung erarbeiten, er muß ihn sich früher erwerben.

Abbau von Vorurteilen

Alternde, Angehörige und Pflegende sollten sich gemeinsam darum bemühen, die bekannten Vorurteile (»Altern beginnt mit 65«, »Altern bedeutet Defizit«, »Altsein heißt Einsamkeit«, »Altsein bedeutet Passivität und Ausruhen«, »Der Alte lernt schlechter«) abzubauen und zu überwinden.

Belassen in der Umgebung
fördern durch Fordern
Hilfe zur Selbsthilfe

Die Pflegenden sollten die Alten so lange wie möglich in ihrer gewohnten Umgebung lassen, sie nicht vereinsamen lassen, sie am aktiven Leben teilnehmen lassen. Sie sollten den alten Menschen fördern durch Fordern, ihn aktivieren, ihn anleiten, sich selbst zu helfen und rechtzeitig notwendige Umstellungen einzuüben.

Früherkennung und Einordnung in eine Gemeinschaft

Körperliche Alterskrankheiten sollten früh erkannt und behandelt, die zur Arteriosklerose beitragenden Risikofaktoren sollten vermieden werden, z. B. durch Diät. Angehörige und Pflegende sollten den alten Menschen in eine Gemeinschaft einzuordnen versuchen, sollten ihm Möglichkeiten aufzeigen, sich einer Aufgabe zu widmen oder für andere hilfebedürftige Menschen zu sorgen. Der Wohlfahrtsstaat zementiert Abhängigkeiten und Mitschleppsituationen, statt neue Funktionen zu ermöglichen.

Vermittlung einer Aufgabe
soziale Aufgaben

Angehörige und Pflegende sollten dafür sorgen, daß der alte Mensch, z. B. durch Pflege des Äußeren, sich selbst besser akzeptieren und einschätzen lernt und von anderen mehr geachtet, anerkannt und angenommen wird.

Pflege des Äußeren

Pflegende sollten bereit sein, für vereinsamte alte Menschen eine neue Bezugsperson zu werden, um dem Mangel an kommunikativer Resonanz vorzubeugen. Sie können sich um Verständnis für den alten Menschen in der Familie, bei den Verwandten, Nachbarn und Bekannten und in der Öffentlichkeit bemühen, können soziale Bedingungen bessern, soziale Hilfen vermitteln und äußere Umstände (z. B. die Wohnung) zum Wohle des alten Menschen zu ändern versuchen.

kommunikative Resonanz durch Bezugsperson

Verbesserung der sozialen Bedingungen

Übersicht über die Vorbeugungsmöglichkeiten gegen psychische Alterskrankheiten (vgl. Abbildung 70):

1. Aufklärung zum Abbau von Vorurteilen;
2. akzeptieren der Leistungseinbuße, Verinnerlichung, Sinnsuche und -erfüllung durch Wertverwirklichung;

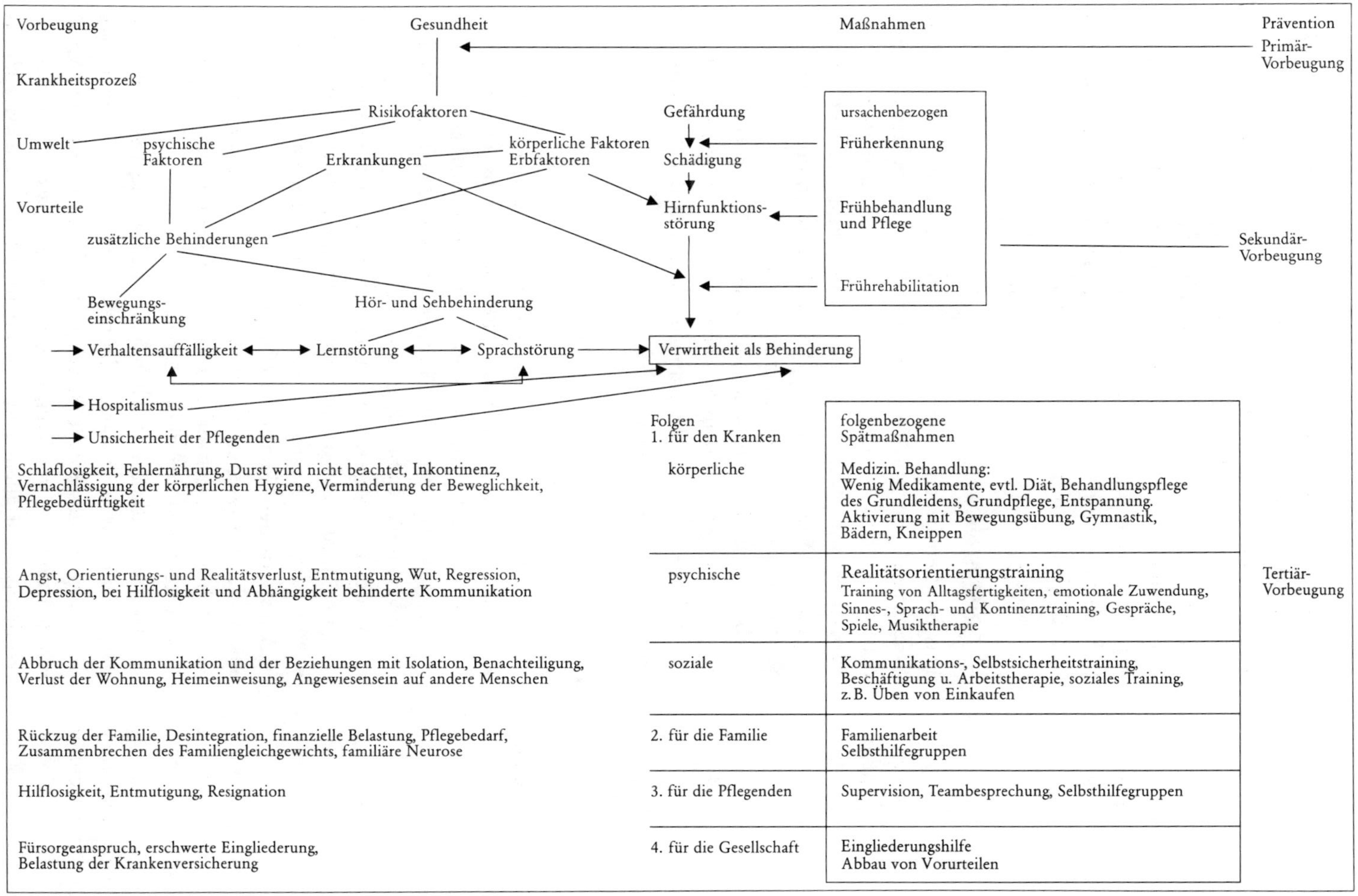

Abbildung 70
Vorbeugen gegen psychische Alterskrankheiten

3. Ausweitung der Interessen im eigenen Tätigkeitsbereich, Berücksichtigung eigener Bedürfnisse;
4. Förderung durch Fordern und Aktivieren, Hilfe zur Selbständigkeit, Einüben von Umstellungen;
5. Früherfassung und Behandlung körperlicher Leiden;
6. einordnen in eine Gemeinschaft, Schutz vor Isolierung;
7. für eine Aufgabe oder für andere Menschen sorgen;
8. Verbesserung der sozialen Bedingungen, mehr teilstationäre Einrichtungen, mehr Nachsorge.

Der Sterbende

Das Sterben ist ein zentrales Problem jedes alten Menschen.

Intensivbehandlung

Wiederbelebung und Intensivbehandlung erwecken den Eindruck, den Tod aufschieben zu können, werden aber für alte Menschen eine Qual, wenn nur Atmung und Kreislauf apparativ aufrechterhalten werden. Dadurch wird immer wieder das Sterben verlängert oder sogar wiederholt.

Sterben muß für den alten Menschen nicht schrecklich sein, aber die Angst vor dem Sterben ist so unerträglich, daß die meisten Menschen nicht daran denken und darüber sprechen wollen.

Todesangst

Todesangst

Die Todesangst hängt von verschiedenen Faktoren ab:

- von der Art der Erkrankung: bei manchen psychischen Störungen steht die Angst so im Vordergrund, daß eine Auseinandersetzung mit dem Sterben unmöglich wird. Andere Schwerkranke haben keine Angst;
- von der Lebensgeschichte und Persönlichkeit, wie er bisher seine Ängste und das Sterben anderer verarbeitet hat;
- vom Alter des Kranken: Alte Menschen haben meist weniger Angst vor dem Sterben als jüngere;
- von der Stellung in der Familie: Ein Alternder, der seine Angehörigen noch nicht genügend versorgt glaubt, hat wie Jüngere Angst vor dem Sterben.

Angst vor Schmerzen und Trennung

Die meisten todkranken Alten haben keine Angst vor dem Jenseits, wenn sie noch daran glauben, aber vor Schmerzen, vor dem Vorgang des Sterbens, vor dem Abschied von den Angehörigen und vor der Trennung von allem, was ihnen lieb geworden ist, vor allem Angst vor dem Alleingelassenwerden. Je mehr sich der Kranke erschöpft fühlt, um so mehr wird die Todesangst durch den Wunsch abgelöst: »Wenn ich doch endlich erlöst wäre!«

Faktoren, die die Angst beeinflussen

Die Angst vor dem Sterben ist um so drückender, beengender, je jünger, je körperlich schwächer und kränker, je ängstlicher, labiler, sensibler, konfliktanfälliger und selbstunsicherer sich der Kranke fühlt, je negativer religiöse und eigene Sterbeerfahrungen auch mit anderen waren, je isolierter, einsamer, abgeschobener, ausgeschlossener, ignorierter und totgeschwiegener er sich fühlt. Wie wehren Sterbende ihre Ängste ab? Sie verleugnen, verdrängen oder projizieren eigene Hilflosigkeit auf andere oder rationalisieren: »Mein Tod ist jetzt gerechtfertigt.«

Vereinsamung

Die Todesangst ist für viele Alte die letzte Vereinsamung, ein Gefühl der absoluten Isolierung, auch wenn sie mit anderen darüber gesprochen haben. Auch für die Angehörigen bedeutet der Tod ein Verlassenwerden. Im Sterben wird alles aufgelöst, was in einer zwischenmenschlichen Beziehung bedeutsam war. Davor hat der alte Mensch Angst, um so mehr, je weniger religiös begründete Hoffnung er hat.

sozialer Tod

Unter dem sozialen Tod vor dem Sterben versteht Rest (1979) den Identitätsverlust: Verlust der dinglichen Identität (Eigentumsverlust), der persönlichen Identität (Gefühl, nichts mehr wert zu sein, pflegebedürftig zu sein, Gefühl, daß geschlechtsspezifische Identität und Intimität nicht mehr beachtet werden) und Verlust der sozialen Identität: der Kranke verliert seine familiäre Identität, wenn er in ein Krankenhaus oder Heim eingewiesen wird, wenn er nicht mehr besucht wird, wenn er sich unfrei erlebt und sich mißachtet fühlt (kommunikativer Tod nach Rest a. a. O.).

kommunikativer Tod

Wie fördert mein Fehlverhalten als Pflegender den sozialen Tod? Wenn ich den alten Kranken von zu Hause in ein Krankenhaus oder Pflegeheim einweisen lasse oder von der Pflegeabteilung auf die Intensivstation verlegen lasse und ihn dadurch vom Gewohnten entfremde, wenn ich ihn in ein Sterbezimmer abschiebe mit der Scheinbegründung, die Mitbewohner könnten den Anblick nicht ertragen, wenn ich die Besucher auf Einhaltung der Besuchszeit verweise, wenn ich den Kranken zum Pflegeobjekt mache, nicht mehr mit ihm spreche, wenn ich die Bedürfnisse des Kranken nicht beachte.

Wie reagieren Sterbende?

Reaktionen der Sterbenden

Sterben ist wie das Leben individuell. Je älter jemand wird, um so persönlicher stirbt er, wenn ihn nicht eine Bewußtseinstrübung oder wir ihn daran hindern. Sterben läßt sich nicht schematisieren oder in Phasen einteilen. Wie der Kranke stirbt, hängt von seiner Gewißheit einer tödlichen Krankheit ab (Tabelle 68).

1. Phase: Ungewißheit

1. Je näher der Tod rückt, um so unsicherer wird der alte Kranke, er vermutet, daß es bald zu Ende gehen wird. Er schwankt zwischen Hoffnung und Angst, argwöhnt, ist verunsichert, je mehr wir Versteck spielen oder den Kranken täuschen.

2. Phase: Gewißheit

2. Auf die innere Überzeugung und Gewißheit des Sterbens kann der Kranke verschieden reagieren:

Verleugnung
– Er kann versuchen, die Wahrheit zu verleugnen, nicht wahrhaben zu wollen. »Das kann doch nicht sein!« »Es wird so schlimm nicht sein!« Er schmiedet Pläne für die Zukunft.

Regression
– Er regrediert in frühere Verhaltensweisen, zieht sich zurück, isoliert sich selbst. Er überbewertet und beobachtet ängstlich alle körperlichen Vorgänge, seine Krankheit wird wichtiger als alles andere.

überkompensieren
– Er überkompensiert in letzte Aktivität, um alles Versäumte noch zu erledigen oder nachzuholen, als ob er vor sich selbst fliehen müßte, um gutzumachen oder zu sublimieren.

Angstüberflutung
– Er wird von Angst überflutet, die er in körperlichen Beschwerden ausdrückt, z. B. starken Schmerzen, Inkontinenz.

Wut
– Er wird wütend, zornig, aufsässig, lehnt sich auf, hadert mit Gott oder den Ärzten: »Warum gerade ich!« »Was habe ich getan?« »Warum ist es nicht früher erkannt worden!«

Projektionen
– Er projiziert seine Wut auf Pflegende oder Angehörige: »Ihr seid schuld!« »Sie haben mich falsch behandelt, gepflegt!«

verhandeln
– Er feilscht, verhandelt, versucht einen Aufschub, eine Gnadenfrist zu erreichen: »Noch nicht jetzt!« Er macht finanzielle Versprechungen, Gelübde: »Wenn ich noch einmal gesund werde . . .« Er versucht neue Heilmethoden, neue Medikamente, oder macht Behandlungsvorschriften.

Depression
– Er richtet seine Aggression gegen sich selbst und wird depressiv, weil er die vielen Verluste und Abschiede vorwegnimmt: »Was bin ich noch wert?« »Es ist alles sinnlos!« Er

Tabelle 68
Psychosoziale Aspekte des Sterbens (Phasen des Sterbeprozesses)

Phasen	*Wie reagiert der Sterbende* Aussagen	Gefühle	Verarbeitungs- und Reifeprozeß	der Begleiter?
1. Nichtwissen	»Könnte es sein?«	Der Kranke fühlt sich beunruhigt, wird argwöhnisch	Schwanken zwischen Hoffnung und Angst	fühlt sich ein, akzeptiert eigene Unsicherheit und Gefühlsschwankungen
2. Wissen 2.1. Verweigerung aktive	»Das kann nicht wahr sein!«	fühlt sich wie betäubt, reagiert unkontrolliert, von panischer Angst überflutet, zieht er sich auf den Körper (in Schmerzen) zurück, ist wie gelähmt	Abwehrversuche Orientierung an der Vergangenheit Er verdrängt, verleugnet, will nicht wahrhaben Trennungsängste werden aktiviert Er regrediert in kindliche Verhaltensweisen	wartet ab, hält aus, billigt die Verdrängung, akzeptiert die Ängste, widerspricht nicht, lindert Schmerzen, erkennt Symbolsprache
aggressive	»Warum gerade ich?«	Der Kranke wird ärgerlich, wütend, zornig, »schwierig«, hadert, nörgelt, kritisiert alles, – Gefühlsflut	Er beschuldigt andere, sucht einen Sündenbock (Projektion) oder beschuldigt sich selbst bis zur Depression, isoliert seine Gefühle	hört zu, steckt ein, nimmt Vorwürfe nicht persönlich, hilft alle Gefühle auszusprechen, wird hellhörig
teilweise	»Vielleicht doch nicht!« »Noch nicht jetzt!«	Der Kranke verhandelt, feilscht, bittet um Aufschub, um Gnadenfrist, fühlt sich unfähig oder unternimmt neue Aktivität	Er will ungeschehen machen, rationalisiert, um Versagens- und Schuldgefühle abzuwehren oder überkompensiert, um Versäumtes nachzuholen	versteht, läßt Hoffnung durch schrittweise Wahrheitsermittlung in offene Kommunikation, informiert, ermutigt, mitzuarbeiten
2.2. Annahme depressive	»Ich muß doch sterben!«	verzweifelt, verbittert, resigniert, läßt sich fallen	Bewältigung der Zukunft, Anpassung Nimmt Trauer vorweg, bewältigt die Realität, bereinigt mitmenschliche und finanzielle Probleme (z. B. Testament)	ermutigt zu trauern, fühlt sich ein, vermittelt Sozialarbeiter, Notar
bewußte	»Wenn es nicht anders geht!«	wird apathisch, zieht sich zurück oder beginnt zu hoffen	empfindet sein Leiden als Strafe, findet Sinn im Glauben, Sterben als Erlösung	Begleiter und Seelsorger lassen den Kranken nicht allein, lassen Gesten reden
verklärte	»Ja!«	Er wird gelassen, ergeben	Er vollendet sich in der Hoffnung auf die Auferstehung	Ist da und mit ihm
3. Sterben		Jeder stirbt anders: verbittert, verwirrt, bewußtseinsgetrübt oder erlöst, geborgen in Gott		Der Begleiter berührt ihn und betet mit ihm

Schematisierung kann persönliche Begleitung verhindern!

verkriecht sich in seine Schwäche, sein Schweigen, verweigert die Nahrung oder die Pflege: »Laßt mich in Ruhe!« Er wagt es nicht, Aggressionen zu äußern, weil er Strafe fürchtet, oder die Beziehung nicht belasten möchte.

Sinnfragen

– Jeder zweite Sterbende fragt nach dem Sinn seines Leidens.

Tod als Strafe

Tod als Erlösung

Von einigen Alten wird der Tod als persönliche Strafe für frühere Schuld erlebt, die sie noch nicht gebüßt hätten. Einem vertrauten Pflegenden oder dem Seelsorger gegenüber kann der Sterbende diese Gedanken äußern und dadurch entlastet werden. Nicht wenige Alte ersehnen den Tod als Erlösung von unerträglichen Schmerzen oder Atemnot oder weil sie keinen Sinn mehr sehen oder weil sie glauben, anderen zur Last zu fallen, oder weil sie ein besseres Jenseits erhoffen.

Gespräche über den Sinn der letzten Phase

Die größte Schwierigkeit im Gespräch mit dem Sterbenden ist der Versuch, ihn davon zu überzeugen, daß auch die letzte Phase lohnt, gelebt zu werden, daß er auch ein in seinen Augen nicht gelungenes Leben und sich selbst akzeptieren kann, daß er sich noch in der letzten Phase verwirklichen und vollenden kann, daß sein Leben anderen geholfen hat und wir von seinem Sterben lernen können und bereichert werden. Für den Gläubigen ist das Sterben leichter, weil für ihn mit dem Tode nicht alles aus ist.

Was äußerten Sterbende? (eigene Erfahrungen)

Gefühle von Sterbenden

– Welche Gefühle sprachen Sterbende aus?
»Ich habe mehr Angst vor dem Sterben als vor dem Tode!«, »Ich fürchte, das wird alles so heimtückisch, so unberechenbar!«, »Ich habe Angst, daß ich die Schmerzen nicht aushalte, daß das Ende qualvoll wird!«, »Ich habe Angst, daß ich total pflegebedürftig werde, so ganz angewiesen auf andere!«, »Ich fühle mich einsam«, »verlassen«, »isoliert«, »fremd«, »ausgeschlossen«, »unfrei«, »hilflos«, »wehrlos ausgeliefert«, »durcheinander«, »nutzlos«, »Ich habe alles verloren, Angehörige, Freunde und Bekannte«, »Wichtig ist für mich nur noch, ob ich Schmerzen habe, ob ich etwas essen oder trinken, ob ich schlafen kann, ob ich Wasser lassen kann und Stuhlgang habe«, »Diese Quälerei mit der Pfanne!«, »Der Mund ist so trocken, das tut so weh!«, »Es geschieht mir recht, ich bin ja selber schuld, daß es mir so geht!«, »Mein Leben hat keinen Sinn mehr! Ich falle Euch

doch nur zur Last!«, »Ich kann nicht mehr!«, »Wenn ich doch endlich erlöst wäre!«, »Ich möchte nur Ruhe, endlich Ruhe!«, »Laßt mich sterben! Es wird doch nicht besser!«, oder »Ich möchte leben!«

– Wie erlebten Sterbende ihre soziale Situation?

erleben der Sterbenden Beziehung zur Familie

– – In der Familie?
»Ich fühle mich nicht mehr verstanden!«, »Ich werde nicht ernst genommen!«, »Die verbergen etwas vor mir!«, »Mich mag keiner mehr!«, »Ich muß zusehen, wie sie alles anders machen, ohne mich zu fragen, als ob ich schon tot wäre!«, »Ich fühle mich ausgeschlossen!«, »Ich werde so allein gelassen!«, »Ich bin wie ein Fremder für meine Verwandten!«, »Ich möchte nach Hause!«, »Wie soll das weitergehen mit meiner Frau, meinen Kindern?«, »Ich bin den allen so gleichgültig!«

Beziehung zu den Pflegenden

– – Zu den Pflegenden?
»Ich werde hier behandelt wie ein Gegenstand!«, »Ich fühle mich gedemütigt!«, »Mein Körper wird ernst genommen, ich nicht!«, »Ich kann hier nicht schlafen oder essen, wann ich möchte, sondern wann es den Pflegern paßt!«, »Das Wichtigste ist hier, daß alles funktioniert, egal wie ich mich dabei fühle!«, »Ich bin hier nur eine Nummer!«, »Ich fühle mich nicht verstanden!«, »Ich kann mich nicht beschweren, die sind alle sehr nett, aber so routiniert!«, »Die verheimlichen etwas vor mir!«, »Die sprechen immer lateinisch!«, »Ich fühle mich vertröstet – es wird schon wieder!«, »Ich solle mich nicht so anstellen, andere müßten Schlimmeres mitmachen!«, »Dann fühle ich mich so übergangen«, »abgewertet«. »Ich darf hier nichts sagen, sonst schieben sie mir das Essen nur so hin oder machen mich zuletzt fertig«, »Ich werde hier so behandelt, als könnte ich dafür, daß ich nicht mehr kann!«, »Wenn ich schelle, bekomme ich schnell eine Tablette oder eine Spritze!«, »Ich kann nicht mehr sagen, was ich möchte«, »Ich bin so durcheinander!«, »Mich versteht keiner mehr!«

Beziehung zu den Mitpatienten

– – Zu den Mitpatienten?
»Ich habe Angst, daß mein Nachbar früher stirbt!«, »Er bekommt mehr Besuch als ich!«

– – Zu den Freunden, Bekannten?
»Für die aus dem Verein (Gemeinde, Pfarrei usw.) ist der Verein doch wichtiger als ich!«

Die von KÜBLER-ROSS (1971) beschriebenen Phasen der Haltung dem Sterben gegenüber sind ein psychoanalytischer Erklärungsversuch, wie Menschen auf Frustrationen reagieren: mit Verleugnung, Aggression, Feilschen und Depression. Als Pflegender kann ich dem Sterbenden nicht gerecht werden, wenn ich auf phasenspezifische Reaktionen warte, anstatt mich nach seinen Bedürfnissen zu richten.

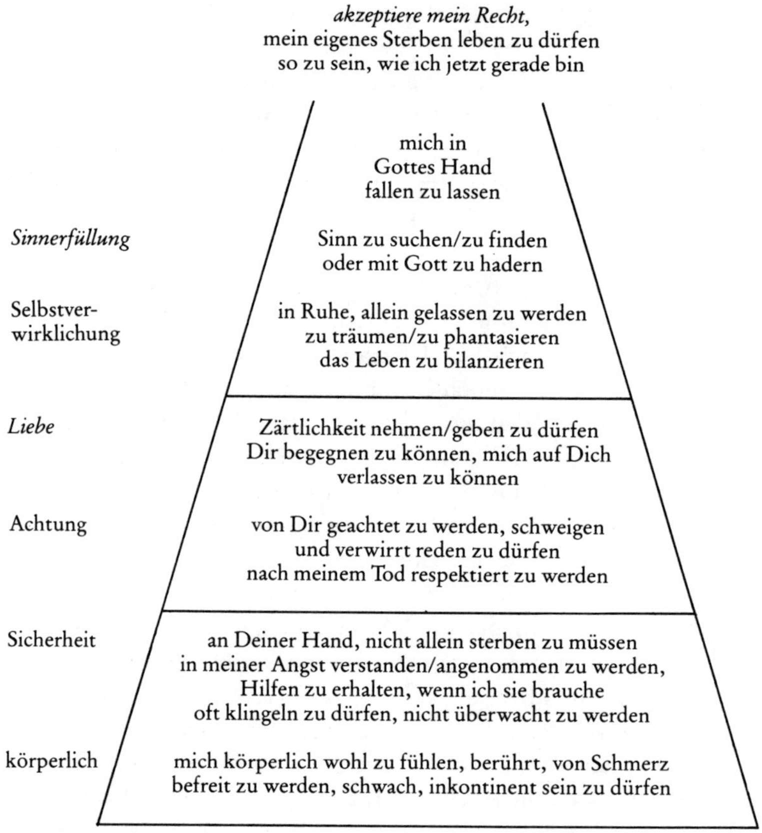

akzeptiere mein Recht,
mein eigenes Sterben leben zu dürfen
so zu sein, wie ich jetzt gerade bin
mich in Gottes Hand fallen zu lassen
Sinnerfüllung
Sinn zu suchen/zu finden oder mit Gott zu hadern
Selbstverwirklichung
in Ruhe, allein gelassen zu werden
zu träumen/zu phantasieren
das Leben zu bilanzieren
Liebe
Zärtlichkeit nehmen/geben zu dürfen
Dir begegnen zu können, mich auf Dich verlassen zu können
Achtung
von Dir geachtet zu werden, schweigen und verwirrt reden zu dürfen
nach meinem Tod respektiert zu werden
Sicherheit
an Deiner Hand, nicht allein sterben zu müssen
in meiner Angst verstanden/angenommen zu werden,
Hilfen zu erhalten, wenn ich sie brauche
oft klingeln zu dürfen, nicht überwacht zu werden
körperlich
mich körperlich wohl zu fühlen, berührt, von Schmerz befreit zu werden, schwach, inkontinent sein zu dürfen

Abbildung 71
Bedürfnisse Sterbender sind individuell verschieden

3. Phase: Sterben

Verzweiflung
Resignation
akzeptieren

Jüngere erliegen häufiger einem unerwarteten Tod, Ältere sind meist vorbereitet. Nach ENGELKE (1979) ahnen im Gespräch mit dem Seelsorger 90 % der Sterbenden ihre bedrohliche Situation. Angesichts des Todes verzweifeln und resignieren einige, andere versuchen die Verleugnung krampfhaft bis zuletzt aufrechtzuerhalten, einigen gelingt es, das Sterben zu akzeptieren, sich zu fügen, den Kampf aufzugeben, indem sie realistisch das Leben noch einmal überblicken, Familienangelegenheiten, Streit oder die Beerdigung ordnen. 70 % der Menschen sterben heute im Krankenhaus oder Pflegeheim. Können sie individuell und persönlich sterben?

Im Sterben werden alte Menschen oft so erschöpft, daß sie sich nur noch nach Ruhe und Schlaf sehnen. Bei ¼ der Sterbenden kommt es zu Bewußtseinstrübungen mit unzusammenhängendem Denken und wenigen, kaum verständlichen Worten. Manchmal wird der Kranke so verwirrt, daß er die Bezugsperson nicht mehr kennt, die sich dann verärgert von ihm abwendet. Manchmal haben Sterbende das Gefühl, vom Körper befreit zu sein, andere haben traumartige Trugwahrnehmungen (Halluzinationen), selten Wahnideen. — Erschöpfung, Verwirrung

Wie reagieren die Angehörigen?

Wissende Angehörige können sich mit dem Sterbenden identifizieren und seine Reaktionen besser verstehen als ahnungslose, die ihn zur Bewältigung eigener Todesängste und Schuldgefühle schnell in ein Krankenhaus bringen lassen, wo sie die Pflegenden zu beeinflussen versuchen: »Tun Sie alles!« oder »Laßt ihn sterben!« — Identifikation, Schuldgefühle

Wie reagieren die Pflegenden?

- sie versuchen, sich nichts anmerken zu lassen, Ängste zu verbergen, — verbergen
- sie weichen dem Kranken aus, um sich in der Rolle des Helfenden nicht so hilflos zu erleben, weil der Tod auch eines alten Menschen für manche ein eigenes Versagen bedeutet, — ausweichen
- sie trösten unrealistisch mit der »barmherzigen Lüge«, — trösten
- sie vertuschen eigene Trennungsängste, indem sie sich rollenkonform, distanziert mit maskenhaftem Lächeln auf die Grundpflege beschränken, — Distanz
- sie wehren die lästigen Fragen des Kranken ab, fertigen ihn kurz ab, — Abwehr
- sie reagieren auf die Aggressionen des Sterbenden persönlich, gereizt, verteidigen sich, wenden sich gekränkt vom »undankbaren« Kranken ab, so daß der Kranke schweigt, — Kränkung
- sie flüchten in Überaktivität, um mit dem Sterbenden nicht sprechen zu müssen, die Pflege wird technisch perfekt, — Überaktivität
- sie verbergen sich hinter einer Maske, z. B. der Fachsprache oder ritualisierter Handlungen wie Pulsfühlen, Umbetten, Mundauswischen, um einer menschlichen Begegnung auszuweichen, — Ritualisierung

Versachlichung – sie versachlichen, entmündigen oder verkindlichen (Duzen) den Kranken zu einem Fall von …,

Resignation – sie resignieren oder werden selbst depressiv, weil sie überfordert sind und sich mit Kollegen nicht austauschen.

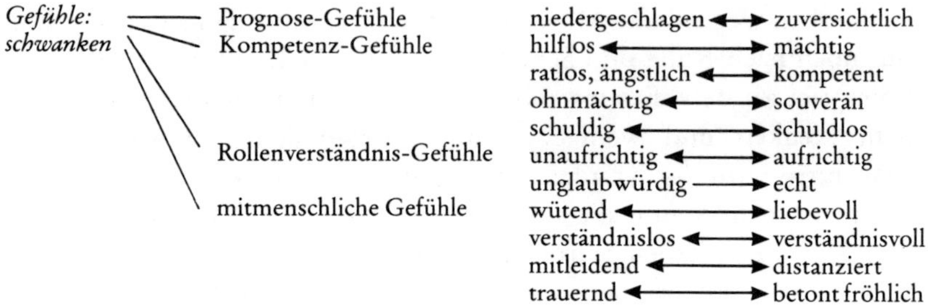

Offene Kommunikation im Umgang mit Sterbenden?

Gründe für eine offene Kommunikation

Nach Koch und Schmeling (1978) sprechen folgende Gründe für eine offene Kommunikation mit Sterbenden: Dreiviertel der Sterbenden sind bis kurz vor dem Tod zur offenen Kommunikation fähig. Kranke, die über den Ernst ihrer tödlichen Krankheit aufgeklärt wurden, brachen nicht zusammen. Die meisten Kranken wollen wissen, wann ihre Krankheit zum Tode führt. Mit viel Zeit und Beistand erreichen die meisten Aufgeklärten eine Phase, in der sie den Tod annehmen können. Viele wissen oder ahnen ohne jede Information den Ernst ihrer Situation. Viele Todkranke würden ihr Leben anders einrichten, wenn sie Bescheid wüßten, z. B. geschäftliche oder familiäre Angelegenheiten regeln. Psychische Unterstützung von nicht aufgeklärten Kranken ist schwierig und kann den sozialen Tod vor dem Sterben verhindern.

Gründe gegen eine offene Kommunikation

Gegen eine *offene Kommunikation mit Sterbenden* sprechen folgende Einwände: Kommunikation ist nicht immer möglich, z. B. bei Sprachlähmung, Schwerhörigkeit, bei schwerer Depression oder totaler Verwirrung. Eine akut bedrohliche Erkrankung läßt eine so schwerwiegende Information nicht zu, weil jede Aufregung tödlich sein könnte.

Oder der Kranke wehrt sich dagegen, offen über seine Krankheit zu reden. Oder der Kranke kann sein Sterben nicht mehr akzeptieren.

Fragen zur Selbsterfahrung (nach KOCH und SCHMELING 1978): Selbsterfahrung

1. Mit welchen Kranken kann ich offen über die Krankheit sprechen?
- Wie habe ich mich gefühlt, wenn ich das Sterben anderer erlebt habe? Ist meine Scheu vor dem Umgang mit Sterbenden durch eigene Ängste bedingt? Wie habe ich das Verhalten anderer beim Sterben von Verwandten erlebt?
- Welche Gründe habe ich für und welche gegen eine offene Kommunikation mit Sterbenden? Wird mein bisheriges Verhalten dadurch in Frage gestellt?
- Kann ich mich in die Lage eines Todkranken hineinversetzen und was fühle ich dabei? Wieweit kann ich mich mit dem Todkranken identifizieren? Wieweit kann ich überhaupt offen kommunizieren? Wie kann ich aus den sprachlichen und nicht-sprachlichen Signalen des Kranken ablesen, wie offen dieser kommunizieren will? Wieweit will ich meine Bereitschaft, offen zu kommunizieren, dem Kranken zu verstehen geben? Kann ich die Folgen einer offenen Kommunikation abschätzen?

2. Wie kann ich mit dem Sterbenden umzugehen lernen?
- Kenne ich die Prozesse, wie sich der Kranke mit seinem Sterben auseinandersetzt? Kann ich aus den Äußerungen des Kranken den richtigen Zeitpunkt für die offene Kommunikation erkennen? Kann ich offen mit dem Kranken sprechen und ihm dabei einen Rest Hoffnung lassen? Kann ich dem Kranken das Gefühl vermitteln, daß alles, was möglich ist, für ihn getan wird? Kann ich nicht-direktiv, einfühlend-verstehend, warmherzig und echt mit ihm reden?
- Kann ich mit den verschiedenen Reaktionsmöglichkeiten des Kranken (Schreck, Leugnung, Flucht vor der Realität, Zukunftspläne, Aggression und Depression) auf die Wahrheitsmitteilung umgehen?
- Kann ich Familie und Freunde in die Kommunikation einbeziehen und ihnen Hilfe geben, die Situation zu bewältigen?
- Kenne ich die Situation für den Umgang mit dem Sterbenden im Krankenhaus, Pflegeheim und zu Hause?

3. Was lösen offene Gespräche bei mir selbst aus?

4. Welche Schwierigkeiten sehe ich im Umgang mit offener Kommunikation (vgl. Abbildung 72)?

- Wehre ich meine eigenen Ängste und Unsicherheit ab? Fehlt mir die Sensibilität für nicht-sprachliche Kommunikation?
- Kann ich die Feindseligkeit des Kranken ertragen, der mich beleidigt, Hilfe ablehnt und sich widerspenstig auflehnt?
- Ist die Kommunikation im Team und mit den Angehörigen ausreichend über das Ausmaß der mitgeteilten Wahrheit und ihrer Verarbeitung?
- Lasse ich den Kranken entscheiden, wann und wieviel Information er haben will? Spreche ich seine Gefühle an?

Übung der Kommunikation

Kommunikation mit Sterbenden kann geübt werden: ich sollte aktiv zuhören, mich seiner Sprache anpassen, seine Befürchtungen und Einstellungen erspüren, seine Abwehr respektieren.

beachten der nonverbalen Signale

Ich darf nicht über oder für den Kranken sprechen, sondern sollte mit ihm fühlen. Ich sollte verschlüsselte non-verbale (z. B. Blicke) Signale erkennen und sprachliche verstehen (z. B. »Meine arme Tochter!«). Was ich sagen muß, wenn der Kranke fragt »Bin ich todkrank?«, läßt sich nicht allgemeingültig beantworten. Die Wahrheit am Krankenbett ist ein Kommunikationsprozeß, nicht eine psychologische Technik, sondern wird wechselseitig bestimmt von der Angst des Kranken, unserer Fähigkeit, damit umzugehen, und vom Krankheitsverlauf. Der einmal informierte Kranke ist nicht aufgeklärt, denn die Informationsaufnahme ist unter Angst herabgesetzt. Wahrheit kann nur wachsen in einem Klima der Wahrhaftigkeit, wenn alle Teammitglieder offen miteinander reden und kooperieren, um gemeinsam das Sterben aushalten zu können. Der wichtigste Maßstab für die Wahrheitsmitteilung ist das Wohl des Kranken. Sterbebeistand ist nicht identisch mit Wahrheitsmitteilung.

Maßstab ist das Wohl des Kranken

Wann die Wahrheit gesagt wird, hängt vom Kranken ab, wann ich es sagen kann (mit meinen Ängsten umgehen kann) und ob die Familie es ertragen kann. Durch wen die Wahrheit gesagt wird, entscheidet der Kranke. Jeder hat ein Recht auf Wahrheit, aber Wahrheit ohne Hoffnung ist lebensfeindlich.

Mitglieder der Internationalen Gesellschaft für Sterbebegleitung und Lebensbeistand, Im Rheinblick 16, 6530 Bingen am Rhein 1, erhalten Informationen und Fortbildung.

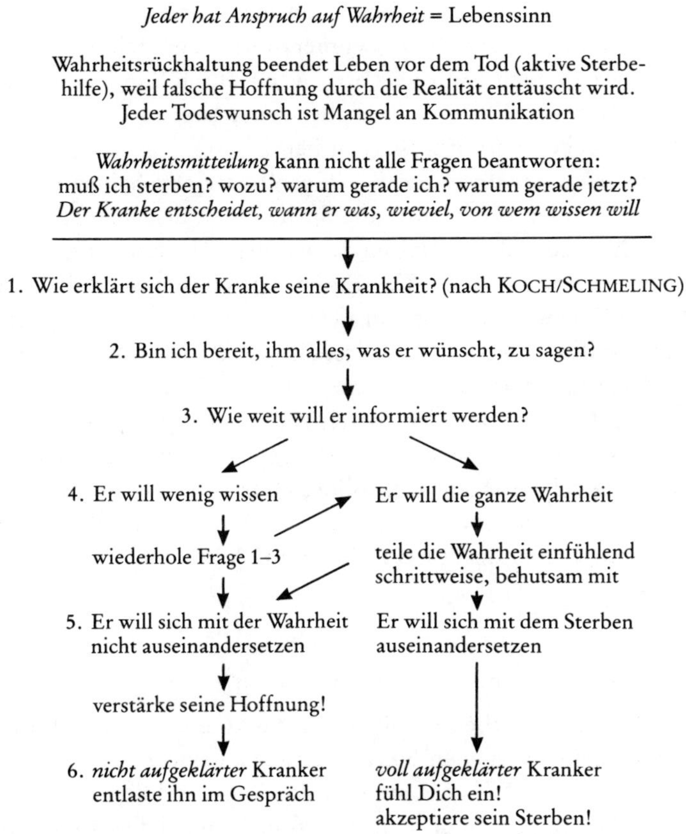

Abbildung 72
Mögliche Schritte der Kommunikation mit Sterbenden

Wie gehe ich als Pflegender mit Euthanasiewünschen des Kranken um?

Aktive Euthanasie wie Tötung »lebensunwerten Lebens« (manche halten Demente für lebensunwert), Nahrungs- und Flüssigkeitsentzug bei nur noch bewußtlos dahinvegetierenden Hirngeschädigten und der Gnadentod auf Wunsch, der von manchen mit der Freiheit zur Selbstbestimmung begründet wird, wird in der BRD strafrechtlich verfolgt (§ 216 StGB). Aktive Euthanasie ist als Sterbehilfe indiskutabel.

aktive Euthanasie ist indiskutabel

Die passive Euthanasie ermöglicht ein menschliches Sterben auch für den alten Menschen. Bei Aussichtslosigkeit wird auf

menschliches Sterben

lebensverlängernde Maßnahmen um jeden Preis, z. B. auf der Intensivstation, verzichtet. Schmerzmittel zur Schmerzlinderung werden auch dann gegeben, wenn durch diese Mittel das Bewußtsein getrübt und möglicherweise, aber nicht beabsichtigt, das Leben verkürzt werden kann.

Euthanasiewunsch ist Flehen um menschliche Nähe

Der Euthanasiewunsch, z. B. »Gebt mir einen Schub in den Himmel!« oder »Gebt mir eine Spritze!« ist der verschlüsselte Wunsch, nicht allein gelassen zu werden, verstanden zu werden, geachtet zu werden. Der Euthanasiewunsch ist die flehentliche Bitte eines Menschen in tiefster Not um Hilfe. Als Pflegender sollte ich versuchen, diese Bitte z. B. als Bitte um Liebe und Geborgenheit zu verstehen.

soziale Euthanasie

Ein Angehöriger, der nicht bereit ist, einen alten Menschen zu Hause sterben zu lassen, ein Pflegender, der einen schwer Kranken noch verlegen läßt, sollte sich fragen, ob er zum sozialen Tod beiträgt (soziale Euthanasie). Euthanasie scheint mir eher eine Frage der Pflegenden und Ärzte zu sein als der Kranken.

Wie kann ich einem Sterbenden helfen?

Auseinandersetzung mit meinem eigenen Sterben

1. Um einem Sterbenden beistehen zu können, muß ich mich mit meinem eigenen Sterben auseinandersetzen, die Angst vor meinem Tod akzeptieren, die Angst vor dem Tod meiner Bezugsperson und die Angst, daß ich bei diesem Sterbebeistand versagen könnte, weil sonst Angst und Schuldgefühle in aggressive Aktivität umschlagen könnten. Ich sollte mich auf das eigene Sterben vorbereiten, depressive Verstimmungen und Schmerzen und Verluste geduldig ertragen, ohne zu verzweifeln, um sinnvolles Leiden zu lernen. Äußerlich könnte ich bei mir selbst Ordnung schaffen, z. B. durch Entrümpeln, durch Verschenken anderen Freude machen, durch bewußten Verzicht Abhängigkeiten abbauen, ein Testament entwerfen usw.

nie allein lassen!

2. Ich darf den Sterbenden nie allein lassen, auch den Bewußtlosen nicht. Vertraute Angehörige oder Freunde könnten bei ihm bleiben, weil die Vorstellung, allein sterben zu müssen, bei den meisten Menschen große Ängste auslöst. Besser als tagelange Totenwache durch eine sich erschöpfende Person ist die Ablösung durch andere Vertraute.

nicht-sprachlichen Kontakt pflegen

3. Ich sollte den nicht-sprachlichen Kontakt pflegen. Der Tastsinn ist der letzte Sinn, der aufhört zu funktionieren,

auch wenn andere Wahrnehmungen schon schwinden. Der Tastsinn vermittelt ein intensives Gefühl der Nähe. Ich könnte die Hände halten, die Hand auf die Stirn legen, den Schweiß abwischen, über die Haare streichen, den Sterbenden in die Arme nehmen, mich zu ihm neigen und ihm in die brechenden Augen sehen. Das Streicheln darf nicht zur Technik entwürdigt, der Sterbende nicht zum Objekt meiner Selbsterfahrung werden.

4. Ich sollte offen sein für ein persönliches Gespräch, einfühlend-verstehend, sorgend und echt, damit der Sterbende Bedürfnisse (z. B. nach Zuwendung, Geborgenheit, Kommunikation und Selbstverwirklichung) ebenso äußern kann wie Befürchtungen, innere Leere und Wut. Ich sollte zuhören können, ihn ermutigen, Feindseligkeitsgefühle an mir abzureagieren, zu weinen oder zu jammern, Behandlungsvorschläge zu machen, um sein Selbstwertgefühl zu stützen. Bei neun von zehn Sterbenden bestimmt die Krankheit das Erleben einer Selbstwertkrise oder einer Beziehungsstörung zu den anderen. Der Sterbende erwartet von mir Rücksicht auf seine persönliche Eigenart, auf sein Selbstbestimmungsrecht, auch wenn er z. B. bis zum Tode protestiert, Rücksicht auf sein Schwanken zwischen Zuversicht und Verzweiflung und Rücksicht auf seine veränderte Umwelt.
   Der Sterbende kann noch lange hören, auch wenn er schon verstummt, mich nicht mehr ansieht oder äußere Lebenszeichen erlöschen. In dieser seiner letzten Hilflosigkeit kann ich ihm Zuspruch geben und unbedachte Worte (z. B. Erbstreit) verhindern helfen.

persönliches Gespräch

5. Wenn der Sterbende Schuldgefühle hat oder sich von Gott verlassen fühlt, kann ich mit ihm besprechen, ob der Seelsorger kommen darf, z. B. auch um das Sakrament der Krankensalbung zu spenden. Wenn der Sterbende ablehnt, kann ein anderer Vertrauter bereit sein, über letzte Sinnfragen zu sprechen.

Gespräch mit dem Seelsorger

6. Ich sollte für eine persönliche, freundliche und ausgeglichene Atmosphäre sorgen, damit der Sterbende nicht in Dunkelheit und Kälte eines einsamen Bade- oder Sterbezimmers einer Institution oder anonym in die Öffentlichkeit einer Intensivstation abgeschoben, vertraute menschliche Nähe entbehrt.

persönliche Atmosphäre

7. Schmerzlinderung sollte das Bewußtsein nicht so weit trüben, daß ein Sterbeerlebnis verhindert wird oder ich meine

Medikamente dürfen menschliche Zuwendungen nicht ersetzen

Ruhe habe. Schmerzen, Atemnot oder Todesangst können bei Bewußtsein auch für Hochbetagte so qualvoll sein, daß das Sterben zur Verzweiflung wird. Antidepressive Medikamente können zwar helfen, aber menschliche Zuwendung – oft die einzig mögliche Sterbehilfe – nie ersetzen.

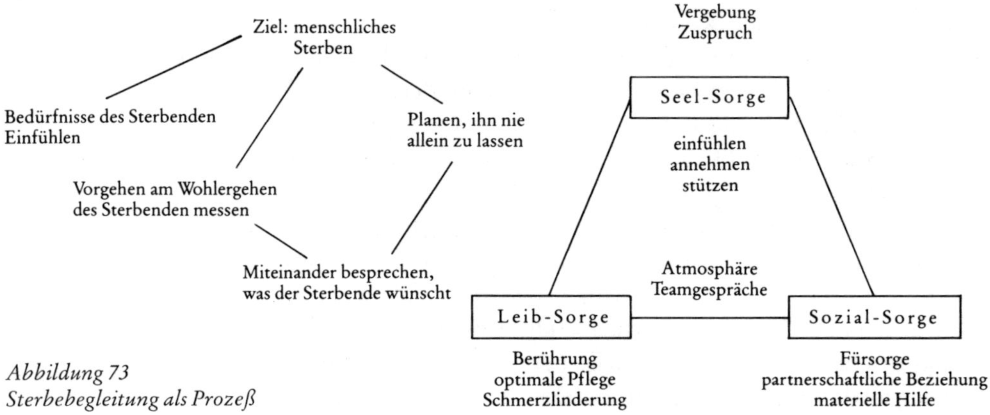

Abbildung 73
Sterbebegleitung als Prozeß

optimale körperliche Pflege

8. Jede körperliche Pflege ist eine Chance, mich dem Sterbenden zuzuwenden, ihm menschlich zu begegnen, z. B. bei der Mundpflege, beim Stillen des Durstes, beim Umlagern, damit der Sterbende bequem liegt, beim Zudecken, beim Waschen und bei der Intimpflege, beim Abreiben mit Franzbranntwein, bei der Erleichterung der Atmung, bei der Wundbehandlung, bei Haarpflege und Wäschewechsel. Ich könnte ihn nach seiner Lieblingsspeise, nach Bedürfnissen und Annehmlichkeiten fragen, die er noch wünscht.

Sorgen nehmen!

9. Ich sollte materielle Hilfsquellen für Sterbende und die Angehörigen vermitteln, damit der Sterbende sich nicht um die Hinterbliebenen sorgen muß. Ich könnte mit dem Sterbenden besprechen, wie er die Beerdigung wünscht.

Feierstunde

10. Durch Stille (Abstellen von Lärm und Licht) und Schmuck (z. B. Blumen, Kerzen) kann ich dem Sterbenden äußerlich das Gefühl einer Feierstunde ermöglichen.

Teamgespräche

11. Ich sollte mit Kollegen und Angehörigen im Team zusammenarbeiten, um auszutauschen, was von wem wann und wie getan werden kann zum persönlichen, individuellen Sterben und um sich gegenseitig zu helfen. Die Überwindung der Ängste ist eine kooperative Aufgabe des Teams,

dessen Leiter der Sterbende selbst ist. Erlebte Gemeinsamkeit im Umgang mit Sterbenden entlastet.

12. Die Patient-Pfleger-Beziehung entscheidet über den menschlichen Sterbebeistand, ob der Pflegende den Sterbenden als Partner ernst nimmt, ihn achtet, oder ob er in Einbahn-Kommunikation mit ihm spricht oder gar über ihn, wie er non-verbal (Nähe, Tonfall, Blick- und Körperkontakt) mit ihm umgeht. Die berufliche Einstellung (Altenpflege als Job) scheint zu rechtfertigen, daß Pflegende den Sterbenden meiden, disziplinieren oder als Arbeitsobjekt »fertig« machen, statt ihm als Mensch zu begegnen. Pflegende können ihre Beziehung zu Sterbenden verbessern, wenn sie selbst erfahren oder gelesen haben, wie andere das Sterben erlebten (z. B. HAMPE 1976). Sterben kann ein schönes, befreiendes Erlebnis und eine letzte Lebensleistung bedeuten, mit der uns der Sterbende hilft, menschlicher zu werden.

Beziehung zum Sterbenden entscheidet über die Menschlichkeit des Sterbebeistandes

13. Ich sollte mich für Öffentlichkeitsarbeit einsetzen: Information über Sterbehilfe, Diskussion über passive und soziale Euthanasie, Beratung der Angehörigen, Ausbildung von Sterbehelfern, Lehrgänge für den Umgang mit Sterbenden an Volkshochschulen, Organisation von freiwilligen Helfern für alleinstehende Sterbende und Aufbau von Selbsthilfegruppen für Kranke und Hinterbliebene.

Information der Öffentlichkeit

Nach SCHMITZ-SCHERZER brauchen Pflegende Kompetenzen für den Umgang mit Sterbenden:

1. Kognitive Kompetenz, d. h. Informationen über den Sterbevorgang, über die Bedürfnisse, Erwartungen, Hör- und Tastfähigkeit Sterbender, über die Wichtigkeit des Beobachtens und der non-verbalen Kommunikation, über Sterbesituation und -orte, über zwischenmenschliche Beziehungen und Barrieren in Heim und Krankenhaus und die psychosoziale Situation der Mitarbeiter, über Rolle und Möglichkeiten von Angehörigen und Glaubensgemeinschaften als Begleiter und über Trauerprozesse.

Informationen

2. Persönliche und affektive Kompetenz, d. h. differenzierte Selbst- und Fremdwahrnehmung, Zulassen von Gefühlen, eigene Erfahrung des Sterbens im Abschied und Leiden, Wahrnehmung der eigenen Angst vor dem Sterben, der eigenen Grenzen und der Ohnmacht, der Möglichkeiten der Entspannung und Unterstützung durch Team und Supervision, die persönliche Auseinandersetzung mit Sinnfragen,

Gefühlskompetenz

die Fähigkeit, Nähe und Distanz zu ertragen und mit erotischen Bedürfnissen Schwerkranker umzugehen.

soziale Kompetenz

3. Soziale Kompetenz ist die Fähigkeit zur Gesprächsführung in warmer, offener Atmosphäre mit aufmerksamem, aktivem Zuhören, die Fähigkeit zu schweigen, zu beobachten, ohne zu interpretieren, mit der Wahrheit »patientorientiert« umzugehen, abzuschätzen, wie sich eigenes Verhalten auswirkt, zu non-verbaler Kommunikation zu sensibilisieren, Bedürfnisse und maskierte Mitteilungen des Sterbenden zu erken-

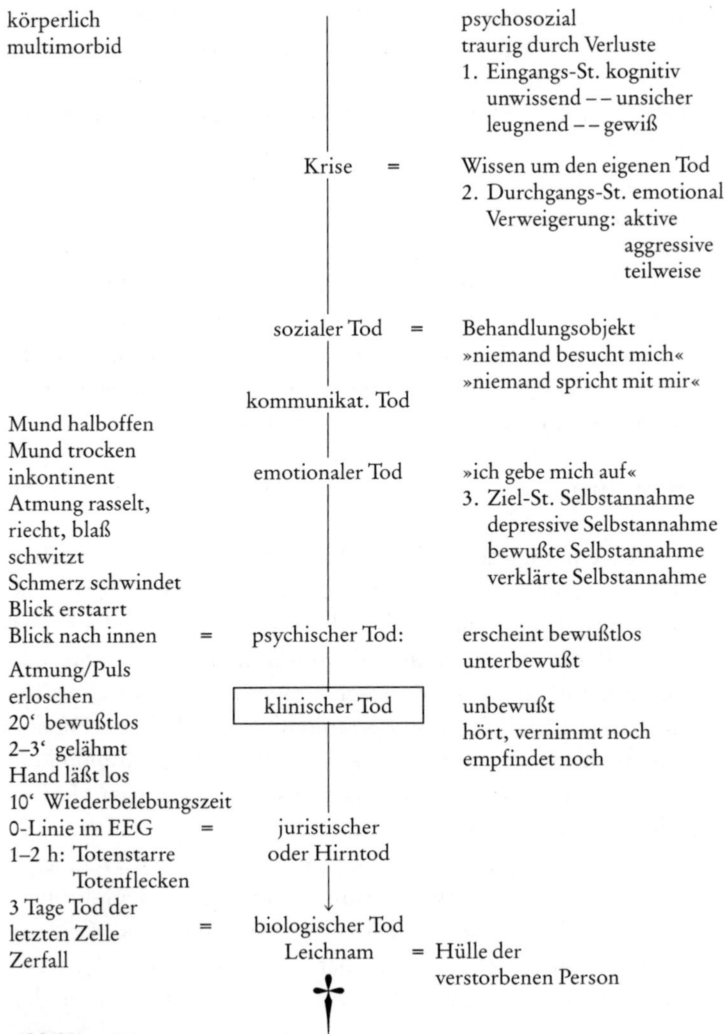

Abbildung 74
Sterben als körperlicher und psychosozialer Prozeß

nen und seine Unmutsäußerungen zu akzeptieren, die Fähigkeit, eigene Erfahrungen und Gefühle mitzuteilen, das Bemühen, echt zu sein und menschliche Würde zu bewahren.

Todeszeichen

Welche Todeszeichen sollten die Pflegenden und Angehörigen kennen?

Sichere Todeszeichen — Todeszeichen sichere

Leichenstarre, zuerst am Unterkiefer, schon nach einer halben bis einer Stunde; hochbinden!

Leichenflecke, an den abhängigen Körperabschnitten, z. B. Nacken, Rücken, Unterschenkel;

Verwesungserscheinungen: schmutzig-grüne Verfärbung mit Verwesungsgeruch;

Unsichere Todeszeichen — unsichere

Bei Atemstillstand sofort Beatmung! Leichenkälte, Leichenblässe, Herzstillstand, Weichwerden der Augäpfel.

Auch die Pflege des Toten zeigt die Einstellung des Pflegenden zum Verstorbenen: ob er ihm mit Hochachtung die Augen schließt, ihn wäscht, anzieht und die Hände faltet, oder ob er ihn routinemäßig wie einen leblosen Gegenstand behandelt. Diese letzten pflegerischen Maßnahmen können den Pflegenden zur Besinnung und Selbsterfahrung veranlassen.

Hirntodkriterien sind von zwei unabhängigen Untersuchern festzustellen: Koma, Fehlen von Spontanatmung und Hirnstammreflexen (Pupillen lichtstarr, Kornealreflexe, Trigeminus-Schmerzreaktion und Hustenreflex beim Absaugen erloschen) über 12 Stunden oder Null-Linien-EEG oder Hirn-Zirkulationsstillstand für $^1/_2$ St. — Hirntodkriterien

Wie reagieren die Hinterbliebenen?

Nach Kübler-Ross (1971) machen sie die Verarbeitungsphasen zum zweitenmal durch: Schock, Verleugnung, Wut, Depression und Annahme.

Häufig erleben Hinterbliebene folgende Phasen:

1. Schock: Die Reaktion ist individuell unterschiedlich. Manche sind wie erstarrt, fassungslos, hilflos, oder still grollend, bitter, so daß sie nicht weinen oder sprechen können, andere regeln geschäftsmäßig die Angelegenheiten, wollen den Verstorbenen nicht mehr sehen, andere reagieren verzweifelt, — Verständnis

empört, machen Pflegenden und Ärzten Vorwürfe, andere versuchen tapfer, niemandem zur Last zu fallen, andere werfen sich dramatisch über den Toten, um ihn zu küssen oder zu rütteln.

soziale Integration

2. Kontrollierte Phase: Die Beerdigung lenkt ab, scheint alle im gemeinsamen Leid zu verbinden, wird von vielen nüchtern erlebt, so daß sie sich unauffällig verhalten. Wenige brechen fassungslos in Tränen aus, sobald Musik ertönt. Ältere Hinterbliebene sollten den Toten vor der Beisetzung sehen dürfen, um die Realität in der sozialen Geborgenheit der Trauergemeinschaft wahrzunehmen.

Tabelle 69
Trauerphasen bei verschiedenen Autoren

PARKES	KAST	CANACAKIS	FULCOMER/ SPIEGEL
1. Betäubung	Nichtwahrhabenwollen	Bewußtwerden	Schock
2. Sehnsucht	aufbrechende Emotion	Inspiration	Kontrolle
3. Desorganisation	Suchen/ Sich-Trennen	Selbstregulierung	Regression
4. Reorganisation	Neuer Selbst-/ Weltbezug	Stabilisierung Neuorientierung	Anpassung

3. In der regressiven Phase überwältigen Leere und Einsamkeitsgefühle den Hinterbliebenen. Der Verlust wird wie eine Wunde erlebt. Verlustsymptome können sein:

Verlustsymptome

- Angst: Trennungsangst wiederholt frühere Erfahrungen, verlassen zu werden, zu vereinsamen, Angst vor Vergeltung eigener Versäumnisse, Angst vor Belastungen und vor dem eigenen Tod.
- Depression: Der Verlust kränkt den Trauernden, ohne daß er etwas ändern kann, so daß er aggressiv wird. Weil er sich vor den eigenen Aggressionen schämt, richtet er die Aggression gegen sich selbst, wird depressiv bis zum Selbstmord. Ältere sterben bald, wenn sie ihren Partner verloren haben, besonders wenn die eigene Identität durch den Tod in Frage gestellt scheint und eine starke Abhängigkeit vom Verstorbenen bestand.
- Schuldgefühle über Versäumtes quälen die Hinterbliebenen bis zu religiösen Krisen oder Selbstvorwürfe werden auf andere projiziert, z. B. auf Pflegende.

– Pathologische Trauerreaktion läßt den Verstorbenen nicht los, löst eine Dauerdepression aus ohne die Möglichkeit, die Trauer zu verarbeiten. Solche Reaktionen sind auch bei älteren Hinterbliebenen möglich bei plötzlichem Tod des Partners, fehlender Beziehung zu anderen und symbiotischer Verklammerung an den Toten. Kompliziert wird Trauer, wenn sie verzögert, gehemmt, verhalten, aufgeschoben, ohne Abschluß chronisch wird, sich verkleidet ausdrückt, oder wenn der Hinterbliebene Trauer nicht zeigen kann, sich in Aktivitäten flüchtet, dann bleibt die behinderte Trauer eine Konfliktquelle, die bei Selbstwertverlust zu Hoffnungslosigkeit und Depression führt.

Realitätsorientierung

4. Anpassungsphase: Der Trauernde nimmt Abschied, faßt Mut zu neuem Leben, zu neuer Verantwortung (z. B. Wohnung, Rente, Erbschaft) und zu neuen Beziehungen. Der Gang zum Friedhof wird zum stillen Gruß ohne Gewissensqual, weil er den Toten realistisch sehen kann.

Hilfen für Trauernde

Wie kann ich dem Trauernden helfen? Ich kann

- den Verlust aktualisieren, ihn ermutigen, Gefühle wie Zorn, Sehnsucht und Schuldgefühle auszusprechen.
- ihm kontinuierlich beistehen, ihn nicht allein lassen, helfen, ohne den Verstorbenen weiterzuleben, Einsamkeit zu ertragen, ohne sich zu isolieren,
- die gefühlsmäßige Ablösung anbahnen, den Verstorbenen nicht als idealen, sondern realen Menschen mit Fehlern und Schwächen zu akzeptieren,
- Zeit lassen: Trauerarbeit dauert Jahre,
- aufzeigen, wie er seine Liebe anderen Hilfebedürftigen schenken kann, um vermeintliche Versäumnisse zu sühnen, einen Sinn zu suchen, wenn er anderen hilft,
- helfen, eine neue Identität zu finden, neue Rollen zu übernehmen und neue Beziehungen aufzubauen,
- anregen, Stütze in einer Selbsthilfegruppe zu erfahren,
- materielle Hilfe vermitteln, z. B. Hilfe im Haushalt, Rente, Auszahlung der Sterbekasse, der Erbschaft,
- Abwehr-, Bewältigungsstile erkennen, als normal interpretieren und individuelle Unterschiede einkalkulieren,
- ich sollte Ratschläge vermeiden: »Laß Dich nicht hängen! Zieh um! Heirate wieder! Vergiß ihn!«

Vorbeugung

Die Trauer ist geringer, wenn auf den Verlust vorbereitet wurde, wenn der Angehörige zu Hause sterben konnte. Je echter die Familienbeziehungen, um so solidarischer ist die gegenseitige Hilfe in der Trauer. Je offener die Beziehung auch außerhalb der Familie gepflegt wird, um so geringer ist die Gefahr, sich in der Trauer zu isolieren.

Literaturverzeichnis

ABERMETH, H. D.: Patientenzentrierte Krankenpflege. Vandenhoeck und Ruprecht, Göttingen 1977.

ALLARD, M., J. L. SIGNORET, D. STALLEICKEN: Alzheimer-Demenz. Springer-Verlag, Berlin 1988.

Alteninitiativen: Morgens um sieben ist der Tag schon gelaufen. Extrabuch-Verlag, Frankfurt 1983.

ALTSCHUL, A.: Krankenpflege in der Psychiatrie. Urban und Schwarzenberg, München 1977.

ANGER, H.: Sozialpsychologische Aspekte des Suizids im Alter. Akt. Gerontol. *7* (1977) 75–80.

Arbeitsgruppe Alternsforschung Bonn: Altern. Braunschweig 1971.

ARGYLE, M.: Soziale Interaktion. Kiepenheuer und Witsch, Köln 1975.

ARNS, W., K. A. JOCHHEIM, H. REMSCHMIDT: Neurologie und Psychiatrie für Krankenschwestern. Thieme, Stuttgart [6]1989.

ARTHUR, G. L., H. H. DONNAN, CH. V. LAIR: Companionship therapy with nursing home aged. Gerontologist *13* (1973) 167–170.

BALINT, M.: Der Arzt, sein Patient und die Krankheit. Klett, Stuttgart 1965.

BALLUSECK, H. VON: Zur Arbeits- und Beschäftigungssituation des Personals in der Altenarbeit. Altenpflege *1* (1980) 10.

BALLUSECK, H. VON: Die Pflege alter Menschen. Deutsches Zentrum für Altersfragen, Berlin 1980.

BALU, Z. S.: Lebensmuster für das Alter. Walter, Freiburg 1979.

BAROLIN, G. S.: Die zerebrale Apoplexie. Enke, Stuttgart 1980.

BAROLIN, G. S.: Organisches Psychosyndrom – wie wird man wieder fit? Ärztl. Praxis *81* (1982) 2733–2734.

BARZ, H.: Praktische Psychiatrie für Schwestern und Pfleger. Huber, Bern 1972.

BELLAK, L., T. B. KARASU: Geriatric psychiatry. Grune and Stratton, New York 1976.

BENTE, D., H. COPER, S. KANOWSKI (Hrsg.): Hirnorganische Psychosyndrome im Alter. Springer Verlag, Berlin 1982.

BERGENER, M.: Depressive Syndrome im Alter. Thieme, Stuttgart 1989.

Bergener, M.: Möglichkeiten und Grenzen der Rehabilitation psychisch Kranker im Senium. Akt. Gerontol. *9* (1979) 451–457.
Bergener, M., B. Kark: Tagesklinische Behandlung im Alter. Steinkopff, Darmstadt 1982.
Bergener, M.: Gerontopsychiatrische Versorgung. In: Oswald, W. D., W. M. Herrmann, S. Kanowski, U. M. Lehr, H. Thomae: Gerontologie. Kohlhammer, Stuttgart 1984, 161–168.
Bergener, M.: Geriatrie – eine fehlende Disziplin. In: Spektrum der Psychiatrie und Nervenheilkunde *13* (1984) 102–116.
Bergener, M.: Depressionen im Alter. Steinkopff, Darmstadt 1986.
Berger, M. M.: Der Patient ist auch ein Mensch. Hippokrates, Stuttgart 1981.
Berlit, P.: Neurologie in der Praxis. VCH-Verlag, Weinheim 1988.
Berlit, P.: Klinische Neurologie. VCH-Verlag, Weinheim 1992.
Berner, P., E. Gabriel: Sogenannte »Spätschizophrenie« im hohen Alter. Akt. Gerontol. *3* (1973) 251–258.
Berner, P., C. Krypsin-Exner, R. Naske: Organische Verwirrtheitszustände. Veldener Symposien *7*, Werk-Verlag Dr. Edmund Banaschewski, München-Gräfelfing 1973.
Berner, P., M. Musalek: Schizophrenie und Wahnkrankheiten. In: Platt, D.: Handbuch der Gerontologie, Bd. 5. Fischer, Stuttgart 1989, 297–317.
Bobarth, B.: Die Hemiplegie Erwachsener. Thieme, Stuttgart 1973.
Bock, E., I. Weber: Suicide among the elderly. J. Marriage and the Family (1972) 24–31.
Böger, J., S. Kanowski: Gerontologie und Geriatrie für Krankenpflegeberufe. Thieme, Stuttgart 1980 ([2]1982).
Böhlau, V.: Alter und Rehabilitation. Schattauer, Stuttgart 1974.
Böhlau, V.: Altern und Voralterung. Schattauer, Stuttgart 1976.
Böhm, E.: Krankenpflege – Brücke in den Alltag. Erfahrungen mit der Übergangspflege. Psychiatrie-Verlag, Rehburg-Loccum 1985.
Böhm, E.: Ist heute Montag oder Dezember? Erfahrungen mit der Übergangspflege. Psychiatrie-Verlag, Bonn 1992.
Böhm, E.: Verwirrt nicht die Verwirrten. Psychiatrie-Verlag, Bonn 1992.
Bondy, B.: Heilung durch Nähe. Herder, Freiburg 1975.
Borchert, M., K. Derichs-Kunstmann, M. Hamann: Un-Ruhestand. Rowohlt, Reinbek 1978.

BRANDLMEIER, P.: Multimorbidität unter älteren Patienten einer Allgemeinpraxis. Z. Allgemeinmed. *25* (1976) 1274.
BRANDT, H., E.-M. DENNEBAUM, W. RÜCKERT: Stationäre Altenhilfe. Lambertus, Freiburg 1987.
BRAUN, W.: Grundfragen einer Gerontagogie. Akt. Gerontol. *10* (1980) 271–278.
BRECHMANN, T., H. WALLRAFEN-DREISOW: Ambulante Altenhilfe. Vincentz, Hannover 1988.
BROCKLEHURST, J. C., T. HANLEY, M. MARTIN: Geriatrie für Studenten. Steinkopff, Darmstadt 1980.
BRUDER, J., D. KLUSMANN, H. LAUTER, J. LÜDERS: Zur Betreuung kranker alter Menschen im Mehrgenerationenhaushalt. Z. Gerontol. *12* (1979) 319–327.
BRUDER, J., D. KLUSMANN, J. LÜDERS: Umgangsformen mit dementiven Störungen. Akt. Gerontol. *11* (1981) 156–158.
BUNGARD, W.: Isolation, Einsamkeit und Selbstmordgedanken im Alter. Akt. Gerontol. *7* (1977) 81–83.
BURISCH, M.: Das Burnout-Syndrom. Springer Verlag, Berlin/Heidelberg/New York/London/Paris 1989.
BUSSE, H.: Altern will gelernt sein. Paracelsus, Stuttgart 1979.

CAIRD, F. J., R. D. KENNEDY, B. O. WILLIAMS: Practical rehabilitation of the elderly. Pitman, London 1983.
CANACAKIS, J.: Ich sehe Deine Tränen. Kreuz, Zürich 1986.
CAROLL, K., K. GRAY: Memory development. An approach to the mentally impaired elderly in the long term care setting. Ant. J. Aging and Human Development *13* (1981) 15–35.
CASSEL, C. K., J. R. WALSH: Geriatric Medicine, Vol. II: Fundamentals of Geriatric Care. Springer, New York 1984.
CIOMPI, L.: Affektlogik. Klett-Cotta, Stuttgart 1982.
CITRIN, R. S., D. N. DIXON: Reality orientation: a milieu therapy used in an institution for the aged. The Gerontologist *17* (1977) 39–43.
COMFORT, A., B. SANTA: Sexualität im Alter. Sexualmed. *12* (1976) 854.
COMFORT, A.: Die Zukunft des Alters. Müller-Rüschlikon, Zürich 1978.
COMFORT, A.: ALZHEIMER'S disease oder ALZHEIMERISM? Akt. Gerontol. *9* (1979) 328–340.
COOPER, B., U. SOSNA: Die Epidemiologie psychischer Erkrankungen im Alter. Zentralinstitut Mannheim 1982.

CORR, D. M., C. A. CORR: Gerontologische Pflege. Huber, Bern 1992.

DAHMER, H., J. DAHMER: Gesprächsführung. Thieme, Stuttgart 1982.

DANIEL, S., T. L. CAMPBELL, D. B. SEABURN: Family-oriented Primary Care. Springer-Verlag, New York 1990.

DANIELCZYK, W.: Medikamentös ausgelöste Psychosen bei neurologisch erkrankten älteren Menschen. Akt. Gerontol. *9* (1979) 427–431.

Das neue Lehrbuch der Krankenpflege. Kohlhammer, Stuttgart 1979 ([3]1983).

DELANK, H. W., W. GEHLEN, G. LAUSBERG, E. MÜLLER: Checkliste Neurologische Notfälle. Thieme, Stuttgart 1991.

DENZIN, I.: Die Arbeit mit psychisch veränderten alten Menschen in der häuslichen und stationären Pflege. Berlin 1987.

DENZLER, P., H. J. MARKOWITZ, L. FRÖLICH, J. KESSLER, R. IHL: Demenz im Alter. Beltz, Weinheim 1989.

DEPPING, K.: Seelsorgliches Handeln an altersverwirrten Menschen. Quakenbrück 1989.

DETTE, U.: Ein langer Abschied. Der Verlauf einer Alzheimer Krankheit. Fischer, Frankfurt 1991.

DIECK, M., G. NAEGELE: Sozialpolitik für ältere Menschen. Quelle und Meyer, Heidelberg 1978.

DIECK, M., M. HEINEMANN-KNOCH, J. DE RIJKE: Alte Menschen in Pflegeverhältnissen. Juventa, Weinheim 1987.

DILLING, H., S. WEYERER, R. CASTELL: Psychische Erkrankungen in der Bevölkerung. Enke, Stuttgart 1984.

DILLING, H., W. MOMBOUR, M. H. SCHMIDT (Hrsg.): Internationale Klassifikation psychischer Störungen ICD 10, Kapitel V (F). Huber, Bern 1991.

DÖRNER, K., U. PLOG: Irren ist menschlich. Lehrbuch der Psychiatrie/Psychotherapie. Psychiatrie-Verlag, Wunstorf 1978 ([7]1983).

DÖRNER, K., A. EGETMEYER, K. KOENNING: Freispruch der Familie. Psychiatrie-Verlag, Wunstorf 1982.

DÖRNER, K., Bundesvereinigung für seelische Gesundheit. Wie können Sozialstationen seelische Gesundheit fördern? Tagungsbericht, Berlin 1987.

DORNDORF, W.: Schlaganfälle. Thieme, Stuttgart 1975.

DSM-III-R, siehe WITTCHEN

Eastman, M.: Gewalt gegen alte Menschen. Lambertus, Freiburg 1985.

Ebel, M.: Fortbildung im Altenpflegebereich. Altenpflege *7* (1980) 242.

Eitner, S., W. Rühland, H. Siggelkow: Praktische Gerohygiene. Steinkopff, Dresden 1975.

Elhardt, S.: Tiefenpsychologie. Eine Einführung. Kohlhammer, Stuttgart 1975.

Engelke, E.: Sterbebeistand bei Kindern und Erwachsenen. Enke, Stuttgart 1979.

Enzmann, D., D. Kleiber: Helfer-Leiden. Asanger, Heidelberg 1989.

Erikson, H.: Identität und Lebenszyklus. Suhrkamp, Frankfurt a. M. 1973.

Erlanger, A.: Vortrag der 12. Tagung der Europ. Arbeitsgemeinschaft für Gerontopsychiatrie, 8. 9. 1984 in Kassel.

Erlemeier, N.: Suizidalität im Alter. Z. Gerontol *21* (1988) 267–276.

Exchaquet, N. F., L. Züblin: Wegleitung zur Berechnung des Pflegepersonalbedarfs für Krankenstationen in Allgemeinspitälern. Studie über das Pflegewesen in der Schweiz, Bern 1975.

Falck, J.: Vorbereitung auf das Sterben aus der Sicht des geriatrischen Krankenhauses. Akt. Gerontol. *10* (1980) 157–160.

Feil, N.: Validation. Cleveland 1989.

Feldmann, L.: Leben mit der Alzheimer-Krankheit. Piper, München 1989.

Feuerlein, W.: Alkoholismus. Thieme, Stuttgart 1976.

Feuerlein, W.: Ursachen, Motivationen und Tendenzen von Selbstmordhandlungen im Alter. Akt. Gerontol. *7* (1977) 67–74.

Fiechter, V., M. Meier: Pflegeplanung. Hoffmann-LaRoche/ Rocom, Basel 1981.

Fischer, B., S. Lehrl: 3. Klausenbacher Gesprächsrunde. PVG, München 1982.

Fischer, G.: Geriatrie für die hausärztliche Praxis. Springer, Berlin 1991.

Fischer, P. A.: Parkinson-Syndrom. In: Platt, D.: Handbuch der Gerontologie, Bd. 5. Fischer, Stuttgart 1989, 251–273.

Fleischmann, O.: Experimentelle Gerontopsychologie. Beltz, Weinheim 1981.

FOOKEN, I.: Biographische Faktoren des Alterserlebens lediger und langjährig verwitweter Frauen. Z. Gerontol. *13* (1980) 475–490.

FRANKE, H.: Theorien der Langlebigkeit. Akt. Gerontol. *9* (1979) 167–171.

FRANKE, H., H. HIPPIUS: Geriatrie und Psychiatrie. Springer, Berlin 1979.

FRANKE, H.: Schlaf im Alter. Z. Gerontol. *12* (1979) 185–186.

FRANKE, H.: Therapeutische Probleme im höchsten Lebensalter. Z. Gerontol. *12* (1982) 122–127.

FRANKE, H. (Hrsg.): Gerotherapie. Fischer, Stuttgart 1983.

FRANKL, V. E.: Das Leiden am sinnlosen Leben. Herder, Freiburg 1977.

FRÖSCHER, W.: Neurologie. de Gruyter, Berlin 1991.

FÜSGEN, I.: Im Alter umsorgt. Die Betreuung und Pflege von hilfsbedürftigen Menschen zu Hause. Trias, Stuttgart 1992.

FÜSGEN, I., J. D. SUMMA: Geriatrie. Kohlhammer, Stuttgart 1984.

FÜSGEN, I., W. BAHR: Inkontinenz-Manual. Springer, Berlin 1987.

FUHRMANN, A.: Das ALZHEIMER-Schicksal meiner Frau: Lebend begraben im Bett. Trias, Stuttgart 1990.

FURTMAYR-SCHUH, A.: Das große Vergessen. Die ALZHEIMER-Krankheit. Kreuz, Zürich 1990.

GALDI, Z., L. VERTES: Alkoholismus im Alter. Akt. Gerontol. *10* (1980) 305–307.

GARMS-HOMOLOVA, V.: Versorgung alter Menschen, Sozialstationen zwischen wachsendem Bedarf und Restriktionen. Lambertus, Freiburg 1992.

GARRETT, R.: Alter – Schicksal oder Zeit der Fülle? Roderer, Regensburg 1991.

GENEWEIN, C. M., P. SPORKEN: Menschlich Pflegen. Patmos, Düsseldorf 1975.

GOEKEN, A.: Gruppenarbeit mit älteren Menschen. Lambertus, Freiburg 1971.

GÖRRES, S.: Geriatrische Rehabilitation und Lebensbewältigung. Juventa, Weinheim 1992.

GOFFMANN, E.: Asyle. Über die soziale Situation psychiatrischer Patienten und anderer Insassen. Fischer, Frankfurt 1972.

GOLAN, N.: Krisenintervention. Lambertus, Freiburg 1983.

GOTTSTEIN, U.: Behandlung der cerebralen Mangeldurchblutung, eine kritische Übersicht. Internist *15* (1974) 575–587.

GROND, E.: Sozialmedizin. modernes Lernen, Dortmund 1984.

GROND, E.: Körperliche, soziale und seelische Veränderungen im Alter. Altenpflege *10* (1979) 316–322.

GROND, E.: Seelische Veränderungen im Alter. Ärztl. Praxis *34* (1980) 1254–1260.

GROND, E.: Der alte Mensch in Gesundheit für alle bis zum Jahr 2000. Bundesvereinigung für Gesundheitserziehung, Bonn 1981, 153–158.

GROND, E.: Kommunikation in der Altenpflege. Dt. Krankenpflegezeitschrift *11* (1982) 646–653.

GROND, E.: Engagement bei Verwirrten ist nicht vergebens. Ärztl. Praxis *51* (1983) 1662–1667.

GROND, E.: Die Pflege verwirrter alter Menschen. Lambertus, Freiburg 1984.

GROND, E.: Erfahrungen zur non-verbalen Kommunikation freiwilliger Besucher in der Interaktion mit verwirrten Pflegeheimbewohnern. Z. Gerontol. *17* (1984) 93–97.

GROND, E.: Serie Morbus ALZHEIMER (V), im Teufelskreis psychosozialer Spannungen. Ärztl. Praxis *39* (1986) 1361 – 1363.

GROND, E.: Umgang mit verwirrten Menschen. Forum Sozialstation *37* (1986) 52–56.

GROND, E.: Aspekte der Inkontinenz. Altenpflege *5* (1987) 281–285.

GROND, E.: Pflegende Angehörige – Über- und Entlastung. Caritas NRW *1* (1990) 5–14.

GROND, E.: Der Mensch und die Menschenwürde. Caritas NRW *3* (1990) 220–224.

GRÖBLINGER, C., J. STOCKMAYR: Allgemeine und spezielle psychiatrische Krankenpflege. Urban und Schwarzenberg, München 1983.

GRUETZNER, H.: Alzheimersche Krankheit. Psychologie Verlagsunion, Weinheim 1992.

GURLAND, B. J., L. L. DEAM, J. CAPELAND, R. GURLAND, R. GOLDEN: Criteria for the diagnosis of dementia of the community elderly. The Gerontologist *22* (1982) 180–186.

GUTZMANN, H., S. KANOWSKI, H. KRÜGER, R. URBAN, L. CIOMPI: Das AGP-System. Springer Verlag, Berlin 1988.

GUTZMANN, H.: Senile Demenz vom ALZHEIMER-Typ. Enke, Stuttgart 1988.

GUTZMANN, H. (Hrsg.): Der dementielle Patient. Huber, Bern 1992.

HAAF, L., E. ENGELMANN, M. HEYN: Krankenpflegehilfe. Thieme, Stuttgart 1981.

HAAG, G., J. C. BRENGELMANN: Alte Menschen. Ansätze psychosozialer Hilfen. Röttger, München 1991.

HAARHAUS, F.: Aktivierende Altenhilfe. Hänssler, Stuttgart 1991.

HAASE, H. J.: Gerontopsychiatrie. Werk-Verlag Dr. Edmund Banaschewski, München-Gräfelfing 1979.

HABECK, D.: Systematische Aspekte der Anamnestik und Anamnese. Med. Welt *28* (1977) 8–22.

HÄFNER, H., H. HEIMANN: Gerontopsychiatrie. G. Fischer, Stuttgart 1981.

HÄFNER, H.: Psychische Gesundheit im Alter. G. Fischer, Stuttgart 1986.

HÄFNER, H., H. HENNERICI: Psychische Krankheiten und Hirnfunktion im Alter. Gustav Fischer, Stuttgart 1992.

HAHN, P.: Neurologie und Psychiatrie für Altenpflegepersonal. perimed, Erlangen 1991.

HAMILTON, H., C. C. MANZI (Hrsg.): Pflege von Schwerkranken. Thieme, Stuttgart 1983.

HAMPE, J. CH.: Sterben ist doch ganz anders. Kreuz-Verlag, Stuttgart 1976.

HARTMANN, E.: Einige Aspekte bedarfsorientierter Ausrichtung des Betreuungssystems für Pflegebedürftige. Z. Gerontol. *15* (1982) 177–181.

HAUTZINGER, M.: Altersdepression, Versuch einer psychologischen Begründung. Z. Gerontol. *11* (1978) 348–357.

HEBENSTREIT, G., P. PAPADOPULOS: Stationäre Therapie von Altersdepressionen bei zerebrovaskulärer Insuffizienz. Akt. Gerontol. *9* (1979) 223–229.

HEDRI, A.: Stress im Alter. Akt. Gerontol. *8* (1978) 537–538.

HEDTKE-BECKER, A.: Die Pflegenden pflegen. Gruppen für Angehörige pflegebedürftiger alter Menschen. Lambertus, Freiburg 1990.

HEIM, E., J. WILLI: Psychosoziale Medizin. 2. Band. Springer Verlag, Berlin 1986.

HEINERTH, K.: Einstellungs- und Verhaltensänderung. UTB-Reinhardt, München 1979.

HENSELER, N.: Narzißtische Krisen – Zur Psychodynamik des Selbstmordes. Rowohlt, Reinbek 1980.

Herrschaft, H.: Gehirndurchblutung und Hirnstoffwechsel. Thieme, Stuttgart 1976.

Hirsch, R. D., J. Bruder, H. Radebold, u. a. (Hrsg.): Multimorbidität im Alter. Herausforderung für die Psychotherapie. Huber, Bern 1992

Hirsch, R. D.: Altern und Depressivität. Huber, Bern 1992

Hodkinson, M.: Geriatrie im Abriß. Hippokrates, Stuttgart 1980.

Hofmann, G.: Komplexe Therapie zerebraler und zerebrovaskulärer Dekompensation. Akt. Gerontol. *10* (1980) 241–244.

Hoppe, G.: Intime Kommunikation. Katzmann, Tübingen 1974.

Huber, G.: Psychiatrie. Schattauer, Stuttgart 1974.

Hummel, K., I. Steiner-Hummel: Wege aus der Zitadelle. Vincentz, Hannover 1986.

Hunziker, A.: Gesundheitspolitik und ambulante Krankenpflege. Tyrolia, Innsbruck 1983.

Jecklin, E.: Arbeitsbuch Krankenbeobachtung. Fischer, Stuttgart 1988.

Jellinger, K.: Besonderheiten der Psychopharmakotherapie im Alter. Akt. Gerontol *10* (1980) 291–304.

Johnstone, M.: Der Schlaganfall-Patient. Fischer, Stuttgart 1980.

Jovic, N., A. Uchtenhagen: Psychische Störungen im Alter. Asanger, Heidelberg 1990.

Junkers, G.: Verhaltenstherapie mit älteren Menschen. Z. Gerontol. *14* (1981) 4–21.

Kanowski, S.: Aktuelle Alterspsychiatrie. Werk-Verlag Dr. Edmund Banaschewski, München-Gräfelfing 1978.

Kanowski, S.: Gerontopsychiatrie. Das ärztliche Gespräch. Tropon, Köln 1980.

Kanowski, S.: Somatotherapie. In: Kisker, K. P. u. a.: Alterspsychiatrie. Springer Verlag, Berlin 1989, 271–312.

Kanowski, S., G. Ladurner: Dementielle Erkrankungen im Alter. Thieme, Stuttgart 1988.

Karl, F.: Neue Wege in der sozialen Altenarbeit, Ansätze, Initiativen und Projekte, Lambertus, Freiburg 1990

Kelleher, M. J., C. Benner: Die Lebenssituation der Bewohner in Alteneinrichtungen: ihre Bedürfnisse und ihre Versorgung. In: Häfner, H., H. Heimann: Gerontopsychiatrie. Fischer, Stuttgart 1981.

Kettler, U.: Institutionalisierte Dienste zur Versorgung chronisch kranker alter Menschen. ISAB-Verlag, Köln 1992.

Kielholz, P.: Die larvierte Depression. Huber, Bern 1973.

Kisker, K. P., H. Lauter, J. E. Meyer, C. Müller, E. Strömgren: Alterspsychiatrie. Psychiatrie der Gegenwart. 3. Auflage. Springer Verlag, Berlin 1989.

Klausing, G.: Demenz und Therapie. Kasseler Gerontol. Schriften *4*, Kassel 1988.

Klemm, H.: Die Visite beim unheilbar Kranken und Sterbenden im Krankenhaus. Akt. Gerontol. *10* (1980) 163–164.

Klessmann, E.: Wenn Eltern Kinder werden und doch Eltern bleiben. Huber, Bern 1990.

Klie, Th.: Zwischen »Aufsichtspflichtverletzung« und »Freiheitsberaubung«. Altenpflege *11* (1983) 546–550.

Klie, Th.: Lehrbuch der Altenpflege. Rechtskunde 2. Auflage. Vincentz, Hannover 1986.

Knobling, C.: Konfliktsituationen im Altenheim. Lambertus, Freiburg 1985.

Koch, G.: Alzheimersche Krankheit. Palm-Enke, Erlangen 1985.

Koch, U., Ch. Schmeling: Umgang mit Sterbenden – ein Lernprogramm. Med. Psychologie *4* (1978) 81–93.

Koch-Straube, U.: Alternsforschung. Kohlhammer, Stuttgart 1973.

Köhnlein, H. E., S. Weller, W. Vogel, J. Nobel: Erste Hilfe. Thieme, Stuttgart [9]1992.

Körner, H.: Sexualkriminalität im Alter. Enke, Stuttgart 1977.

Krämer, G.: Alzheimer-Krankheit. Trias, Stuttgart 1989.

Krauss, B.: Epidemiologie. In: Kisker, K. P. u. a.: Alterspsychiatrie. Springer Verlag, Berlin 1989, 59–84.

Kretschmann, R.: Zwischenbericht zum Modellversuch »Ambulante psychiatrische Versorgung durch Sozialstationen«. Kassel 1987.

Kreuzer, A., M. Hürlimann: Alte Menschen als Täter und Opfer. Lambertus, Freiburg 1992.

Krohwinkel, M.: Ist ganzheitlich-rehabilitierende Prozeßpflege in Akutkrankenhäusern umsetzbar? In: Pflege, Band 4, (1991) 112–121.

KRUG, R.: Einweisung in geschlossene Gerontopsychiatrie, in Geriatrie und Rehabilitation (1991) 177–186.

KRUSE, W., T. MANDER, M. MERKEL, P. OSTER, G. SCHLIERF: Unerwünschte Arzneimittelwirkungen bei geriatrischen Patienten. Dt. Ärzteblatt *13* (1983) 27–34.

KRUSE, A., U. LEHR, C. ROTT: Gerontologie – eine interdisziplinäre Wissenschaft. München 1987.

KRUSE, A.: Psychologie des Alters. In: KISKER, K. P. u. a.: Alterspsychiatrie. Springer Verlag, Berlin 1989, 1–58.

KRUSE, A.: Kompetenz bei chronischer Krankheit im Alter. Z. Gerontol *20* (1987) 355–366.

KRUSE, A.: Zu neuen Kräften finden. Herder, Freiburg 1990.

KÜBLER-ROSS, E.: Interviews mit Sterbenden. Kreuz-Verlag, Stuttgart 1971.

KÜHNERT, S.: Das Verhältnis zwischen Angehörigen von Heimbewohnern und Mitarbeitern im Altenpflegeheim. Lang, Frankfurt 1991.

KÜNZEL-SCHÖN, M.: Wenn unsere Eltern alt werden. Rowohlt, Reinbek 1986.

KUNZ, E., W. LEHNIG: Seniorenarbeit alternativ. Quelle und Meyer, Heidelberg 1979.

KURZ, A., H. LAUTER: Die ALZHEIMERsche Krankheit. MDW *24* (1987) 973–977.

Kuratorium Deutsche Altershilfe: Verwirrte alte Menschen. Köln 1992.

LAUER, W.: An der Seite des Patienten. Grünewald, Mainz 1980.

LAUTER, K., J. J. MÖLLER, R. ZIMMER: Untersuchungs- und Behandlungsverfahren in der Gerontopsychiatrie. Springer-Verlag, Berlin 1986.

LAUTER, H., A. KURZ: Demenzerkrankungen im mittleren und höheren Lebensalter. In: KISKER, J. P. u. a.: Alterspsychiatrie. Springer Verlag, Berlin 1989, 135–200.

LAZARUS, L. W.: Grundzüge der Psychogeriatrie. Ärzte Verlag, Köln 1992.

LECHNER, H.: Neurologisch-psychiatrische Symptome als Nebenwirkungen bei Psychopharmaka. Werk-Verlag Dr. Edmund Banaschewski, München-Gräfelfing 1977.

LECHNER, H., G, LADURNER, E. OTT: Klinik, Diagnostik und Therapie zerebraler Abbauprozesse. perimed, Erlangen 1984.

LEERING, C., H. W. HILHORST, H. J. VERHOEF: Some remarks on the wish to die at life's end. Akt. Gerontol. *9* (1979) 289–298.

LEHR, U., R. SCHMITZ-SCHERZER: Psychosoziale Korrelate der Langlebigkeit. Akt. Gerontol. *4* (1974) 261–267.

LEHR, U.: Psychologie des Alterns. Quelle und Meyer, Heidelberg 1972.

LEHR, U.: Körperliche und geistige Aktivität, eine Voraussetzung für erfolgreiches Altern. Z. Gerontol. *11* (1978) 290–299.

LEHR, U.: Seniorinnen. Steinkopff, Darmstadt 1978.

LEHR, U.: Interventionsgerontologie. Steinkopff, Darmstadt 1979.

LEHR, U.: Die Bedeutung der Lebenslaufpsychologie für die Gerontologie. Akt. Gerontol. *10* (1980) 257–269.

LEHR, U.: Alterszustand und Altersprozesse – biographische Daten. Z. Gerontol. *13* (1980) 442–457.

LEHRL, S., B. FISCHER: Selber Denken macht fit. Ebersberg 1987.

DE LÉO, D., R. F. W, DIEKSTRA: Depression and suicide in late life. Hogrefe, Bern 1990.

LINDEMAN, D. A., N. H. CORBY, R. DOWNING, B. SANBORN: Alzheimer's day care, a basic guide. Hemiphere Publishing Corporation, London 1991.

LINDNER, O.: Selbstversorgung älterer Menschen in Abhängigkeit von der Umwelt. Akt. Gerontol. *8* (1978) 379–385.

LINZBACH und NIEMANN:Rechtsgutachtliche Stellungnahme zur Aufsichts- und Betreuungspflicht. Düsseldorf 1982.

LIPOWSKI, Z. J.: Transient cognitive disorders in the elderly. A. J. Psychiatry *140* (1983) 1426–1436.

LOHFERT, C., P. W. MUSCHTER: Laien- und Selbsthilfe bei psychisch kranken alten Menschen. Köln 1983.

LOWY, L.: Soziale Arbeit mit älteren Menschen. Lambertus, Freiburg 1981.

LOWY, L.: Sozialarbeit/Sozialpädagogik als Wissenschaft im angloamerikanischen und deutschsprachigen Raum. Lambertus, Freiburg 1983.

LUBAN-PLOZZA, B.: Unveröffentlichtes Vortragsmanuskript Lindauer Therapiewoche 1978.

MACE, N. L., P. V. RABINS: Der 36-Stunden-Tag. Huber, Bern 1986.

MAGS, Ministerium für Arbeit, Gesundheit und Soziales NRW: Ältere Menschen in Nordrhein-Westfalen. Düsseldorf 1989.

MAIWALD, G.: Klinische Psychologie mit Pflegenden in der Altenarbeit. Dissertation, Münster 1983.

Mall, W.: Basale Kommunikation – ein Weg zum anderen. In: Geistige Behinderung *23* (1984) 1–16.

Martin, E., J. P. Junod: Ein kurzes Lehrbuch der Geriatrie. Huber, Bern 1975.

Masuhr, K. F.: Neurologie. Hippokrates, Stuttgart 1989.

Matthes, W.: Pflege als rehabilitatives Konzept. Vincentz, Hannover 1989.

McCrae, R. R.: Age differences in the use of coping mechanisms. J. Gerontol. *37* (1982) 454–560.

Mende, W., G. Rossnagel: Forensische Psychiatrie. In: Platt, D.: Handbuch der Gerontologie, Bd. 5. Fischer, Stuttgart 1989, 253–260.

Mennel, H. D., G. Gebert, H. Bewermeyer: Nervensystem. Schattauer, Stuttgart 1990.

Ministerium für Arbeit, Gesundheit, Familie und Sozialordnung, Baden-Württemberg: Ideenbörse vorbildliche Altenpflege. Stuttgart 1990.

Ministerium für Arbeit, Gesundheit, Familie und Frauen, Baden-Württemberg: Betreuung verwirrter und psychisch kranker alter Menschen. Stuttgart 1991.

Montagu, A.: Körperkontakt. Klett-Cotta, Stuttgart 1980 (^{3}1982).

Müller-Plettenberg, D.: Depression und Demenz im höheren Lebensalter. Allgemeinarzt *4* (1982) 512.

Müller, Ch.: Alterspsychiatrie. Thieme, Stuttgart 1967.

Müller, Ch.: Lexikon der Psychiatrie. Springer, Berlin 1973.

Munnichs, J.: Orientierungen bzw. Modelle der Psycho-Gerontologie. Akt. Gerontol. *9* (1979) 191–206.

Munro, S.: Musiktherapie bei Sterbenden. Fischer, Stuttgart 1986.

Murphy, E.: Depressionen im Alter. In: Kisker, K. P. u. a.: Alterspsychiatrie. Springer Verlag, Berlin 1989, 225–251.

Mybes, U., C. Pfau, W. Rückert: Zur Organisation pflegerischer Dienste in Altenpflege-/Altenkrankenheimen. Kohlhammer, Stuttgart 1980.

Needham, I.: Pflegeplanung in der Psychiatrie. Recom, Basel 1988.

Neubauer, H., P. Kempe, C. Closs, G. Waldmann: Die Erfassung von Rüstigkeit und Kontaktbereitschaft bei Betagten, Entwicklung und Validierung zweier Guttman-Skalen. Akt. Gerontol. *9* (1979) 91–98.

Niederfranke, A., U. M. Lehr, F. Oswald, G. Maier: Altern in unserer Zeit. Quelle und Meyer, Heidelberg 1992.
Nikolowski, W.: Altern und Sexualität aus der Sicht des Andrologen. Akt. Gerontol. *10* (1980) 115–117.

Oesterreich, K., Psychiatrie des Alterns. Quelle und Meyer, Heidelberg 1981, 2.
Oesterreich, K.: Diagnose und Therapie depressiver Zustände im mittleren und höheren Lebensalter. Med. Welt *33* (1982) 17.
Oesterreich, K.: Interventionsmaßnahmen der Sozialarbeiter in einer stationären Gerontopsychiatrie. Z. Gerontol. *14* (1981) 69–84.
Oesterreich, K., O. Wagner: Psychopathologie des Alterns und der Voralterung, historische Entwicklung der Begriffsbildung. Z. Gerontol. *15* (1982) 311–320.
Oesterreich, K.: Verwirrtheitszustände. In: Kisker, K. P. u. a.: Alterspsychiatrie. Springer Verlag, Berlin 1989, 201–224.
Oesterreich, K.: In: Brisch, U., Evertz, A., u. a.: Aspekte der Versorgung psychisch veränderter alter Menschen. Eigenverlag d. Deutschen Vereins, Frankfurt 1987.
Olbrich, E.: Kompetenz im Alter. Z. Gerontol. *20* (1987) 319–330.
Oswald, G., D. Müllensiefen: Psychosoziale Familienberatung. Lambertus, Freiburg 1986.

Paal, G.: Zerebrale Arteriosklerose. Ärztl. Mitt. *22* (1983) 29–47.
Petzold, H., E. Bubolz: Psychotherapie mit alten Menschen. Junfermann, Paderborn 1979.
Pfeiffer, W. M.: Psychologie des kranken Menschen. Kohlhammer, Stuttgart 1986.
Pincus, L.: Das hohe Alter. Kreuz-Verlag, Stuttgart 1981.
Pitt, B.: Psychogeriatrics. Livingstone, London 1982.
Pitt, B.: Dementia. Livingstone, London 1987.
Platt, D.: Biologie des Alterns. Quelle und Meyer, Heidelberg 1976.
Platt, D.: Pharmakotherapie und Alter. Springer Verlag, Berlin 1988.
Platt, D.: Handbuch der Gerontologie. Band 5 Neurologie, Psychiatrie. Fischer, Stuttgart 1989.

POWER, P. W., A. E. DELL ORTO: Role of the family in the rehabilitation of the physically disabled. Baltimore 1980.

RADEBOLD, H.: Zur Indikation direkter und indirekter psychotherapeutischer Verfahren im Bereich der Geriatrie. Akt. Gerontol. *4* (1974) 479–483.

RADEBOLD, H., H. BECHTLER, I. PINA: Psychosoziale Arbeit mit älteren Menschen. Lambertus, Freiburg 1973.

RADEBOLD, H., F. GRUBER: Psychosoziale Gerontologie. Lambertus, Freiburg 1979.

RADEBOLD, H., H. BECHTLER, I. PINA: Therapeutische Arbeit durch Sozialarbeiter. Z. Gerontol. *14* (1981) 61–68.

RADEBOLD, H., H. BECHTLER, I. PINA: Therapeutische Arbeit mit älteren Menschen. Lambertus, Freiburg ^{2}1984.

RADEBOLD, H.: Alterserkrankungen. Ärztl. Praxis *26* (1986) 820 bis 821.

RADEBOLD, H.: Neurotische, reaktive und psychosomatische Erkrankungen. In: PLATT, D.: Handbuch der Gerontologie. Band 5. Fischer, Stuttgart 1989, 318–325.

RAPP, N., W. STRUBEL: Behinderte Menschen im Alter. Lambertus, Freiburg 1992.

RAVE-SCHWANK, M., C. WINTER-VON LERSNER: Psychiatrische Krankenpflege. Fischer, Stuttgart 1974.

REIFENBERGER, A., U. REIFENBERGER: Praxis der Intensivpflege. Fischer, Stuttgart 1981.

REIMANN, H., H. REIMANN: Das Alter. Enke, Stuttgart ^{2}1983.

REIMER, C.: Suizid. Springer Verlag, Berlin 1982.

REINER, A.: Ich sehe keinen Ausweg mehr. Kaiser-Grünewald, München 1974.

REISBERG, B.: Hirnleistungsstörungen: ALZHEIMERsche Krankheit und Demenz. Beltz, Weinheim 1986.

REMSCHMIDT, H.: Psychologie für Krankenpflegeberufe. Thieme, Stuttgart 1977.

REST, H. O.: Praktische Orthothanasie (Sterbebeistand) im Arbeitsfeld sozialer Praxis. Westdeutscher Verlag, Opladen 1977.

REST, H. O.: Informationsblatt 1 des Deutschen Berufsverbandes staatlich anerkannter Altenpfleger, o. J.

RICHTER, H. E.: Der Gotteskomplex. Rowohlt, Reinbek 1979.

RINGEL, E.: Selbstmord – Appell an die anderen. Kaiser-Grünewald, München 1974.

ROCOM – Unterrichtsmittel: Lagerung des Hemiplegikers. Editiones Roche, Hoffmann-LaRoche AG, Basel 1978.

ROSENMAYR, L., CH. MÜLLER: Helfen, alt zu werden, alt zu sein. Bericht der Van-Swieten-Tagung, Selecta *3* (1977) 182.

ROSENMAYR, L., H. ROSENMAYR: Der alte Mensch in der Gesellschaft. Rowohlt, Reinbek 1978.

ROSENMAYR, L.: Die menschlichen Lebensalter. Piper, München 1978.

ROSENMAYR, L.: Progress and unresolved problems. Sociogerontological Theory *9* (1979) 197–205.

ROSENMAYR, L.: Die späte Freiheit. Severin, Wien 1983.

ROSENMAYR, R.: Altern im sozialökologischen Kontext. Akt. Gerontol. *7* (1977) 289–299.

RUDOLF, G. A. E.: Arteriosklerose der Hirngefäße, neurologische und psychiatrische Folgen. Z. Gerontol. *14* (1981) 107 – 119.

RÜCKERT, W.: Personalsituation in der Altenpflege. Altenpflege *3* (1983) 96–99.

RÜCKERT, W., R. E. ZIMMERMANN: Indikatoren zur Pflegebedürftigkeit älterer Menschen und Ausmaß des Zeitbedarfs für die Pflege in stationären Einrichtungen der Altenhilfe. Akt. Gerontol. *8* (1978) 373–377.

SAFFORD, F.: A program for families of the mentally impaired elderly. Gerontologist *20* (1980) 656–660.

SCHAEFER, CH.: Gehirnzellen sterben nicht ab. Bild d. Wissenschaft *9* (1987) 60–69.

SCHERER, K. R.: Kommunikationsmodell. In: L. J. PONGRATZ: Klinische Psychologie, 1. Hbd. des Handbuchs der Psychologie. Hogrefe, Göttingen 1977.

SCHERER, K. R., H. G. WALLBOTT (Hrsg.): Nonverbale Kommunikation. Beltz, Stuttgart 1979.

SCHIEFELE, J., J. STAUDT: Praxis der Altenpflege. Urban und Schwarzenberg, München 1973.

SCHMID, P. F.: Das beratende Gespräch. Herder, Freiburg 1973.

SCHMIDBAUER, W.: Die hilflosen Helfer. Rowohlt, Reinbek 1978.

SCHMIDT, R., R. STEPHAN: Der dementiell erkrankte ältere Mensch – Probleme der praktischen Altenhilfe. Deutsches Zentrum für Altersfragen, Berlin 1984.

SCHMITZ-MOORMANN, K.: Alkoholgebrauch und Alkoholismusgefährdung bei alten Menschen. Neuland, Geesthacht 1992.

Schmitz-Scherzer, R.: Das Erleben des Sterbens anderer. Akt. Gerontol. *10* (1980) 165–168.

Schmitz-Scherzer, R.: Sterbebeistand. Forum Kuratorium Deutsche Altershilfe, Köln 1984.

Schmitz-Scherzer, R., A. Kruse, E. Olbrich: Altern – Ein lebenslanger Prozeß der sozialen Interaktion. Steinkopff, Darmstadt 1990.

Schneider, H. D.: Sexualverhalten in der zweiten Lebenshälfte. Kohlhammer, Stuttgart 1980.

Schneider, H.-D.: Sexualität im Alter. In: Platt, D.: Handbuch der Gerontologie. Band 5. Fischer, Stuttgart 1989, 444–452.

Schneidert, J.: Geriatrie für die Praxis. Schattauer, Stuttgart 1982.

Schröppel, H.: » . . . von wegen Rabentöchter«, waschzettel-Verlag, Augsburg 1992.

Schumacher, I. W.: Desozialisation im Alter. Enke, Stuttgart 1980.

Schumann, H. J.: Erotik und Sexualität in der zweiten Lebenshälte. Hippokrates, Stuttgart 1980.

Sherwood, S.: Long term care. Spectrum Publ., New York 1975.

Shuttlesworth, G. E., A. Rubin, M. Duffy: Families versus institutions: incongruent role expectations in the nursinghome. Gerontologist *24* (1982) 200–208.

Siegrist, J.: Lehrbuch der medizinischen Soziologie. Urban und Schwarzenberg, München 1974.

Soeder, M.: Abhängigkeit und Sucht. In: Platt, D.: Handbuch der Gerontologie. Bd. 5. Fischer, Stuttgart 1989, 337–355.

Solomon, K.: Social antecedens of learned helplessness in the health care setting. Gerontologist *22* (1982) 282.

Soyka, D.: Schlaganfall. G. Fischer, Stuttgart 1983.

Sporken, P.: Menschlich Sterben. Patmos, Düsseldorf 1972.

Sporken, P.: Hast Du denn bejaht, daß ich sterben muß? Eine Handreichung für den Umgang mit Sterbenden. Düsseldorf 1981.

Statistisches Bundesamt: Im Blickpunkt: ältere Menschen. Metzler, Stuttgart 1991.

Stengel, F.: Gedächtnis spielend trainieren. Amandus, Wien 1976.

Störner, A.: Gerohygiene. Aktuelle Chancen der primär präventiven Geriatrie. Akt. Gerontol. *12* (1982) 117–121.

TAUSCH, A.: Gesprächspsychotherapie. Hogrefe, Göttingen 1979.

TEWS, H. P.: Soziologie des Alterns 1. Quelle und Meyer, Heidelberg 1971.

TEWS, H. P.: Therapiebedarf. Zielgruppen für Therapie in Pflegeheimen. Akt. Gerontol. *13* (1983) 92–95.

THOMAE, H.: Psychologische Probleme im Kontext einer interdisziplinären Gerontologie. Akt. Gerontol. *9* (1979) 437 – 449.

THOMAE, H., U. LEHR: Altern. Akadem. Verlagsgesellschaft, Frankfurt 1972.

THOMAS, K.: Abriß der Entwicklungspsychologie. Herder, Freiburg 1979.

TIGGELEN, C. J. M. VON: Akute Verwirrtheitszustände in der Geriatrie. Akt. Gerontol. *7* (1977) 499–502.

TÖLLE, R.: Psychiatrie. Springer-Verlag, Berlin 1991.

TÜMMERS, H.: Umweltvariablen und Sexualität im Alter. Akt. Gerontol. *9* (1979) 99–102.

UCHTENHAGEN, A., N. JOVIC: Psychogeriatrie. Asanger, Heidelberg 1988.

URLAUB, K. H.: Krisen, Konflikte und Überforderungsstrukturen in familiären Pflegebeziehungen. DPWV, 1988.

VOGEL, A., G. WODRASCHKE: Hauskrankenpflege. Thieme, Stuttgart [6]1989.

VELHO-GRONEBERG, P., K. VON SAUCKEN: Praktischer Ratgeber für PARKINSON-Kranke. Sharp & Dohme, München 1977.

VOSS, H.: Motivation und Organisation im Altenheim. Vincentz, Hannover 1990.

WÄCHTLER, C.: Die Suizidalität älterer Menschen. Psychiatr. Praxis *11* (1984) 14–19.

WAGNER, O., K. OESTERREICH, S. HOYER: Interdisziplinäre Forschungsstrategien in der Gerontopsychiatrie – Untersuchungen und Ergebnisse bei dementiellen und depressiven Patienten. Z. Gerontol. *20* (1987) 195–203.

WAHL, H. W.: Das kann ich allein! Selbständigkeit im Alter: Chancen und Grenzen. Huber, Bern 1991.

WATZLAWICK, P., J. H. BEAVIN, D. D. JACKSON: Menschliche Kommunikation. Huber, Bern 1969.

WEAKLAND, J. H., J. J. HERR: Beratung älterer Menschen und ihrer Familien. Huber, Bern 1984.

WEITBRECHT, W.-U.: Dementielle Erkrankungen. Springer Verlag, Berlin 1988.

WERTHEIMER, J., L. M. BIRCHER: Psychothérapie et groupes en gériatrie. Akt. Gerontol. *6* (1976) 519–529.

WERTHEIMER, J.: Polymorbidität. In: KISKER, K. P. u. a.: Alterspsychiatrie. Springer Verlag, Berlin 1989, 253–270.

WIECK, H. H.: Zerebrale und periphere Durchblutungsstörungen. Aesopus, München 1974.

WIECK, H. H.: Tabulae neurologicae. Aesopus, München 1976.

WIECK, H. H.: Zerebrovaskuläre Insuffizienz. Straube, Erlangen 1977.

WIENDIECK, G.: Zur psychosozialen Bedingtheit des Alterssuizids. Akt. Gerontol. *3* (1973) 271–274.

WILKEN, D.: Verwirrte in Pflegeeinrichtungen. Altenpflege *3* (1983) 100–102.

WIRSING, K.: Psychologisches Grundwissen für Altenpflegeberufe. Beltz, Weinheim 1984.

WITTCHEN, H.-U., H. SASS, M. ZAUDIG, K. KOEHLER: Diagnostisches und Statistisches Manual psychischer Störungen. DSM-III-R, Beltz, Weinheim 1989.

WITTENSÖLDNER, C.: Pflege und Begleitung des älter werdenden Menschen. Recom, Basel 1988.

WOLANIN, M. O., L. R. F. PHILLIPS: Confusion, prevention and care. Mosby, St. Louis 1981.

WOLFERSDORF, M. G.: Hilfreicher Umgang mit Depressiven. VAP-Verlag, Göttingen 1992.

WORDEN, J. W.: Beratung und Therapie in Trauerfällen. Huber, Bern 1987.

ZARIT, ST. H., J. M. ZARIT, K. E. REVER: Memory training for severe memory loss, effects on senile dementia patients and their families. Gerontologist *22* (1982) 373–377.

ZERNER, J. M.: Älterwerden. Psychologie heute *11* (1984) 41.

ZGOLA, J. M.: Etwas tun! Die Arbeit mit ALZHEIMER-Kranken und anderen chronisch Verwirrten. Huber, Bern 1989.

ZIMMERMANN, J.: Beckenbodengymnastik. Schlütersche, Hannover 1989.
ZIMMERMANN, V.: Die Pflege von dementen Betagten. Schulthess, Zürich 1989.

Sachwörterverzeichnis

V

W

Z

Erklärung medizinischer Begriffe

Affekte	Gefühlsäußerungen. Einheit des Gefühlslebens, Einheit von Stimmung und Antrieb, Lust und Unlust, Zorn, Freude und Trauer u. ä.
Affektlabilität	Abnorme bzw. krankhafte Beeinflußbarkeit der Affekte mit raschem Stimmungswechsel, z. B. bei organischen Hirnerkrankungen. Meist mit Affektinkontinenz gekoppelt.
Affektinkontinenz	Nichtzusammenhaltenkönnen der Gefühle. Unfähigkeit, Gefühlsäußerungen zu steuern.
Akzeptieren	Annehmen.
Ambivalenz	Hin- und Herschwanken der Gefühle.
Anamnese	Vorgeschichte des Kranken.
Antidepressiva	Mittel (Medikamente) gegen Depressionen.
Apathie	Antriebsverarmung. Dauernde oder vorübergehende Herabsetzung bzw. Aufhebung der Ansprechbarkeit. Teilnahmslosigkeit gegen äußere Eindrücke.
Aphasie	Sprachstörung, die durch Erkrankung des zentralen Sprachapparates bedingt ist und bei intaktem Sprechwerkzeug und erhaltener Intelligenz mit dem Verlust der Fähigkeit, Begriffe in Wort- und Schriftbilder umzusetzen oder Gesprochenes und Geschriebenes begrifflich aufzunehmen, einhergeht.
Apoplexie	Schlaganfall. Gehirnschlag. Plötzliches, oft mit Bewußtseinsstörungen einhergehendes Auftreten herdförmiger Ausfallerscheinungen bei Gehirnerkrankung.
Arteriosklerose	»Arterienverkalkung«. Wichtigste und häufigste krankhafte Veränderung der Arterien mit Verhärtung, Elastizitätsverlust und Lichtungseinengung.
Arthrose	Gelenkverschleiß. Degenerative Gelenkerkrankung, entsteht vorwiegend aus Mißverhältnis zwischen Beanspruchung und Beschaffenheit bzw. Leistungsfähigkeit der einzelnen Gelenkanteile und Gelenkgewebe.

Beugekontraktur	Gelenkversteifung. Gelenksteife in Beugestellung, Streckung im Gelenk nicht möglich, Funktions- und Bewegungseinschränkung der Gelenke.
Bronchitis, chronische	Bronchialkatarrh, Entzündung der Bronchialschleimhaut. Die chronische Bronchitis entwickelt sich aus der akuten oder schleichenden.
Burnout-Syndrom	Innere Erschöpfung durch Überforderung.
Chronologisches Alter	Kalendarisches Alter.
Computertomographie (CT)	Auswertung von Röntgen-Schichtaufnahmen.
Deformierende Gelenkerkrankung	Arthrosen, Verschleiß. Zur Formveränderung oder Mißgestaltung des Gelenkes führender Gelenkverschleiß.
Dekompensation	Zusammenbruch einer Funktion. Ausfall oder Versagen des Ausgleichs (Kompensation).
Dekubitus	Druckgeschwüre. Wundliegen oder Sichdurchliegen des Kranken bei mangelhafter Gewebsernährung.
Delir	Krankhaft veränderte Bewußtseinslage mit folgender Erinnerungslücke, Desorientierung, Verwirrtheit, illusionären Verkennungen, Halluzinationen (Trugwahrnehmungen) ängstlich-unruhiger bzw. erregter Grundstimmung, wahnhaften Vorstellungen und schwersten körperlichen Begleitsymptomen wie Zittern, Schweißausbrüchen und Fieber.
Demenz, dementer Kranker	Demenz = Intelligenzschwund. Erworbene Verblödung (»geistiger Verfall«).
Depression, Involutionsdepression	Traurige Verstimmung im Rückbildungsalter (Involutionsalter).
Depression, agitierte	Erregte, unruhige traurige Verstimmung, körperliche Unruhe, »nervöses« Verhalten.
Depression, endogene	Anlagemäßig vererbte, motivlose, nicht durch äußere (exogene) Einflüsse entstandene traurige Verstimmung.

Depression, larvierte	Versteckte, verkappte traurige Verstimmung. Nicht als Depression erkennbare Störung mit organisch imponierenden Symptomen.
Depression, organische	Durch Hirnveränderungen bedingte traurige Verstimmung.
Depression, psychogene = reaktive Depression	Infolge einer Belastung usw. ausgelöste traurige Verstimmung.
Desorientierung	Verwirrtheit, Nicht-Orientiertsein.
Diabetes	Alterszuckerkrankheit. Im Alter erstmalig auftretende Zuckerkrankheit (Zuckerharnruhr).
Digitalispräparate	Herzstützende Medikamente. Aus Fingerhut gewonnene Mittel zur Förderung der Leistungsfähigkeit des Herzens.
Elektroenzephalogramm (EEG)	Hirnstrombild. Methode zur kurvenmäßigen Registrierung der Aktionsstromtätigkeit des Gehirns durch Ableitung von der Schädeldecke mittels geeigneter Verstärkungsgeräte.
Embolie	Verschleppung eines Blutgerinnsels mit dem Blutstrom und seine Einkeilung in ein Blutgefäß.
Frustration	Versagung. Gefühlsenttäuschung, mangelnde gefühlsmäßige Geborgenheit.
Geriatrika	Mittel zur Behandlung von Alterskrankheiten.
Halluzinationen	Trugwahrnehmungen, Sinnestäuschung, Wahrnehmung ohne Objekt, in allen Sinnesbereichen vorkommend. Oft ist der Inhalt der Halluzination mit Bezug zum Erlebten des Betreffenden oder eigene Schuldideen werden als anklagende Stimmen halluziniert.
Hemiplegie	Halbseitenlähmung. Motorische Lähmung einer Körperseite, meist durch Krankheitsherde (Blutung, Erweichung durch Schlaganfall) im hinteren Schenkel der inneren Kapsel des Hirnstammes.

Hemiplegiker	Halbseitengelähmter. Halbseitige Lähmung infolge von Schlaganfällen.
Hirnatrophie	Organschwund des Gehirns infolge Abnahme der Zellen, mit psychischen Veränderungen und nicht selten neurologischen Symptomen.
Hospitalismus	Psychische Schäden durch langen Krankenhaus- oder Heimaufenthalt.
Hypochondrie	Krankheitsbefürchtungen. Zustand krankhafter Neigung zur Selbstbeobachtung und Überbewertung der Wahrnehmungen im Sinne daraus abgeleiteter schwerer Krankheiten. Die Kranken sind meist sehr klagsam und ängstlich.
Hysterische Neurose	Demonstrativ-theatralisches Verhalten. Spielen einer gemachten Rolle, durch die der Kranke etwas Bestimmtes (Mitleid, Bewunderung u. ä.) von seiner Umgebung erreichen will.
Identifikation	Gleichmachung, Verschmelzung. Tendenz bei Gesunden und Kranken, sich mit Personen ihrer Umgebung oder ihres Vorstellungsbereiches gleichzusetzen.
Identität	Persönlichkeitsbegriff. Identität bezeichnet die individuelle Leistung einer Person, beständig das durch Krisen bedrohte Gleichgewicht zwischen Eigen- und Fremdanforderungen sowie der Selbst- und Fremdeinschätzung auszubalancieren. Sie ist ein Gefühl stets »Derselbe« zu bleiben, ein Gefühl persönlicher Lebenskontinuität.
Inaktivität	Fehlende Tätigkeit, Nichtgebrauch.
Indikation	Begründung, Anzeige.
Inhalieren zur Pneumonieprophylaxe	Vorbeugung gegen Lungenentzündung. Inhalieren ist Einatmen von Heilmitteln (zerstäubte Flüssigkeiten, Dämpfe), um einer Lungenentzündung vorzubeugen.
Inkontinenz	Untersichlassen. Unvermögen zum willkürlichen Zurückhalten von Harn oder Stuhlgang, unfreiwilliger Abgang von Harn und Stuhl.
Insult	Schlaganfall, Apoplex, Hirnschlag.

Integrierung	Einordnung, Eingliederung.
Intoxikation	Vergiftung.
Involutions-depression	Traurige Verstimmung im Involutionsalter = Rückbildungsalter.
Ischämischer Insult	Schlaganfall durch Thrombose oder Embolie. Schlaganfall durch Blutleere (Ischämie) von Hirnanteilen infolge mangelnder Blutzufuhr durch Thrombose oder Embolie.
Isolation, auch Vereinsamung	In sich abgeschlossen, ausgeschlossen von anderen.
Karikierung	Zuspitzung von Charaktereigenschaften im Alter.
Karzinom (Krebs) im Alter	Karzinom, Ca, Krebs, Krebsgeschwulst. Bösartige Geschwulst des Deckgewebes mit raschem, zerstörendem Wachstum.
Katheterisieren	Einführen eines Katheters (Kunststoff- oder Gummirohres) in die Harnblase, um diese zu entleeren.
Koma	Tiefe, durch äußere Reize nicht zu unterbrechende Bewußtlosigkeit.
Komplikationen	Folge- oder Zweiterkrankung. Auftreten eines Ereignisses oder Umstandes, wodurch das bestehende Krankheitsbild ungünstig beeinflußt wird.
Konfabulationen	Ausfüllen der Gedächtnislücken. Gedächtnistäuschung in Form wechselnder Falsch-Erinnerungen, Einordnungsstörung der Erlebnisse im Gedächtnisfeld. Zeitgitterstörung. Meist zufällige Einfälle ohne Bezug zum jeweiligen Gedankengang. Oft zur Ausfüllung intellektueller Lücken bei beginnendem hirnorganischem Abbau.
Kontrakturen	Gelenkversteifungen. Gelenksteife, Funktions- und Bewegungseinschränkung der Gelenke.
KORSAKOW-Syndrom	Merkschwäche, Desorientierung, Konfabulation. Meist ein psychischer Folgezustand nach Hirnschädigung, die Störungen der Merkfähigkeit mit Desorientiertheit und Konfabulationen herbeiführt.

Larvierte Depression → Depression	Versteckte, verkappte traurige Verstimmung. Nicht als Depression erkennbare Störung mit organisch imponierenden Symptomen.
Liquorentnahme	Punktion des Nervenwassers. Liquor = Nervenwasser, Gehirn-Rückenmarkflüssigkeit, wird meist durch Lumbalpunktion (Lendenstich zwischen dem 4. und 5. Lendenwirbeldornfortsatz) gewonnen.
Lumbalpunktion	Liquorentnahme an der unteren Lendenwirbelsäule. Lendenstich zwischen dem 4. und 5. Lendenwirbeldornfortsatz, um das Nervenwasser (Liquor, Gehirn-Rückenmarkflüssigkeit) zu gewinnen.
Manisches Syndrom	Zustand mit Antriebssteigerung und gehobener Stimmungslage. Alle psychischen Funktionen sind beschleunigt. Ideenflucht und Beschäftigungsdrang.
Melancholisch-hypochondrische Demenz	Traurige Demenz mit Krankheitsbefürchtungen. Melancholisch ist schwermütig (höchster Grad der depressiven Verstimmung). Hypochondrisch bedeutet krankhafte Neigung zur Selbstbeobachtung und Überbewertung der Wahrnehmungen im Sinne daraus abgeleiteter schwerer Krankheiten.
Motivation	Antrieb. Von den Grundtrieben abhängige Neigung, ein bestimmtes Verhalten zu zeigen.
Multifaktorielle Entstehung	Nicht durch einen Faktor, sondern durch das Zusammenwirken vieler Faktoren entstanden.
Multimorbidität	Mehrere Krankheiten häufen sich im Alter. Häufung von verschiedenen Krankheiten im Alter. Vielfacherkrankung.
Neuroleptika	Beruhigungsmittel, die keine Sucht erzeugen. Beruhigende, dämpfende Mittel, ohne das Bewußtsein auszuschalten. Wirken gegen Angst, Erregung, Verwirrung, Sinnestäuschungen und Wahnideen.
Nihilismus, therapeutischer (»es hilft doch nichts«)	Nichtstun, Unterlassen jeglicher Behandlung.

Obstipation	Verstopfung, Hartleibigkeit.
Organisches Psychosyndrom	Psychische Symptome aufgrund organischer Veränderungen des Gehirns. Mit Hirnleistungsschwäche und Persönlichkeitsveränderungen.
Paralyse	Hirnschädigung durch Hirnlues. Die progressive Paralyse ist eine Spätform der Lues, die etwa 10 bis 20 Jahre nach der Infektion auftritt und unbehandelt über geistigen und körperlichen Verfall zum Tode führt.
Paranoides Syndrom	Wahn. Wahnideen bei erhaltener Klarheit des übrigen Denkens, Wollens und Handelns. Der Wahn bleibt dem Kranken uneinsichtig.
Parkinsonismus	Schüttellähmung. Schädigung des Stammhirns mit Bewegungsarmut, erhöhtem Muskeltonus und grobschlägigem Wackel- oder Schüttelzittern.
PICKsche Erkrankung	Eine Form der präsenilen Demenz. Im 5. bis 6. Jahrzehnt beginnende erbliche Atrophie des Stirn- und Schläfenlappens mit allmählicher Verblödung.
Pneumenzephalographie	Luftfüllung der Hirnkammern. Röntgenologische Darstellung der Hirnkammern mit Luft als Kontrastmittel.
Pneumonie, hypostatische	Passive Blutfülle abhängiger Teile der Lunge bei Bettlägerigkeit mit schwacher Herztätigkeit begünstigt die Entwicklung einer Lungenentzündung.
Präseniles Syndrom	Vorzeitiges Altern. Vor dem 60. Lebensjahr auftretende Zeichen des Alterns.
Präsuizidales Syndrom (nach RINGEL)	Selbstmordhinweiszeichen. Besteht in Einengung (»ich sehe keinen Ausweg mehr«), gehemmter Aggression und Flucht in Phantasien.
Prognose	Heilungsaussicht. Vorhersage, Aussicht auf den Krankheitsverlauf.
Prophylaxe	Vorbeugung. Verhütung von Krankheiten.

Prostata-vergrößerung	Vorsteherdrüsenvergrößerung. Bei jedem zweiten Mann über 60 ist die Vorsteherdrüse vergrößert.
Pruritus	Juckreiz.
Psychoanalyse	Bewußtmachung verdrängter Erlebnisinhalte, tiefgreifende Behandlungsmethode neurotischer Störungen.
Psychomotorik	Vom Gehirn gesteuerte willkürliche und unwillkürliche aktive Bewegungsvorgänge.
Psychopath	Abnorme Persönlichkeit. Persönlichkeitsabweichung, abartige Persönlichkeit.
Psychopharmaka	Arzneimittel, die auf die Psyche wirken.
Psychose im Alter	Geisteskrankheit. Zentral bedingte Störung der seelischen Funktionen, die über den bis dahin Gesunden schicksalhaft hereinbricht und ihn oft weitgehend verändert.
Psychotherapie	Die Behandlung seelisch-geistiger Erkrankungen und Leiden mit geeigneten psychologischen Methoden.
Regression	Zurückgehen bereits entwickelter und differenzierter psychischer Verhaltensweisen auf frühere, meist kindliche Stufen.
Rehabilitation	Summe aller Maßnahmen zur Wiedereingliederung eines körperlich, geistig und seelisch behinderten Patienten in das Alltagsleben.
Resignation	Aufgeben.
Rigidität	Steifheit, Starre.
Risikofaktoren	Risikokrankheiten für die Entstehung der Arteriosklerose. Faktoren und Krankheiten, die, mit einem statistisch ermittelten erhöhten Risiko einhergehend, zur Arteriosklerose führen.
Schizophrenie im Alter	Wahnkrankheit, Spaltungsirresein.
Seniler Abbau, → Demenz	Greisenhafter Abbau, Verfall, Verblödung.

Somatisierung	Verlagerung ins Körperliche. Verschiebung, Verdrängung ins Körperliche.
Somnolenz	Bewußtseinstrübung. Bewußtseinsstörung, schlaftrunkener Zustand, erweckbar.
Soziotherapie	Behandlungsverfahren, bei denen Umweltfaktoren gruppendynamisch wirksam werden, z. B. Arbeits- und Beschäftigungstherapie, Gruppentherapie, Milieugestaltung und therapeutische Gemeinschaft.
Spastische Lähmung	Lähmung mit vermehrtem Spannungszustand der Muskulatur, der bei passiver Bewegung als federnder Widerstand spürbar ist (z. B. nach Schlaganfällen).
Spätschizophrenie	Wahnkrankheit. Im Alter erstmalig auftretende schizophrenieähnliche Wahnkrankheit.
Stereotype im Alter	Gesellschaftliche Vorurteile und Erwartungen an den alten Menschen.
Suizid	Selbstmord, Selbsttötung.
Thrombose	Blutpfropfbildung. Gerinnung von Blut innerhalb der Gefäße.
Thrombose-vorbeugung	Prophylaxe. Verhütung von Blutpfropfbildung durch Bewegung, Wickeln der Beine, Ausstreichen.
Tranquilizer	Beruhigungsmittel, beruhigend wirkende Arzneimittel (Cave Suchtgefahr).
Transaktion	Zwischenmenschlicher Austausch.
Transmitter	Überträgerstoffe.
Tremor	Zittern. Rasch aufeinander folgende rhythmische Zuckungen der Muskeln, die nur in Ruhe oder nur bei Bewegungen auftreten können, besonders unter dem Einfluß seelischer Erregung.
Trugwahrnehmungen	Sinnestäuschung, vgl. Halluzinationen.

Über-Ich	Ich und Es sind die drei Instanzen, die die Grundlagen der dynamischen Persönlichkeitslehre der Psychoanalyse bilden. Das Über-Ich entspricht den durch die Umwelt vermittelten Normen, Werten und Kontrollmechanismen, das Es repräsentiert sich in den unbewußten Trieben und Instinkten. Das Ich, als Mittelpunkt des Bewußtseins, hat die Aufgabe der Realitätsanpassung und Selbstbehauptung.
Übertragung	und Gegenübertragung bezeichnen die Affektbindung von Pflegenden und Kranken durch die gegenseitige Projektion von Gefühlen.
Vegetative Störung	Fehlregulation des vegetativen Nervensystems ohne nachweisbare Organschädigung, in enger Beziehung zur individuellen Reaktionsart, Erlebnisweise und Persönlichkeit des Kranken. Äußert sich in Herzklopfen, Beklemmungen, Unruhe, Schlaflosigkeit, Schwindel, Kopfschmerzen, Magendruck, feuchtkalten Händen usw.
Vitalgefühl	Leibgefühle.
Zerebrale Angiographie	Das Hirn betreffende Hirngefäßdarstellung. Die Angiographie ist die röntgenologische Darstellung der Hirn-(Zerebral-)Gefäße nach Einspritzung eines Kontrastmittels.
Zerebrale Insuffizienz	Ungenügende Leistungsfähigkeit. Schwäche des Gehirns (zerebral).
Zerebrale Durchblutungsstörungen	Durchblutungsstörungen des Gehirns.
Zerebralsklerose = zerebrale Gefäßsklerose = Hirnarteriosklerose	Arteriosklerose der Hirnarterien oder Durchblutungsstörung des Gehirns infolge Arteriosklerose der Hirngefäße.

Autorenverzeichnis

Anschriften, die manchmal weiterhelfen:

Adressen-Kompendium Gerontologie, Medikon-Verlag, München 1990
Aktionsgemeinschaft Deutscher Rentner
Limburger Str. 8, 5000 Köln 1
Alten- und Rentnergemeinschaften der Kath. Arbeitnehmer-Bewegung
Bernhard-Letterhaus-Str. 28, 5000 Köln 1
ALZHEIMER GESELLSCHAFT
Richard-Strauss-Str. 34, 8000 München 80
Auskunft über
Aufnahme in ein Altenheim oder Altenpflegeheim
Deutsches Zentralinstitut für soziale Fragen
Miquelstr. 83, 1000 Berlin 33
Hilfsmittel-Bezugsquellen
Deutsches Rotes Kreuz
Friedrich-Ebert-Allee 71, 5300 Bonn
Bundesarbeitsgemeinschaft »Hilfe für Behinderte«
Kirchfeldstr. 149, 4000 Düsseldorf
Bundeskongreß der älteren Generation e. V.
Friedrich-Ebert-Str. 3, 3500 Kassel
(gibt eine Vorsorgemappe für alle Papiere bei Unfall oder Todesfall heraus)
Bund der Ruhestandsbeamten, Witwen und Hinterbliebenen
Aliceplatz 2, 6500 Mainz
Deutscher Berufsverband staatlich anerkannter Altenpflegerinnen und Altenpfleger
Bahnstr. 32, 6072 Dreieich
Deutsches Zentrum für Altersfragen e. V.
Manfred-von-Richthofen-Str. 2, 1000 Berlin 42
Deutsche Angestellten Krankenkasse DAK; die Geschäftsstellen geben ein Faltblatt »Im Sterbefall« heraus.
Internationale Gesellschaft für Sterbebegleitung und Lebensbeistand,
Im Rheinblick 16, 6530 Bingen am Rhein 1
Kuratorium Deutsche Altershilfe e. V.
An der Pauluskirche 3, 5000 Köln 1
Lebensabend-Bewegung e. V.
Burgfeldstr. 17, 3500 Kassel-Wilhelmshöhe
betreut Kurheime in Bad Brückenau, Hahnenklee/Harz,
Kassel-Wilhelmshöhe und Schloß Westerburg/Westerwald
Seminare für Ältere
Seniorenakademie Sandkrughof 2058 Schnakenbek/Lauenburg
Evangelisches Seniorenbildungswerk Haard e. V.,
Haardgrenzweg 338, 4354 Oer-Erkenschwick

Akademie am Meer Klappholttal, 2282 List auf Sylt
Internationales Haus Sonnenberg, St. Andreasberg/Harz
Bankplatz 8, 3300 Braunschweig
Örtliche Seniorenakademien in
Mannheim (Soziokulturelles Grundstudium), Dortmund, Düsseldorf, Köln
Telefonseelsorge (ab Beginn der Zeittaktschaltung)
1 11 01 Evangelische Telefonseelsorge
1 11 02 Katholische Telefonseelsorge
1 11 03 entsprechende Dienste der Wohlfahrtsverbände
Zeitschrift »Altenpflege«
Curt R. Vincentz-Verlag, Schiffgraben 41–43,
3000 Hannover 1.